当代专科专病临床诊疗丛书

实用肛肠病临床手册

主　编　柳越冬　靳胜利
李又耕　刘佃温

中国中医药出版社
·北　京·

图书在版编目（CIP）数据

实用肛肠病临床手册/柳越冬等主编．—北京：中国中医药出版社，2017．11
（当代专科专病临床诊疗丛书）
ISBN 978－7－5132－2102－3

Ⅰ．①实…　Ⅱ．①柳…　Ⅲ．①肛肠疾病－诊疗－手册 ②直肠疾病－诊疗－手册　Ⅳ．①R574-62

中国版本图书馆 CIP 数据核字（2014）第 247143 号

中 国 中 医 药 出 版 社 出 版
北京市朝阳区北三环东路 28 号易亨大厦 16 层
邮政编码　100013
传真　010 64405750
廊坊市三友印务装订有限公司印刷
各地新华书店经销

*

开本 710×1000　1/16　印张 46．75　字数 767 千字
2017 年 11 月第 1 版　2017 年 11 月第 1 次印刷
书　号　ISBN 978－7－5132－2102－3

*

定价　148．00 元
网址　www．cptcm．com

社长热线　010 64405720
购书热线　010 64065415　010 64065413
微信服务号　zgzyycbs
书店网址　csln．net/qksd/
官方微博　http：//e．weibo．com/cptcm
淘宝天猫网址　http：//zgzyycbs．tmall．com

《当代专科专病临床诊疗丛书》
编委会

	张喜云	张彦秋	陈大勇	陈中良
	陈丹丹	陈志强	陈廷生	陈国胜
	陈荣月	武卫东	范　宇	卓　睿
	罗　云	罗　俊	岳　进	周　菲
	周志伟	周明萍	庞　敏	庞　鑫
	庞国胜	庞勇杰	赵　旋	赵　辉
	赵　锋	赵忠辉	赵和平	赵俊峰
	赵海滨	胡世平	柳越冬	段　萍
	段砚方	侯俊明	侯婷婷	娄　静
	桂雄斌	顾　健	顾伟民	徐学功
	徐厚平	徐鸿涛	徐寒松	徐黎明
	高文军	高怀林	高祥福	郭芫沅
	唐春林	黄春元	黄建平	曹生有
	崔志勇	阎喜英	梁振平	梁雪峰
	董保真	蒋建春	蒋慕文	韩素萍
	程　志	程福德	童安荣	童嘉龙
	曾庆明	谢　宁	谢　刚	谢正兰
	谢兴文	詹　强	解德成	翟玉民
	熊冠宇	颜景峰	颜鹏飞	戴晓霞
策划顾问	高　武			
总 策 划	庞国明	王国辰		

注：①广东省中医院珠海医院；②广西融水苗族自治县中医医院。

《当代专科专病临床诊疗丛书》参编单位

（按拼音排序）

主编单位

重庆市中医院
广东省中医院
黑龙江中医药大学
开封市中医院
陕西省中医医院
云南省中医医院
中国中医药研究促进会

副主编单位

安徽省六安市中医院
安徽省太和县中医院
安徽中医药大学第二附属医院
安阳职业技术学院医药卫生学院
北京北亚医院
北京市中西医结合医院
长春中医药大学第一附属医院
成都中医药大学附属医院
重庆市九龙坡区中医院
福建省第二人民医院
甘肃省中医院
广西中医药大学附属瑞康医院
桂林市中医院
贵州省毕节市中医院
贵阳中医学院第二附属医院
海南省三亚市中医院
海南省中医院
河北省沧州中西医结合医院
河南省温县中医院
河南省长垣县浦西医院
河南省中医药研究院
黑龙江省中医药科学院
湖北省襄阳市中医医院
湖南省湘潭市中医医院
吉林省白城中心医院
吉林省辽源市中医院
江西省南昌市洪都中医医院
开封市第五人民医院

开封市中医院
辽宁中医药大学附属第四医院
辽宁中医药大学附属医院
南阳市中心医院
内蒙古自治区中医医院
平顶山市第二人民医院
青海省藏医院
山东省青岛市海慈医疗集团
山东省曲阜市中医院
山西省中医药研究院
上海市中西医结合医院
深圳市中医院
四川省第二中医医院
四川省泸州医学院附属中医医院
四川省中医院
四川新绿色药业科技发展股份有限公司
天津市武清中医院
天水市中医医院
新疆昌吉州中医医院
银川市中医院
浙江省杭州市中医院
郑州市中医院
中国中医科学院广安门医院

编委单位

安徽省太和县中医院
安徽省铜陵市中医院
安阳职业技术学院医药卫生学院
北京市中西医结合医院
北京中医药大学第三医院
承德市中医院
重庆市九龙坡区中医院
定安县中医院
福建省龙岩市中医院
福建中医药大学附属第二人民医院
甘肃省定西市通渭县人民医院
甘肃省天水市中医医院
甘肃省武威市凉州区中医院
甘肃省中医药研究院
广东省第二中医院
广东省江门市中医院
广东省深圳妇幼保健院
广东省中山市中医院
广西南宁市中医院
广西中医药大学第一附属医院
广西中医药大学瑶医药学院
广州市中西医结合医院
广州中医药大学附属粤海医院
桂林市永福县中医院
桂林市中西医结合医院
桂林市中医院
贵阳中医学院第二附属医院
海口市第三人民医院
海口市人民医院
河北省沧州中西医结合医院
河北省磁县中医院
河南省长垣县卫生局
河南省长垣县中医院
河南省洛阳市第一中医院
河南省南阳市第二人民医院
河南省南阳市中医院
河南省平乐郭氏正骨正元堂
河南省睢县中医院
河南省武陟县中医院
河南省新野县中医院

河南省许昌市第三人民医院
河南省中西医结合医院
河南省中医院
河南省周口市中医院
吉林省白城中心医院
吉林省辽源市中医院
吉林省梅河口市中医院
吉林省中医药科学院
济宁市中医院
开封市高压阀门有限公司职工医院
开封市中医院
来宾市中医医院
辽宁中医药大学附属第二医院
辽宁中医药大学附属第三医院
辽宁中医药大学附属第四医院
辽宁中医药大学附属医院
临颍县中医院
融水苗族自治县中医医院
山东省菏泽市中医院
陕西省中医院
陕西中医药大学
上海中医药大学附属曙光医院
沈阳市骨科医院
深圳市宝安区中医院
深圳市福田区中医院
深圳市罗湖区中医院
深圳市中医院
四川省乐山市中医院
天津市武清区中医医院
文昌市中医院
西安市中医院
新疆维吾尔自治区中医医院
肇庆市职业技术学院
郑州市中医院

《实用肛肠病临床手册》
编委会

主　审　田振国　庞国明

主　编　柳越冬　靳胜利　李又耕　刘佃温

副主编　杨玉刚　罗瑞娟　孔丽丽　陈丹丹　刘艳歌　李方旭　徐艳芬　陶弘武　韩柳春　周翠梅

编　委　（按姓氏笔画排序）

丁　婷　于福德　山令顺　王　娜
王　微　王凯锋　代珍珍　乔小磊
刘玉婷　孙　扶　孙二霞　李　慧
李正斌　李军武　张宝平　张艳红
范　宇　庞　鑫　庞国胜　庞勇杰
郑苗苗　赵　仑　赵海静　郝　帅
秦丽娟　秦孟甲　秦爱娟　贾林梦
原怀震　鄂鹏飞　程　飞　程国宝

前 言

进入21世纪以来，现代科学技术飞速发展。现代医学随着科学技术的发展而日新月异，中医学也因现代科学技术的创新显示出特有的生命力，中西医结合医学更加彰显了中国特有医学模式的精彩。诸多成果、经验、技术、新观点需要汇聚和推广。于是，《当代专科专病临床诊疗丛书》（以下简称《丛书》）应运问世。

《丛书》集中体现了当今医疗、教学、科研、临床、管理专家的智慧，分为《实用肾病临床手册》《实用肿瘤病临床手册》《实用男科临床手册》等10个分册，是当代中医、西医、中西医结合界理论与实践相结合的结晶体，耀眼夺目，启人心智。

编著本《丛书》的宗旨是：立足临床，突出实用，中西合璧，指导实践，力推特色新疗法，助力科研教学。每分册按上、中、下三篇布章，均以开启思路、指导提升临床疗效为第一要义。上篇包括诊断的基本思路与方法、提高临床疗效的思路与方法、把握基本治则与用药规律，是本《丛书》的点睛之笔。中篇为临床各论，着重阐述各病证诊治要领。在每个病证的概述之后，设临床诊断（辨病诊断、辨证诊断）、鉴别诊断、治疗（提高临床疗效的思路提示、中医治疗、西医治疗、中医专方选介）等栏目，从理论到技术，从疗法到药物，详尽载述，使读者采舍有据。下篇为诊疗参考，汇集了专科建设管理的基本思路，卫生和计划生育委员会颁发的常见病证中药新药临床研究指导原则，国家中医药管理局颁发的常见病证中医诊疗方案与临床路径，便于专科专病建设管理者和医疗、教学、研究者有规可循，借灯航行。

综观本《丛书》，它吸收了许多现代科技成果、中医药研究成果，内容丰富，内涵深邃；尤其是具体临床诊疗方法备陈详尽，非常适合中医、西医、中西医临床专家及科研工作者参考使用。

目前，专科专病建设和临床诊疗尚在探索之中，希冀本《丛书》的出版能对专科专病建设管理者、临床专家和科研工作者有所裨益。对书中不当之处，敬希广大读者提出宝贵意见，以便再版时修订提高。

编者

2015年10月

目　　录

上篇　诊疗思路与方法

中篇　临床各论

下篇　诊疗参考

上　篇

诊疗思路与方法

- 肛肠病临床诊断思路与方法
- 提高肛肠病临床疗效的思路与方法
- 肛肠病基本治则与用药规律

第一章　肛肠病临床诊断的基本思路与方法

一、诊断必备常识

（一）辨病诊断

1. 症状

（1）便血：又称“下血”，指大便带血或血随粪便排出的病症。古人常有肠风下血和肠澼下血之提法，《金匮要略》有“近血”与“远血”之分。肛肠科门诊患者中，以便血为主诉而就诊者约占60%。便血为多种疾病的临床表现，涉及范围广泛。包括痔、肛裂、结肠息肉、直肠息肉、大肠溃疡、炎症等。肛肠疾病便血大多色红，与粪不混，滴出或呈喷射状，大多间断发作。便血可分为显性出血和隐性出血两种。显性出血大便时肉眼能看到流血、滴血，粪便上带血或有脓血、黏液血便，或血液与粪便混在一起，使粪便呈暗红色或柏油状，称显性出血。大便时肉眼看不到有出血，用化验方法才能发现的称为隐性出血、潜血或匿血。

（2）肛门肿物脱出：指排便及腹压增加时，肛内有肿物脱出的疾病。可见于痔、直肠黏膜脱垂、低位直肠息肉、肛乳头瘤，尤以三期内痔和直肠黏膜脱垂为多见。多半在便时脱出，可伴有便血、疼痛、行走不便等症状。

（3）肛门疼痛：是指肛门内及肛门、直肠周围以疼痛为主的症状，见于多种肛门、直肠疾病。常见于肛裂、肛窦炎。如肛门脓肿的早期，红肿不显而以疼痛为主要症状。肛门肿痛是指肛门及肛门周围既肿又痛的一种疾病，疼痛持续而剧烈，可见于外痔发炎、肛周化脓性感染等疾病，也见于继发于他病的肛门疼痛，如直肠及肛管的肿瘤、结核、肛门皮肤病等。

（4）肛周分泌物：是肛门直肠疾病的常见症状之一，可由肛周皮肤病变引起，如肛门湿疹、化脓性汗腺炎等，也可继发于他病，如肛瘘、肛管缺损、肛门失禁、三期内痔、直肠脱垂等病变。本证以滋水淋漓为主，可伴有瘙痒、肿痛、溃破、糜烂等。

（5）肛门瘙痒：是多种肛肠病的症状之一。常见于肛门瘙痒症、肛门湿疹、肛周尖锐湿疣、肛瘘等疾病。

（6）便秘：大便经常秘结不通，排便时间延长，粪质干燥、坚硬，或有便意而排便困难者，称为便秘。临床上可单独出现，亦可伴发于其他疾病。便秘的发生，主要是大肠传导功能失常，粪便在肠内停留过久，水分被吸收，从而使粪便过于干燥、坚硬，或因体质虚弱，肠蠕动乏力所致。短时间的便秘一般对身体影响不大，长时间的便秘则对身体有许多不利的影响，可引起肛裂、内痔、肛门感染、脱肛等疾病。

（7）腹泻：又称泄泻，以便次增多，粪质稀溏，甚或泻物如水样为主症。腹泻有暴泻和久泻之分。慢性腹泻起病较缓，病程较长，除便次增多外，常伴有腹痛或脓血黏液便，有反复发作的趋势。多发于20～40岁，主要指炎症性肠病。腹泻对身体的影响很大，而且危害是多方面的：①能使人体对营养的吸收发生严重障碍而造成营养不良；②长期腹泻可减少机体对维生素的吸收，导致多种维生素缺乏而出现舌炎、口角炎、多发性神经炎等；③腹泻可引起贫血；④腹泻可降低人体对各种感染的抗病能力，也可使组织再生及外伤愈合的能力减弱；⑤多次腹泻可造成水与电解质的平衡失调，严重者可导致死亡。因此发生腹泻后要及时查明原因，针对病因给予积极治疗，不要延误诊治而造成不良后果。

（8）腹痛：是临床上常见的症状，在有些结肠、直肠疾患中也可发生。由于腹痛的原因复杂，牵涉的范围广泛，不仅腹腔内脏器的病变可以引起腹痛，不少全身性疾病在病程的某一阶段也会出现腹痛，所以要全面、正确地了解腹痛常较为困难。有些急性腹痛，发作后如果延误诊断而不及时手术治疗，常可危及生命。因此，对结肠、直肠疾病所引起的腹痛必须加以重视，应依靠有关病史和全面体检，结合化验和X线检查等的结果进行分析判断，及时做出诊断，以免延误治疗。

（9）腹胀：指腹部膨胀不适，可伴有肠鸣、嗳气、排气增多或腹痛。胃肠道内的气体大部分来源于吞咽的空气，20%来源于血液弥散，10%由食物残渣经细菌发酵产生。当进入胃肠道和胃肠道本身产生的气体总量超过吸收和排出的总量，产生腹胀不适等症状时，称为腹胀。

（10）肛门失禁：因肛门部损伤、神经障碍和损伤、肌肉功能障碍和受损以及先天性缺陷等原因，肛门失去随意控制排出粪便和气体的功能，称为肛门失禁或大便失禁，而口服液状石蜡后，有时可由肛门流出，则不能称为肛门失禁。根据肛门失禁的程度，一般可分为不完全失禁和完全失禁两种。对干便能随意控制，但对稀便、气体失去随意控制的能力称为不完全失禁或半失禁。对干便及稀便都不能控制，肛门闭合不严，走路、下蹲、咳嗽和睡眠时常有粪便及黏液流出，称为完全失禁或全失禁。

2. 体征

（1）肛门直肠体征检查的体位：检查及治疗肛门直肠疾病时，应根据患者身体情况和检查的具体要求选择以下不同的体位。

①侧卧位：是肛肠科检查及手术治疗时最为常用的体位，让患者向左或向右侧卧于检查床上，臂部靠近床边，上侧的髋膝关节各屈曲 90°，向腹部靠近，下腿伸直，使肛门及臀部充分暴露。此种体位适用于老年体弱及重病的患者。

②截石位：肛门病变发生的部位常用膀胱截石位表示，以时钟面的十二等分标记法。患者仰卧，两腿分开，放在腿架上，将臀部移至手术台边缘，使肛门充分暴露。适用于肛门、直肠手术和痔疮术后大出血的处理。

③加强截石位：患者仰卧在床上，两大腿向腹侧屈曲，将两侧小腿下段近于踝关节的稍上方放在腿架上，臀部靠近床边，两大腿分开，适于肛门、直肠手术，尤其肥胖者及女性更为适宜。

④胸膝位：是外科疾病中最常用的检查方法，特别对乙状结肠镜检查最为方便。但由于此体位不能持久，因此对年老体弱及重病患者应酌情采用。患者跪俯于检查床上，两肘和胸部紧贴床铺，两膝屈起，臀部高举，使肛门充分暴露，适用于检查直肠下部及直肠前部的病变。

⑤倒置位：患者俯卧在特制的检查床上，髋关节弯曲，双膝跪于床端，臀部抬高，头部稍低，这种体位患者舒适，手术操作方便，适用于肛门直肠的检查及小手术。

⑥俯卧位：患者俯卧于手术床上，小腹部置一枕头，两侧臀部用胶布粘住，牵引拉开。此种体位舒适，适用于肛门部疾病的手术。

⑦蹲位：患者蹲下，如解大便的姿势，用力增加腹压，适用于检查直肠脱垂、三期内痔和直肠下段息肉。

⑧蹲位照镜法：是一种简便而实用的方法，但由于检查方法受体态的限制，医务人员视、触都极不方便，因此，在蹲位检查方法的基础上，采用蹲位照镜检查，即蹲位时在肛门的垂直方向置一普通镜子，利用镜面的反射便

能看到病变的全部情况，患者自己也可以拿着镜子观看病变。此法极为简便、实用，是一种有效的检查方法，但检查时要注意采光。

⑨弯腰扶椅位：患者向前弯腰，双手扶椅，露出臀部，此种体位方便，不需特殊设备，适用于团体检查。

⑩屈膝仰卧位：患者仰卧于床上，屈膝弯腿，双手紧托膝部或膝窝，此法可以增加腹压，使乙状结肠和直肠降至盆底，便于检查。

⑪膝直立位：在胸膝的基础上，改变检查体位，让患者头、胸部抬高，臀部稍低，乙状结肠和直肠降低，肿瘤下移，可扪及较高部位的直肠肿瘤。

（2）肛门部检查方法

①问诊：在肛肠疾病中占很重要的位置。通过问诊了解病史，可以帮助分析诊断。

问病因：需要询问本次发病的原因或诱因，如是否酗酒、过食辛辣，或工作劳累、休息不佳，或排便干燥、腹泻等。若患者连日便干，后出现便血伴肛门撕裂样疼痛，考虑为肛裂发作；如腹泻后出现便血、肛门内肿物脱出，往往提示痔核或直肠脱出；如连日酗酒再加上身体疲劳，出现肛门骤痛，伴发热者，考虑为肛门脓肿。

问发病时间：一般来说，患病时间短，病轻易治；患病时间长，甚至多次手术未愈者，病重难治。如在肛门周围有多个外口，要问哪一个外口先破溃化脓，通过原发外口可查到主管与内口；问脓肿初起至破溃的时间或前次手术的时间，可以根据时间的长短来判断脓肿部位的深浅，时间长表明部位深，反之表浅。

问既往史：问患者以往有无结核、肝硬化、酒精肝、出血倾向及过敏等，对决定治疗方案有帮助。此外，了解患者有无术后出血。糖尿病可影响创面的愈合。对严重的心肺疾病患者和老年患者，通过问诊选择麻醉方法。心电图提示室性心动过速，麻醉最好选利多卡因。对胃肠疾病，如腹泻每日 2 次以上，或习惯性便秘等，要注意通过问诊了解后选择适当的手术时期和治疗方法。对高热、肛门灼痛，但肛门红、肿、热、痛局部症状不够明显的患者，要考虑直肠周围有无深部脓肿。反复低热，肛门局部流稀薄脓液，如米泔水样，要考虑到结核性肛瘘。对长期原因不明的黏液便，不仅要考虑溃疡性结肠炎，还要考虑阿米巴痢疾。对老年男性患者伴有慢性前列腺炎和前列腺肥大的，要注意术后防止尿潴留。

问局部症状：如便血应分前后。先便后血为远血，色紫暗，见于上消化道出血。先血后便，为近血，色鲜红，多为肛门直肠疾病。疼痛与大便关系密切，每于便后出现灼热样疼痛为肛裂；肛门骤然疼痛，体温增高，伴有搏动性跳痛多为肛周脓肿；疼痛呈持续性，发病急剧，与大便无明显关系，伴有肛周肿块者为血栓外痔；晚期直肠病患者多呈慢性进行性钝痛，且多放射到腰骶部。

问全身情况：局部病变严重者可影响全身。如长期便血可致头晕、心悸、面色苍白、乏力、舌质淡、脉细数等贫血症状。局部感染重者可出现发热、面色潮红、口渴、舌质红、脉弦数等实热症状。结核性肛瘘可有全身乏力、盗汗、低热、脉细数等全身症状。

②视诊：首先应查看肛门周围有无血、脓、粪便、黏液、肿块及瘘管外口内痔、息肉脱出、外痔、瘘管外口及湿疹等，以便于判断病变性质。然后嘱患者像解大便一样下蹲，医生用双手的食指、中指将肛门轻轻地向两边分开，使肛门外翻，观察有无病变，如内痔的位置、数目、大小、色泽，有无出血点和肛裂等情况，或用特制的玻璃吸肛器将内痔吸出检查，这种视诊对诊断肛裂及环状痔，有时比肛门镜检查更为确切。

③肛门触诊：首先要触摸肛门周围皮肤的温度、弹性是否正常。在病变情况下，如肛痈，可触到肛门周围肿胀，皮肤灼热。触诊肿块是否漫肿、平坦、软陷，以及质地、硬度、中央是否有应指感等。如肛瘘，应检查是否可触及条索状硬结，外口距肛门长度以及大小、深度等。

④直肠指诊：是肛门直肠疾病检查方法中最简便、有效的方法之一。多可及早发现肛门直肠的早期病变。据国内统计，有80%的直肠癌就是通过直肠指诊被发现的。因此，在临床上对初诊患者及可疑患者都应做直肠指诊检查，决不可忽视这一重要的检查方法，以免延误直肠癌等重要疾病的早期诊断及手术时机。

直肠指诊方法：患者取左侧卧位，嘱其放松肛门，医生在戴有指套或手套的右手食指涂上润滑油，轻轻插入肛门进行触诊检查。

直肠指诊内容：检查肛管及直肠下端有无异常改变，如皮肤变硬，乳头肥大，硬结，狭窄，肛门括约肌收缩强弱，前列腺和膀胱情况，女性可以触及子宫颈，两侧可以触及坐骨直肠窝、骨盆侧壁，其后方可以触到骶骨和尾骨。肛管直肠环的检查也很重要，肛管直肠环是由内、外括约肌的上缘和耻骨直肠肌下端共同构成的，围绕在肛管和直肠交界处。内、外括约肌呈环状，而耻骨直肠肌是在后面及两侧。检查时在肛管后方及两侧易触到，而在肛管前部不易触到。检查肛管直肠前后壁及其周围有无触痛、搏动、肿块及狭窄，并应注意肿块的大小、硬度、活动性及狭窄程度。对高位的肿块可改用胸膝位或膝直立位，或截石位做直肠指诊，使肿瘤下移，以扪及较高部位的直肠癌肿块。

直肠指诊可触及的几种常见肛管直肠病变：直肠癌，在肠壁上可摸到高低不平的硬块，不活动，基底广泛，肠腔常狭窄，指套上染有脓血及黏液分泌物或脱落的坏死组织；直肠息肉，可摸到质软、可推动的肿块，基底部大小不一，边缘清楚，指套上污染有血渍；内痔，一般情况下，内痔柔软而不易摸到，但如有血栓形成则可触到光滑的硬结，触痛明显；肛瘘，可触及条索状块物，有时在齿线及齿线上方可触及小硬结（即肛瘘的内口）；肛门直肠周围脓肿及肛管直肠深部脓肿，可在直肠内摸到压痛性肿块。

直肠指诊注意要点：食指应全部插入；环形扪诊；必要时做蹲位检查（膝直立位）；注意指套上有无血渍及血渍的颜色、性质。

3. 辅助检查

（1）实验室检查

①血常规：血液由血浆和血细胞两部分构成。动态观察血常规中有关项目的变化，行多次检查，对于诊断及评估疾病更有意义，这也是医生常要复查血常规的原因所在。长期便血的患者多出现贫血。肛周脓肿、肛瘘以及炎症性肛肠疾病多表现为血象增高。

②尿常规：对出血性休克患者测定每小时尿量和尿比重以指导补液是最简便实用的方法。此外，不少疾病及使用抗生素都可损害肾脏，故尿常规检查是不可缺少的检查项目。

③便常规：大便常规检查在肛肠病中尤为重要，有时依据大便的外观就可做出诊断。大便常规检查包括肉眼观察大便的外形、硬度、颜色，以及有无血液、黏液、脓液及肉眼可见的寄生虫，还要嗅气味。此外，还应进行化学检查、显微镜检查及细菌检查。

④免疫学检查：细胞免疫、体液免疫以及自身免疫抗体的测定，对了解疾病的免疫功能和发病原理有很大帮助，应有选择性地检查。在痔瘘病中，与免疫学关系较密切的主要是炎症性肠病，包括克罗恩病和溃疡性结肠炎。癌胚抗原在大多数结肠癌患者的血清中可发现，但无特异性，目前主要用于疑似肠癌患者的诊断，临床上现常作为结肠癌术后复发的信号。

⑤生化检查：许多检查，如肝、肾、心脏、胰腺等器官的一些生化检测，对痔瘘病具有辅助诊断的作用，如肝功能、血糖、尿糖、肌酐等应列为常规检测项目。有些生化检测对及时指导治疗有很大帮助，如血电解质、血尿素氮、血气分析等。

（2）肛门镜检查：可选用不同的肛门镜。筒状肛门镜常用于检查直肠下段及肛管的疾病，也可用于内痔注射。二叶或三叶肛门镜多在麻醉后使用，便于暴露直肠腔。使用肛门镜时，患者取胸膝位，将肛门镜前端涂石蜡油，缓缓旋转，插入肛门。当肛门镜进入直肠壶腹后，观察直肠黏膜的颜色，有无息肉、溃疡、糜烂、肿物、异物等；然后将肛门镜缓缓退至齿线与直肠柱线之间的内痔区，观察有无内痔及其大小、个数、位置等；再退至齿线，观察肛窦有无炎症、分泌物、凹陷、肛瘘内口、肛乳头肿大等；同时观察肠腔内的分泌物有无脓血、黏液等。

（3）探针检查：探针是专门用于各种窦道和瘘管探查的器械。探针系银质，粗细不同，有棒状探针、带刀探针和带孔探针等。根据肛门指检的情况，将探针弯成一定弧度，检查时一般用银质的球头探针，从瘘道外口探入，检查瘘道的行径、长度、深浅，以及与附近肌肉的关系、内口的位置等。若探查受阻，可能是瘘道弯曲或阻塞所致，应立即纠正探入方向或退出探针，切不可强行探入，以防造成假道。

（4）内窥镜检查

①乙状结肠镜：一般长25～35cm，镜筒直径为1.5～2cm。包括镜筒、冷光源、充气囊、活检钳等。在临床上对于直肠肿块的定位及取材活检有较重要的作用。

②电子结肠镜：是继第一代硬式乙状结肠镜和第二代光导纤维结肠镜之后的第三代内窥镜，主要由内镜、电视信息系统中心和电视监视器三个主要部分组成。它的成像主要依赖镜身前端的微型图像传感器。随着科技的发展，先后出现了超声肠镜、电子变焦肠镜及胶囊肠镜等。

结肠镜检查不仅能观察到结肠肿物的大小、形态、部位和活动度，还能行息肉活检，是目前诊断结肠肿瘤和直肠肿瘤的有效手段。随着电子肠镜技术的发展，检查已更为方便、安全，同时，瑞芬太尼和异丙酚等麻醉剂也用于检查中以镇痛，大大减轻了患者的不适。

第一类：超声结肠镜，避免了体外B超受肠腔内气体及周围脏器干扰的缺点，通过内镜直接观察腔内的形态变化，也可进行实时超声扫描。当临床上怀疑为早期癌时，超声结肠镜检查是理想的方法，对术前结肠肿瘤浸润深度的评估及判断有无邻近脏器的侵犯及周围有无肿大淋巴结的准确性较高，对制定治疗方案有重要意义。

第二类：变焦结肠镜，普通结肠镜较难鉴别小息肉，放大电子结肠镜可清晰地显示黏膜的微细变化，勾勒出病灶轮廓、边缘及表面的不规则特征，有利于检出和鉴别结肠、直肠小息肉。用0.2%～0.4%靛胭脂喷洒可疑病变处后，评价大肠腺管的开口形态，对是否为肿瘤性病变或是黏膜癌、黏膜下癌可做出大致判断。与超声结肠镜联合应用可提高早期结肠癌分期的准确性，并可对早期癌进行内窥镜下或腹腔镜下治疗。

③胶囊肠镜：其直径约为10mm，长度约为21mm，比一般的口服胶囊略大。患者服下这种智能胶囊后，胶囊随胃肠运动自行在体内穿行，并摄下胃、小肠和大肠的图像，图像通过传感器以数字的形式传输到患者随身携带的记录装置上，待其排出体外后，医生将记录装置与电脑连接，即可进行胃肠疾病的诊断。对于原因不明的消化道出血、小肠病变及儿童疑似克罗恩病的诊断有一定优势。

（二）辨证要点

1. 肛肠病的四诊

（1）望诊：医者观察患者的局部和全身情况，主要包括望肛周局部病变、望面色和神态、望舌象等几个方面。局部望诊包括局部颜色、形态、脱出物、分泌物、便血等。

①望皮肤颜色及形态：肛周皮肤红赤，局部肿胀明显，多为肛痈，系热毒炽盛、气血壅滞的阳证、热证。若肛周肿块皮色不红，根脚较大，漫肿无边，疼痛不显著，多为疽证，常为气血不足或寒痰壅滞之阴证、寒证。若肛周皮肤灰白而潮湿，为湿邪浸淫肛周肌肤之慢性肛门湿疹。肛周皮肤发红而潮湿，为湿热下注肛周肌肤之急性肛门湿疹。肛周皮肤呈圆形或椭圆形隆起，表面发紫，是为瘀血。肛周皮肤粗糙伴瘙痒，常为血虚风燥。肛周有溃口，或周围有肉芽状突起，常为肛痈以后，余毒未尽。若肛门周围瘘口较多，视之发黑，触之有大块硬结，多为湿毒久羁，气血瘀滞。若肛门周围有小肉突起，常为湿毒蕴结之尖锐湿疣。若肛管溃疡颜色暗淡，多为气血不足。若溃疡颜色鲜红，灼热疼痛，多为热盛肠燥。

②望脱出物：脱出物色红或紫，嵌顿于肛缘，系实证，多由湿热下注、

气血不畅所致；脱出物色淡红，或表面肥厚增生，多为虚证，常由脾虚、中气不足、承托无力所致；脱出物色紫暗，多为气血受阻之瘀血证。

③望分泌物：脓液稠厚，提示气血充盈；脓液清稀，常为气血不足。

④望便血：便血色鲜红，质地稠厚，常为实热证；色淡红，质稀薄，常为虚寒证；便血暗红不伴黏液者多为虚证；暗红伴有黏液，多为湿热证。

⑤望面色：白色主虚寒证、失血证。白色为气血不足之候，凡阳气虚衰、气血运行无力或耗气失血，致使气血不足者，面色大多呈白色。面白而虚浮，多属阳气不足；淡白而消瘦，多为营血亏损，常见于痔疮长期出血的患者。若术后突然面色苍白，常属阳气暴脱，可见于术后大出血。黄色主虚证、湿证。面色淡黄，枯槁无泽，称为“萎黄”，多系脾胃气虚，营血不能上荣。慢性腹泻患者可见面色萎黄。赤色主热证。若面色通红，伴痛苦面容，为肛痈成脓期，属实热证；若见午后颧红，则多属阴虚阳亢的虚热证，见于结核性肛瘘或肠结核等特异性感染。

⑥望舌象：舌质淡白，主虚寒证，为阳气虚弱气血不足之象，长期便血的患者可见此舌。舌红主热证，若舌红，苔黄，主实热证，可见于肛痈中期、肛瘘继发感染，以及部分肛周皮肤病患者；舌红，少苔主虚热证；舌绛主阴虚内热证，多见于慢性肛裂及结核性肛瘘；若肛痈见绛舌提示热毒内陷，深入营血，多为重症。舌苔色白一般主表证、寒证，痔疾多为薄白苔。黄苔主里证、热证，黄腻为湿热证，或阳明腑实证，多见于急性肛痈、嵌顿性内痔、炎性外痔、急性肛门湿疹等；苔面干燥，为热盛津伤或阴液亏耗。

（2）闻诊：包括听声音和嗅气味两个方面。

①听声音：若患者语声低弱，少动懒言，多为气虚，可见于慢性久病的患者；若呼吸气粗，呻吟不止，属实证，可见于肛痈、肛裂及术后患者。

②嗅气味：凡二便、脓液有恶臭者，多属实热证。大便臭秽为实热证，有腥味的为虚寒证；若肛周分泌物恶臭，多有组织坏死。

（3）问诊：是四诊的重要一环。患者疾病发生的时间、原因、经过、既往病史以及生活习惯、饮食嗜好等与疾病有关的情况，均须通过问诊才能了解。问诊首先要抓住患者自诉的主要症状，然后有目的地一步步深入询问。肛肠疾病的问诊亦可按“十问歌”的原则来进行。但肛肠科有其特殊性，在问诊中，应注意重点询问与本专科有关的病情，包括与肛肠疾病有关的其他系统疾病以及既往史（含手术史）、个人史等。

（4）切诊：包括脉诊和按诊两部分，是医者通过指端在患者的一定部位进行触摸、按压以了解病情的方法。

①腹部触诊：腹部触及包块，按之坚硬，活动度小，且痛有定处的为积，多属血瘀，应行进一步检查以排除大肠肿瘤；包块时聚时散，或按之无形，痛无定处的为瘕为聚，多属气滞。若脐部痛，左下腹按之累累有块，应考虑为燥屎内结。少腹胀满，叩之如鼓，小便自利，多属气胀；少腹胀满充盈，小便不利，多为癃闭。

②肛门触诊：肛周有溃口，触之有索状硬结通向肛内，常为肛痈溃后成瘘；肛周红肿，触痛明显，为热毒郁于肌肤，气血运行不畅，属阳证、实证；若肿处触之应指，为热毒炽盛，酿腐成脓；若肛痈溃破之后，触痛仍明显，且有脓水溢出，系余毒未净；若局部触及肿块，界限不清，不热或微热，有隐隐压痛，多为阴证、虚证。肛内指检对判断肛门括约肌功能及有无直肠中下段肿瘤十分重要。应将食指涂以石蜡油，尽可能深地插入肛内，依一定顺序反复上下触诊，并注意观察手套上有无血染。

③脉诊：肛肠疾病常见到如下几种脉象。

芤脉：浮大中空，如按葱管，多见于术后大出血之患者，乃失血之后，阴血亏于内，阳气浮于上所致。

沉脉：轻取不应，重按始得。沉而有力，为病邪在里，气血受困，可见于邪热与燥屎内结的阳明腑实证。沉而无力多为脏腑虚弱，气血不足。若肛肠疾病病程较久，正气不足，可见沉而无力之脉象。

数脉：脉来较速，一息五至以上，多为热证。有力为实热，如急性肛痈，可出现数而有力之脉；无力为虚热，如阴虚火旺之肛裂及结核性肛瘘可出现细数无力之脉。

涩脉：往来艰涩，如轻刀刮竹，多为气滞血瘀，精少血亏。

弦脉：端直以长，直起直落，如按琴弦，主痛证、肝胆疾病及痰饮。如嵌顿性内痔、肛裂、血栓外痔等以疼痛为主的疾病常可见到此脉。

细脉：脉细如线，主诸虚劳损，阴阳不足，常见于久病体弱、阴虚、血虚等证。

滑脉：往来流利，应指圆滑如流珠，主痰、食、实、热，许多湿邪下注之肛肠疾病亦可见滑脉。

濡脉：浮而细软，多见湿病，常见于脾虚湿盛之腹泻。

2. 肛肠病的辨证诊断

辨证是指在四诊等检查的基础上，运用中医基础理论对疾病的性质进行分析、判定的过程，是中医诊断的重要方法。虽然肛肠病变多以局部表现为主，但由于人体内部气血、经络以及脏腑之间的联系，肛肠局部与整体之间仍然密不可分，相互影响。局部病变往往是气血、经络或其他脏腑为病的反映。故《外科启玄》说："凡疮疡，皆由五脏不和，六腑壅滞，则令经脉不通而生焉。"此即"有诸内，必形诸于外"的传变关系。所以，诊断肛肠疾病时应有整体辨证观，必须辨清疾病的阴阳属性、气血盛衰、经络所在、发病缓急、病程长短、病位深浅，以及肿、痛、痒、脓等疾病的性质，才能做出准确的诊断。

（1）肛肠病的阴阳辨证：阴阳是辨证的纲领，辨阴阳是临床辨证的关键。正如《景岳全书·传忠录》所说："凡诊病施治，必须先审明阴阳，乃为医道之纲领。"又如《疡科纲要》中说："疡科辨证，首重阴阳。"面对临床错综纷繁的症状，应用辨证的方法加以概括，从而使其纲领化、系统化，有利于抓住疾病的本质。

①阴证：泛指具有机能低下、衰退特征的证候，肛肠科各类疾病均可见到。凡属阴证者，多表现为精神疲惫，声低细微，面色晦暗，畏寒肢冷，排便乏力，便出困难或失禁，舌质淡，脉沉无力等。如属脱出性肛肠疾患，则肿物易脱难收，肛门溢液潮湿；痈疡性肛肠疾患则起病迟缓，病位较深，局部皮色紫暗或不变，皮肤不热或微热，肿势平坦或下陷，按之柔软或坚硬，自觉症状不甚但持久，溃脓较晚，脓水稀薄，溃后难敛；属下利性肛肠疾患者则大便清稀，混杂完谷，臭秽不甚，肛门控便能力差，泻后乏力，腹痛隐隐，喜暖喜按，反复发作，迁延难愈。

②阳证：泛指具有机能亢进、躁动、兴奋特征的证候。凡属阳证多表现为精神亢进，声高息粗，面红目赤，身热，便结，舌红，苔黄，脉数等。如属脱出性肛肠疾病，可见突发性肿物脱出，难以复位，若不及时还纳，则迅速发生剧烈肿痛；属痈疡性肛肠疾患，则起病迅速，局部红、肿、热、痛俱著，肿势局限高起，溃脓较早，脓液稠厚、腥臭，脓尽较易敛合；若为下利性肛肠疾患，则大便秽浊、黏稠，或粪水杂下，臭秽难闻，腹痛较甚，肛门常有灼热疼痛感，病情变化较快。

（2）肛肠病的气血辨证：气血津液是人体生命活动的物质基础，宜充足协调，运行畅通。若气血津液的质与量或运动状态出现异常，则可导致人体相关脏腑发生病变。正如《素问·调经论》说："气血不和，百病乃变化而生。"气血津液异常是肛肠疾病的常见病理变化，因此，对气血津液的辨证在肛肠病诊断中具有重要意义。

①辨气血异常：肛肠病常见的气血异常有：气虚、气陷、气滞、血虚、血瘀、血热等。

气虚：肛肠疾患属气虚证者，常以少气懒言、神倦乏力或头晕目眩、自汗、动则尤甚、排便乏力、舌淡、脉弱为特征。气虚证常见于久病、重病之人；或先天不足，后天失养，或老年体弱，元气自衰者；若以脾胃气虚为主，可见腹胀纳少，食后胀甚，大便溏薄，面色萎黄，四肢乏力；若脾虚摄血无权则可见便血量多色淡；若肾虚下元不固，可见肛门失禁，滑泄不止，伴有神疲、耳鸣、腰酸膝软。

气陷：肛肠疾患属气陷证者，以大便溏泄、腹部及肛门坠胀，甚或脱肛，肛内肿物易脱出肛外而难收为特点，伴头晕眼花、少气倦怠等症。本证是气虚无力升举，应升不升反而下陷所致，为中气虚损的进一步发展。常见于先天不足，后天饮食失调，或久病失养、年老体衰之人。

气滞：由于情志不调或术后排气不畅导致气机阻滞，升降失司，表现为腹胀肠鸣，大便秘结，得矢气则舒，或腹痛即泻，泻后痛减，肛门胀痛，或有内痔嵌顿，苔薄，脉弦。

血虚：肛肠疾病属血虚证者，表现为面色淡白或萎黄无华，唇、甲色淡，头晕眼花，心悸多梦，手足发麻，大便干燥难解，舌质淡，脉细无力，此证多见于长期便血或手术失血较多者，也可见于脾胃素虚，生血无源者；或劳神太过，阴血暗耗者；或瘀血阻滞，新血难生者；或久病伤精耗气，化血之源枯竭者。

血瘀：肛肠疾病属血瘀证者，常表现为疼痛和局部肿块，其疼痛的特征为痛如针刺、刀割，痛处固定不移而拒按。其肿块的特征为范围局限，质地较硬。瘀结于肛周皮下者，肿块呈青紫色，或表面有青紫斑点，按之内有硬结；瘀结于肠腔者，触之坚硬，推之不移，病位固定。血瘀证也可有便血，血色紫暗或夹有血块。

血热：肛肠疾患属血热证者，常表现为便血和肿痛。其便血由热邪内炽，迫血妄行所致，具有下血暴急、量多、色深红的特点；其肿痛具有红、肿、热、痛俱重的特点。常伴有心烦、口渴、身热、舌红绛、脉滑数等。

②辨津液异常：大肠在人体津液代谢中具有一定的作用。因此，大肠功能异常可导致津液异常，津液异常亦可导致大肠功能异常。肛肠病常见的津液异常有：大肠津亏、津液耗伤等。

大肠津亏：大便干结，甚者结块如羊粪，数日一行，解时困难，伴有口干咽燥、口臭、头晕、肛痛、便血、舌红少津、苔黄燥、脉细涩。常见于素体阴亏或素食辛辣醇酒之人。

津液耗伤：津液耗伤又称脱液、液耗，属津液损伤较重者。主要表现为口燥咽干，唇舌焦裂，眼眶凹陷，皮肤干燥甚或枯瘪，渴欲饮水，小便短少，大便干结，气短困倦，表情淡漠，头晕目眩，下肢痿软，或痉挛抽痛，形容憔悴，性情狂躁，甚者昏迷，舌红而干，脉细数无力。此证多由壮热、大汗、大吐以及燥热耗津过度所致。

（3）肛肠病的脏腑经络辨证：人是一个有机的整体。肛门、大肠的正常生理功能依赖脏腑功能的正常，若脏腑功能失常或脏腑受到外邪侵犯而影响到肛门、大肠，均可导致肛肠疾病。《血证论》中论述道："是以大肠之病，有由中气虚陷，湿热下注；有由肺经遗热传于大肠者；有由肾经阴虚，不能润肠者；有由肝经血热，渗漏入肠者。乃大肠与各脏腑相连之义也。"《丹溪心法》记有："痔者，皆因脏腑本虚。"以上论述说明了肛肠疾病并不是孤立的，而是和五脏六腑密切相关的。如内痔嵌顿，肛门疼痛，咳嗽，气喘，多痰，为肺气壅塞不能肃降之故，治疗时当宣肺通腑。长期便血不止，色红，质清稀，便时肛门外翻，伴头昏乏力者，多为脾气不足，中气下陷，治疗当健脾益气升提。老年性便秘多为肾阴亏损或肾阳不足。慢性腹泻多为脾肾阳虚。肛门皮肤潮红、糜烂，多为肝经湿热下注。

二、提高诊断水平的方法

（一）明病识证，病证结合

对于肛肠疾病的诊断，应首先通过辨病来辨别出疾病的病名，以明确诊断。明确诊断以后，根据疾病表现出来的症候来明确证型。如直肠前突病的辨病诊断依据为：

1. 排便困难，多为2日以上排便1次，每次排便时间明显延长，伴有肛门坠胀及便意不尽感。

2. 肛门指诊时直肠前方可触及明显的凹陷。

3. 排粪造影示直肠下段呈囊袋状突向前方。

根据这些临床表现及检查即可辨病诊断为直肠前突。直肠前突表现为神疲乏力，纳食欠佳，排便困难，伴肛门坠胀及便意不尽感，大便日行数次，质稀软，但解时困难。舌淡，苔薄，脉弱。辨证为脾气亏虚。那么，这时的完整诊断即为直肠前突病，脾气亏虚证。

（二）审度病势，把握演变规律

临床实践中，疾病的发生、发展有其一定的规律性，应审度病势，把握好疾病的演变规律。如患者肛门周围突然肿胀、疼痛、有结块，伴发热、全身倦怠、大便困难等全身症状，检查见肛门周围有突起的肿块，局部红、肿、热、痛，体温增高等，即可辨病诊断为肛痈。病情进一步发展，进入中期阶段，疼痛更加剧烈，甚至不能入眠，疼痛有如鸡啄或跳痛，检查可见肛门周围肿块变软，中心有波动感，这时距初发时有 5～7 天，说明肛痈已经化脓。更进一步发展，肛周肿块破溃，脓液流出，大范围的肿块逐渐缩小，皮肤由红变为接近正常颜色，疼痛消失，局部不热，体温消退，半月后仔细触诊可见有条索状肿块通向肛内齿状线处的肛隐窝，说明肛痈成脓破溃后，已经形成肛瘘，所以，肛瘘是肛痈的后遗症，这就是由肛痈到肛瘘的演变规律。

（三）审证求因，把握病机

对肛肠疾病进行辨病和辨证时，还应注意审视疾病的证候和病因，把握好发病的病因、病机，以便更好地指导用药。如患者表现为大便秘结，排出困难，面色萎黄无华，时作眩晕，心悸，甚则少腹冷痛，小便清长，畏寒肢冷，舌质淡，苔白润，脉沉迟，此为便秘之脾肾阳虚证。其病因多为阳气虚衰，寒自内生，肠道传运无力，故大便秘结，排出困难；肾阳虚，阴寒内盛，气机阻滞，故见少腹冷痛，小便清长，畏寒肢冷；肾阳虚不能温心脉及华面，故见面色萎黄无华、眩晕、心悸。把握脾肾阳气衰弱，阴寒内盛之病因、病机，即可在治疗用药时采用补肾温阳之法，临床上治疗效果确切。

（四）注重引进诊断新技术

1. 纤维结肠镜检查

通过结肠镜能顺次、清晰地观察肛管、直肠、乙状结肠、结肠、回盲部的黏膜状态，而且可以进行活体的病理学和细胞学检查的过程称为结肠镜检查。

（1）适应证：①原因不明的腹泻。②原因不明的血便、黏液便和潜血试验阳性者。③原因不明的坠胀，便次增加或大便形态异常者。④与结肠有关的左下腹包块及下腹部疼痛者。⑤钡灌肠疑有结肠肿瘤、息肉和狭窄者。

⑥钡灌肠阴性，但有腹痛、腹泻和血便者。⑦任何其他方法诊断为“肠癌”或“直肠癌”者。⑧各类炎性肠疾病的确诊或鉴别。⑨结肠疾病或癌肿术后复查。

（2）禁忌证：①身体状态衰弱，有严重的脑、心、肺部疾病或严重高血压者应禁忌，必须做时，则应在有关科室医师的监护下进行。②完全不合作的患者，如精神病、过小的儿童。③急性腹膜炎及肠穿孔者。④近期手术吻合口有可能破裂者。此外，肠道准备不良影响观察插镜；正值月经期或妊娠晚期及肛旁有炎症、脓肿等情况，应在治疗、处理以后再进行检查。

2. X 线排粪造影检查

排粪造影是通过向患者直肠注入造影剂，对患者排便时肛管直肠部位进行动态、静态结合观察的检查方法。它能显示肛管、直肠部位的功能性及器质性病变，能对直肠、肛门部的功能性和器质性病变做出明确的诊断，为临床治疗提供可靠的依据。特别是对功能性出口梗阻所致的长期顽固性便秘患者的诊断，明显优于普通钡灌肠、临床和内镜检查。由于功能性出口梗阻往往是多种异常并存，故治疗时必须兼顾，因而做出完整的诊断特别重要。

3. 肛肠动力学检查

用静力学和动力学的方法来研究结肠、直肠、肛管（包括盆底）的各种运动方式，从而对排便生理、肛门自制生理及有关肛肠疾病的病理、生理进行研究，称为肛肠动力学。

平时，固态粪便储存于乙状结肠甚至降结肠中。结肠及直肠松弛，内外括约肌、耻骨直肠肌均处于张力收缩状态。在结肠至肛门这一段距离中，存在着一个远心端压力高，近心端压力低的向心型压力梯度和蠕动波梯度，排便阻力大于排便动力，粪便得以储存（自制）。排便时，结肠肌、直肠肌收缩，肠腔内压增高，腹肌亦收缩，使腹压增高，而内括约肌、耻骨直肠肌、外括约肌均反射性松弛，肛管压力迅速降低，上述压力梯度逆转，排便动力大于排便阻力，粪便排出肛门（自制解除）。这两种状态下，肛管、直肠、盆底的功能变化及各器官的协调功能均可通过压力变化而表现出来，测定这些压力变化便可判断有关器官的功能和协调情况。

4. 盆底肌电图检查

肌电图技术对于研究和诊断盆底的神经、肌肉病变十分重要，它可以精确地反映盆底肌的功能活动，尤其是运动中的功能活动情况，清楚地显示有些在形态学检查中无法发现的轻度异常，如在盆底横纹肌失弛缓综合征中盆底肌的反常电活动，可以用针电极探查肌电活动的存在与否及分布情况，以此诊断先天性或创伤性盆底肌肉缺损并标明缺损范围。盆底肌电图更重要的用途是检查盆底肌支配神经受损的情况，如神经完全损害时电活动的消失，部分损害时的电活动减弱及病理性电活动。通过诱发肌电图检查运动潜伏期及某些固有反射潜伏期的延长来判断是否有神经损害。单根肌纤维肌电图则为盆底提供了更为精确的检查手段，是检查神经源性或肌源性病变的最好方法。此外，以肌电为基础的生物反馈治疗也在盆底疾病的治疗中取得了较好的效果。

临床意义：正常人均有此反射，但有些老年人须用电刺激方可引出。缺乏该反射、潜伏期延长、反应降低均为反射通路损害的表现。圆锥脊髓炎、脊髓脊膜膨出、感染、创伤、占位性病变均可使长潜伏期反应缺乏或减低。脊髓休克时此反射消失，该反射的再出现是脊髓休克恢复的第一个征象。周围神经损伤累及反射弧时，潜伏期可延长。椎间盘突出引起的马尾神经综合征，其潜伏期延长。阴部神经牵拉损伤所致的特发性排便失禁，早期反应的潜伏期延长。肛门反射可用以判断神经损害，尚应与运动单位电位分析、神经传导速度等相结合，方可得到更正确的诊断。

（五）预后与转归

预后转归，古称善恶顺逆，系指判断肛肠疾病的发展结果，在肛肠辨证过程中具有一定的重要性。所谓“善”就是好的现象，“恶”就是坏的现象，“顺”就是正常的现象，“逆”就是反常的现象。善、恶、顺、逆系指病理过程的相对状态，其中“善”和“顺”并不是指生理过程的正常情况，肛肠疾病在发展过程中，按着顺序出现应有的症状，称为顺证；反之，不按顺序而出现不良症状者，称为逆证。在病程中出现善的症状，表示预后良好；出现恶的症状，表示预后较差。历代医家在长期临床实践中，通过不断观察，总结出许多判断肛肠病预后好坏的具体内容，提出“五善七恶”“顺逆吉凶”的辨证，善、恶大多指全身症状的表现，顺、逆多指局部而言。判断预后的好坏，既要观察局部症状的顺逆，又要结合全身症状的善恶，两者必须综合参看，并加以分析，才能全面判断。

1. 辨善证——五善

（1）心善：精神爽快，言语清亮，舌润不渴，寝寐安宁。

（2）肝善：身体轻便，不怒不惊，指甲红润，二便通利。

（3）脾善：唇色红润，饮食知味，大便调和。

（4）肺善：声音响亮，不喘不咳，呼吸均匀，皮肤润泽。

（5）肾善：并无潮热，口和齿润，小便清长，夜卧安静。

善证是人体感受病邪后而发生一系列的局部和全身症状，但由于气血尚充，正气未衰，能与病邪相争，而且人体正气占优势地位，故发生肛肠疾病后容易向好的方面即顺证方面发展，而且正能胜邪，毒邪不易扩散，不至于侵及人体内脏，也无明显的全身症状。因此预后良好。

2. 辨恶证——七恶

（1）心恶：神志昏迷，心烦舌燥，疮色紫黑，言语呢喃。

（2）肝恶：身体强直，目难正视，疮流血水，惊悸时作。

（3）脾恶：形容消瘦，疮陷脓臭，不思饮食，纳药呕吐。

（4）肺恶：皮肤枯槁，痰多音哑，呼吸喘急，鼻翼扇动。

（5）肾恶：时渴引饮，面容惨黑，咽喉干燥，阴囊内缩。

（6）脏腑败坏：身体浮肿，呕吐呃逆，肠鸣泄泻，口糜满布。

（7）气血衰竭（阳脱）：疮陷色暗，时流污水，汗出肢冷，嗜卧低语。

恶证是因人体感受病邪后，由于正气不充，在邪正相争的过程中，正不胜邪，而以病邪占优势地位。毒邪扩散，内侵脏腑，则恶证频现。如毒邪传心，“心为君主之官，神明出焉”，火毒炽盛，而致心功能失职，故见神昏谵语，心烦舌燥等症。如毒邪传肝，肝主身之筋，开窍于目，并为风木之脏，毒盛，阴血不充，无以滋养筋脉，不能上荣于目，故见身体强直，目难正视等。如毒邪传脾，脾主一身之肌肉，主运化，毒盛而致脾败，运化失职，故见不思饮食，且所食之水谷无以化生精微，乃至形容消瘦；脾气不充，肌肉失养而致疮陷；臭脓者，为气血不充之证。如毒邪传肺，肺主一身皮毛，主呼吸，开窍于鼻，毒盛而致肺功能失职，故呼吸急促，鼻翼扇动，不能水津四布，亦不能营养皮毛而致皮肤枯槁；肺为贮痰之器，且为金脏，毒邪窒塞，津变为痰，则痰多而金实不鸣。如毒邪传肾，肾为水火之脏，咽喉为足少阴肾经所主，肾气将衰，致面黑囊缩。脏腑衰败之逆证，一般于疾病的后期才会出现，主要为脾肾阳虚。肛肠病的发病因素，湿热火毒者居多，由于火毒炽盛，通常首先伤及人体阴液，而后累及阳气，致其衰败，故为恶证中预后更为不良之兆。肾阳虚衰，水湿停滞而见身体浮肿；脾阳不振，清不升，浊不降则呕吐；口糜、泄泻属脾阳衰弱，湿浊上乘之证。阳脱之恶证更为凶险，汗出肢冷，嗜卧低语，为孤阳欲脱之证；气血两竭不能熟腐则为脓，故时流污水。

在临床工作中应注意，即使见到预后良好的善证，也不能疏忽，应时刻防止转成预后不良的恶证。若见到恶证，应沉着、细心，不可惊慌，应及时采取正确、有效的救治方法，如治疗得当，也能转为善证。

第二章 提高肛肠病临床疗效的思路与方法

中医学在防治大肠、肛门病方面历史悠久，治法多种多样。当今，随着高科技在临床上的应用，治疗方法更为丰富，但无论何种方法，治疗中都要坚持辨病与辨证相结合，局部治疗与全身治疗相结合，治疗与护理调养相结合的原则，只有这样，才能提高疗效，使患者早日康复。现就以上三个问题做简要的阐述。

第一节 辨病与辨证相结合

肛肠病与其他疾病一样，治疗中必须坚持辨病与辨证相结合的原则。有正确的诊断，才能准确地掌握病情、病因、发展规律及预后，从而拿出切实可行的治疗方案，辨病的同时还要注意中医辨证，同一种病，证型不同，治疗方法、处理原则也不同，所以辨证也很重要。

肛肠疾病在辨病方面比较容易掌握，根据病史、症状、体征、局部检查、辅助检查，诊断并不难，但辨证却较复杂，内容较丰富，运用过程中应注意如下几点：

一、注意环境、气候等外界因素的影响

环境的特殊性决定处方用药的特殊性，即时间、季节不同，同一证型的疾病，虽然都适用于同一种治疗法则，但不同的季节，不同的环境，不同的地理位置，用药也就不同。比如，同属风寒外袭者，都用辛温解表药以祛风逐寒，但由于气候、天气、环境的差异，其寒的程度也会不同，用药时，寒重则药宜猛，寒轻则药宜轻，若寒重而药轻则逐邪不力，反之，寒轻而药重易伤人正气。

二、注意体质、疾病、夹杂症状的区别

体质不同，疾病不同及夹杂症状不同，决定着药物的运用也不同，性质相同的疾病，虽然总的治疗原则相同，但由于体质及夹杂症状的不同，用药亦应有所差异，比如同属风寒外感者，辛温解表药均适用，但气虚体质的患者要加补气药，血虚者要加补血药，年老体衰者及产后妇女，补气、补血药都要加。

三、注意整体辨证与局部辨证相结合

辨证是治疗的前提，只有详尽、正确的辨证才能在治疗上取得较好的疗效，辨证分整体辨证和局部辨证。从整体辨证来说，同一种疾病，证型不同，治疗原则不同，如同属泄泻，有寒湿内侵、湿热下迫、饮食积滞等不同的证型，在治法上，寒湿内侵型宜解表散寒、芳香化浊，方用藿香正气散之类；湿热下迫型宜解肌清热燥湿，方用葛根芩连汤之类；饮食积滞型宜消食导滞，方用保和丸之类。从局部辨证来讲，肛肠疾病以局部病变为主。因此，局部辨证显得非常重要，但局部病变是全身病理变化的表现，所以必须重视整体辨证，只有将整体辨证与局部辨证相结合，才能对疾病的病因、病机、病性、病位、转归做出详尽、正确的判断，为治疗提供指导，局部辨证可从以下几方面进行。

（一）辨便血

1. 辨出血部位

便血是肛肠疾病的常见症状。先血后便，颜色鲜红多为肛门直肠部位的出血，先便后血，颜色紫暗，多为肛管直肠以上部位的出血，柏油样便多为胃、十二指肠出血。内痔出血常为附着在大便上的鲜血或大便后滴血。

2. 辨寒、热、虚、实

便血色鲜红，质地稠厚，常为实热证；血色淡红，质地稀薄，为虚证；便血暗红，不伴黏液者多为虚证；便血色暗红，伴有黏液者多为湿热证；肠风下血常表现为便血颜色鲜红，点滴而下或血出如箭。

（二）辨疼痛

肛门疾病常伴疼痛。实证表现为持续性胀痛、刺痛、跳痛、灼痛。虚证表现为隐隐作痛或伴坠胀感。隐隐作痛，按之减轻，局部肤色正常者多为气

虚。患处色白或紫暗，得温稍减，多为虚寒证。气阴不足常表现为患处微痛、微肿。湿热下注者表现为肛门持续坠胀疼痛，气滞血瘀者疼痛较重，痛如针刺。实热证表现为灼热疼痛而喜凉，胀痛时作时止，时流脓水，多为余毒未尽。患处跳痛多为热证，为气血腐败、脓液内蓄之象。

（三）辨肛门肿物脱出

便时脱出，能够自行还纳或触痛不重者常为中气不足。脱出物表面色红，触痛，坠胀不适，多为湿热下迫大肠。脱出不能还纳，肿胀疼痛较重，质地较硬，表面紫暗，多为气滞血瘀之证。

（四）辨脓

1. 辨脓之有无

辨有脓无脓，首先是望诊，有脓者表面苍白或紫红，按之发白，提示血运不好。其次是触诊，关键是触痛的轻重和有无波动感，即液体冲击感，即是否应指。有脓时，触之灼热，疼痛较重，拒按，指起即复，有波动感，脉数。有些患者从肛周看只有红、肿、触痛，且不应指，可能是脓已成，也可能已从肛门内破溃，应注意分辨，以防误诊。无脓者按之热，疼痛不很明显，肿块质硬，指起不复，无波动感，脉不数。

2. 辨脓之位置

脓肿有高位、低位、单发、多发之分，辨证时应特别注意辨别。浅部脓肿肿块高出皮肤，初起坚硬，脓成后质软，皮薄灼热，色红，轻按即痛，波动感明显，有些顶部已破溃流脓。深部脓肿表现为肿块散漫坚硬，按之全部凹陷，皮厚不热或微热，不红或微红，重压方痛而应指。

对于辨别不清的较深部位的脓肿可应用穿刺确诊。具体方法是局部消毒后，用空注射器从脓肿顶部或最疼部位进针，注意进针深浅，有落空感时回抽，可见脓液，即可确诊。穿刺不仅能确定有无脓液，而且对确定脓肿的深度、位置、性质亦有帮助，是切开排脓的重要依据。若不辨深浅、部位，盲目切开，徒增患者痛苦，甚至延误治疗。

3. 辨脓的性状

脓液稠厚示其人正气充足，脓液淡薄示其人正气不足。起初出脓黏稠，色黄，渐出稠黄水，为收敛之征。脓液由稀薄转为稠厚是正气渐复；脓液由稠厚转为稀薄为正气渐衰。阳证者脓液多稠厚，阴证者脓液多清稀；顺证者脓液多稠厚，有腥味，逆证者脓液多腥秽，有恶臭；脓液色黄或白，鲜亮者为气血充足之象；脓液色黄、浑浊、晦暗者为邪盛之象；脓液色绿黑者为蕴毒日久。

（五）辨瘙痒

肛门瘙痒，肛周皮色红肿，灼热痛，分泌物较少的多为热毒壅盛之证；肛门瘙痒伴皮肤剥脱、糜烂、黄水浸淫者，多为湿热下注之证；若伴皮肤灰白潮湿者为湿邪浸淫之证；伴肛周肌肤干燥、皲裂、色白增生，为血虚之证。

（六）辨肛裂

肛门色鲜红，裂口表浅，边缘整齐，疼痛较重者为热结肠燥；色暗淡，裂口较深，时流黄水或伴潜行瘘者为湿热下注；边缘不整，裂口较深，呈深灰白色，干燥，常为血虚肠燥。

（七）辨肿胀

肛门局部肿胀明显，红肿高突，根脚紧束，多为实证、热证。局部肿胀不明显，患处平坦或凹陷，根脚散漫，肤色不变或紫暗者多为虚证、寒证。肿物紫暗、质硬，有触痛者多为气滞血瘀。微肿微红多为气阴两亏、湿热下注。

肛肠病的治疗要根据辨病与辨证的结果综合分析、合理用药，以提高疗效。

第二节　注意治法的选择

肛肠病的治法有内治、外治两大类，临床治疗时应注意治法的选择，采取内治与外治相结合的方法，要克服只重视内治不重视外治和只重视外治而忽略内治的做法。

内治法可用于疾病的不同时期，根据辨病、辨证情况采用不同的方法，西医主要应用全身抗菌药、止血药、支持疗法等，中医则有消、托、补三大原则。

消法是用药物进行消散，使之消于无形的方法，多在疾病的早期使用。在病邪初聚之际，邪盛正实，应用消散、祛邪之药物以消除邪毒及各种致病因素，解除气血经络之壅滞，从而使疾病消除。肛肠科常用的消法有清肠疏风、清热除湿、泻火解毒、清热凉血、养阴清热、活血化瘀、理气宽肠、通里攻下、解表散邪等法。如肛痈患者早期脓未成时、血栓痔、炎性外痔、痔嵌顿或脱出等都可使用，但若肛痈已成，不可使用消法，以免养痈成患，使毒散不收，气血伤损，致溃后难敛难愈。

托法是运用药物扶正祛邪，使毒邪移深就浅，向外透达，及早液化成脓或使病灶局限，预防脓毒旁溃深窜，达到脓出毒泄、肿痛消退的目的。托法可分为透托和补托二法，透托法用于肛痈中期邪毒盛，正气不虚，脓已成而未溃或溃后脓出不畅之时，代表方剂是透脓散，常用药为当归、皂角刺、穿山甲等。补托法用于肛痈中期邪毒炽盛，正气已衰，邪毒内陷，不能托毒外出，以致疮形平塌，根基散漫，难溃难腐或溃后脓出不畅，脓水清稀，低热缠绵，精神不振，坚肿不消，并伴全身虚象者，方剂选用托里透毒散加减，常用药有黄芪、党参、茯苓、川芎、皂角刺、当归等。

使用托法透脓外出不宜过早，应辨清虚实，正实不可补，正虚不可透。如肛痈初起，脓液未成时不可使用。补托、透托尤须分清，以免犯虚虚实实之戒，以致毒邪扩散，变生他证。经云："虚者补之，损者益之。""形不足者，温之以气，精不足者，补之以味。"

补法就是用补虚扶正之剂补益气血，消除虚弱，恢复正气，助养新生，使疮口早日愈合的方法，临床多用于气血虚损或痔瘘术后的调理，如肛痈溃后，脓毒已尽，虚象显露。肛肠科常用的补法有补中益气，养血益阴，温补脾肾。应用补法应注意邪正情况，若正盛邪实忌用此法，若邪实兼见正虚，应以祛邪为主，辅以补益，切忌大补，以免留邪，只有正虚邪退，以虚为主时方可用补法。

消、托、补为内治法的三大原则，临床上，疾病的发生、发展、转归及症状千变万化，治疗亦应随机应变，准确辨证施治。

外治法是指运用药物和手术或医疗仪器直接作用于病变部位或人体表面某处，从而达到治疗目的的方法，是相对内治法而言的。它不但可以配合内治法以提高疗效，而且某些肛肠病可直接通过外治法而治愈。《医学源流》中指出："外科之法，最重外治。"这就肯定了外治法在外科疾病治疗中所占的地位，特别是在肛肠科中，外治法显得尤为重要，外治法有熏洗、敷药、灌肠、枯痔、注射、结扎、挂线、手术、电灼、激光等方式，现根据临床应用简要介绍几种。

一、熏洗坐浴法

本法是将药物水煎或用开水浸冲后蒸气熏蒸，以热中药水或西药水洗浴患处的方法，有清洁局部、清热解毒、消肿止痛、散结、收敛除湿的作用，可促进局部血液循环，加速炎症吸收和消散，促进刀口、肛裂愈合。适用于各种痔、瘘、裂、脱、急慢性直肠炎、肛周尖锐湿疣等疾病及肛肠科术后。用于痔疮、脱肛，具有祛风除湿，杀虫止痒作用的药为苦参汤。用于肛门皮肤病，具有消肿止痛、收敛止血作用的药为五倍子汤。

二、敷药法

敷药法是指应用药物配制成的膏剂、散剂、栓剂等直接涂抹于患处或切口，主要用于肛门肿痛、皮肤湿烂、瘙痒以及术后常规换药和术后并发症的治疗，也可作为某些疾病的根治疗法，如应用枯痔散治疗内痔。这类药物种类较多，通常可分为油膏、围药、掺药、生药等。

（一）油膏

油膏又称软膏，是将中药加工成细粉或经溶媒提取后浓缩成的流浸膏，加入适宜的基质，均匀混合制成一种半固体状态，常用的有金黄膏、四黄膏、黄连膏、回阳玉龙膏、生肌玉红膏、生肌白玉膏。油膏具有均匀、细腻、软滑、稠度适宜、易于涂布、性质稳定、无刺激性等特点。由于药物的组成和适用范围不同，故应辨证用药：金黄膏、四黄膏、黄连膏用于阳证；回阳玉龙膏用于阴证；生肌玉红膏、生肌白玉膏可用于溃疡或肛肠疾病术后，有活血祛腐、解毒止痛、润肤生肌、收敛伤口之功能。使用时注意在肿疡期宜厚些，溃疡期宜薄些，并勤换药，如外痔发炎、肿痛选用清凉膏；肛裂疼痛选用九华膏；肛痈早期属阳证者选用金黄膏，而阴证之肿痛选用回阳玉龙膏；肛门湿疹或肛门瘙痒症选用除湿油膏；术后伤口换药可用生肌玉红膏。

（二）围药

围药是将药物敷于患处，依靠药物箍聚疮毒，收束疮形，制止毒邪扩散，使疮疡易消、易溃、易敛。阳证用金黄散、玉露散；阴证用回阳玉龙膏；半阴半阳证用冲和膏。围药必须根据病情的需要选用相应的液体调成糊状后方可使用，阳证多用菊花汁、马齿苋汁、银杏露、冷茶汁、大青叶汁、仙人掌汁调剂。阴证用姜汁、蒜汁或酒、醋调剂，取其辛温香散、温通散瘀、透邪解毒的功效。

（三）掺药

研成细末，掺在药膏上或直接掺撒于疮面的药物称为掺药，根据其不同的作用，又分为消散药、祛腐药、生肌药等。

1. 消散药

消散药具有消散和渗透的作用，用于疮疡初起，如肛痈早期，尚未成脓，使壅结之毒邪移深就浅，毒散肿消。阳证选用阳毒内消散，有解毒消肿、活血止痛的作用；阴证选用阴毒内消散，有温经散寒、活血破坚之用。

2. 提脓祛腐药

提脓祛腐药具有提脓祛腐的作用，可使内蓄之脓毒早日排出，腐肉迅速脱落，肛肠科常用于肛痈溃后脓出不畅、腐肉不脱或术后脓毒未尽、引流不畅。常用药物为三仙丹，因三仙丹药力猛烈，在使用时须加入赋形剂，如九一丹、五五丹、八二丹等。

3. 腐蚀平胬药

腐蚀药具有腐蚀组织的作用，掺药外敷患处能使疮疡恶肉腐蚀脱落，适用于内痔、肛瘘等患者。平胬药具有平复胬肉的作用，可使增生的胬肉平复。适用于肿疡溃后脓出不畅，疮口腐肉不化或胬肉突出，肉芽水肿，创口不愈，或脓成而不溃。常用药物有白降丹、平胬丹、三品一条枪等。

4. 生肌收口药

生肌收口药能促进新肉生长，加速创口愈合。常用药物有生肌散、八宝丹、皮黏散等。使用生肌收口药时必须注意脓毒未尽、腐肉未脱时禁用。若早用会变生他证，不仅无益，反徒增溃烂，延迟愈合，甚至迫毒内窜或旁攻。

三、枯痔法

枯痔法是传统治痔的主要疗法，因剂型和用药方式不同，分为枯痔散疗法、枯痔钉疗法、枯痔液疗法，是将枯痔钉或散插入痔核内或涂于痔核表面，使痔核枯干、坏死、脱落而痊愈，适用于各期内痔。

1. 枯痔钉疗法

枯痔钉疗法又称插药疗法。用药物制成两端尖锐、质地较硬的药条称药钉。先将消毒后的痔核翻出肛外，距齿线 0.3 ~ 0.5cm，与肠壁成 15° ~ 45°角，将药钉旋转插入痔核中心，深约 1cm，每个痔核一次插入 4 ~ 6 根，剪去留在痔核表面钉的剩余部分，使钉外露 1 ~ 2mm，还纳痔核，插钉完毕后，在肛内注入药膏。

2. 枯痔散疗法

枯痔散为掺药之一种，很早即用于治疗痔疮，具有独特之功效。用法是将痔核翻出，将枯痔散用水或油调成糊状，均匀地涂于痔核表面，然后用纱布固定，使痔核逐渐坏死、脱落而痊愈。

四、火针法

火针法是将针体加热，点刺患处治疗疾病的方法。常选用较粗大的三棱针。此法适用于内痔出血和肛痈。

五、注射法

注射法是将硬化剂注入痔核及其周围，使痔核硬化、萎缩，直至消失。现在注射药物的种类较多，方法大同小异。

较常用的注射药物有消痔灵注射液、痔全息注射液、安痔注射液等。

1. 消痔灵注射液

（1）药物配制：用消痔灵与1%普鲁卡因或0.5%利多卡因配制成1∶1溶液。

（2）用量：20～40mL。

（3）注射方法：一般采用四步注射法。第一步注射到内痔上方黏膜下层动脉区；第二步注射到内痔黏膜下层；第三步注射到痔的黏膜固有层；第四步注射到齿线上方痔核下部黏膜下层洞状静脉区。

2. 痔全息注射液

痔全息注射液是由硫氢化钠、硫化钠、薄荷冰、冰片、氟化钠、甘油、乙醚、乙醇、注射用水等配制而成。主要药理作用为局部注射后使局部组织迅速发生干性坏死。由于本品不含普鲁卡因、地卡因等局部麻醉药，故使用安全，无过敏及毒性反应。本品是以阴离子为主的乙醇溶液，以芳香开窍中药作为局部止痛剂，具有“枯痔、止痛、抗感染、长效麻醉”的多种作用。局部注射，浅刺，缓注，药量适当。因本品药力强，作用快，使用初期剂量宜少不宜多，倘若不足，第二天复查时还可以补注。

3. 安痔注射液

安痔注射液是中日医院肛肠科安阿月主任发明的一种治疗痔疮的软化萎缩剂，已获药物发明专利，其使用方法如下：

（1）麻醉后肛内常规消毒。

（2）痔核以上直肠内松弛黏膜注射（1期内痔可不进行此种注射）：将预

先备好的2∶1安痔注射液（两份安痔注射液，一份0.5%利多卡因）用5mL注射器（5号注射针头，针长5cm）在肛门镜下，一般在3、7、11点区域进行点状注射，每次1~2mL，根据黏膜松弛程度控制用量，总量在5~10mL。

（3）痔核区内注射：从痔核最隆起处进针，有肌性抵抗感后缓慢退针，均匀给药。剂量多少取决于痔核的大小及病理分型。一般3~5mL打一个痔核，对大痔核或纤维化的可加大到6~8mL，使药液均匀分布于痔核，以黏膜表面呈粉红色为佳，目的是达到消炎、抗渗出和收敛的作用，减少痔的动脉、静脉血供，使痔核萎缩。

（4）齿线附近注射：将2∶1的安痔液用0.5%利多卡因稀释至1∶3的浓度，分别在各痔核的齿线附近注射，每次2~3mL。对近齿线处的静脉曲张型外痔起治疗作用。如果静脉曲张型外痔区域较大，可将化痔液原液稀释为1∶4的浓度，在肛管皮肤处进针，扇形注射3~5mL，并轻揉注射区3分钟。总计注射纯化痔液的总量为10~30mL。术毕用明胶海绵压迫伤口，敷料包扎，丁字带加压包扎。

六、切开排脓法

切开排脓的目的是使脓液排出，减轻症状，渐至痊愈。切开排脓是外科的重要治法，常用于肛周脓肿等感染化脓性疾病。切开时应注意取最低位置，使排脓通畅。

七、结扎法

结扎法是用丝线结扎患处，使患处气血瘀阻、脉络阻断，病变组织逐渐坏死、脱落，达到治疗的目的。可用于内痔、外痔、肠息肉、肛门皮肤赘生物等。

八、挂线疗法

本法是用药线或橡皮筋，利用重力或弹力作用使瘘道或组织被缓慢剖开的方法。古代常用药线，现主要应用具有弹性的橡皮筋，常用于治疗高位肛瘘或脓肿，也可用于直肠狭窄。操作时用探针引导橡皮筋从外口经瘘道到内口，勒紧橡皮筋，用双七号线结扎，结扎橡皮筋时用力要均匀，防止用力过猛而拉断橡皮筋，经常检查，如发现橡皮筋松动，要紧线，至线脱落。挂线的原理是利用机械的力量对组织进行缓慢切割，线的异物刺激作用可引起括约肌周围产生炎性反应，使局部组织纤维化，将肌端粘连、固定；线的机械切割作用使局部组织边分离边生长修复，故又称慢性切割法。挂线法避免了因肛门括约肌损伤过多引起的大便失禁。

以上几种治疗方法是比较常用的外治法，肛肠病的外治疗法较多，在治法的选择上要多下功夫，要外治与内治相结合，选择简便、经济、疗程短、切实有效的方法，不要忽略任何一个小的治疗方法。

第三节　如何提高中医药的临床疗效

中医药在防治肛肠疾病方面具有悠久的历史，已取得了丰富和宝贵的经验，真可谓硕果累累。尽管中医药治疗肛肠疾病的方法极其丰富，但归纳起来不外乎内治法和外治法两大类。内治法是从整体出发，结合肛肠疾病的病变特点，进行辨证论治，通过中药内服、注射发挥其治疗作用；外治法则是通过中药外敷、熏洗、灌肠、塞肛或其他方法，如针刺、艾灸、导引、枯痔、烟熏、按摩、气功、刮痧等，直接作用于病变部位而达到治疗目的。在临床应用中结合自己的体会，再注意以下几个方面，可提高中医药在防治肛肠疾病方面的临床疗效。

一、合理使用中成药及其注射剂

（一）辨证论治为主，药理研究指导为辅，杜绝滥用

每一种中成药及其注射液都有严格的适应证，只能适用于某种证候，在疾病发展变化中，证候不断变化，某种药也只适用于某一时期。如仅从现代药理研究结果掌握其适用证，某药适合于治疗某病，只辨病不辨证，就会导致滥用，进而误治或损伤正气，扰乱机体的内在平衡，甚至增添新的疾病，也影响药物疗效及医院对药物的评价、认识等。如三黄片、牛黄解毒片等可用于治疗内有实热、积热所致的大便干结、小便黄赤等，若所有的大便干结患者都服用三黄片、牛黄解毒片，有可能使虚证更虚。又如黄芪注射液，其主要功能为补益脾肺，益气升阳，主治消化性溃疡等，若应用时不辨虚实寒热，凡是消化性溃疡都用黄芪注射液，就会使实者更实，热者更热。又如参芪扶正注射液，主要功能为益气扶正，可用于晚期癌症患者放疗、化疗后的辅助治疗，也可与化疗配合应用，但使用者必须为气虚证，并非各种晚期癌症患者都可使用。只有辨证准确，合理使用中成药及其注射剂，才能提高临

床疗效。

（二）明确药物剂量，注意药物之间的配伍、相互作用

如某种药物在注射液、汤剂、中成药中都有，则此药物的用量应折算成生药的剂量，避免药量过大或不足，即使单个使用也应折算后使用。药物在不同疾病中的有效剂量还应在临床使用中继续摸索，如清开灵注射液说明书介绍静脉滴注时每日用量为20～40mL，但实际临床已用至40～120mL。

几种中药注射液叠加治疗时，药物之间的配伍关系应明确，是相须、相使，还是相杀、相畏，还应明白药物在疾病治疗中起君、臣、佐、使哪种作用。药物之间混同使用或与西药配伍时，应注意配伍禁忌及配伍的效价。

（三）完善治疗方案，佐制药物毒副作用，提高疗效

正因为中药注射液各有其适应证，如兼见其他证候时应加以其他治疗方法及手段，以期整体把握疾病，并应针对药物的使用特点、作用与副作用，采取相应的佐制治法，以完善治疗方案、提高疗效、减轻毒副作用。如双黄连、白花蛇舌草、肿节风等注射液内含寒凉之品，有损伤脾胃阳气之弊，如同时使用温阳之品则可能避免上述问题的发生。

基于以上问题，临床使用中药注射液时，应尽量全面、详细地了解药物的性味、归经、组成、有效成分、功效、主治及药理研究结果，严格掌握其适应证、剂量、疗程，然后进行准确的辨证论治，合理、恰当地应用，才能确保中药的疗效。

二、提高疗效，妙在药物的炮制

中药除了通过辨证施药与配伍提高临床疗效外，炮制又是达到这一目的的有效途径和手段。作为药物，起作用的是药物中所含的活性物质，通过适当的炮制处理，可以提高其溶出率，并使溶出物易于吸收，从而增强疗效。一种药物往往归入数经，在临床上常嫌其作用分散，通过炮制进行适当的调整，可使其作用专一。如明代陈嘉谟在《本草蒙筌》中概括指出：“凡药制造，贵在适中，不及则功效难求，太过则气味反失……酒制升提，姜制发散，炒炭止血。”这些总结指导中医临床正确选药组方，为保证中药的安全有效提供了依据。如大黄，其性苦寒，沉而不泻，走而不守，若生用以攻积导滞、泻火解毒为主，主治热积便秘、热毒肠痈等；若熟用，以活血化瘀为主，主治脘腹痞满，产后腹痛等；若酒制用，则作用缓和，并借酒之升提之性，引

药上行，以清上焦实热为主；若炒炭用，则泻下作用较弱，止血作用较强，主要用于治疗大肠有积滞的大便出血。乌梅，生用味酸，能生津液，止烦渴，敛肺止咳，主要用于治疗肺虚久咳者；若用醋炒，则能安蛔止痛，入大肠经，又能涩肠止痢；若炒炭用，则能止血，可用于崩漏下血、大便下血等。又如赤石脂，生用时，甘温益气，酸涩收敛固脱，可治久泻久痢，大便出血等；若煅用，内服能收敛止血，外用可生肌敛疮，主要用于治疗崩漏带下、疮疡不敛、湿疹、脓水浸淫等；用醋制，则能增强温肾、涩肠、止痛的作用，可用于治疗泻痢无度，脐腹搅痛难忍等。因此，在实际临床应用过程中，书写处方时一定要注明某种药物的炮制要求，是生用还是醋炒、酒制、蜜炙，是用其根、须、茎、叶还是全身等，只有按临床所需如法炮制，合理用药，才能更好地提高临床疗效。

三、重视上病下取，下病上取

下病上取和上病下取的治疗方法，不是着眼于疾病的局部表现，而是看重整个疾病的本质。从整体讲，正是由于“上病”与下部病变有联系、而“下病”与上部病变也有联系，因而可以通过“下取”而治疗上病，也可以通过“上取”而治疗下病。所谓上病下取者，如上呼吸道感染的患者，既有高热不退，又有大便干结，此时即可通过泻下法而迅速退热。换句话说，肺经的实证、热证，可泄大肠使肺热从大肠而泄，肺气得于肃降，肺经的实证、热证也就较快地得到治愈。由于肺与大肠相表里，肺气充盛，则大肠的传导和排泄功能正常，大便通畅。若大肠积滞不通，也能反过来影响肺气的肃降，便秘可使肺气壅阻而成喘逆，用苦寒泻下法治疗，通便宣肺，腑气通，肺气降，喘逆自平。严重的肠道功能紊乱，可导致肺脏损害。同理，改善肠道功能，可促使肺脏功能恢复。对于肺气虚弱引起的大便困难，可用补益肺气的方法，如补中益气汤之类，从而达到排便之目的。对痰壅肺闭引起的腑气不通、大便秘结，可用下痰壅、宣肺气的方法，如葶苈大枣汤加味治疗，能收到导下的功效。临床中大肠传导失常，排便不畅，会影响肺气的肃降，只要通其腑气，不治肺喘而喘满自止。临床治疗某些喘疾，于治肺药中兼用通腑之品常可增强疗效，即所谓的下病上取，如中气下陷的脱肛、子宫脱垂、脱肛痔等可针刺、艾灸百会穴，或将蓖麻仁捣烂，敷头顶部的百会穴而取得疗效。在治疗某些便秘时，采用通便药物效果不佳时，配合宣肺肃降的药物如杏仁等，有“提壶揭盖”之功，往往能收到意想不到的效果。又如肺气虚弱，治节无能，气化失常所致的遗尿、小便失禁等，均可采用补肺的方法治疗，即不治遗尿而尿自调。这些都是下病上取以提高疗效的具体经验。

第四节 注意调养与护理

肛肠科疾病与全身其他疾病一样，需要调养与护理。调养与护理是肛肠疾病治疗中的一个重要组成部分。肛门直肠排便功能的特殊性决定了调养、饮食、护理的重要性。现就饮食、调养、护理三方面进行简单的阐述。

一、调养

（一）休息

肛肠科患者应注意适当休息，有选择地进行活动，如患有脱肛痔，应尽量卧床休息，避免下蹲、直立体位，避免重体力及坐位工作，以防加重。

（二）适当进行提肛运动

提肛运动能够提高肛门的收缩功能，对于脱肛、肛门关闭不全、肛门半失禁及部分外痔患者都有很重要的意义。提肛运动的方法是：下蹲时放松肛门，站立时收缩肛门，反复进行。

（三）补充营养

对急重症、年老体弱、产后妇女或出血较多、贫血较重的患者要重视补充营养及电解质的支持治疗，如输血，静脉滴注血浆、白蛋白，适当补液，以增强抗病能力。

二、饮食

肛肠的功能决定了饮食的重要性，不但有些肛肠疾病的发生与饮食有关，其治疗效果及预后也与饮食关系密切，如《素问·生气通天论》所云："因而饱食，筋脉横解，肠澼为痔。"说明肛肠疾病的发生与饮食有着很重要的关系，在治疗过程中饮食搭配的好坏对治疗效果影响较大。

（一）结肠炎患者

1. 忌食生、冷、油腻、辛辣等刺激性食物。

2. 忌食牛奶、鸡蛋、虾、蟹等高蛋白食物。

3. 宜食易消化、少渣、无刺激性、富于营养的食物，高热量、高蛋白、低脂肪、低纤维素的饮食，适当补充维生素及电解质。

（二）痔瘘手术前后的患者

多食蔬菜、水果，多喝开水，食用高营养饮食，预防大便干燥，这是总的原则。有些患者因怕术后大便而不吃饭或者无节制地饮食，这两种做法都是错误的。正确的方法是术前当晚应少吃东西，腰麻、连硬外麻、全麻的患者术前4小时需禁食水，肛门局部麻醉和骶管麻醉的患者术前要吃饱、吃好，这样能提高患者的手术耐受性，减轻手术的不适。术后初期以流质饮食为主，多吃蔬菜、新鲜水果，使大便保持偏软的状态，减轻对新鲜伤口的刺激，有利于减轻疼痛，中后期饮食基本不受限制，只要不吃辛辣刺激性饮食即可，但对于内热较盛的患者，应尽量减少肉类等肥腻食物的摄入，以免助火生热，使肉芽组织生长过盛。大便保持成形及偏硬状态，可防止伤口生长期粘连，起到机械扩肛的作用，防止肛门狭窄。

（三）便秘患者

多食蔬菜、水果，便秘较重者早晨可饮冷水。多喝开水，忌食辛辣，忌酒。

三、食疗

（一）意义

有些食物和药物配合，能起到很好的治疗作用，这就是食疗。食疗对于肛肠病患者来说显得非常重要，并对医疗效果有着直接的影响，因此，护理人员不仅应向肛肠病患者宣传饮食调养的知识，还应给患者合理调配膳食，增加营养。

（二）各种疾病的食疗方法

1. 痔疮患者的食疗

（1）蜂蜜65g，香油35g，用沸水冲服，温服，每日早晚各1次。

（2）鲜白萝卜1000g，用凉开水洗净，切碎，捣烂，置消毒纱布中挤汁，加入少量蜂蜜调味，空腹服，每日1次。

（3）香蕉1根，去皮，加冰糖适量，隔水蒸，每日2次，连服数日。

（4）新鲜番薯500g，洗净，削去外皮，切成块，放入锅内，加水适量，煮至熟烂，再加入少量白糖调味，临睡前服。

（5）新鲜菠菜100g，粳米100g，先将菠菜洗净，放入滚开水中烫至半熟，取出切碎，用粳米煮粥，粥成后将菠菜放入，拌匀煮沸即可服食，每日2次。

（6）鲜荸荠10个，去皮，鲜空心菜250g，洗净，共入锅内，加水适量，煎煮至熟烂，加少量食盐，调味佐餐食。

（7）桃花瓣4g，粳米100g，共煮成粥服食，隔日1次。

2. 肛瘘患者的食疗

（1）以牵牛子入猪腰中，用荷叶包裹，煨热，空心细嚼，用温盐酒送下，数服。

（2）服食以蟾蜍喂养的乌鸡。

（3）肛瘘虚证者可服雪羹汤及糯米阿胶粥。

3. 肛裂患者的食疗

肛裂患者以便秘、疼痛为主的，可服食枸杞桃仁鸡丁、姜汁菠菜、大麻仁萝卜子粉、豆蔻馄饨、桑椹膏、桃花面等。

4. 脱肛患者的食疗

脱肛患者可服芡实乌龟汤、醋浸乌梅枣、鳖与生姜末做成的羹、使君子炖瘦猪肉。

5. 肛痈患者的食疗

肛痈患者可服紫菜粥，白及、蒲公英合槐花酒。

6. 便秘患者的食疗

便秘患者实证者可选槟榔粥、蛤蜊炒韭菜、荸荠粥等。虚证者可服桑椹糯米粥、桑叶芝麻丸、芝麻苏子合人乳姜汁以及苏子麻仁粥。

7. 泄泻患者的食疗

（1）实证：内寒暴泻，可以煨栗数十枚，食之而治，中暑、泄泻者可以西瓜治之，也可以绿豆、鸡卵做粥食之。

（2）虚证：脾肾阳虚泄泻者可食吴茱萸粥、莲子锅蒸，也可食荞麦面，或浆粥送食生羊肝、熟兔肝等。

8. 痢疾患者的食疗

（1）实证：寒痢可用红姜汁治之，气痢可用牛乳荜茇煎治之，对湿热痢者可用鲜葡萄汁加红糖调服，菌痢者可用西红柿饮、红茶煎，或大枣1枚，去核，入明矾，一块烧焦食之，或经霜核桃树叶之粉、丸或煎剂，糖水煮无花果，鲜橄榄煎。

（2）虚证：海参汤，每日煎服，治危重之休息痢，数日即愈，久痢脓血，夹以脂膜，久治无效者以三宝粥服之，数次而愈。

9. 预防和抑制肛门大肠恶性肿瘤

预防和抑制肛门大肠恶性肿瘤可食用薏苡仁粥、杏仁芝麻糖、老菱粉绿豆粥、鹅血烧豆腐等。

10. 肛肠病术后

肛肠病术后渗血可服藕粥、荠菜粥、红杞田七鸡等，术后小便困难用鲜拌莴苣、葡萄煎萹蓄粥等。

肛肠科护理人员必须掌握一些食疗知识，应用这些知识来指导患者及家属，让其配合治疗，以加速机体的康复及伤口的愈合。

四、护理

护理是在治疗和康复过程中的一项重要工作，常言说："三分治疗，七分护理。"从这句谚语中就可知道护理的重要性，这里说的护理包括医院的护理及家庭护理，肛肠科患者因有其特殊性，护理工作显得尤为重要，故肛肠科医护人员应极其重视该项工作。整个护理工作应包括医院护理和家庭护理，这里讲的护理工作是指医院护理。

医院护理是一项极精细的工作，护士要有良好的职业道德，高尚的医风和素养，热爱护理工作，要像白求恩那样树立全心全意为人民服务的思想和救死扶伤的人道主义精神，一心扑到护理工作上，对待患者，不分贵贱贫富，不分民族国籍，不分老幼，都要像对待自己的亲人一样，态度和蔼可亲，工作细致入微。

（一）生活护理

1. 对新入院患者的护理

患者入院进入病区后，值班护士应先看住院手续，明白入院诊断，询问患者的一般情况，立即准备床铺，协助患者进入病房，入住指定的床位，应立即准备好危重患者或需急诊手术者所需的抢救物品及药品，查看患者瞳孔、神志，测体重、体温、脉搏、血压、呼吸，并做好记录，然后填写住院登记、床头牌、诊断卡，通知医生下达医嘱，协助医生对患者进行体格检查，如是危重患者或需立即手术者，应配合医生进行抢救或做好术前准备，如备皮、皮试、交叉配血、采集各种化验标本等，填写体温单、护士报告单、执行医嘱栏、日报表，测血压并向患者及家属介绍主管医生、住院规则、探视制度及病房的布置，还有开水间、洗手间的位置等。

2. 晨间护理

晨间护理应在早晨交班前进行，护理内容应包括：帮助重症患者洗漱，更换病服、被单，为其整理床铺、衣物，将患者安置舒适，保持室内卫生、整洁，天暖时打开窗户通风，保持病房空气新鲜，协助轻症患者整理床铺、物品及打扫室内卫生，对需手术者做好术前准备，为医生查房做好准备工作。

3. 饮食护理

饮食对患者的治疗效果影响很大，饮食合理可以治疗疾病，饮食不当可以致病或使病情恶化，甚至又增新病，所以，我们在护理患者时要特别重视饮食护理。

饮食一般分为流质、半流质、软食、普食四种。

（1）流质饮食：适用于病情较重者，如高热、急性传染病、消化道疾病及某些手术后患者。此种膳食为液体或糊状无渣饮食，易消化，宜少食多餐，一般每2～4小时1次，品种可选用牛奶、豆浆、冲碎蛋花、杏仁茶、麦乳精、米汤、肉汤、果汁等。

（2）半流质饮食：仍为易消化饮食，适用于体弱、高热及消化道疾病的患者。可选用稀粥、面片、挂面、面包、蛋糕、藕粉、杏仁茶、牛奶、豆腐脑、蛋花汤、蒸蛋等。副食可用嫩菜叶、菜泥、肉末、肉泥等，每天4～5餐，忌用蒸饭、烙饼、馒头、包子、油腻食品及含粗纤维的食物。

（3）软食：适用于低热、消化不良、老年人、消化咀嚼不良的幼童或疾病恢复期的患者。所用食物应为易消化、易咀嚼、细软、无刺激性、含纤维素少的食品，每天三餐为宜，可选膳食为软米饭、面条、面片、发糕、包子、馄饨、蛋类及豆制品，忌食辛辣及粗纤维食品，如芹菜、豆芽、辣椒、凉菜等。所用食物要烂、软。

（4）普食：即普通饮食，一般不受限制，消化功能正常、疾病处于恢复期的患者都可食用，但要注意少食辛辣、质硬及油腻食物。

饮食护理上要注意患者的饮食是由医生根据病情而决定的，一定要按照医嘱的饮食种类和宜忌严格执行，不能随意变动。在开饭时间要多巡视，注意观察患者的进食情况，鼓励患者按规定吃饱吃好，如发现有不符合要求者要及时纠正。开饭前半小时应停止一般性治疗工作，给卧床患者洗手，撤走一切污物，整理病室，使病室清洁整齐，空气新鲜，气氛和谐，餐前不要对患者谈论病情或聊不愉快的事情，以免影响食欲。对重症患者要帮助其进食，必要时喂食，要注意食物及口腔卫生，要定时定量，特别是病愈初期不要暴饮暴食，以免因饮食不慎引起疾病复发。

（二）心理护理

就医的患者来自四面八方，由于遗传因素、个人体质、体型、个性、心理特点以及社会、家庭环境等的不同，患者的思想情绪和具体问题也会复杂多样，护理人员应根据每位患者的思想动态和情绪变化做相应的精神护理，设法消除其紧张、恐惧、忧虑、烦恼、愤怒等心理障碍，对患者要耐心、细致地开导，做好安慰、解释工作，解除他们的思想顾虑，帮助患者增强战胜疾病的信心，从而提高医疗效果，使患者早日康复。

（三）麻醉后的护理

1. 全麻护理

术后患者回到病房，护士应立即协助家属将患者搬到床上，动作要轻稳。全麻患者应取平卧位，头转向一侧，便于呼吸道的护理，观察患者神志和瞳孔，测血压、脉搏、呼吸及体温，检查液体及静脉针的情况，并做记录，当面点清液体，核对输血量及各种药品，检查引流管及导尿管的通畅情况，检查伤口包扎是否完好，有无渗血。

全麻术后保持呼吸道通畅很关键，全麻术后或在麻醉中的辅助药物应用过多或麻药用量过大，均会导致患者延期苏醒，为了维持呼吸道通畅，常将患者置于侧卧位或插入咽导管或鼻咽导气管。每10～20分钟需要检查周围毛细血管床的反应以及皮肤的颜色、温度和湿润度等，观察呼吸频率、有无呼吸困难或呼吸暂停，呼吸是否急促、表浅，有无紫绀、鼻翼扇动和呼吸衰竭，气管内全麻后要注意有无喉头水肿和呼吸道阻塞，如有呼吸困难，可面罩给氧，患者若呕吐，要引起特别注意，要立即清除其口腔内呕吐物，防止误吸，对长期不清醒者，检查瞳孔反应、大小、还有脉搏与呼吸的变化。

患者完全清醒后，应经常变动体位，术后或麻醉时镇静药用量过大，致术后2～6小时内呼吸中枢仍有抑制，要定时测血压、脉搏、呼吸及体温，为防止引起肺部并发症，应鼓励患者深呼吸或咳嗽，以帮助排痰和清除分泌物。

另外，注意观察膀胱的充盈情况，如过分胀满，经一般处理仍不能自行排尿者应予导尿，小儿全麻后未清醒前应采用头低足高位，侧卧45°，每隔2～3小时更换一次体位，严密观察血压、脉搏、呼吸与体温，注意防止呕吐、误吸，监护到患儿完全清醒为止。

2. 腰麻后的护理

腰麻患者回病房后，因麻醉药的残余作用，患者的神志及反射较迟钝，应加强护理。腰麻术后的体位应是低枕平卧位，每2小时测血压一次，并做记录，同时注意观察脉搏、呼吸、心率、体温，6小时后可酌情变动体位，半卧位较好，有利于血液循环和增加肺的通气量。因此，护士应经常纠正患者的体位，同时做好皮肤护理，防止褥疮的发生。

3. 局麻后的护理

局麻患者少数人情绪过分紧张，加之麻醉药物的毒素反应，患者可出现不同程度的心悸、头晕、恶心、呕吐、出汗、虚脱等现象，应继续在麻醉恢复室接受观察和处理，并测血压、脉搏、呼吸。如患者虚脱、恶心、呕吐较重者，可静脉输液，纠正脱水和补充血容量，直至症状缓解，如是门诊患者，应待其症状完全缓解且坐起走动无明显特殊不适时，方可离院。

（四）手术前后的护理

1. 手术前的护理

手术前首先要做好心理护理，提到手术，许多患者会紧张、恐惧、不安、悲观，在这种极度紧张的精神状态下，对手术是非常不利的，因为会影响患者的睡眠和休息，使机体代谢发生变化，影响患者的免疫功能，降低机体对病毒、病菌和过敏物质的抵抗力，减低手术的耐受性。通过心理护理可以解除患者恐惧、紧张的不良心理，使患者在手术时处于最佳心理状态，故术前的心理护理甚为重要。

术前心理护理的主要内容是：第一，护理人员根据患者的不同心理，为其讲解有关疾病的知识，说明手术治疗的重要性和必要性，解除其思想顾虑及对手术的恐惧、焦虑等不良情绪，增强其对手术的信心，保证手术顺利进行。第二，要保证患者有足够的睡眠，护理人员要在手术前为患者创造安静的环境、合适的温度，以促进患者睡眠。也可适当给予镇静药物，如鲁米那等。第三，术前应对患者的全身情况进行检查，了解患者潜在的健康问题，定时观察他们的体温、脉搏、血压、呼吸，了解患者的饮食、饮酒、吸烟、睡眠、二便与活动情况，还要了解患者的药敏史，为医师的治疗用药提供可靠的参考依据。

2. 手术前患者应做的准备

在饮食上，根据手术的性质、部位、范围和采用的麻醉方式来确定，一般肛门病手术采用局麻或骶麻者饮食不必严格限制，若为较大手术，需腰麻或全麻，应严格限制患者的饮食，术前 3 天应给予低渣饮食，术前 1 天改为流质饮食，一般在手术前 12 小时开始禁食，术前 4 ~6 小时禁水，以防因麻醉或手术中呕吐而引起窒息或吸入性肺炎。另外，为防止患者麻醉后肛门括约肌松弛，不能很好地控制排便而增加污染的机会，一般肛门手术前应排空大便。直肠、结肠手术前给予 0.1% ~0.2% 的肥皂水进行清洁灌肠，并达到灌洗回流液中无粪便为止。如为肛门疾病或直肠阴道瘘，手术前应行坐浴冲洗，以减少术后感染的机会。皮肤的清洁是预防切口感染的重要环节，所以，手术前应做一些必要的皮肤准备。手术前 1 天应剃除手术区切口周围 15 ~20cm 范围内的毛发，腹部手术区用 70% 的酒精擦洗，会阴部、肛门部手术区提前1 天用温水坐浴，用肥皂水或 1‰新洁尔灭溶液擦洗，如敷贴油膏等污物，用松节油擦净，撒布滑石粉以保持清洁干爽。肛门局部有瘘口溃脓者用生理盐水或双氧水冲洗瘘道和脓腔，盖贴无菌敷料固定。有溃疡、皮肤糜烂及渗液者用 30% 硼酸溶液或野菊花煎剂湿敷洗净，一般不用油质药物，以防术中消毒困难。督促能活动的患者自行坐浴、洗淋浴、修剪指（趾）甲、更换清洁衣物等。

3. 手术前的晨间护理

术前晨间一般应做好以下工作：

（1）测量体温、脉搏、呼吸、血压，注意有无感冒或其他病变，询问女患者是否月经来潮。

（2）做好患者的思想工作，给患者介绍有关手术的情况，解除其思想顾虑，使其更好地配合手术。

（3）执行麻醉科医师的医嘱，准备术前用药。

（4）根据需要放置导尿管并固定之，取下患者的眼镜、假牙和贵重钱物，交予家属或护士长保管。

（5）需备血的大手术前应采血，行定血型和交叉配血试验，备好足量的全血，并做好补液的一切准备。

（6）肛肠手术需灌肠的按医嘱灌肠。

4. 术后护理

根据病情和手术性质，术后给予必要的护理，可以减轻患者的痛苦和不适，预防并发症的发生，使患者能顺利康复，直至出院。

术后的护理要点：

（1）护理人员应在患者由手术室返回病房前根据患者病情及手术后和麻醉要求，准备好所需设备、所用物品及急救药品等。

（2）当患者回到病房后，护士应立即接管患者，并按先后次序做好以下几点：给予患者安静的环境和舒适的体位，测脉搏、血压、呼吸及体温，检查切口敷料有无渗血，局部有无肿胀，向医生了解患者的手术情况、麻醉程度及失血量等，做到对患者心中有数。

（3）观察术后患者的体征，患者回病房后，护士应密切观察其面色、血压、体温、脉搏、呼吸，按医嘱每 15～20 分钟或 1 小时、2 小时测一次，待病情稳定可改为 4 小时一次，并随时注意手术伤口有无渗血，敷料是否脱落以及有无感染等情况。伤口若有渗血，要及时更换敷料，并加压包扎，渗血过多时应立即通知医生检查并处理，术后 1～2 天内如出现低热，不超过 38℃者多因机体对创面的反应引起，一般不需特殊处理，如超过 38°C，应立即通知医生查找原因，对症处理。

5. 饮食和输液护理

手术后患者的营养和水分摄入，对促进代谢功能的恢复、手术创口的愈合有着重要意义。局麻和手术较小的患者术后 6 小时给予正常饮食，肠道手术一般在肠道功能恢复后由少到多地给予流质、半流质饮食，后逐渐过渡到普食，护理人员要给患者及家属讲清饮食与手术康复的关系，从而取得患者及家属的配合。禁食期间，需静脉输液来供给患者水、电解质和营养成分，根据患者的尿量、生化检查结果来调节液体的性质、量和速度，每日必须精确、详细地记录 24 小时摄入量和排出量，以估计患者水、电解质的平衡情况。禁食期间要注意患者的口腔卫生，预防口腔炎，体质差和高热患者的口腔护理更为重要。在清晨可协助患者刷牙一次，用硼酸漱口，每日 3～4 次，昏迷患者可用生理盐水按口腔护理的操作程序清洁口腔，口唇干裂者外涂 50% 甘油水溶液并检查有无口腔炎症征象。术后患者应及早下床活动，站立时要由别人搀扶，不要用力过猛以防头晕，活动范围和活动量可逐渐加大，早期下床活动可促进身体各部位功能的恢复，以促进血液循环，防止静脉血栓，也可避免肌肉萎缩，促进肠蠕动早日恢复，减少腹胀，增进食欲，这些好处应向家属及患者解释清楚，以取得各方的配合，同时活动并不是无节制的，要根据患者的耐受力进行适当的活动，病重、血压不稳定、休克或伴有心肌梗死等的患者不宜活动。

以上是医护人员在肛肠病的治疗中应注意的问题，为了治病救人，我们应在提高疗效的方法上多下功夫，多总结好的经验，为伟大的医疗事业做出更大的贡献。

第三章　肛肠病的基本治则与用药规律

第一节　治疗法则

一、西医治疗

（一）生活调理

1. 饮食

有规律、合理地饮食，避免偏食；少吃辛辣、刺激性食物，多吃含纤维素的蔬菜，多喝水。大便情况发生变化时，要及时改变饮食来调理。

2. 排便

养成良好的排便习惯，以每日排便一次为宜。大便时不要看书，不要久蹲不起或过分用力。晨起喝一杯凉开水有助于防止便秘。不要久忍大便，避免形成习惯性便秘，减少干硬的粪块对肛管直肠造成的冲击压迫和撕裂伤。便秘患者平时要多食含纤维素成分较多的蔬菜和水果，少食刺激性食物，如辣椒、生姜、酒等，以减少对肛管直肠的刺激。

3. 生活规律

养成良好的生活习惯，不暴饮暴食，不饿肚减肥。要保持肛门清洁，最好每晚睡前温水坐浴一次。患有乙状结肠、直肠、肛门等部位疾病的患者睡眠时宜采取右侧卧位，以减轻对左侧结肠的压迫，促进局部血液循环。从事久坐、久立、久蹲职业的人应经常变换体位，适当地增加活动，参加工（课）间操。

4. 锻炼

做仰卧起坐可增加腹肌力量，对提高排便功能很有帮助。每日做半小时提肛运动或直接用食指按揉肛门。

（二）病因治疗

肛肠疾病的种类繁多，病因各异，只有针对病因治疗，才能做到标本兼治。肛肠疾病的病因主要与久忍大便、久痢、久泻、酗酒、嗜食辛辣、局部感染、年老体衰、妊娠、久坐、久行等有关。如肛裂患者的病因大多是大便干燥，在治疗肛裂前，需针对便秘进行治疗。慢性便秘有功能性和器质性病因。器质性病因可以是胃肠道疾病或累及消化道的系统性疾病，如糖尿病、硬皮病、神经系统疾病等。需有针对性地针对病因进行治疗，才能取得更好的效果。

（三）对症处理

对于肛肠疾病，在早期主要以症状处理为主。对症处理的关键在于结合患者病情及身体状况选择最佳的治疗方式。可针对不同肛肠病对症施治，尤其适合中老年、女性人群及久治不愈或传统手术复发者。如妊娠患者便血，需立即行止血治疗。如肛周脓肿肿痛，需立即进行排脓等对症处理。对于老年顽固性便秘，在明确病因前，可给予通便药进行对症治疗。

（四）手术治疗

对于保守治疗无效或逐渐加重的肛肠疾病，主张进行手术治疗。比如痔病，久治不愈或已形成较大的混合痔或花环痔，应手术治疗。目的是摘除痔核或用缝扎等机械方法使之栓塞或萎陷。对于肛瘘，一旦形成，建议尽早手术，可以避免继续加重。对于顽固性便秘患者，保守治疗效果较差，患者非常痛苦，需手术治疗。临床上需要手术治疗的便秘多为出口梗阻型便秘，即由于腹部、肛门直肠及骨盆底部的肌肉不协调导致的粪便排出障碍，对于这一类型的便秘，只要掌握好适应证，手术的治疗效果比较满意。

二、中医治疗

肛肠疾病的治疗方法，分为内治法和外治法两大类。内治法基本与内科相同，从整体观念出发进行辨证施治。而外治法中的外用药物、手术疗法和其他疗法中的药线疗法，则为肛肠外科所独有。在临床轻浅小恙或某些肛周皮肤疾患，可以单用外治法获效，但肛肠外科疾病必须内治、外治并重，在具体应用时应根据患者体质和致病因素的不同，确定疾病的性质，然后定出内治和外治的法则，运用不同的方药，才能获得满意的疗效。

（一）内治法

1. 消法

消法是运用不同的治疗方法和方药，使初起的肿疡得以消散，这是一切肿疡初起的治疗总则。经云："坚者削之。"在病邪初聚之时，邪盛正实，应用消散祛邪的药物以消除邪毒及各种致病因素，解除气血经络之壅滞，进而使疾病清除。《外科大成·内消内托法》曰："消者，灭也。初起红肿结聚之际，施行气、活血、解毒、消肿之剂……使气血各得其常，则可内消也。"《疡科纲要》曰："治病之要，未成者必求其消，治之于早，虽有大证而可以消散于无形。"肛肠科常用的治法包括清热除湿、清肠疏风、泻火解毒、清热凉血、活血化瘀、养阴清热、攻里通下、理气宽肠、解表散邪等。

2. 托法

《外科启玄》云："托者，起也，上也。"托法是用透托和补托的药物使毒邪移深就浅，向外透达，或使扩散的证候趋于局限化，达到脓出毒泄的目的。托法有透托法和补托法之分。透托法适用于脓肿已成，毒盛而正气不虚，尚未溃破或溃而脓出不畅之实证，代表方如透脓散。常用药为当归、皂角刺、穿山甲片等。补托法适用于脓疡毒势虽盛，但正气已虚，不能托毒外出，以致疮形平塌，根盘散漫，难溃难腐，或溃后脓水稀少、低热缠绵、精神不振，代表方如托里消毒散。常用药为黄芪、党参、茯苓、川芎、皂角刺、当归等。应用托法应先辨虚实，正实不可施以补，正虚不可一味透，以免犯"虚虚实实"之戒。透托之法不可用之过早，否则易使毒邪扩散，变生他证。

3. 补法

补者，补其虚。《素问·至真要大论》云："虚者补之，损者益之。""形不足者，温之以气；精不足者，补之以味。"《外科启玄》说："言补者，治虚之法也。"补法就是用补益的药物恢复其正气，助养其新生，临床多用于气血虚损或痔瘘手术后的调理。《外科正宗》云："凡疮溃脓之后，五脏亏损，气血大虚，外形虽似有余，而内脏真实不足，法当纯补，乃至多生。"肛肠科常用的补法有补中益气、养血益阴、温补脾肾等。

应用补法时应密切注意邪正情况，若正盛邪实忌用此法；若邪实兼见正虚，应以祛邪为主，佐以补益，切忌大补，以免留邪。只有正虚邪退，以虚为主时方可专用补法。

（二）外治法

外治法是运用药物和手术操作等直接作用于患者体表某部或病变部位，以达到治疗的目的。《医学源流》说："外科之法最重外治。"外治法不但可以配合内治法以提高疗效，而且某些疮疡可直接通过外治法而治愈。肛肠科常用的外治法有熏洗、敷药、灌肠、枯痔、注射、结扎、挂线、手术等。现介绍如下。

1. 熏洗法

熏洗法又称坐浴法，是指将药物水煎或用开水浸冲后，趁热熏蒸，熏后用药液洗涤患部的治疗方法。古文献中称之为"气熨""溻渍"或"淋洗"等。如《五十二病方》中就载有"气熨"法。《证治准绳·疡医》论述该法时写道："淋洗之功，痈疽初发，则宣拔邪气，可使消退；已成洗之，则疏导腠理，调和血脉，探引热毒，从内达外，易深为浅，缩大为小；红肿延蔓，洗之则收；殷紫暗黑，洗之红活；逐恶气，祛风邪，除旧生新。"熏洗法临床应用广泛，疗效显著，具有疏通腠理、解毒消肿、活血通络、行气止痛、祛风燥湿、杀虫止痒及促进肉芽组织生长，利于创面愈合之功效。适用于痔瘘急性发作、局部肿痛、肛门皮肤病及肛门病术后疼痛、出血、水肿等。

2. 敷药法

敷药法是指应用药物配制成的膏剂、散剂、栓剂等直接涂敷于患处。该法主要用于肛门肿痛、皮肤湿烂瘙痒等疾病，以及术后常规换药和并发症的治疗。有时还可作为一些疾病的根治疗法，如应用枯痔散治疗内痔。由于敷药法能使药物直接作用于病变局部，所以具有较好的治疗效果。

3. 膏剂

肛肠科常用的膏剂为软膏，是将具有一定治疗作用的中药加工成的细粉，或经溶媒提取后浓缩成的流浸膏，加入适宜的基质，均匀混合后制成的一种半固体状态。油膏具有质地均匀、细腻、软滑、稠度适宜、易于涂布、性质稳定、无刺激性等特点，适用于痔、肛裂、肛痈、肛门瘙痒症、肛窦炎等多种肛肠疾病以及术后创面换药等，常用的有九华膏、清凉膏、金黄膏、回阳玉龙膏、除湿油膏、生肌玉红膏等。使用时应针对疾病的不同阶段和性质，分别选择。外痔发炎肿痛，选用清凉膏；肛裂、疼痛选用九华膏；肛痈早期属阳证者选用金黄膏，而阴证之肿痛则选用回阳玉龙膏；肛门湿疹或肛门瘙痒症选用除湿油膏；术后伤口换药可用生肌玉红膏；内痔出血、脱出、肛裂、疼痛、隐窝炎可用马应龙麝香痔疮膏挤入肛内。

4. 箍围药

箍围药古时称为敷贴，它是借助药粉能够箍拢围聚的效用以缩疮毒，从而使肿疡消散或邪毒局限。箍围药必须根据病情的需要，同相应的液体调成糊状方可使用。阳证者多用菊花汁、银花露或冷茶汁调制，取其清凉解毒之力；阴证多用酒、醋调制，取其温通散瘀之功。应用时虽为临时配制，但目前临床已将其列为膏剂之范畴。

5. 掺药

掺药是将多种不同的药物分别或共同制成粉末，即散剂，根据制方规律和各种药物之不同作用配成不同药方，直接掺布于患处。

6. 坐药

坐药又称塞药或栓剂，是肛肠科常用的一种治疗药物。即将不同药物制成不同的栓剂，纳入肛内，使其自行熔化后直接作用于局部。随着科学技术的发展，坐药的配方及临床应用有了较大进展，适应证亦日渐广泛。目前，坐药主要用于治疗便秘、痔疾、肛裂、肛瘘、肛周脓肿等肛肠疾病，以及肛肠病术后换药等，也可作为某些肛肠病手术前肠道消毒的辅助手段。常用的栓剂有麝香消痔栓、九华栓、洗必泰痔疮栓、马应龙麝香痔疮栓等。由于药物栓剂的熔点与体温相似，故在常温下是固体，纳入肠腔后即可逐渐熔化。应用时嘱患者先排空大便，清洗肛门，再用肛门栓剂助推器，或用镊子夹持，将栓剂纳入肛内，也可由患者自行纳入。每次 1 枚，每日 1～2 次。如为便秘患者，便前纳入栓剂后可刺激肠黏膜，即刻产生便感。由于栓剂的配方较多，临床应用时当合理选择。塞药时，动作要轻柔，避免损伤和疼痛，术后塞药尤应注意。

7. 灌肠法

灌肠法是指将药液借助灌肠器械经肛门灌入大肠，以达到治疗目的。根据药液在肠腔中存留的时间，可分为清洁灌肠和保留灌肠两种。

（1）清洁灌肠：灌注溶液量较多，常用于肛肠手术前或内窥镜检查前的肠道准备。

（2）保留灌肠：灌注药液量较少，主要用于治疗大肠肛门炎性疾患，如慢性溃疡性结肠炎、直肠炎、肛窦炎及大肠肿瘤、便秘、肠道寄生虫等病。

临床常用的灌肠液有生理盐水、液状石蜡、中药煎剂等。

8. 枯痔法

枯痔法为传统治痔的主要方法，因剂型和用药方式不同，又分枯痔散疗法、枯痔钉疗法、枯痔液疗法。所用枯痔药物有含砒（砷）和不含砒之别，如含砒枯痔散、枯痔钉和无砒枯痔散、枯痔钉等。含砒枯痔散以砒矾为主药，经过特制加工方可应用。

9. 注射法

注射法是将药液注入痔内，使痔核萎缩或枯死，适用于治疗内痔等。因注射药物的不同，大体可分为硬化剂和枯脱剂。

10. 结扎法

结扎法是传统治痔的主要疗法，迄今已有近千年的历史。如《太平圣惠方》即有“用蜘蛛丝缠系痔鼠乳头，不觉自落”的记载。至明代已普遍采用。最早的结扎法较简单，前人称此法为“系”，仅适于治疗痔底较细的痔体。有记载云：“治外痔有头者，以线系之。”

11. 挂线法

挂线法是中医治疗肛瘘的传统疗法之一，早在明代已广泛采用，时至今日也备受重视并有所发展。所用物品古代多用药线，现主要应用具有弹性的橡皮筋。挂线后通过橡皮筋自身之张力，缓慢勒开肛瘘管道，使其逐渐愈合，故又称为慢性切开法。主要用于治疗肛瘘，特别是高位肛瘘、肛周脓肿一次性治疗、肛管直肠狭窄、肛裂等亦可应用。此法操作较简单，疗效确实，痛苦较小，对组织损伤轻，无明显后遗症。我国以挂线配合切割治疗高位复杂性肛瘘取得了突出的成就。

12. 手术法

中医以手术治痔始于秦汉时期，如《五十二病方》即有此记载，至明清时期，手术治疗痔瘘和肛门畸形等已得到广泛应用，并研制了专科器械。肛肠疾病较重者多需手术治疗，因此本疗法是治疗肛肠病的重要手段。现在的手术疗法是现代医学治疗肛肠病的重要方法，而我国肛肠专科医师也都积累了丰富的治疗经验，手术方法和种类繁多，本书将在以后各章节中详细介绍。

三、中西医结合治疗

中西医结合疗法，即辨病与辨证相结合进行临床治疗。从目前临床实际来看，辨病与辨证相结合主要有三种形式，一是在辨病的前提下分型辨证，也就是在明确西医诊断以后，再将疾病分为若干证型，然后分型论治；二是以辨证为主要依据，以辨病作为参考；三是将客观整体的辨证与辨病用药相结合，也就是从整体上调整人体阴阳的失调，同时在局部选用针对病的有效药物，并把二者结合起来。这是中医辨证论治与专方、专药相结合的发展。

第二节 用药规律

一、西医用药

现代医学中，用药规律主要依据诊断结果，选择相应的药进行治疗。

1. 用药的选择

治疗过程中常有多种药物可以选用，选择何种药物主要考虑两个方面：①从疗效方面考虑，要看药物对这种病的疗效怎样，为了尽快治愈患者，应选用疗效最好的药。②从不良反应方面考虑，对药物要“一分为二”，既要看到它有治疗疾病的一面，又要看到它有引起不良反应的一面。大多数药物都或多或少地有一些副作用或其他不良反应（如过敏反应、耐药性、成瘾性等），有的药物疗效好，但因为能引起不良反应，在选药时不得不放弃，改用疗效可能稍差，但不良反应较少的药物。

2. 用药的注意事项

（1）注意避免滥用，防止不良反应：处方用药，一定不能滥用。滥用药物不仅造成物资上的浪费，更严重的是会给患者带来种种痛苦，造成伤害。

（2）注意患者病史：例如对胃肠道痉挛并有青光眼的患者，若忽视其青光眼病史而应用阿托品，将导致不良后果。

（3）注意选择最适宜的给药方法：给药方法应根据病情缓急、用药目的以及药物本身的性质等决定，如对于危重病例，宜静注或静滴；对于肛肠病，多用栓剂纳肛进行治疗；治疗肠道炎症、便秘时，宜口服。

（4）注意防止蓄积中毒：有一些排泄较慢而毒性较大的药物（如洋地黄、士的宁、依米丁），为防止其蓄积中毒，等用到一定量以后即应停药或给予较小量（维持量）。这类药物，由于容易引起蓄积中毒，故应尽量避免用于肝、肾功能不全的患者，并应规定一定的连续给药次数或一定时间作为一个疗程。

一个疗程完毕后，如需重复给药，则应停药一定时期以后再开始下一疗程。

（5）注意年龄、性别和个体的差异性：小儿由于机体发育尚未成熟，对药物的反应与成人有所不同，如：①对于镇静催眠剂、洋地黄类、阿托品、磺胺类、激素等的耐受性较大，而对吗啡和中枢兴奋剂则比较敏感。②应用酸碱类药物较易发生酸血症或碱血症，应用利尿药较易引起低钾、低钠现象。③应用大量或多种抗生素（尤其是口服广谱抗生素）时比较容易引起消化功能紊乱。在给小儿使用药物时，必须注意以上几点。对幼婴和新生儿尤应注意，有些药一般应禁用，如氯霉素、吗啡等。老年人对某些药物也有特异性，例如对麻醉药、肾上腺素等比较敏感，使用巴比妥类药物、阿托品后容易出现兴奋现象，须加留意。妇女由于生理情况不同，用药须慎重。例如在月经或怀孕期间，不可用峻烈的泻药（如硫酸镁、蓖麻油等），以免引起出血或流产。具有收缩子宫作用的药物如奎宁、麦角等，不宜用于孕妇，以免导致流产。有的药物（如雨米嗪、反应停等）能引起胎儿畸形，亦忌用于孕妇。

（6）配伍禁忌：①避免药理性配伍禁忌（即配伍药物的疗效互相抵消或降低，或增加其毒性），除药理作用互相对抗的药物如中枢兴奋剂与中枢抑制剂、升压药与降压药、扩瞳剂与缩瞳剂、泻药与止泻药、止血药与抗血凝药等一般不宜配伍外，还须注意可能遇到的一些其他药理性配伍禁忌。②理化性配伍禁忌，主要须注意酸碱性药物的配伍问题，例如：阿司匹林与碱类药物配成散剂，在潮湿时易引起分解；生物碱盐（如盐酸吗啡）溶液，遇碱性药物，可使生物碱析出；甘草流浸膏遇酸性药物时，所含的甘草苷水解，生成不溶于水的甘草酸，故有沉淀产生；维生素 C 溶液与苯巴比妥钠配伍，能使苯巴比妥析出，同时维生素 C 部分分解。在混合静脉滴注的配伍禁忌上，主要问题也是酸碱的配伍，例如，四环素族（盐酸盐）与青霉素钠（钾）配伍，可使后者分解，生成青霉素酸析出；青霉素与普鲁卡因、异丙嗪、氯丙嗪等配伍，可产生沉淀等。

（7）使用新药时须慎重：在开始采用以前，应先参阅有关资料，做到心中有数。在试用当中，应注意观察疗效及远期、近期毒性反应。对某些新药，还须注意观察其是否致癌、致畸胎，有无成瘾性、过敏反应等。用量一般应从资料介绍的剂量的小量开始，然后根据临床经验调整剂量，但不可超过规定的极量，以确保患者安全。

二、中医用药

（一）辨病用药

辨病用药是针对某一种疾病的临床特殊用药，也就是对某一疾病治疗效果较好的药物。中医治疗肛肠病有丰富的临床经验，不同历史时期的人们对肛肠病的认识有所不同，用药特点也不尽相同。《神农本草经》对药物治疗肛肠疾病的发展做出了很大贡献。在该书所收集整理的汉以前有效药物 365 种中，主治范围涉及肛肠疾患的就有 50 种之多，其中可治“痔”的有黄芪、槐角、文蛤、刺猬皮、蜂房等 21 种；可治“瘘”的有牡蛎、地胆等 14 种；“痔”“瘘”同治的有黄芪、雄黄等 42 种；治“肠澼”“泄利”的有禹余粮、黄连、龙骨等 15 种；治“下血”的有五石脂、刺猬皮等 6 种；治“息肉”的有鳖甲、石灰、马陆 3 种；治脱肛的有蛞蝓 1 种。《备急千金要方》进一步明确了“五痔”的首选主药，如鳖甲、刺猬皮、蜂房、蛇蜕等，是药物治疗肛肠病的又一进展。肛门栓剂和药物灌肠在《伤寒论》中即有记载，提出对津伤便秘者“不可攻之”“宜蜜煎导而通之，苦土瓜根及大猪胆汁，皆可为导”。此后葛洪在《肘后备急方》中详述了灌肠方法，曰：“治大便不通，土瓜采根捣之，筒吹入肛中，取通。”新中国成立以后，肛肠病的治疗用药更加丰富多彩，例如痔的辨病用药。岳美中说：“中医治疗，必须辨证论治与专方专药相结合，对于有确实疗效的专方专药必须引起高度重视。”治疗痔疮的专方专药较多，有的效果甚佳。痔灵丸（刺猬皮、生地黄、赤芍、白芷、槐花、地榆、当归、防风、丹参、五倍子、大黄）具有清热解毒、活血化瘀、软坚消肿、凉血止血之功，治疗初、中期内痔。消痔丸（大黄、槐角、猪大肠、黄芩、黄连、三七、牡丹皮、当归、党参、升麻、黄柏、火麻仁）能消肿生肌、清热通便、止血止痛、以脏补脏，治疗痔疮肿痛、便秘、出血、脱肛不收以及肠风下血、积滞不化、痔瘘术后等。每丸 9g，每次 1 丸，日 3 次，小儿酌减，孕妇慎服。五炭止血汤（当归炭、地榆炭、荆芥炭、棕榈炭、血余炭、延胡索、虎杖、大黄）能凉血止血、收敛止痛、行气导滞、泻火通便，治疗湿热下注和气血两虚型内痔便血。消肿活血定痛汤（泽泻、赤小豆、木通、白芷、乳香、没药、牛膝、牡丹皮，实热重者加大黄）治疗炎性外痔，红肿热痛，大便燥结，疗效满意。另外，尚有许多方药，均有一定的疗效。

（二）辨证用药

辨证用药即在辨证分型的基础上进行临床用药，是临床上进行整体辨证论治最常用的方法。田景明把对痔的治疗归纳为清、润、消、收、补五种方法。

1. 清法

痔疮症见出血，色鲜红，喷射下血或漏血，肛内灼热疼痛，心烦，脉数，舌质红。用槐花散，可凉血疏风止血。

2. 润法

症见便秘，便血鲜红，五心烦热，舌红，少苔，脉象细数。偏肾阴不足，用三地汤，养阴滋肾，润燥止血；偏血虚燥热者用四物汤以养血和血，滋阴润燥；偏大肠津枯者投五仁丸，润燥通下。

3. 消法

症见痔核肿胀疼痛，舌有瘀斑的血栓性外痔及混合痔，消法能活血化瘀，消肿止痛，清热燥湿，凉血止血。

4. 收法

症见痔疮出血，反复发作，排便脱出不能自行还纳者，收法能收敛固脱，止血消痔。

5. 补法

症见便后脱出，可还纳，伴以出血，面色少华，舌质淡，脉缓无力的3期内痔，用补法以益气升提，养血止血。

（三）常用治法

痔的内治法都是根据《黄帝内经》“魄门亦为五脏使”“心火内炽”“肺经遗热”“中气下陷”“肾经阴虚”“肝经血热”及湿热风燥四气郁滞、气血下坠肛肠等不同病机分别进行论治的。治法各有所长，均有良效。现将肛肠病最常用的辨证用药总结如下，因辨证部分已在辨证治疗中列出，此处仅列出治法及药物。

1. 清肠疏风法

清肠疏风法用于风火交迫证。常选用槐角丸、槐花散等方剂。常用药物有：槐花、槐角、地榆、黄芩、侧柏叶、荆芥穗、防风等。

2. 清热利湿法

清热利湿法用于湿热下注肛门证。常选方剂秦艽苍术汤、白头翁汤、芍药汤、龙胆泻肝汤等。常用药物有：黄连、黄芩、大黄、龙胆草、秦艽、地榆、白芍、木香、黄柏、白头翁、苍术等。

3. 泻火解毒法

泻火解毒法用于火热证。常用黄连解毒汤、五味消毒饮等方剂。常用药物如黄连、黄柏、栀子、野菊花、蒲公英、紫花地丁、金银花、黄芩、大黄、黄柏等。

4. 清热凉血法

清热凉血法用于热入营血之动血证。常用犀角地黄汤等方剂。常用药物如水牛角、芍药、牡丹皮、赤芍、生地黄等。

5. 养阴清热法

养阴清热法用于阴液耗伤证。常用青蒿鳖甲汤及知柏地黄丸等方剂。常用药物如青蒿、胡黄连、银柴胡、鳖甲、知母、生地黄、黄柏、山茱萸、牡丹皮、泽泻、山药等。

6. 活血化瘀法

活血化瘀法用于肛肠瘀血证。常用活血散瘀汤、仙方活命饮、止痛如神汤、少腹逐瘀汤、桃仁承气汤、复元活血汤等方剂。常用药物有桃仁、红花、当归、川芎、丹参、赤芍、皂角刺、炮穿山甲、延胡索、五灵脂、乳香、没药、地鳖、苏木、泽兰等。

7. 疏肝解郁法

疏肝解郁法用于肝郁证。常用逍遥散、六磨汤等方剂，常用药物如柴胡、郁金、枳壳、木香、香橼皮、陈皮、白芍、乌药、延胡索等。

8. 理气宽肠法

理气宽肠法用于肠道气机壅滞证。常用木香顺气丸、厚朴温中汤、枳实导滞丸、行气止痛汤。常用药物有枳实、厚朴、枳壳、木香、香附、延胡索、乌药、陈皮等。

9. 软坚散结法

软坚散结法用于痰凝肛肠证。常用醒消丸、消瘰丸、犀黄丸等方剂。常用药物有水牛角、川贝母、竹茹、胆南星、全瓜蒌、天竺黄、海藻、昆布等。

10. 散寒通滞法

散寒通滞法用于寒痰凝结之肛肠证。常用阳和汤等方剂。常用药物如熟地黄、肉桂、白芥子、麻黄、炮姜、鹿角胶、甘草等。

11. 通下法

通下法用于腑气不通证。

（1）攻下法：用于肠腑热结证。常用大承气汤、调胃承气汤、凉膈散等方剂。常用药物如大黄、芒硝、厚朴、栀子、连翘等。

（2）润下法：用于脾约证。常用麻子仁丸等方剂。常用药物如火麻仁、杏仁、大黄、芍药等。

三、中西药合用

中西药合用源自《医学衷中参西录》，后经临床医师不断总结，日臻完善。所以，现代临床肛肠医师在临床实践中，大多使用中西药物合用。在中医辨证施治的指导下进行药物联合治疗，取长补短、中西互补，以便更好地提高临床疗效。例如溃疡性结肠炎的治疗，各医疗单位的临床医师均经辨证分型后进行治疗，方法上使用口服药物和药物保留灌肠相结合。同时配合西药柳氮磺胺吡啶或5－氨基水杨酸口服治疗会取得更好的疗效。

四、特殊用药方法

1. 灌肠

灌肠是将液体药从肛门内注入大肠，通过直肠吸收治疗疾病或刺激排便的方法。常用的灌肠方法有保留灌肠法和非保留灌肠法。

（1）保留灌肠法主要是使用液体药物灌入大肠的病变部位，使药物直接接触病灶，吸收后起治疗作用。例如溃疡性直肠炎，可以采用结肠康复液50～100mL，加入云南白药2g，锡类散2支，庆大霉素8万单位，混匀温热后保留灌肠。每日1次，睡前灌入，治疗效果很好。

（2）非保留灌肠法主要是通过灌入软皂水或生理盐水，使残存于大肠内的粪便尽快排出，用于便秘时大便排出困难或术前准备等。例如用于直肠癌根治术之前的肠道清洁灌肠准备，便秘患者的排便灌肠等。

2. 熏洗法

熏洗法是将药物煎汤，趁热在皮肤或者患处进行熏蒸淋洗和浸浴。熏洗法具有疏通腠理、流畅气血、清热解毒、软坚散结、消肿止痛、祛风除湿、杀虫止痒等作用，是肛门直肠疾病很常用的治疗方法，治疗效果很好。例如：肛裂可采用大黄、苦参、赤芍、紫花地丁、冰片、蒲公英等清热解毒药煎汤熏洗，可止痛、消肿，对肛门病术后的患者采用参黄袋泡剂，开水浸泡后熏洗坐浴，具有较好的消肿止痛、收敛止血、促进创面愈合的作用。

3. 塞肛法

塞肛法是将栓剂药物塞入肛内的一种治疗方法。是肛门直肠疾病独特的治疗措施，栓剂药物作用于肛门直肠局部，在病灶部位直接用药，有较好的临床治疗效果。如对内痔、肛裂、隐窝炎使用化痔栓进行塞肛治疗，具有较好的止痛、止血、消肿作用。

中 篇

临床各论

- 提高诊断水平的必备常识与方法
- 提高临床疗效的思路与方法
- 把握基本治则与用药规律

第四章 痔

痔是人体直肠末端黏膜下和肛管皮肤下静脉丛发生扩大、曲张所形成的柔软的静脉团，又称痔疮，分内痔、外痔、混合痔三种，是一种最常见、最多发的肛肠疾病，故有“十人九痔”之说。

痔临床以便血、脱出、肿痛等为主要症状。痔早期可无明显症状，中、晚期上述症状较明显。在中医文献中，痔有三种不同的含义：一是九窍中突出小肉者皆曰痔；二是所有肛肠疾病的总称；三是与现代医学所讲的痔概念相同，为内痔、外痔、混合痔的统称。

一、临床诊断

（一）辨病诊断

痔的诊断主要是依据病史、症状和体征，对于无症状的患者，仅根据体征即可做出诊断。

1. 症状与体征

（1）内痔的症状和体征

①内痔的症状：便血、脱出、肛门坠胀、肿痛、黏液流出、潮湿、瘙痒、贫血。

便血：是内痔最主要的症状。早期内痔以经常间断性便血为主，血色鲜红。量少者，仅大便带血丝或手纸染血，量多者则可见滴血、射血或纯下鲜血，出血系曲张的痔静脉破裂所致，便秘或排便用力时可加重出血。便血量多者可引起继发性贫血。晚期内痔因痔黏膜表面纤维化严重，便血反而减少或不出血。

脱出：是内痔发展到中、晚期（2、3 期）的主要症状。2 期内痔便时痔块脱出肛外，便后能自行还纳，3 期内痔则需用手还纳或卧床休息后方能还纳，严重时，在平时活动、久立、劳累或咳嗽时也可脱出，若患者不能将痔块及时还纳，可发展为嵌顿痔，引起剧烈的疼痛。

肛门坠胀：各期内痔都可出现不同程度的肛门坠胀。1 期、2 期较轻，3 期较重，劳累或久蹲、久立后加重。

肿痛：内痔一般无疼痛，若发生嵌顿、感染或有血栓形成，可引起剧烈疼痛。

黏液流出、潮湿、瘙痒：2、3 期内痔因痔块反复脱出，使肛门括约肌松弛，造成肠腔内分泌物流出，致潮湿、瘙痒。

贫血：内痔出血量多可引起失血性贫血，出现倦怠乏力、头昏、便秘，血色素降低。

②内痔的体征：肛门镜检见齿线上方黏膜隆起，大小不等，小者如花生米大，大者可充满镜野。黏膜隆起处色鲜红或紫暗，可有表面糜烂或渗血，若表面纤维化明显，则颜色略灰白，或有明显上皮样改变。3、7、11 点为内痔好发部位，此区又称母痔区。

（2）外痔的症状和体征

①结缔组织外痔：仅有轻度异物感，或因存在皮赘而难于擦干净肛门致便后有内裤易污的表现。检查时可见肛缘存在散在的呈环状或不规则状的皮赘，触之柔软，无疼痛。经产妇好发于肛门前位。肛裂时伴发的赘皮外痔在肛门前、后位，称哨兵痔。

②静脉曲张性外痔：有轻度的肛门坠胀不适感。检查时可见肛门两侧有柔软的半圆形隆起，便后、久蹲、久立后更加明显，休息后减轻，无压痛。

③血栓性外痔：用力排便或剧烈运动后，肛缘皮下突然起一圆形肿物，疼痛剧烈，检查发现圆形肿块位于皮下，色紫红，稍硬，可移动，触痛明显。

④炎性外痔：肛门皮赘红肿隆起，灼热痒痛，检查时可见肛门皮赘或皱襞红肿、充血，触痛明显。

（3）混合痔的症状和体征：检查时除了有内痔及外痔的症状和体征外，还可见齿线沟消失。

2. 临床分类

现代医学对痔的分类是按其部位来划分的，分为内痔、外痔、混合痔三大类。

（1）内痔：位于齿线以上，由黏膜下痔内静脉丛扩大和曲张而形成，初起时不脱出肛外，中、晚期可脱出肛外，能自行回纳，以便血和脱出为主要临床症状。内痔又可分为三期。

1 期：排便时出血，无脱出，齿线上黏膜呈结节样隆起。

2 期：排便时出血，内痔脱出，便后可自行还纳。

3 期：便血量少或不出血，便时内痔脱出，便后不能自行还纳，须用手托方能回纳肛内，患者在咳嗽、劳累、负重等引起腹压增高时均可使内痔脱出。

（2）外痔：位于齿线以下，由痔外静脉丛曲张或肛缘皮肤皱襞发炎、肥大、结缔组织增生或血栓瘀滞而成肿块。外痔表面盖以皮肤，不易出血，以疼痛或异物感为主症。外痔可分为四类。

①结缔组织外痔：又称赘皮外痔，是由肛缘皮肤及皮下组织受慢性炎症刺激或结缔组织增生所致，皮下无静脉曲张，血管较少。肛缘可见单发或环状的皮肤隆起或脱垂。一般只有肛门存在异物或发炎时才疼痛。

②静脉曲张性外痔：是由痔外静脉丛曲张所致，在肛缘形成半圆形或椭圆形柔软的肿块，久蹲或经吸肛器吸肛后较明显。一般只感肿胀不适，排大便时加重，发炎时才疼痛。

③血栓性外痔：肛门缘静脉破裂，在肛缘皮下形成血栓而成，可见肛缘呈圆形的明显隆起，有剧烈疼痛。

④炎性外痔：肛缘皮赘或皮肤皱襞因感染、发炎、增生而成，有明显充血、水肿、触压痛，便时加重。

（3）混合痔：内痔、外静脉丛同时扩大和曲张，相互沟通吻合成为一体，齿线沟消失，临床表现同时具有内痔、外痔两种症状。

（二）辨证诊断

1. 血热风燥型

（1）临床表现：内痔便血，色鲜红，滴血或射血，时作时止，或内痔脱出，糜烂渗血，或外痔红肿充血，有触痛，或伴口渴喜饮，大便秘结，小便短赤等。舌质红，苔黄，脉洪数等。

（2）辨证要点：血色鲜红，外痔红肿、充血、疼痛，口渴喜饮，尿黄，便干。舌红，苔黄，脉数。

2. 湿热下注型

（1）临床表现：内痔便血，色鲜红，或有痔核脱出，黏膜糜烂，分泌物较多，外痔红肿或有糜烂，坚硬肿痛，坐卧不安或伴大便黏滞不爽，肛门坠胀，潮湿不适。舌质红，苔黄腻，脉濡数或滑数。

（2）辨证要点：便血色鲜，分泌物多，外痔肿痛糜烂，大便黏滞不爽，肛门坠胀。舌质红，苔黄腻，脉滑数。

3. 气血郁滞型

（1）临床表现：肛缘肿胀，或外痔水肿，或见血栓，质硬，触压疼痛，或内痔嵌顿，不能回纳肛内，表面紫暗、糜烂。舌质暗红，或有瘀斑，苔薄，脉弦，微数。

（2）辨证要点：肛缘水肿，血栓，或内痔嵌顿，色暗，疼痛剧烈。舌质暗红或有瘀斑，脉弦。

4. 气血两虚型

（1）临床表现：内痔便血日久，患者面色苍白，或萎黄无华，神疲乏力，头昏眼花，心悸，失眠，纳呆食少，内痔脱出而色淡。舌质淡，苔薄，脉细弱或芤。

（2）辨证要点：内痔便血日久，痔核脱出，色淡，面色苍白，神疲乏力，头昏眼花。舌淡，脉细弱，或芤。

5. 气虚下陷型

（1）临床表现：内痔脱出或脱出后不易复位，肛门松弛，肛周皮下静脉曲张，隆起明显，患者少气懒言，肛门坠胀，面色萎黄无华。舌质淡，苔薄，脉缓无力或细弱。

（2）辨证要点：内痔脱出后不易复位，肛门松弛，坠胀，少气懒言，面色萎黄无华。舌质淡，脉缓无力或细弱。

6. 阴虚肠燥型

（1）临床表现：便血量少，色鲜红，大便干结难解，形体瘦弱，或伴口咽干燥，潮热盗汗。舌质红，苔薄，脉细数。

（2）辨证要点：便血量少，色鲜红，便干，口干，潮热盗汗。舌质红，脉细数。

二、鉴别诊断

便血、脱出、肛门肿痛是痔的主要临床表现，可见于多种疾病，临床上易与下列疾病相混淆，应予以鉴别。

（一）低位直肠息肉

低位直肠息肉易与内痔相混淆，直肠息肉多见于儿童，为直肠黏膜赘生物，单发息肉多带细蒂，色紫红，易出血，指诊可扪及；多发息肉则个体较小，分布于整个肠腔，易出血。

（二）直肠脱垂

直肠脱垂易与内痔相混淆，直肠脱垂是直肠黏膜及直肠全层甚至乙状结肠脱出肛外，脱出物是直肠黏膜，呈环状或圆柱状，表面光滑柔软，为正常黏膜的颜色，很少有出血，可回纳入肛。

（三）肛裂

肛裂易与内痔、外痔及混合痔相混淆，肛裂可有便血、皮赘和疼痛，但其便血量少；皮赘仅位于前、后及正中位；疼痛是伴随排便而出现的周期样疼痛。

（四）肛管直肠癌

肛管直肠癌易与内痔相混淆，肛管及低位直肠癌有便血，齿线上方或下方有肿块隆起，但其便血多为暗红色或黏液鲜血便，肿块质硬，表面不光滑，呈菜花状，有溃疡，与周围组织粘连，推之不能移动。

（五）下消化道出血

痔出血的特点是随排便滴血或射血，血色鲜红，与粪便不相混；肠道炎性出血则多为脓血或黏液血便，与粪便相混，进一步的确诊需做肠镜、钡灌肠及大便细菌培养。

三、治疗

（一）提高临床疗效的思路提示

痔的治疗以消除痔引起的出血、脱出、肿痛等症状为目的，而不是消除痔核本身，即以每一例患者的具体体征的病变为依据，选择能保证疗效和安全的方法，对没有明显体征和症状的痔患者，不必采用繁杂的治疗或手术，也就是说，即使患者检查时发现了明显的内痔和外痔，只要没有出血、脱出、疼痛等症状，就不必治疗。有症状者，治疗后只要症状与体征消失即达到了治疗目的，因而治疗时应先采用内服药及外用药的疗法及非手术疗法，如无效，再考虑手术疗法。在实际处理时，应根据不同的情况选择不同的治疗方法，以尽可能获得较好的疗效。

在具体运用时，我们建议采取以下方案：

各类痔的急性炎症期宜采用保守治疗，具体疗法有药物的内服和外用以及针灸、按摩等。

内痔可采用套扎术、注射术、枯痔疗法、冷冻术等，属手术疗法。

混合痔、外痔、3 期内痔已纤维化者，可采用外剥内扎术、切除术、结扎术等手术疗法。

（二）中医治疗

中医的治疗方法重视整体与局部的关系，应内治与外治相结合。

1. 内治法

（1）血热风燥型

治法：清热凉血，祛风润燥。

方药：凉血地黄汤加减。

当归、地榆各 20g，生地黄、槐花、天花粉各 30g，黄芩、枳壳各 10g，甘草 5g。

便血较多者可加侧柏叶 10g，三七 3g；外痔红肿疼痛较甚者加蒲公英 15g，紫花地丁 15g；口干便秘者加天花粉 15g，大黄 3g（后下）。

（2）湿热下注型

治法：清热利湿消肿。

方药：龙胆泻肝汤加减。

龙胆草 30g，车前子 20g，生地黄、黄芩、泽泻、木通各 12g，当归 15g，柴胡、甘草各 6g。

分泌物较多，外痔肿痛糜烂较甚者，可加白头翁、猪苓各 20g，泽泻 15g。

（3）气血郁滞型

治法：行气活血化瘀。

方药：桃红四物汤加减。

熟地黄 15g，川芎 8g，白芍 10g，桃仁 6g，当归、红花各 12g。

灼热肿痛较甚者，加牡丹皮 10g；便干者加大黄 3g，瓜蒌仁 10g 或槟榔 10g。每日 1 剂，水煎服。药渣加水再煎，熏洗肛门。

（4）气血两虚型

治法：益气养血。

方药：八珍汤加减。

当归、白术各 10g，白芍 8g，熟地黄 15g，人参 3g，茯苓 8g，川芎、甘草各5g。

血虚较甚者加阿胶10g，炖服；便秘者加何首乌20g；气虚较甚者，加黄芪30g。

（5）气虚下陷型

治法：补中益气。

方药：补中益气汤。

黄芪20g，甘草5g，白术、人参、当归各10g，陈皮6g，升麻、柴胡各3g。

（6）阴虚肠燥型

治法：滋阴清热润燥。

方药：增液承气汤。

玄参30g，麦冬、生地黄各25g，大黄9g，芒硝5g。

便血色鲜可加生地榆、槐花各20g，侧柏炭15g；潮热盗汗者加黄柏15g，知母30g，地骨皮20g。

2. 外治法

（1）熏洗法：用中药煎汤熏洗会阴部，具有清热解毒，疏风胜湿，行气活血，消肿止痛，收敛生肌，杀虫止痒的作用。常用的中药熏洗药，清热利湿解毒类：黄连、黄柏、大黄、黄芩、地榆、槐角、苦参、朴硝、川椒、马齿苋、防风、蒲公英、野菊花等。行气活血类：枳壳、厚朴、木香、红花、川芎、当归尾、赤芍、牡丹皮、刘寄奴、泽兰、郁金等。疏风止痒类：蛇床子、苦参、地肤子、威灵仙、五倍子、白矾、艾叶、花椒、当归、荆芥、防风等。

（2）栓剂：目前常用的栓剂主要有麝香马应龙痔疮栓、消炎止血栓等，对初期内痔及1、2期内痔有止血、止痛、收敛、消炎等作用，对全身症状和直肠炎症也有治疗作用。虽然目前单纯依靠栓剂还不能根治，但其简便、易行、有效，仍有实用价值，特别是对老年患者和不愿接受手术的患者更为适用。

（3）外敷药：主要用于炎性外痔、血栓外痔及各类痔术后。常用的中药制剂有五倍子散、黄连油膏、玉露膏、金黄散、生肌玉红膏、珍珠散等；止痛剂有复方鱼黄软膏等。

（4）针灸：对痔出血、脱出、肿痛、肛门下坠均有良好的效果，常用穴位有攒竹、燕口、龈交、长强、承山等。

（5）挑治疗法：对初期内痔、中晚期内痔发炎、血性外痔疼痛有较好的疗效。分痔点挑治、穴位挑治、区域挑治三种。痔点挑治上起第七颈椎棘突平面，下至第二骶椎棘突平面，两侧至腋后线，在此范围内找痔点，其特点是形似丘疹，稍突起于皮面，如针头或小米粒大，圆形，略带光泽，颜色可为灰白、棕褐或淡红色，压之不褪色。选痔点应与痣、毛囊炎、色素斑鉴别，有时背部可能同时出两三个痔点，应选用其中较明显的一个，痔点越靠近脊柱，越靠下，效果越好。穴位挑治可选肾俞、大肠俞、长强穴等。区域挑治在第三腰椎至第二骶椎左右旁开1～1.5寸的纵行线上，任选一点挑治，越靠下效果越好。操作：取侧卧位，局部用碘酒消毒后用三棱针或手术刀片快速挑开表皮，伤口与脊椎平行，长约0.5cm，挑治的深度为0.2～0.3cm，挑治时针尖与脊柱平行，从浅向深挑，太长者也可剪去，如患者能接受，最好把纤维挑起，弹几下再挑断，以加强刺激，直至挑尽为止，伤口一般无出血或稍有出血，最后用碘酒消毒，外盖胶布，每个患者约需15分钟，效果差者，可在1周后再挑治1次。

（6）枯痔法：首见于《魏氏家藏方》，是中医治疗痔疾的传统疗法之一，具有蚀肉枯痔、活血祛瘀、解毒止痛的作用，主要药物有雄黄、朱砂、硫黄、黄丹、乳香、冰片、蝎尾、巴豆、赤石脂、天灵盖、草乌、蟾酥、硼砂、黄连、白及、炉甘石、乌梅肉等，因剂型和用药方式不同，分枯痔散疗法、枯痔钉疗法、枯痔液疗法。

①枯痔散疗法：是以枯痔散用水或油调后涂于内痔表面，使痔核逐渐坏死、脱落而痊愈。其作用机理是通过敷药，使药力渗透到痔组织内，产生痔血管内血栓，阻断痔血流，痔组织发生干性坏死，接着坏死组织与健康组织分离、脱落，创面修复而愈。枯痔散适用于3期内痔，最适于急性嵌顿性内痔出现较严重的炎症和坏死，此时若采用枯痔散治疗，多能在1周内使痔核枯黑、坏死、脱落而痊愈。但枯痔散存在着较大的弱点，有砒中毒的可能，上药期间患者疼痛较甚，上药不当易损伤周围正常组织或使痔核坏死、脱落不全，目前枯痔散疗法已逐渐被其他疗法所代替。

②枯痔钉疗法：是以药钉插入痔核内，使痔发生坏死、脱落或萎缩，继而痊愈的一种治疗方法，是中医治痔独具特色的传统方法。本法适用于内痔及混合痔的内痔部分，伴有严重心、肝、肾、血液系统等疾病者禁用。对于患有急性传染病、腹泻、肛门直肠急性炎症以及内痔绞窄、坏死者应暂缓使用。操作在局麻下进行，将钉与直肠壁平行或不超过30°角插入内痔，必须在齿线上0.1～0.2cm，勿插入肌层，以不穿透痔核为度，钉尾保留0.1～

0.2cm，其余剪除。一般1期内痔可插入2~3条，2期内痔可插入4~7条，3期内痔可插入8~10条。一次治疗中插钉数量不可超过20条，术后24小时内禁解大便，每天便后坐浴，纳痔疮栓1枚。

（三）西医治疗

西医对痔的治疗主要有保守疗法、注射疗法、扩肛疗法、套扎疗法、结扎疗法、切除疗法、外剥内扎法以及冷冻疗法、红外线凝结疗法等。

1. 保守疗法

对无自觉症状的痔一般不需治疗。若患者出现便血、脱出症状，或肛门肿痛、便秘等可予口服润肠通便药，如果导片，每日3次，每次2片。用1∶5000的高锰酸钾温水溶液坐浴，每日1~2次。肛门外用栓剂，常用洗必泰痔疮栓、痔疮宁栓、消炎痛栓等，每日1~2次，纳肛内。

2. 注射疗法

注射疗法分硬化萎缩法、坏死枯脱法两种。适用于2、3期内痔和内痔出血、静脉曲张性混合痔或作为暂时不能接受手术患者的一种姑息疗法，3期内痔和混合痔仍以手术为主。用于注射的药物非常多，凡能致内痔核硬化或坏死的药物都可以用作注射剂，常用药物如消痔灵、5%石炭酸植物油、维生素C、50%葡萄糖、25%葡萄糖酸钙、非那根、盐酸奎宁、麦角碱、仙鹤草等。根据药物对痔组织产生的不同作用，把引起痔组织坏死的称坏死剂，使痔组织产生炎性反应、纤维化而不引起坏死的称硬化剂。由于使用坏死剂常发生感染和出血，特别是广泛的组织坏死感染，不但治疗时间长，而且瘢痕收缩可造成直肠狭窄等后遗症，因此多数学者主张采用硬化剂。硬化萎缩法是目前国内外广泛采用的痔注射法，该法是将硬化剂注射于痔内，使痔组织产生无菌性炎症反应，然后逐渐纤维化，这种纤维化组织可有两种重要作用：

（1）包绕痔内的静脉及小动脉，在其周围形成保护层，使薄弱的血管避免因排便等因素的损伤而出血，同时纤维化组织可使血管腔闭塞，消除或减轻痔静脉的扩张或充血，使痔体发生萎缩，这是硬化注射疗法的主要机理。

（2）由于纤维化形成，可将已松弛的黏膜借纤维组织重新固定于肛管的肌壁上，从而消除了痔脱出的症状，故纤维化组织形成越充分，硬化作用越好。目前，我国公认疗效最好、应用最广的是北京广安门医院史兆歧教授发明的消痔灵注射液，注射方法如下：

消痔灵的四步注射法：药物为1∶1的消痔灵（即一份消痔灵加一份等量

的1%利多卡因)。第一步注射于痔上动脉区的黏膜下层，药量为2～4mL，此步可使动脉产生无菌性炎症栓塞，将进入内痔的动脉血流阻断。第二、三步注射于痔体，分黏膜下层和黏膜固有层，注药量为5～8mL，此步可使痔体全面萎缩。第四步注射于齿线稍上方痔的最低点，即洞状静脉区，药量为2～3mL，此步可使洞状静脉硬化、萎缩，能提高疗效，防止复发。尤其对混合痔，必须重视第四步注射，并且要加大剂量，使松弛的肛管皮肤外肌群重新粘连、拉紧，从而阻断进入外痔的血液，使外痔也消失。操作时应注意，注射部位不要在同一平面上，否则易出现环状瘢痕，引起肠腔狭窄；注药深浅要合适，过深进入肌层或过浅注于黏膜表层，都易引起坏死。

3. 扩肛疗法

扩肛疗法适用于各期内痔，对内痔合并绞窄、疼痛、出血者效果较好，可使痔出血、脱出，疼痛很快缓解，但肛门失禁者、老年人、产妇、腹泻者不宜用此法。操作：局麻、腰麻或骶麻，将肛管扩张至4～6指，感觉指下有纤维撕裂感，一般1次即可；或用双叶肛门镜扩肛，持续5分钟，每周1次，1个疗程为2～3周。喻德洪认为扩肛后对痔核大脱出者可加用套扎或注射法，以提高疗效。

4. 套扎疗法

套扎疗法是在各种套扎器的协助下使用胶圈，将内痔套扎，使其缺血、枯死、脱落。用于各期内痔、混合痔的内痔部分、直肠黏膜脱垂、直肠息肉。

5. 结扎疗法

结扎疗法是将丝线或肠线结扎于痔核的基底部，阻断痔核的血液供应，产生缺血性坏死，使痔核脱落、愈合，达到治疗目的。适用于各期内痔及混合痔的内痔部分，尤以1、2期内痔及纤维化内痔为宜。操作：局麻下，用止血钳夹紧痔块基底部，在齿线与皮肤黏膜交接处剪开一小口，用十号丝线在止血钳下方结扎，或用圆针贯穿基底中点2次，用丝线行“8”字形结扎。

6. 手术疗法

分单纯切除法、结扎切除法和切除缝合法。适用于外痔、混合痔。

(1) 单纯切除法：适于外痔，麻醉下将外痔部分直接切除。

(2) 结扎切除法：适于混合痔，是将肛缘外痔皮肤和肛管皮肤剪成尖端向外的V形切口，直至齿线，再结扎痔黏膜部。将切口变为开放性切口，优点是不易感染，操作简便，并发症少，缺点是治愈时间长。

（3）切除缝合法：适用于混合痔，是用血管钳夹住痔的最突出处，向外牵拉，再用血管钳夹住其根部，剪去外痔部分至齿线处，行“8”字形贯穿结扎，切除被结扎之痔核，用肠线纵行连续缝合全部创面，优点是治愈时间短，术后瘢痕小，缺点是操作复杂，易于感染，并发症较多。

7. 其他疗法

其他疗法主要有电子痔疮治疗机疗法、红外线凝结疗法、冷冻疗法、射频治疗仪疗法等。

（1）电子痔疮治疗机疗法：适用于各期内痔。主要是利用低电压电流作用，通过尖电极把电流集中送到痔的供血部位，使其供应痔的血管栓塞，痔组织变性，逐渐萎缩脱落。

（2）红外线凝结疗法：适用于各期内痔。主要是红外线通过光导管产生高温，短时的烧灼作用于痔核，使痔组织及蛋白质凝固、变性，痔血管堵塞，痔逐渐萎缩。

（3）冷冻疗法：适用于各期内痔。利用液氮变成气体时，在挥发的瞬间，可使局部温度骤降至零下 196℃，使内痔冷冻成冰球，蛋白质变性，细胞被破坏，使痔组织坏死、液化。

（4）射频治疗仪疗法：适用于红、肿、热、痛的炎性外痔、血栓痔、痔脱出嵌顿、肛缘水肿等症。主要通过微波的热效应作用，促进局部血液循环，改善局部组织营养，加速代谢产物及炎性产物的排泄，调节白细胞及抗体，增强机体的防卫能力，从而达到消炎杀菌、解痉止痛的目的。

（四）中医专方选介

1. 消肿活血定痛汤

泽泻 9g，赤小豆 30g，木通 9g，白芷 9g，乳香 9g，没药 9g，牛膝 9g，牡丹皮 9g。实热重者加大黄 9g；瘀血形成者加芒硝 9g，桃仁 5g，三棱 5g，莪术 5g。本方清热泻火，消肿定痛。适用于炎性外痔，症见红肿热痛，大便燥结。水煎，早晚分 2 次服下，治疗 158 例，治愈 140 例，好转 9 例，治疗天数最长 10 日，最短 2 日，平均 4 日。

2. 枣泥膏

大枣 20 枚，乳香 20g，没药 20g。将大枣、乳香、没药捣碎，直至成膏，且三药完全融合成一体，取适量，做成饼状，敷贴在外痔表面，再敷纱布，用胶布固定，每天换药 1 次。用本方治疗血栓外痔，血栓外痔较小者，一般

2~4 天即愈，较大者，5~8 天而愈，特大者，9~12 天治愈。

3. 消痔散

皮硝 40g，蛇床子 40g，硼砂 40g，水蛭 20g，五倍子 15g。水煎，先熏后洗。随症加减：发炎疼痛者加生大黄 30g，冰片 10g；溃疡并有脓性分泌物者加败酱草 30g，紫草 20g；出血多者加黑槐花 15g，侧柏叶 20g；大便干者加生大黄 40g；血栓肿块较大者加蜈蚣 2 条。治疗 120 例，男性 106 例，女性 14 例，年龄为 20~76 岁，病程 7~20 年，内痔 58 例，其中 1 期 8 例、2 期 34 例、3 期 16 例，炎性外痔 36 例，血栓外痔 26 例。用本方连续熏洗 3~6 剂，显效者症状消失，出血停止，痔核缩小回缩，炎性外痔炎症消失，血栓外痔水肿消失，血栓吸收，共 88 例。有效者症状减轻，炎症消失，痔核缩小，血栓未完全吸收，排便用力时仍有疼痛及异物感，共 28 例。无效者自觉症状无明显减轻，局部血栓性肿块不消失，共 4 例。总有效率为 96.67%。

4. 消痔熏浴

金银花、连翘各 15g，地榆 30g，生大黄 20g，芒硝 30g，蒲公英 30g，黄柏 15g，五倍子及枯矾各 15g，冰片 10g（另包）。水煎外洗。治疗炎性外痔。

5. 外用四黄合剂

生大黄、黄柏、黄连、黄芩各 60g，冰片 15g，猪油 1000g，凡士林 1000g。上药煎 3~4 小时，过滤，加入冰片搅匀，治疗痔疮，清洁肛门后，适量外敷，每日 1~2 次，治愈率为 49.7%，显效率为 36.9%，有效率为 11.5%，总有效率为 98.1%。

6. 补中消痔丸

黄芪 20g，当归、槐花、地榆、生地黄、何首乌、黄芩、枳壳、党参各 10g，升麻、陈皮、熟大黄各 6g，三七 3g。上药研末，制蜜丸，每丸重 9g，每日 2 次，每次 1 丸，30 日为 1 疗程。治疗年老体弱或兼有慢性疾病不宜手术的内痔患者。总有效率为 90.7%。

7. 蕉花昆藻汤

蕉花（干）20g，昆布、海藻、金银花、金白芷、茶叶各 20g，生地黄 30g，夏枯草 20g。水煎服，每日 1 剂。治疗血栓性外痔引起的疼痛、肿胀。

8. 清凉散

煅石膏 100g，冰片 4g，黄柏 50g，研末，与凡士林调成膏。治疗各类痔，尤其对炎性外痔及内痔脱垂嵌顿者效果明显。

9. 活血消肿汤

防风、秦艽、当归、桃仁、赤芍各15g，黄柏、苦参、苍术各20g，大黄、朴硝各30g，明矾20g。加水2000mL，文火煎30分钟，带药渣，先熏后洗，每次约20分钟，第2次煎开后用上法熏洗，每剂用2日，每日2次，6日为1疗程。本组46例，1疗程后肛门下坠、肿痛完全消失，痔核萎缩、消失39例，第2疗程治愈5例，2例手术。

以上均摘自［黄乃健. 中国肛肠病学. 济南：山东科学技术出版社，1998：850］。

第五章 肛门直肠周围脓肿

肛门直肠周围脓肿简称肛周脓肿，是因肛门腺感染、化脓，蔓延到肛管直肠周围组织形成的脓肿。本病可发生于任何年龄，20～40岁的青壮年居多，婴幼儿也有发病，男性多于女性。

肛周脓肿临床以肛门周围肿胀、疼痛，伴有不同程度的全身症状，脓肿溃后多成为肛瘘等为主要症状。中医学称之为肛门直肠周围痈疽，因发病部位不同，名称各异，有“穿裆发”“坐马痈”“跨马痈”“下马痈”“上马痈”“悬痈”“臀痈”“涌泉痈”“脏毒”等。

一、临床诊断

（一）辨病诊断

肛周脓肿的诊断一般依据症状、体征及必要的理化检查，诊断并不困难。

1. 症状

肛门周围出现肿块，继而出现进行性加重的疼痛，患处红肿发热，坠胀不适，患者坐卧不安，伴恶寒发热；部分患者疼痛不明显而表现为肛门坠胀、小便不利等。肛周脓肿一般1周左右成脓，在肛门周围或直肠内指诊时可以摸到波动、柔软的包块，切开或自溃后有黄色、稠厚的脓液流出，疼痛消失或减轻，全身情况好转，脓肿若经手术切除可转变为肛瘘。结核性肛周脓肿患者常呈慢性发病，数月后才形成脓肿，疼痛不剧烈，可有潮热、盗汗等症状。破溃后流出清稀色白之脓液，夹有干酪样坏死物，形成结核性肛瘘。

2. 体征

肛门局部红肿，触痛明显，或有溃口溢脓。肛内指诊在内口部位可有明显压痛，探针可探查脓腔之深浅、大小。肛镜下可见肠黏膜充血、水肿，内口部隐窝充血、肿胀，可有脓液溢出。

3. 辅助检查

实验室检查、X线检查、B超检查、病理检查等也可作为本病的辅助检查。可明确脓肿所在的间隙、位置及与肛门括约肌的关系，还可确定引起脓肿病源菌的性质。

4. 临床分类

目前最普遍的分类方法是按部位分类：根据脓肿发生的病位分为肛提肌下脓肿（低位脓肿）和肛提肌上脓肿（高位脓肿）。

（1）低位脓肿：包括肛周皮下脓肿、低位内外括约肌间脓肿、坐骨直肠间隙脓肿、肛门后间隙脓肿、低位马蹄形脓肿。

（2）高位脓肿：包括直肠黏膜下脓肿、高位肌间脓肿、骨盆直肠间脓肿、直肠后间隙脓肿、高位马蹄形脓肿。

（二）辨证诊断

1. 火毒蕴结型

（1）临床表现：肛门周围突然肿痛，持续加剧，伴有恶寒、发热、便秘、溲赤，肛门红肿，触痛明显，质硬，表面灼热。舌红，苔薄黄，脉数。

（2）辨证要点：肛周肿痛持续加剧，伴恶寒、发热、便秘、溲赤。舌红，苔薄黄，脉数。

2. 热毒炽盛型

（1）临床表现：肛门肿痛剧烈，可持续数日，痛如鸡啄，夜寐不安，伴有寒战高热，口干便秘，小便困难，肛周红肿，按之有波动感或穿刺有脓。舌红，苔黄，脉弦滑。

（2）辨证要点：肛门肿痛如鸡啄，寒战高热，有脓。舌红，苔黄，脉弦滑。

3. 阴虚毒恋型

（1）临床表现：肛门肿痛，灼热，表皮色红，溃后难敛，伴午后潮热，心烦口干，夜间盗汗。舌红，少苔，脉细数。

（2）辨证要点：溃后难敛，午后潮热，夜间盗汗。舌红，少苔，脉细数。

二、鉴别诊断

（一）化脓性汗腺炎

化脓性汗腺炎好发于肛周皮下，有广泛的病区和多个流脓的疮口，疮口间可彼此相通，形成皮下瘘道，但瘘道不与肛门直肠相通，病变区皮肤增厚，有广泛的慢性炎症和瘢痕形成。

（二）肛旁疖肿及毛囊炎

肛旁疖肿及毛囊炎好发于肛周皮下及尾骨处，肛旁肿物红肿，疼痛较轻，中心有脓栓，易溃易敛，一般不会形成肛瘘。

（三）骶尾部畸胎瘤

骶尾部畸胎瘤溃后感染与直肠后脓肿易混淆，但骶尾部畸胎瘤的直肠后肿块光滑，无明显压痛，有囊性感及分叶。X 线检查可见骶骨前有肿物，将直肠推向前方或一侧，可见散在的牙齿等钙化阴影。

三、治疗

（一）提高临床疗效的思路提示

肛周脓肿的治疗应注意以下几方面以提高疗效：

1. 肛周脓肿一旦形成，必须立即切开排脓，千万不可在成脓后仍坚持单一的消炎治疗。因为肛门周围均是环形肌束围成的肛门周围间隙，而且皮肤较坚韧，脓液易沿肌间隙向深部及左右两侧扩散，使病情复杂化。

2. 为使引流通畅，切口要大，避免死腔。黏膜下脓肿要将脓肿下缘完全切开，以免留下袋状创口，致使脓液不能通畅外流而形成内盲瘘。

3. 对于低位脓肿，要争取找到原发病灶，切除彻底，以免形成肛瘘。

4. 对于高位脓肿，不能一次切开，如果切断了肛门括约肌深部或肛提肌，会引起肛门失禁。最好分次手术，以保证肛门功能为前提。待炎症消退，病灶局部纤维化的位置固定之后再做肛瘘手术。

5. 正确判断内口位置是脓肿根治术成功的关键，在寻找内口时可使用下列方法来协助：

（1）指诊法：食指伸入肛内，触压脓肿波动最明显处和压痛最明显处，即内口，低位小脓肿常在相应位置的肛隐窝处，高位脓肿常在正后位。

（2）压迫排脓法：用肛门镜暴露脓肿部位的肛隐窝，压迫脓肿，观察脓液排出的部位，即内口的所在，而且内口部位一般充血明显，隐窝加深，形成明显凹陷。

（3）探针检查：探针顺脓肿溃口或引流口探入，动作要轻柔，以食指在肛内触摸，探针能顺利探入之处或探头下最薄处即是内口。

（二）中医治疗

1. 内治法

（1）火毒蕴结型

治法：清热泻火，凉血解毒。

方药：五味消毒饮合凉血地黄汤加减。

黄柏、赤芍、牡丹皮各20g，槐角、地榆、金银花、紫花地丁、生地黄各15g，川牛膝9g。

大便秘结者加生大黄3g（后下），玄明粉3g（冲服）；小便短赤者加赤苓、车前草各20g。

（2）热毒炽盛型

治法：消肿散结，解毒透脓。

方药：仙方活命饮加减。

穿山甲、皂角刺各10g，当归、乳香、没药各12g，金银花、天花粉各20g，赤芍、陈皮各15g，防风、白芷各10g，甘草6g。

（3）阴虚毒恋型

治法：滋阴清热，除湿软坚。

方药：滋阴除湿汤合清骨散加减。

赤芍、生地黄、黄柏、泽泻各15g，知母30g，地骨皮20g，柴胡12g，炙鳖甲、当归各12g。

肺虚者加沙参、麦冬、旱莲草各20g；脾虚者去知母、黄柏，加白术15g，山药30g，白扁豆15g；肾虚者加川续断20g，狗脊20g，补骨脂15g。

2. 外治法

（1）熏洗法：适用于各期脓肿，具有清热解毒、活血消肿、散结止痛之功效，常用方剂有黄连解毒汤、桃红四物汤等。

（2）外敷药：初起实证用金黄膏或玉露膏；虚证用冲和膏；已成脓但未溃者用千捶膏。

（三）西医治疗

西医对本病的治疗分为保守治疗和手术治疗两大类。

1. 保守治疗

（1）药物治疗：初起形成硬结肿块，尚无明显红肿、化脓症状者，根据不同的致病菌选用磺胺类、青霉素、链霉素、四环素、庆大霉素等治疗。

（2）局部处理：可选用鱼石脂软膏、消炎止痛膏等外敷，用1∶5000高锰酸钾液坐浴，脓肿破溃后，应用生理盐水、利凡诺溶液或双氧水冲洗。

2. 手术治疗

（1）切开排脓法：肛周脓肿采用保守治疗无效后，常采用手术方法，患者所有的急性症状可随切开引流而消失，此法适用于各种类型的脓肿。一般在麻醉下进行，小的脓肿用皮下局部浸润麻醉，大而深的宜用骶麻或腰麻。切口应选在脓肿波动最明显处做放射状切口，将脓液排出，充分敞开脓腔，以利引流，并用手指分离脓腔间隔，用双氧水和生理盐水冲洗脓腔，然后放置引流条和敷料，包扎固定。

①高位黏膜下脓肿切开法：可不用麻醉，在肛门镜下沿直肠纵轴平行切开直肠内脓肿区最隆起部位，最好切至脓肿上、下缘的尽端，使引流通畅，注意止血。

②骨盆直肠间隙脓肿切开法：宜在骶麻或腰麻下进行，在肛门外侧放射状切开皮肤、皮下至坐骨直肠间隙，切口要足够长，术者右手食指伸入直肠内做引导，触及脓肿后，右手用血管钳钝性分开耻骨直肠肌、肛提肌，穿入骨盆直肠间隙，撑开钳嘴，即可出脓，再用手指予以协助，使脓液排出通畅，术毕，置引流条，每日冲洗。

③高位后马蹄形脓肿切开法：如果两侧骨盆直肠间隙同时或先后形成脓肿，即呈马蹄形脓肿，两侧脓肿通过直肠后间隙相通，引流切口宜选在肛门两侧距肛缘2cm处和骶尾骨间沟内做纵形切口，分别做放射状切口，切开皮肤、皮下，用血管钳钝性分离，插入脓腔，扩大切口，使引流通畅，冲洗后放置多孔硅胶管进入脓腔以利引流。

对急性肛周脓肿均需做切开排脓的紧急处理，尽量找到原发内口，彻底清除，争取一次性根治，若不能一次性根治，可在内口处留置挂线标志，等待第二次手术。

（2）一次性根治法

①一次切开法：适用于低位肛周脓肿。麻醉下，先在脓肿波动最明显处切开，用手指钝性分离各脓腔间隔，待脓液引流干净后，用探针仔细寻找内口，内口一般在脓肿相应位置的隐窝处，将内口切开，全部敞开脓肿切除部位，使伤面呈“V”字形。

②切开挂线术：适用于高位肛周脓肿。麻醉下，于脓肿最明显处行放射状切开，以手指钝性分离各脓腔间隔，充分排脓，以球头探针自切口处插入，沿脓腔底部轻柔而仔细地向直肠内探查，以另一手指在肛内做指示，可于肛直环以上找到内口或于最薄处找到内口，将探针穿出，挂以皮筋，切开皮筋所挂之处的皮肤，将皮筋拉紧，根部结扎，修剪伤面，使之呈“V”字形。

（四）中医专方选介

1. 马钱子鸡蛋

制马钱子3g，将鸡蛋顶部打一小孔，将马钱子放入，然后用面糊将鸡蛋糊住，放入火炉中烘烤，至鸡蛋被烤熟，剥开蛋皮，将鸡蛋吃掉，每日1次，10日为1疗程，治疗各类肛周脓肿。[樊志敏．肛周脓肿的治疗与肛瘘．中国肛肠病杂志，1993，13（3）：29]

2. 蜈虎油

蜈蚣、壁虎二虫在桐油内浸泡。脓肿切开引流后，每日蘸此油填塞创口脓腔，使创口早日愈合，且不形成肛瘘。

第六章　肛门直肠瘘

肛门直肠瘘简称肛瘘，是直肠内和肛门外相通的异常管道，直肠内的疮口称为内口，肛门外的疮口称外口，内口与外口之间相通的管道称为瘘管。

肛瘘临床以反复的肿痛、流脓、经久不愈等为主要症状，还可兼见潮湿、瘙痒及部分全身症状。肛瘘是常见的肛门直肠病，在我国发病率占肛门直肠疾病的1.67%～3.6%，发病年龄以20～40岁的青壮年为主，婴幼儿发病者不少见，男性与女性的比例为5∶1。我国是世界上最早认识“瘘”的国家，常命名为“漏”或“瘘”。

一、临床诊断

（一）辨病诊断

肛瘘的诊断主要依据症状，专科检查、X线造影，病理检查可对肛瘘的定位和定性有一定帮助。

1. 症状

本病的症状分局部症状和全身症状，在非急性炎症期，主要以局部症状为主，急性炎症期和反复发作的复杂性瘘管，可伴有全身症状，主要症状如下：

（1）流脓：一般呈间歇性溃口流脓。急性炎症期脓多，且常有臭味；慢性炎症期流脓少，时有时无。若脓水相对稀淡或呈米泔样分泌物，可能有结核菌感染；若脓液色黄而臭，多属大肠杆菌感染；若脓液中混有绿色脓汁，可能有绿脓杆菌混合感染。

（2）肛门湿痒：分泌物刺激后肛门瘙痒，潮湿不适，有时形成湿疹。

（3）疼痛：一般无疼痛，只觉肛门部坠胀不适，如引流不畅，分泌物堵塞，或反复发炎，可引起疼痛或肛门灼痛，大便时不适，脓液流出后疼痛可缓解。

（4）全身症状：炎症期有发冷发热，长期化脓的复杂性肛瘘可伴有贫血、消瘦、食欲不振。结核性肛瘘患者则可能伴有两颊潮红、午后低热、盗汗等症状。

2. 体征

（1）视诊：主要观察外口的位置、数量及脓液情况。外口距肛门较近者，表明瘘管较简单；外口距肛门较远者，表明瘘管较复杂。对于外口与内口的关系，Goodsall 于 1900 年提出，通过肛门的中心做一横线，该线上方瘘管外口的方向通常垂直于肛管，而该线以下的外口多为弧形，其内口多位于肛管后壁正中的附近。通过观察，我们发现，横线以前，外口距肛门 5cm 以内，管道多表浅、直行，内口位置在肛内相应位置齿线处，但如果外口位置在距肛门 5cm 以外，管道则较深、弯曲，内口在后正中线附近；高位肛瘘的管道大多弯曲，内口多集中在后正中线处。

（2）触诊：主要感知管道的走行、深浅、内口的位置。从外口向肛缘可触及明显的条索状管道，说明瘘管较浅；重压才能感到条索状物或感觉不明显的，表示瘘管较深。指诊肛内，如在齿线触及硬节或凹陷，且压痛较明显，应疑为内口。另外嘱患者用力紧收、放松肛门，以确定肛周括约肌的功能。

（3）探针检查：主要是为了明确瘘管走行和内口位置。用探针从外口顺瘘管走向探入，用食指伸入肛内接触探针尖端，以确定内口部位，注意动作必须轻缓，避免强探，以防造成假道。

（4）美蓝检查：可明确管道走行、管腔范围、内口位置。即先用纱布填入肛内，再加压往瘘管内注入美蓝，可用此法明确瘘管内口，纱布上染蓝之处，即是内口，手术中用此法不仅能明确内口，还可防止遗留腔道，达到一次治愈的目的。

3. 辅助检查

（1）X 线造影：为确定复杂性肛瘘的走向、分支、空腔分布及内口位置，可由外口注入碘化油等造影剂，行 X 线正、侧位片。

（2）病理检查：确定肛瘘性质、有无癌变、是否存在结核。

4. 临床分类

肛瘘的分类方法较多，1975 年全国肛肠协作组河北衡水会议对肛瘘进行了统一的分类，具有非常重要的临床意义：

（1）低位肛瘘：包括低位单纯性肛瘘和低位复杂性肛瘘。

①低位单纯性肛瘘：内口在肛隐窝，仅有一个管道，并通过外括约肌深层以下。

②低位复杂性肛瘘：有一个或两个以上的内口在肛隐窝处，有两处或两

个以上的管道与外口，瘘管管道在外括约肌深层以下。

（2）高位肛瘘：包括高位单纯性肛瘘和高位复杂性肛瘘。

①高位单纯性肛瘘：内口在肛隐窝，仅有一个管道，走行在外括约肌深层以上，或窜行于直肠黏膜下而不穿过肌肉者。

②高位复杂性肛瘘：有一个或两个以上的内口，有两个以上的管道并有支管空腔，其主管道过外括约肌深层以上。

（二）辨证诊断

1. 湿热下注型

（1）临床表现：肛门肿痛，坠胀，漏下脓液黄白，稠厚，量多，味臭，大便不畅，小便短赤。舌苔黄腻，脉滑数或弦滑。

（2）辨证要点：肛门坠痛，漏脓。舌苔黄腻，脉滑数或弦滑。

2. 热毒蕴结型

（1）临床表现：外口闭合，伴有发热，烦渴欲饮，头昏痛，局部红、肿、热、痛，大便秘结，小便短赤。舌红，苔黄，脉弦数。

（2）辨证要点：外口闭合，局部红、肿、热、痛，口干，便秘，尿黄。舌红，苔黄，脉弦数。

3. 阴虚邪恋型

（1）临床表现：外口凹陷，周围皮肤色晦暗，脓水清稀，如米泔样，形体消瘦，潮热盗汗，心烦不寐，口渴，食欲不振。舌红少津，少苔或无苔，脉细数。

（2）辨证要点：脓水清稀，形体消瘦，潮热盗汗。舌红少津，无苔或少苔，脉细数。

4. 气血两虚型

（1）临床表现：肛瘘经久不愈，反复发作，溃口肉芽不鲜，脓水不多，形体消瘦，面色无华，气短懒言，唇甲苍白，纳呆。舌淡，苔白，脉细弱无力。

（2）辨证要点：肛瘘经久不愈，反复发作，形体消瘦，面色无华，气短懒言。舌淡，苔白，脉细弱无力。

二、鉴别诊断

（一）化脓性汗腺炎

化脓性汗腺炎是最易被误诊为肛瘘的肛门皮肤病。二者的区别在于化脓性汗腺炎的病变在皮肤及皮下组织，病变表浅，范围广泛，可有较多的窦道开口，但不与直肠相通。

（二）肛门周围窦道

肛门外伤形成的窦道，不与肛内相通，可经冲洗、换药而痊愈，但如果窦道长久不愈，往往是因引流不畅或存有异物所致。

（三）骶尾部囊肿

骶尾部囊肿是一种先天性疾病，无感染时可无症状，囊肿长大或感染后，则出现发热、局部红肿、疼痛等症状，溃破或切开后，形成瘘道，无内口。二者的主要区别在于：前者常有骶尾部胀痛，其瘘口多在臀正中缝，距肛门较远，离尾骨尖较近，有上皮组织向瘘口内延伸，瘘口不会自行闭合，探针探入可深达10cm，与直肠不通，X线可发现不定形的散在钙化阴影，可见骨质或牙齿，经病理检查可确诊。

三、治疗

（一）提高临床疗效的思路提示

1. 根治肛瘘原则上必须通过手术，保守治疗一般不能彻底根治。保守治疗主要是控制感染、减轻症状、控制发展，但不能治愈，或一时好转，但很容易复发。

2. 准确地找到内口并彻底地清除，是治疗肛瘘的关键。近代学者几乎一致认为肛腺的感染是形成肛瘘的主要原因，彻底切除感染的肛腺就是将肛瘘的原发灶清除，此是手术成败的关键，肛瘘复发的主要原因在于对原发灶的处理不彻底，因此术中必须找到真正的内口，并彻底清除之。

3. 应把保护肛门括约肌功能的正常作为手术的基本点。无论治疗肛瘘的手术能否成功，都必须保护肛门括约肌的正常功能。除癌变者外，手术中应保证不严重损伤肛门括约肌功能，以免造成肛门失禁。必须遵守以下原则：切开外括约肌皮下部不会引起肛门失禁；切开外括约肌浅层，会造成患者肛门不完全性失禁；切开外括约肌深层，会造成肛门完全失禁。因此，肛瘘在肛管直肠环以下的管道可用切开法，而在肛管直肠环以上的管道必须用挂线法。

4. 切开或挂线术后，肛瘘疮面必须保持引流通畅，防止假性愈合。

（二）中医治疗

1. 内治法

（1）湿热下注型

治法：清热解毒，除湿消肿。

方药：五味消毒饮加减。

黄柏、赤芍、牡丹皮各20g，槐角、地榆、金银花、紫花地丁、生地黄各15g，川牛膝9g。

大便秘结者加生大黄3g（后下），玄明粉3g（冲服）；小便短赤者加赤苓、车前草各20g。

（2）热毒蕴结型

治法：清热解毒，透脓托毒。

方药：仙方活命饮加减。

穿山甲、皂角刺各10g，当归、赤芍、乳香、没药各12g，天花粉、金银花各20g，陈皮15g，防风10g，白芷、甘草各6g。

（3）阴虚邪恋型

治法：养阴托毒，清热利湿。

方药：青蒿鳖甲汤。

青蒿30g，鳖甲15g，生地黄、知母各20g，牡丹皮12g。

有虚热者加地骨皮20g，银柴胡12g。

（4）气血两虚型

治法：补益气血，托里生肌。

方药：十全大补汤加减。

党参30g，白术、当归各15g，茯苓20g，炙甘草、川芎各9g，熟地黄12g，白芍、黄芪各25g，肉桂3g。

2. 外治法

（1）脱管法：砒霜15g，红矾37g，黄丹18g，水飞2次，焙干，蝎梢8个，瓦上焙干，草乌头6g，去皮使用，烧制而成，研细，用皮纸裹之，插入瘘道，次日见疮口成黑色，待腐肉脱落，出现鲜红色肉时可换用生肌散治疗；或用信石3g，白矾6g，密陀僧、辰砂各1.5g，烧制后研细，加入面粉混合，做成锭子，插入瘘道；或用枯痔钉插入瘘道，当腐肉被破坏后，出现鲜红色肉芽时，用生肌散治疗。

（2）熏洗法：用于治疗各期肛瘘，可清洁局部、消肿止痛、散结敛口。常用瓦松、马齿苋、甘草各15g，五倍子、川椒、防风、苍术、枳壳、侧柏叶、葱白各9g，朴硝30g，上药加水煎后，先熏，后坐浴，每日2次，每次30分钟。

（3）挂线法：利用挂线逐渐收缩的机械作用，使挂线内的组织因缺血逐渐坏死，瘘管慢慢被剖开，使引流通畅，从而防止急性感染的发生。由于被挂线以内的组织在逐渐切开的过程中，基底创面也逐渐愈合，括约肌虽然被切断，但断端已被瘢痕组织固定，不致因切断而回缩，致使分离太大，愈合后瘢痕小，不会引起肛门失禁。具体操作：麻醉下，持拴有丝线、橡皮筋的探针从肛瘘的外口探入，由内口探出，使橡皮筋挂在肛瘘内，剪开肛瘘上方的皮肤，双手牵拉橡皮筋，拉紧，然后在橡皮筋的基底部夹一把止血钳，并在钳下用10号丝线结扎、固定。

（三）西医治疗

西医对肛瘘的治疗包括非手术治疗和手术治疗。

1. 非手术治疗

（1）抗菌药物：用于治疗肛瘘的急性发作期。由于致病菌多为大肠杆菌、变形杆菌、结核杆菌，故常选用对革兰阴性杆菌敏感的抗生素或广谱抗生素，如庆大霉素、喹诺酮类抗生素。

（2）外用药物：用1∶5000的高锰酸钾溶液坐浴。抗菌素软膏外用，如红霉素软膏外用。

2. 手术治疗

（1）低位肛瘘切开法：适用于管道穿过肛直肠环以下的肛瘘。取侧卧位，局部消毒、麻醉，将探针由外口探入，沿管道轻柔地从内口探出，并将探针拉出肛外，沿探针切开瘘管，若有支管，应将支管一一切开，搔刮坏死组织，结扎止血，敷料固定。每日便后用高锰酸钾溶液坐浴，换药，直至痊愈。

（2）高位肛瘘低切高挂法：适用于管道穿过肛直肠环以上的肛瘘，包括骨盆直肠窝肛瘘、高位后马蹄形肛瘘、高位直肠后间隙肛瘘等，肛直肠环以下部分切开，以上部分挂线，即凡主管贯穿外括约肌深层和耻骨直肠肌以上的管道与直肠内口相通的部分，采用橡皮筋挂线，以一次或多次紧线的方法缓慢勒开高位括约肌。

术前准备：通过详细的专科检查及碘油造影X线片，明确管道走行、支管分布及内口位置。清洁灌肠，备皮。

麻醉：一般采用腰麻或骶管麻醉。

具体操作：麻醉后，术野消毒，再次详细查出管道走行、支管分布及内口位置，用美蓝染色来明确标识。将高位肛瘘的低位部分，即通过外括约肌皮下层、浅层和内括约肌的管道切开，同时切开肛瘘支管和空腔，清除腐败组织。对贯穿外括约肌深层和耻骨直肠肌以上的管道与直肠内口相通的部分采用挂线，即先用探针从高位管道至内口穿出，在探针头结扎一粗丝线，再在线上结扎一橡皮筋，然后将探针从管道退出，使橡皮筋留置在管道内，剪开橡皮筋以上的皮肤部分，尽量拉紧橡皮筋，用一止血钳夹住橡皮筋两端根部，再在钳下方用一条粗丝线将橡皮筋结扎。清除较硬的瘘管组织，修剪伤口，使之呈“V”字形。术后每日坐浴、换药。

(3) 低位肛瘘切开缝合法：适用于管道较长的低位单纯性肛瘘，是将病变组织彻底切除干净后，将创面缝合。术前清洁灌肠、备皮，麻醉后确定内口，从外口探入探针，再从内口探出，将探针从肛内拉出，切开整个管道，并将管道全部切除，仔细寻找支管，并清除之，结扎内口两侧感染的肛隐窝，止血，冲洗伤面，缝合，控制排便 5～7 天后拆线。

(四) 中医专方选介

1. 红粉生肌膏

红粉生肌膏由水银 30g，火硝 120g，白矾 30g，雄黄、朱砂各 15g，皂矾 18g，用升华的方法配制成，将上药制成纱条外用。用于治疗结核性肛瘘伤口及其他肛瘘疾病术后伤口。[廖荫元．红粉生肌膏纱条外用治疗结核性肛瘘 30 例．中国肛肠病杂志．1993，13 (3)：20]

2. 创愈散

珍珠、炉甘石、赤石脂、冰片、龙骨、熟石膏、人中白、轻粉各等份，研细末，每日撒在肛瘘术后的创面上，以凡士林纱条引流。有较强的加速创伤愈合的作用。[汤良庚．创愈散对肛瘘术后生肌作用的研究．中国肛肠病杂志．1993，13 (3)：21]

3. 40%碘化油

将此碘化油注入肛瘘内，有消毒、收敛、杀菌的作用，并能腐蚀管腔内的炎性组织，在死腔、窦道及附近瘢痕组织间形成一个无菌区，利于改变血液循环并促进愈合。杨乃栋用此方治疗 143 例，痊愈 121 例。[杨乃栋．40%碘化油治疗肛瘘．中国肛肠病杂志．1993，13 (3)：21]

4. 剔管丹

赵洪良应用自制剔管丹（红升丹、穿山甲、冰片、血竭、珍珠粉、青黛、牛黄、守宫等，共为细末，用凤雏膏加适量黏合剂调合后阴干备用）治疗肛瘘，其方法是先用3%双氧水反复冲洗管道，再用盐水冲洗干净，从外口注入空气，左手指肛内探查内口。将剔管丹从外口缓缓插入，过长部分剪平，若瘘管过长、迂曲，可分段分次进行。24～48 小时后有脓液，腐败组织及管壁脱落，创面用庆大霉素冲洗，并置油纱条至痊愈。［赵洪良．剔管丹治疗肛瘘．中国肛肠病杂志．2000，20（5）：11］

第七章 肛 裂

肛裂是指发生在齿线以下肛管皮肤处的纵行裂开性溃疡，表现为肛管皮肤全层破裂。肛裂以疼痛为主症，患者多为青年和中年，儿童和老人少见。在我国男多于女，发病部位在肛管的前中、后中位置，在两侧的较少，此病发病率高，可列为肛门三大主病之一，中医学称之为“钩肠痔”“裂痔”。

一、临床诊断

（一）辨病诊断

肛裂一般依据典型的症状及必要的体征即可明确诊断。患者一般有便秘病史，并有与排便密切相关的典型的周期性疼痛，检查时可发现肛管皮肤裂损。

1. 症状

肛裂有三大主症，即疼痛、便血、便秘。

（1）疼痛：是肛裂主要的症状，是一种典型的伴随排便而出现的周期性疼痛。特点是开始排便即疼痛，排便后有一短暂疼痛减轻的间歇期，接着又出现更加剧烈的持续疼痛，可长达数小时至1天，形成所谓的“肛裂疼痛周期”，肛裂排便时的疼痛一般认为是创伤性疼痛，便后持续疼痛是内括约肌痉挛所致，直至括约肌疲劳，疼痛才会缓解。

（2）便血：由于粪便损伤创面所致，一般血量不多，为鲜血点滴而下或手纸带血。

（3）便秘：患者因恐惧排便疼痛而有意推迟排便时间，减少排便次数，结果使粪便在直肠内停留时间延长，水分被完全吸收，大便变得越发干硬，一旦排便就会使裂口更深，疼痛加重，形成肛裂引起疼痛→怕痛不大便→大便越发干硬→肛裂愈加深→疼痛愈加重的恶性循环，为使大便变软，患者多长期服用泻剂，还会因长期腹泻致肛管狭窄和形成泻剂依赖性顽固性便秘。此种便秘称为直肠型便秘，粪便堆积于直肠处，滞留过久，排出困难，患者有肛门下坠感、排便不净感、残留感，直肠指诊可触及粪块，但患者排便意识淡漠，不能适时地对进入直肠的粪便产生排便反射。

（4）肛门发痒：肛裂溃疡面和皮下瘘的分泌物可刺激肛缘皮肤，引起肛门湿疹和肛门瘙痒，并污染内裤，肛门常潮湿不适。

（5）全身症状：剧痛，可影响患者休息，加重精神负担，甚至引起神经衰弱，有的患者会因排便恐惧，有意减少进食量，长期如此可引起轻度贫血和营养不良，妇女还可出现月经不调，腰、骶部疼痛，肛裂感染期可有发热、肿痛和流脓血等。

2. 体征

肛裂检查以视诊为主。患者放松肛门，医生用双手拇指将肛缘皮肤轻轻向两侧分开，可见肛管皮肤前位或后位，呈梭形开裂，急性肛裂的特点是裂口新鲜，色红，底浅，边缘柔软。慢性肛裂的裂口呈棱形，色白，底深，边缘不整齐，质硬。裂口旁结缔组织增生而形成“哨兵痔”。指诊时因肛门括约肌痉挛可引起剧烈疼痛，用肛镜检查可引起疼痛，故可省略不做。

3. 临床分类

（1）根据肛裂发病的缓急分类

①急性肛裂：肛裂裂口新鲜，无乳头肥大和哨兵痔等并发症。

②慢性肛裂：肛裂裂口陈旧，形成溃疡，合并有创口硬结、乳头肥大和哨兵痔。

（2）根据肛裂发病的病程分类

①早期肛裂：裂口新鲜，尚未形成慢性溃疡，疼痛较轻。

②陈旧肛裂：裂口呈棱形溃疡，同时有哨兵痔，肛窦炎或肛乳头肥大，并有周期性疼痛。

（3）根据伤面情况分类

1 期肛裂：即新鲜肛裂或早期肛裂，肛管皮肤表浅损伤，创口周围组织基本正常。

2 期肛裂：肛管已形成溃疡性裂口，但尚无并发症，无肛乳头肥大、哨兵痔及皮下瘘。

3 期肛裂：裂口呈陈旧性溃疡，合并肛乳头肥大及哨兵痔。

4 期肛裂：裂口呈陈旧性溃疡，合并肛乳头肥大、哨兵痔、皮下瘘和肛隐窝炎。

（二）辨证诊断

1. 燥火内结型

（1）临床表现：大便秘结坚硬，便时肛门剧痛，便后稍有减轻，继则持续疼痛数小时，甚至整日不减，鲜血随粪便点滴而下，常因便燥而心烦意乱，口苦咽干。舌苔黄燥，脉数。

（2）辨证要点：大便秘结坚硬，口苦咽干。舌苔黄燥，脉数。

2. 湿热蕴结型

（1）临床表现：便时腹痛不适，排便不爽，肛门坠胀疼痛，时有黏液鲜血，或带脓液。苔黄厚腻，脉弦滑。

（2）辨证要点：肛门坠胀疼痛，排便不爽。苔黄厚腻，脉弦滑。

3. 血虚肠燥型

（1）临床表现：便时疼痛，流血，大便燥结，皮肤干涩，口干舌燥，心烦失眠，午后潮热。舌红，少苔，脉细数。

（2）辨证要点：便血疼痛，皮肤干涩，午后潮热。舌红，少苔，脉细数。

二、鉴别诊断

（一）肛门皲裂

肛门皲裂是发生在肛缘和肛管处皮肤任意部位的浅表裂口，不局限在前位或后位，多较表浅，局限于皮下，不涉入肌层。常呈放射状裂口，多见于肛门皮肤病，如湿疹、皮炎及肛门瘙痒症等。虽也有疼痛，但无肛裂的典型周期性疼痛，局部常可见丘疹、角质化和增生等皮肤病变。

（二）肛管损伤

肛管损伤可发生于肛门的任何部位，有外伤史和便秘史，特点是新鲜表浅撕裂，色鲜红，有出血，一般可自愈。

（三）结核性肛裂

结核性肛裂裂口可发生于肛周任何部位，溃疡面呈干酪样坏死，边缘呈潜行性，卵圆形，病理可确诊结核病。

（四）梅毒

梅毒的溃疡常发生在肛门两侧，裂口一般不痛，常有少量分泌物，呈棱形，边突起，色红，底灰白色，常伴有腹股沟淋巴结肿大，康氏反应阳性。

三、治疗

（一）提高临床疗效的思路提示

肛裂的治疗应以止痛和促进溃疡愈合为目的。肛裂早期一般采用保守治疗，可使大便保持稀软，如局部用药、扩肛及注射等；陈旧性肛裂必须采取手术疗法方能取得可靠的疗效。

（二）中医治疗

1. 内治法

（1）燥火内结型

治法：凉血润燥，止血止痛。

方药：凉血地黄汤加减。

生地黄 20g，当归尾 12g，地榆、槐角、天花粉各 15g，黄连、生甘草、赤芍各 10g，枳壳、黄芩、荆芥各 6g。

便结者加芒硝 3g 以软坚散结。

（2）湿热蕴结型

治法：清热化湿通便。

方药：内疏黄连汤加减。

黄连、桔梗、薄荷、大黄、甘草各 6g，栀子、黄芩、木香各 9g，槟榔、连翘、当归各 12g，乌药 15g。

湿重者加苍术 12g，茯苓 30g 以健脾燥湿；大便出血者加大黄炭、侧柏炭以清热利湿、凉血止血。

（3）血虚肠燥型

治法：养血生津，润肠通便。

方药：润肠汤加减。

当归 15g，生地黄、枳壳各 12g，火麻仁、桃仁各 20g。

津亏者加玄参、麦冬各 30g 以养阴生津润肠；血虚者加何首乌、赤芍各 20g 以养血补血；气血两亏者配服十全大补丸以气血双补。

2. 外治法

（1）熏洗法：此法具有活血化瘀、消肿止痛、收敛生肌的功能，可促进裂口愈合。芒硝 30g，牡丹皮 15g，红花 10g，川乌 10g，荆芥 10g，金银花

30g，马齿苋30g，煎水坐浴，瘙痒时可加花椒10g，苦参30g，白矾10g，对早期肛裂有止痛收敛止痒的作用。

十味熏洗汤：车前草45g，枳壳20g，五倍子30g，无花果60g，黄柏30g，薄荷15g，荆芥15g，威灵仙15g，艾叶15g，煎汤熏洗，日2次。

祛毒汤：马齿苋、瓦松各15g，川文蛤、川椒、苍术、防风、葱白、枳壳、侧柏叶各9g，芒硝30g，煎汤熏洗，每日2次。

（2）外敷药：生肌玉红膏、四黄膏、九华膏、蛋黄油、马应龙痔疮膏外涂，其中蛋黄油外用于伤面，疗效颇佳，即以熟蛋黄在文火上煎，完全炭化后继续煎，即可有黑红色浓稠蛋黄油，清洁肛门后，外用于肛裂伤面，每日1~2次。

黄连油：黄连粉15g，地榆粉15g，冰片0.5g，上药时加麻油1000mL调合即成，外用于肛裂伤面，每日2次。

生肌膏：冰片1g，煅龙骨、儿茶、象皮面、炙乳香、炙没药、血竭、赤石脂各3g。上药研细末，混匀，外撒患处。

（3）针灸疗法：通过对经络俞穴的刺激，疏通经络，调理气血，从而达到止痛止血和促进愈合的作用，常用穴有长强、白环俞、承山等，采用强刺激。

（三）西医治疗

西医对本病的治疗分为保守治疗和手术治疗两大类。

1. 保守治疗

（1）内服药物：口服缓泻剂，避免便秘，是肛裂保守治疗的基本原则，若能避免粪块对肛管的损伤，多数表浅性肛裂常可不用任何治疗而愈合，可口服果导片等，但不能单纯依靠服用泻剂。长期服用泻剂可形成顽固性泻剂依赖性便秘，而且长期腹泻还会引起肛管狭窄，所以服用泻剂的时间不宜过长，最好是通过饮食调理和定时排便来保持大便通畅。

（2）外用药物

①坐浴法：用1∶5000的高锰酸钾溶液坐浴，每日1~2次。

②敷药法：以红霉素软膏、马应龙痔疮膏外用于患处，或局部涂抹利多卡因、地卡因等麻醉性药物。

③腐蚀法：陈旧性肛裂可用10%硝酸银溶液或硝酸银棒涂抹溃疡创面，然后用生理盐水冲洗，通过烧灼作用，将肛裂的老化组织去掉，重新生长出

新的组织。

（3）局部封闭法

①长效止痛剂封闭法：常以0.2%复方美蓝注射液消毒，距肛裂下端1cm处进针，针头由浅入深达肛门括约肌，沿肛裂基底及两侧做扇形注射，每次5～10mL，每周1次，注射1～2个疗程即可痊愈。

②酒精封闭法：由于酒精可引起神经组织纤维形态上明显的退行性变化，因此有人称此法为一完美的化学“神经切断术”。肛裂处先后注射普鲁卡因和酒精，由于酒精对神经组织的影响解除了疼痛和括约肌痉挛，增加了组织营养，兴奋了再生过程，因此收到了应有的效果。具体操作：局部消毒后，在距肛裂外端1cm处注入1%～2%普鲁卡因10mL，浸润于肛门皮下组织和部分括约肌内，针头不必取出，继而将70%～95%的酒精1mL注于裂损下1cm深处。

其他尚有激素封闭法、消痔灵封闭法、复方枸橼酸液封闭法等，具体操作方法大致相同。

（4）肛管扩张器疗法：使用扩张器放入肛管内则可扩张肛管，预防括约肌痉挛，又可保持肛裂创面肉芽组织从基底向外生长，促进肛裂愈合。一般扩张器每日扩张2次，每次1～2分钟。

（5）烧灼法：即以高热烧焦裂伤，然后焦痂脱落，逐渐形成新鲜创面而治愈。目前使用二氧化碳激光束对准裂伤处进行烧灼。术后第2天便后坐浴，局部用烫伤灵油纱条换药，直至伤面愈合。

2. 手术治疗

本法多适用于慢性肛裂及有并发症者。手术方法据统计有32种之多，目前主要运用的有以下几种：

（1）扩肛术：适于没有严重哨兵痔、硬节瘢痕和潜行瘘道的单纯肛裂。局麻下用双食指在3、9点相反方向扩张肛门，等肛门松弛后再逐渐伸入两手中指，维持扩张3～4分钟，将肛门缓慢扩张，可并容四指为度，本法简单易行，无严重并发症和痛苦，目前广泛采用。

（2）肛裂切除术：适用于二、三期肛裂，具有潜行瘘道、哨兵痔和肥大乳头的肛裂，本法能一次根治，具有创面引流良好、复发率低等优点。局麻下在肛裂正中做纵形切口，上自齿线，下到肛缘偏外，切开栉膜及部分内括约肌，将哨兵痔、肥大肛乳头、瘘道一并切除，再将溃疡边缘的结缔组织切除，修剪创缘。

（3）括约肌切除术：目前采用较多的是后方正中位内括约肌切断术和侧方正中位内括约肌切断术。二者不管用哪一种，均在肛管外侧1.5cm处局麻下将肛门内括约肌在正后位或侧位切断，注意被挑出切断的肌束要深达齿线。另外将肥大肛乳头及皮下瘘一并切除。

（4）纵切横缝术：局麻下，从上自齿线下至肛缘，将肛缘及其下的病理组织切除，切断栉膜及部分内括约肌，同时将哨兵痔及肛乳头、瘘道切除，然后，将黏膜与皮瓣做横行缝合，缝3～5针，5～7天拆线。

（5）其他：如皮瓣移植术，有皮肤移动术和纵切横缝皮肤移动术，操作复杂，恢复快，但不易成功，临床上应用不多。

（四）中医专方选介

1. 肛裂丸

生地黄、牡丹皮各90g，熟地黄、玄参、桃仁各75g，红花、白芷各30g，郁金、延胡索、莪术、槐米各50g，杏仁、枳实各30g，火麻仁、制没药各60g，上药研末，炼蜜为丸，每丸重10g，每日2次，每次1丸。

2. 裂创灵洗剂

白及50g，木鳖子30g，芒硝50g，大黄50g，苦参30g。上药加工成粉末，每袋200g，每袋药粉加水2000mL，先熏后洗，每次20～30分钟，日1次。

3. 脏毒汤

桃仁9g，赤芍9g，红花6g，大黄10g，皂角刺9g，炮穿山甲9g，黄连3g，天花粉9g，白芷9g，生地黄16g，甘草6g。水煎服，每日1剂。

以上均摘自［安阿玥．肛肠病学．北京：人民卫生出版社，1998：208］

第八章　直肠脱垂

直肠脱垂为直肠肛管甚至部分乙状结肠移位下降和外脱的一种疾病，分为完全性直肠脱垂和不完全性直肠脱垂两大类，各种年龄的人均可发病，但多发于小儿、老人、经产妇及体弱之人。

中医称此病为“脱肛”，我国是世界上最早记述直肠脱垂的国家。我国最古老的方书《五十二病方》云：“人州出不可入者……倒悬其人，以寒水溅其心腹，入矣。”

一、临床诊断

（一）辨病诊断

显性直肠脱垂的诊断较易，依据对脱出物的视诊一般即可确诊，隐性直肠脱垂的诊断则需进行直肠、乙状结肠镜检查和X线摄影等才能发现。

1. 症状

（1）脱出：直肠脱出肛外是直肠脱垂的主要症状，轻者在排便增加腹压时直肠脱出肛外，初起能自行还纳，以后渐渐不能自行还纳，须用手还纳，重者直肠黏膜和肛门括约肌松弛，直肠除大便时可脱垂，连打喷嚏、咳嗽、排气、工作劳累、走路、久站、久坐时都能脱出。

（2）排便异常：可有便秘、腹泻、大便失禁、里急后重等。其中便秘最常见，约占50%～70%，直肠黏膜出血和黏液便也很常见。

（3）局部症状：由于直肠黏膜长期受到异物刺激，使其充血、水肿，严重时表面溃疡，出现黏液分泌多、肛内坠胀、酸痛、尿频、腹胀等症状，严重者可出现嵌顿。

2. 体征

本病无明显体征，一般仅表现为脱出的直肠呈半球状、牛角状等，常伴有黏膜的充血、水肿。

3. 临床分度

我国在1975年全国肛肠会议上将直肠脱垂分为三度：

1度：排便时或增加腹压时直肠黏膜脱出肛门外，便后自行还纳，脱出长度为3～6cm。

2度：排便时长期反复脱出，使直肠黏膜充血、水肿、溃疡、糜烂，因而常有带血及黏液，分泌物流出肛门外，此期直肠全层脱垂，需要用手还纳，脱出长度为8cm左右。

3度：直肠不仅在排便时脱出，而且在咳嗽、打喷嚏、排气、行走、久站、久坐时都脱出肛门外，此期直肠全层或肛管及部分乙状结肠脱出于肛门外，自己根本不能还纳，脱出长度为12cm以上。

4. 辅助检查

（1）X线检查：排粪造影是内脱垂的主要检查方法。在排粪造影过程中，力排钡剂，使其排出肛门外，同时肛门外出现圆柱或圆锥形黏膜皱襞及大小、长度不等的肿物，即可诊断为直肠黏膜外脱垂；内脱垂的典型X片表现是直肠侧位片上呈漏斗状影像，部分患者有骶骨分离现象。

（2）肛门直肠测压：①静息压下降，反映由脱垂肠管机械性扩张及其在远端直肠引起持续反射性内括约肌抑制所致的内括约肌功能障碍，其程度与肛门失禁相关。②肛管最大收缩压下降，反映由脱垂肠管机械性扩张及阴部神经伸展损伤所致的外括约肌等盆底横纹肌功能障碍。

（二）辨证诊断

1. 气虚下陷型

（1）临床表现：便后肛门有物脱出，甚至在咳嗽、行走、排尿时即脱出，劳累后加重，伴脘腹重坠，纳少，神疲体倦，气短声低，头晕，心悸。舌质淡，舌体胖，边有齿痕，脉弱。

（2）辨证要点：肛门肿物脱出，脘腹重坠，神疲体倦。舌质淡，舌体胖，边有齿痕，脉弱。

2. 肾气不固型

（1）临床表现：直肠滑脱不收，伴肛门下坠，腰膝酸软，面白神疲，听力减退，小便频数或夜尿多，久泻久痢。舌淡，苔白，脉沉弱。

（2）辨证要点：直肠滑脱不收，腰膝酸软。舌淡，苔白，脉沉弱。

3. 气血两虚型

（1）临床表现：直肠脱出，伴面白或萎黄，少气懒言，头晕眼花，心悸，健忘，失眠。舌质淡白，脉细弱。

（2）辨证要点：直肠脱出，面白，头晕眼花。舌质淡白，脉细弱。

4. 湿热下注型

（1）临床表现：直肠脱出、嵌顿，不能还纳，伴肛门肿痛，面赤身热，口干口臭，腹胀便结，小便短赤。舌红，苔黄腻或黄燥，脉濡数。

（2）辨证要点：直肠脱出，不能还纳，肛门肿痛，便结尿赤。舌红，苔黄腻或黄燥，脉濡数。

二、鉴别诊断

（一）肠套叠

肠套叠是发生在结肠与乙状结肠的套叠，部位较高，有剧烈的腹痛和酱红色血液，脱垂发生在直肠与乙状结肠，部位较低，且无腹痛，无溃疡时很少便血。

（二）内痔

直肠脱垂，特别是直肠黏膜脱垂，从古至今与内痔脱出混为一谈，被统称为脱肛。其实二者是完全不同的疾病，内痔脱出物为充血、肥大的痔块，呈梅花状或环状，可有出血，痔核之间有凹陷。

三、治疗

（一）提高临床疗效的思路提示

直肠脱垂的治疗应根据不同的类型采用合理的综合治疗方法。

小儿直肠脱垂与骶骨曲发育不完善有关，因此随着年龄的增长，骶骨曲发育逐渐完善，使得小儿直肠脱垂有自愈倾向，所以应以保守治疗为主，去除原发因素和局部处理并举。如因直肠息肉、腹泻、便秘、痢疾、咳嗽等疾病引起的脱垂，治愈原发病后，脱垂即可自愈。另外可用纱布垫固定在肛门两侧，阻止肛门下移，如仍不起效，可进行注射治疗。

成人直肠黏膜脱垂应以注射疗法为主。同时可配合针灸或括约肌电刺激疗法，对肛门括约肌松弛者可采用肛门直肠紧缩术或括约肌折叠术。

成人完全性直肠脱垂可选用注射疗法和手术疗法。注射疗法是一种非常优良的非手术疗法治疗直肠脱垂的途径，取得了很好的临床经验。手术疗法的原则是还纳脱出的直肠，并使其与周围组织固定，收缩、强化松弛的骨盆及肛门括约肌群，将乙状结肠下部与直肠固定，闭锁直肠子宫凹陷，切除过长的肠管，使直肠恢复正常的状态，不引起合并症、后遗症，也不会复发等，多数学者认为应综合多种术式才能取得理想的疗效。

（二）中医治疗

内服中药治疗直肠脱垂是中医的主要治法，以“虚则补之”“下者举之”“酸主收”为依据。升提固托是治疗的基本原则，治疗时应注意攻补相宜，灵活运用。常用方剂有补中益气丸、金匮肾气丸、桂附八味丸等。

1. 内治法

（1）气虚下陷型

治法：补气升清，升举固托。

方药：补中益气汤加减。

黄芪 25g，人参 30g，生白术 15g，升麻 7g，柴胡 12g，陈皮、当归身各 12g，炙甘草 6g。

腹胀、纳呆者，加鸡内金、神曲、炒麦芽、山药各 15g；中气虚寒者加炮姜、茯苓、五味子各 15g；气虚久脱不收者，加止涩之品，如五倍子、乌梅、金樱子各 15g；产后中气下陷，直肠、子宫并脱者，用醋炒升麻 15～30g。

（2）肾气不固型

治法：补肾固摄。

方药：肾气丸加减。

熟附子 12g，怀山药 30g，茯苓、山茱萸各 10g，炙黄芪 25g，升麻 15g。

泄泻者加补骨脂、肉豆蔻各 12g；大便干结者加火麻仁、胡桃肉各 12g；滑脱不收者加金樱子、乌梅各 12g；老人元气虚，精血衰少者，加鹿茸粉 2g，每日 2 次吞服。

（3）气血两虚型

治法：补益气血。

方药：八珍汤加减。

人参 30g，炙黄芪 25g，熟地黄、生白术各 12g，茯苓、当归身、白芍、升麻各 10g，生甘草 7g。

大便干结者加火麻仁、柏子仁各 15g；血虚有热，口干，心烦者加玉竹、生何首乌、知母各 15g；夜寐不安者加酸枣仁 20g，远志 9g。

（4）湿热下注型

治法：清热泻火，行气利湿。

方药：凉膈清肠散加减。

生地黄 15g，黄连 9g，黄芩、香附、川芎、白芷、当归身、荆芥、防风各 10g，升麻 7g。

肛门肿痛、灼热、刺痒者，加金银花、黄柏、栀子各 12g；大便不通者加草决明 20g，大黄 3g（后下）；尿黄者加滑石、车前草各 20g；嗜酒者加葛花 20g。

2. 外治法

常用的有熏洗法和外敷法，多用酸收固涩药物，取其“酸能收敛，涩以固脱”，常用药物有五倍子、白矾、石榴皮、乌梅、苦参、蛇床子、诃子肉等。若有肿痛、溃疡、糜烂、流水，宜清热解毒与固涩并重，上述药物再加黄连、黄芩、白茅根等。另外，针灸疗法也是常用的外治法。

（1）熏洗法：胡伯虎采用大黄 15g，地榆 15g，枯矾 15g，花椒 10g，五倍子 15g。煎洗治疗直肠脱垂。

张东岳总结的熏洗药物较多，可辨证采用。脱出无炎症时，可用五倍子 10g，白矾 15g，朴硝 30g，生甘草、薄荷各 10g，水煎熏洗；若有肿痛、溃疡、糜烂、流水，宜清热解毒与固涩并重，药用乌梅、五倍子各 10g，草河车 30g，生甘草 10g，煎汤熏洗；炎症重者，可用苦参汤，药用苦参 15g，黄连、黄芩各 10g，枳壳 15g，甘草、荆芥各 10g，赤芍 15g，车前子、白茅根各 10g，水煎熏洗。洗后还可外用收肛散，将脱出的直肠还纳，外用纱布垫加压固定在肛门两侧，使肛门紧闭，阻止其再度脱出。

石榴皮洗剂：石榴皮 30g，明矾 15g，芒硝 30g，黄柏 20g，加水适量煎洗，日 1 次，每次 30 分钟。

老枣树皮洗剂：老枣树皮 30g，石榴皮 30g，明矾 15g，加水适量，水煎外洗，日 1 次，每次 30 分钟。

脱肛洗剂 1 号：明矾 30g，石榴皮 15g，五倍子 15g，生百部、大黄、诃子、赤石脂各 15g，加水适量，煎后外洗，日 1 次，每次 30 分钟。

脱肛洗剂 2 号：朴硝、五倍子、苦参、马齿苋各 30g，白矾、生甘草各 10g，苏木 20g，加水适量，水煎外洗，日 1 次，每次 30 分钟。

（2）外敷法：五倍子10g，煅龙骨、木贼炭各60g。上药共研细末，撒药少许托纳直肠。五倍子、明矾、冰片，共研细末，撒布患处，还纳复位。诃子、赤石脂、龙骨，共研细末，撒布患处，还纳复位。马勃末、木贼烧灰存性，共研细末，撒布患处，还纳复位。

脱肛膏：蝉蜕15g，煅龙骨30g，蛇蜕9g，冰片0.5g，将上药焙干，加入冰片，共研细末，将上药撒布于脱出的直肠，还纳肛内，再以上药加凡士林调成软膏，涂在脱出的直肠周围，用纱布丁字带固定。

乌龟头膏：乌龟头2个。纸包泥封，文火烧，存性，研细末，撒布于脱出的直肠上，托上即可。每日2~3次。

收肛散：五倍子、诃子肉、乌梅各5g，枯矾、龙骨各3g，共研细末，撒布于脱出的直肠上，还托直肠。每日2次。

五倍子散：五倍子5g，枯矾2.5g，冰片0.25g，共研细末，撒布于脱出的直肠上，托上即可，每日2次。

（3）针灸：可结合电刺激，有增强肛门括约肌收缩功能的作用，改善局部症状。常用穴位有：百会、长强、提肛、气海、足三里、天枢等。胡伯虎采用强刺激，不留针，针刺提肛、长强、百合、天枢、足三里，治疗小儿直肠脱垂有效。

耳针：取直肠下、神门、皮质下。

梅花针：刺打肛门周围皮肤，以增强括约肌及盆腔肌肉对直肠的支持、固定。

拔火罐：施术于长强穴，每隔1~2日1次，轻者1~2次，重者5~7次。

（三）西医治疗

1. 手法复位

患者取侧卧位，术者用手指压迫脱垂的顶部，缓缓推入直肠内，如果脱出的时间较长，黏膜充血、水肿、复位困难，可在局麻下进行。术后切忌大便用力及下蹲，防止腹泻、便秘。同时嘱患者加强肛门括约肌群的运动，多做提肛运动，每日3~5次，每次30~50次。

2. 注射疗法

注射疗法主要用于不完性直肠脱垂的治疗，常用药物有消痔灵、6%明矾注射液、50%葡萄糖、5%鱼肝油酸钠等，这些药物具有良好的粘连硬化、抑菌作用，注射方法分直肠黏膜下注射和直肠周围注射两类，直肠黏膜下注射又可分为点状注射和条状注射两种，直肠周围注射包括两侧直肠骨盆间隙注射和直肠后间隙注射。消痔灵注射疗法治疗直肠脱垂已成为我国治疗直肠脱垂的主要手段。下面以消痔灵为例做详细介绍。

适应证：直肠黏膜脱垂、直肠全层脱垂、直肠全层合并、部分乙状结肠脱垂。

治疗原则：直肠黏膜脱垂采用直肠黏膜下多点注射。直肠全层脱垂采用直肠黏膜下多点注射并在直肠周围三间隙注射。直肠全层合并乙状结肠脱垂，在进行上述两种注射的基础上，辅以肛门紧缩术或括约肌折叠术。

术前准备：1∶1 消痔灵。备皮，清洁灌肠。

（1）直肠黏膜下注射法：局麻或不用麻醉，消毒肠腔后，在齿线以上 0.5cm 部位起进针，点状将药液注射于黏膜下层，每点注药 0.1 ~0.5mL，点距 0.5 ~1.0cm，术后服抗生素，用洗必泰痔疮栓纳肛。

（2）黏膜下条状注射法：用长针头进入直肠黏膜下层后，从上向下边注药，边退针，在黏膜下层条状注入药液，一般可注药 3 ~5 条，形成几条使黏膜与肌层粘连固定的条柱，不复脱出。

（3）直肠周围注射法：在直肠外将药液注入两侧骨盆直肠间隙及直肠后间隙，使直肠高位与周围组织两侧直肠侧韧带及前筋膜通过药物产生的无菌性炎症产生纤维化，从而达到直肠与周围组织粘连固定的目的。本操作要有严格的无菌要求，术前、术后均给予抗生素预防感染，绝不能将药液误注入肠壁肌层、骶前筋膜和腹腔内，不刺穿肠壁是防止感染的关键，注意观察药物注入骶骨直肠间隙和直肠后间隙时有无异常感觉，如药液误注到骨盆神经丛或骶神经，会出现腿痛、骶骨痛、下腹痛，应更换注射部位。消毒后，在肛缘 3、6、9 点处做浸润麻醉，麻醉深度宜在提肛肌以下，先于肛缘一侧 3 点或 9 点 1.5cm 处进针，用 7.5cm 的腰穿针，经皮下肛门外括约肌至肛提肌，当通过肛提肌有落空感时，即进入骨盆直肠间隙，此时，用左手食指伸入直肠壶腹，触摸针尖部位，证实针位于直肠壁外，未通过直肠时，再将腰穿针全部刺入，并用手紧压针柄，针进入 7.5cm，加压后可深入 1cm，共进入约 8.5cm，在准确定位后再将药物注入骨盆直肠间隙，应边退针边注药，使之呈扇形均匀分布，一侧总量为 10 ~18mL。行直肠后间隙注射时，在肛门与尾骨间皮肤中点穿刺，针刺沿骶骨曲进行，用一食指在直肠壶腹引导，针进入 6 ~7cm，证实针未穿通直肠壁，未穿入骶骨前筋膜，活动于直肠壁后，即表示已达直肠后间隙，方可边退针边注药，注药量为 5 ~7mL。以上三个部位总量在 25 ~ 45mL。

注意事项：注射疗法最严重的并发症是术后感染，一旦发生，轻则形成高位直肠间隙脓肿或黏膜下脓肿，重则并发脓毒血症，因此术前、术后均应给予抗生素预防感染。术中应严格无菌操作，且注意不能将药液误注入肠壁肌层、骶前筋膜和腹腔内，不能刺穿肠壁；药物浓度以低浓度、大剂量为宜，高浓度易引起坏死、感染和大出血。

3. 手术疗法

手术方法很多，约有 80 多种，大体分为 7 类：肛门或直肠紧缩术、肠管切除术、直肠膀胱（子宫）凹陷封闭术、直肠悬吊固定术、骨盆底加固成形术、经肠系膜缝缩固定术或肠管逆套迭术等。手术途径有：经腹部、经会阴部、经骶部、经腹会阴部。简介如下。

（1）肛门紧缩术：是将银丝、铬制线、硅橡胶圈等植入肛门周围皮下组织，使松弛的括约肌缩紧，从而阻断直肠脱出的一种方法。

（2）脱出肠管切除术：将脱出的肠管切除，然后将各层缝合，手术方法简单，可及时处理脱出肠管的水肿、坏死或粘连，但有一定的复发率和并发症，所以近代主张与其他方法并用。

（3）结扎法：主要适用于直肠黏膜脱垂。常规消毒麻醉后，以组织钳将右前区黏膜牵出肛外，于齿线上约 3cm 处按内痔结扎法行“8”字结扎或套环结扎，结扎之黏膜可剪除或不予剪除，以同法处理右后、左侧黏膜，结扎后，将结扎之黏膜或黏膜残端纳入肛内。如为直肠全层脱垂，可在齿线上 1.5cm 处，分别于正中、左前、右前 3 个点，用长直的止血钳，沿直肠纵行夹住直肠黏膜 5 ~ 6cm，在止血钳上注射枯痔液，使黏膜膨胀，变成灰白色，再用止血钳挤压，然后用圆针和 7 号丝线在止血钳下做分段贯穿结扎，使之成柱状结扎。操作中注意 3 个结扎点要避开 3 个母痔区，同时结扎点之间要保留足够的黏膜，术终以指诊通畅为度，3 个结扎起点于齿线上不应在一个水平线，贯穿缝扎不得穿入直肠肌层，夹住黏膜的止血钳应与肠壁垂直。

（4）直肠悬吊固定术：分直肠后位悬吊术、直肠后方固定术、腹直肌前鞘带直肠悬吊术、直肠前位固定术。

①直肠后位悬吊术：用阔涤纶带包绕上部直肠，将其固定缝合在骶骨隆突下的骶前筋膜上，或将直肠悬吊在腰大肌，悬吊物可用金属环、聚四氯乙烯环、海绵、纺绸和涤纶等，或用后位缝合的方法，或用腹直肌前鞘悬吊。

②直肠后方固定术：在下腹部正中切口，在直肠两侧，沿直肠平行切开后腹膜，在直肠子宫（膀胱）凹陷横连切开线，剥离直肠全周，前壁剥离不宜过深，后壁可将尾骨前筋膜充分剥离到尾骨尖附近，后将尾骨纵韧带与直肠后壁缝3～6针加以固定，然后缝合腹膜切开缘。

③腹直肌前鞘带直肠悬吊术：用腹直肌前鞘代替丝绸或阔筋膜悬吊直肠，一方面可减少患者取大腿阔筋膜的创伤和痛苦，另一方面又是自体组织做悬吊带，愈合后牢固可靠，稳定性强。

④直肠前位固定术：把涤纶带缝合在直肠后拉向下前方，重建肛直角，最后把涤纶带缝合在耻骨上。

（5）直肠前壁折叠术：在腹部左侧中部切口，显露直肠膀胱陷凹，沿直肠前壁腹膜最低处向直肠上段两侧做弧形切口，剪开腹膜；分离腹膜后疏松组织，直达尾骨尖部，再分离直肠前疏松组织，直达提肛肌边缘；提高直肠膀胱（或直肠子宫）陷凹，将原来切开的直肠膀胱陷凹前腹膜向上提起，用丝线间断缝合于提高后的直肠前壁上；折叠直肠前壁，将乙状结肠下段向上提起，在直肠上段和乙状结肠下段前壁自上而下或自下而上做数层横形折叠缝合，每层用丝线间断缝合5～6针，每折叠一层可缩短直肠前壁2～3cm，每两层折叠相隔2cm，肠壁折叠层数一般为脱垂的2倍，肠壁折叠的陷凹必须向下，缝针不得超过肠腔，只能穿过浆肌层，手术的着重点是将直肠后壁固定于前筋膜上，使之粘连固定。

（四）中医专方选介

1. 石榴皮洗剂

石榴皮30g，明矾15g，芒硝30g，黄柏20g，水煎外洗，日2次，每次30分钟。

2. 老枣树皮洗剂

老枣树皮30g，石榴皮30g，明矾15g，水煎外洗，日2次，每次30分钟。

3. 脱肛洗剂1号

明矾30g，石榴皮15g，五倍子15g，生百部、大黄、诃子、赤石脂各15g，水煎外洗，日2次，每次30分钟。

4. 脱肛洗剂2号

朴硝30g，五倍子30g，苦参30g，白矾10g，马齿苋30g，苏木20g，生甘草10g，水煎外洗，日2次，每次30分钟。

5. 脱肛膏

蝉蜕 15g，煅龙骨 30g，蛇蜕 9g，冰片 0.5g，共研细末，加凡士林调合成膏，涂在脱出的直肠上，用绷带或布带做成丁字形固定。

6. 乌梅膏

乌梅 5 个，冰片 0.2g，研细末，用香油调膏，涂于脱出的直肠上，用绷带或布带做成丁字形。

7. 收肛散

五倍子 5g，诃子肉 5g，枯矾 3g，龙骨 3g，乌梅（炒炭）5g，冰片 1g，涂于脱出的直肠上，用绷带或布带做成丁字形。

以上均摘自［吴存亮，等．现代肛门直肠病学．北京：中国人口出版社，1998：350］。

第九章　肛隐窝炎及肛乳头炎

肛隐窝炎是肛窦、肛门瓣发生的急慢性炎症，又称肛窦炎。肛乳头炎是肛乳头红肿、肥大、增生、发炎。肥大的肛乳头又可继发乳头状纤维瘤。肛窦、肛门瓣和肛乳头在解剖上关系密切，发病原因相同，症状相似。肛窦炎和肛乳头炎是常见病、多发病，且可互为因果，故也可视为同一种病。此病由于症状比较轻微而常被患者和医生忽视，但本病是引起肛肠外科疾患的主要感染灶，有肛门疾病“发源地”之称，据统计，约 85% 的肛门直肠疾病都是由肛窦感染所引起的，因此肛窦炎和肛乳头炎的早期诊断和治疗对预防许多肛肠疾病的发生具有重要的意义。

一、临床诊断

（一）辨病诊断

1. 症状

本病可发生于任何年龄，以青壮年为主，女性多于男性，临床上以排便不尽、疼痛、瘙痒为主要表现。

（1）疼痛：是肛窦炎最常见的症状，一般为撕裂痛或烧灼样痛，排便时症状加重，由于疼痛与排便关系密切，患者惧怕排便，就会忍便不排，从而导致便秘，加重痛苦。

（2）排便不尽感：肛窦炎和肛乳头炎的患者往往有排便不尽感、肛内异物感和下坠感，严重者伴里急后重感。

（3）瘙痒、潮湿：常与疼痛、排便不尽感等表现混杂出现，此瘙痒与肛外皮肤瘙痒症不同，由于该瘙痒从肛管内齿线下传出，患者常诉瘙痒伴胀痛感，瘙痒而无法抓挠。肛窦炎、肛乳头炎的炎性水肿，产生肛门闭锁不全，炎症性渗出物刺激肛门而引起瘙痒，所以还可见肛门周围皮肤潮湿，皮肤呈潮红色。

（4）会阴部不适：肛窦炎常出现放射性疼痛，疼痛可向尿生殖区、骶尾区或下肢放射，另外，还可引起消化不良、矢气多、便秘等。

2. 体征

肛门镜下可见患者肛窦部充血、水肿，颜色发红或暗红，触之易出血，且有压痛，或有黏液从窦口流出；肛乳头肥大，有比较明显的尖端，呈黄白色或淡红色，肛瓣肥厚、充血，用肛窦钩或探针检查时，能顺利地探入肛窦内较深的部位，而在正常的肛窦口则不易探入。指诊时在齿线上可摸到有硬的隆起或凹陷，并有轻微压痛。

（二）辨证诊断

中医学认为：本病的形成，多因饮食不节，过食辛辣厚味等刺激性食物，致“大肠热结”“湿热下注”而发病。应根据其临床表现和证候，辨证分型诊断。

1. 湿热下注型

（1）临床表现：肛门潮湿，瘙痒，有黏液自肛内流出，肛内坠胀，肿痛，排便时加重，伴里急后重，便干或溏而不爽，口渴，口苦，心烦，小便短赤。舌红，苔黄腻，脉濡滑。

（2）辨证要点：肛门潮湿，肿痛，伴里急后重，口苦，心烦。舌红，苔黄腻，脉濡滑。

2. 阴虚内燥型

（1）临床表现：肛门不适，隐隐作痛，便时加重，肛门有黏液溢出，混有血丝，五心烦热，口燥咽干，大便秘结。舌红，苔黄或少苔，脉细数。

（2）辨证要点：肛门不适，有黏液溢出，伴五心烦热，口燥咽干。舌红，苔黄或少苔，脉细数。

二、鉴别诊断

肛窦炎和肛乳头炎须与直肠息肉、内痔、绒毛乳头状瘤相鉴别。

（一）直肠息肉

直肠息肉发生在直肠黏膜部分，表面红嫩易出，分有蒂与无蒂两种。

（二）内痔

内痔为圆形，有柔软结节，多发生在齿线部位3、7、11点，易出血。

（三）绒毛乳头状瘤

绒毛乳头状瘤有蒂，肿物呈海绵状或细绒状，易出血，常有大量黏液。

三、治疗

（一）提高临床疗效的思路提示

早期应尽快消除炎症，便后用温水或1:5000的高锰酸钾溶液坐浴，保持肛门部清洁卫生和消化道的正常生理功能，避免便秘、腹泻，及时制止原发病，防止炎症扩散。

（二）中医治疗

1. 内治法

（1）湿热下注型

治法：清热利湿。

方药：龙胆泻肝汤或止痛如神汤加减。

龙胆草30g，车前子20g，生地黄、黄芩、泽泻、木通各12g，当归15g，柴胡、甘草各6g。

分泌物较多，肿痛较甚者，可加白头翁、猪苓各20g，泽泻15g。

（2）阴虚内燥型

治法：滋阴清热，凉血止痛。

方药：凉血地黄汤加减。

玄参30g，麦冬、生地黄各25g，大黄9g，芒硝5g。

潮热盗汗者加黄柏15g，知母30g，地骨皮20g。

2. 外治法

（1）熏洗：用苦参汤先熏后洗，每日2次，每次10～15分钟；或用祛毒汤：甘草、枳壳、川椒、五倍子、防风各10g，苍术15g，葱白3根，马齿苋20g，朴硝12g，侧柏叶16g，先熏后洗，每日2次以清热解毒，消肿止痛；或用葱硝汤：大葱3根，芒硝50g，煎水坐浴，每日2次，每次20～30分钟；或用马齿苋、金银花各30g，黄连、红花各15g，防风、荆芥各10g，煎水坐浴。

（2）外敷：选用马应龙麝香痔疮膏、九华膏、红霉素软膏外用。

（3）塞药：用化痔栓、痔疮栓、痔疮宁栓等，每日坐浴后纳入肛内。

（4）药物保留灌肠：方选三黄汤加减，黄柏、黄芩各15g，大黄10g，金银花30g，板蓝根20g，山豆根30g，水煎去渣，用时加温，每次用50～100mL。

（三）西医治疗

1. 内治法

选用肠道抗生素，氟哌酸0.2g，日3次，口服。便秘者给予缓泻药，如果导片2片，日3次，口服。

2. 外治法

用1∶5000高锰酸钾溶液坐浴，红霉素软膏外用，或给予热理疗，如射频照射治疗。

3. 手术疗法

药物治疗无效，可行肛窦切开、肛乳头切除术。

操作方法：术前嘱患者排尽大便，取患侧卧位，对皮肤及直肠进行常规消毒，局部浸润麻醉，以分叶肛门镜扩开肛门，显露出有病变的肛窦和肛乳头，沿肛窦做纵形切开，使引流通畅；将肥大的肛乳头脱出肛外，用止血钳将肛乳头基底部夹住，用10号丝线结扎即可。术后控制大便1～2日，连续换药，直至痊愈。

（四）中医专方选介

1. 硝黄洗剂

芒硝、金银花、蒲公英、马齿苋、苦参各30g，大黄15g，加水2000mL煎煮，先熏后洗，每次30分钟，日2次。

2. 葱硝洗剂

大葱白4枚，朴硝、花椒各30g，食盐10g，加水煎煮，先熏后洗，日2次，每次30分钟。

3. 食盐汤

金银花、蒲公英、马齿苋、蛇床子各10g，白矾10g，食盐10g，生甘草10g，水煎外洗，日1～2次，每次30分钟。

以上均摘自［李雨农．中华肛肠病学．重庆：科学技术文献出版社重庆分社，1990：351］。

第十章　肛门直肠狭窄

第一节　肛门狭窄

肛门的腔道直径变小、狭窄，粪便通过受阻，排出困难，称为肛门狭窄。

肛门狭窄临床上以排便不畅、排出困难、腹胀、肛门直径变小、狭窄为主要临床表现。中医学无肛门狭窄的病名，多称之为“排便困难”“谷道狭小”等。

一、临床诊断

（一）辨病诊断

根据病史、主诉及临床症状和体征来诊断肛门狭窄并不困难。

1. 症状

排便不畅或排便困难，粪便变扁、变细，或仅能排出少量粪汁，伴有腹胀、肛门疼痛、肛门灼热、异物感、余便感等；或伴瘙痒、潮湿、皮肤破损、糜烂、溃疡、出血、黏液、脓血等；亦可伴不全梗阻或慢性肠梗阻的症状。

2. 体征

分开臀部，可见肛门有分泌物及上皮组织脱落，指诊检查发现肛门变细、变窄，食指不能顺利通过肛管，或勒指感特别明显，肛管皮肤组织变硬，有瘢痕，无弹性，有坚硬的纤维环状狭窄。腹部检查可见腹胀。

3. 辅助检查

病理组织学及实验室检查诊断：对肛管局部病变可取活检做病理组织学检查。除应做必要的常规化验和生化检查外，对可疑有性病者应做血清梅毒试验、血清冷凝集试验、Freire 试验等检查。

（二）辨证诊断

1. 气滞血瘀型

（1）临床表现：肛门狭窄，大便不畅或干燥，排便困难，伴腹胀、肠鸣、肛门坠胀、里急后重等，局部瘢痕呈半环状、镰状或环状，孔隙可容食指通过。舌红，或有瘀点，苔白，脉弦细。

（2）辨证要点：肛门狭窄，排便不畅或困难。舌红，或有瘀点，脉弦细。

2. 热结肠燥型

（1）临床表现：肛门轻度狭窄，大便秘结，肠燥津少，腹胀，口干。舌淡红，苔薄黄，少津，脉数。

（2）辨证要点：肛门轻度狭窄，便秘，腹胀。舌苔薄黄少津，脉数。

3. 肠道湿热型

（1）临床表现：大便不畅，稀便，伴黏液、脓血，大便次数多，低热身乏，肛门潮湿、糜烂、疼痛。舌红，苔黄厚腻，脉濡数。

（2）辨证要点：大便不畅，次数多，肛门糜烂，疼痛。舌红，苔黄腻，脉濡数。

二、鉴别诊断

对于肛门狭窄的诊断并不困难，首先应确定有无狭窄，进一步诊断其性质是良性还是恶性，判断其程度和范围，以确定治疗方法。其鉴别诊断见表10－1。

表10－1　肛门狭窄的鉴别诊断表

病名	简要病史	诊断要点
先天性畸形	有先天性疾病史	出生后排便哭闹，腹胀，便细，可并发瘘
损伤感染	外伤后感染、烧伤等	排便困难或并发失禁，多为肛门或肛管环形狭窄
肛门梳硬结	肛管感染或痔手术后	大便困难，伴疼痛，指诊肛管狭窄，有触痛
医源性损伤	畸形手术治疗后	便条细，排便不畅，X线检查、指诊有狭窄
内痔注射感染	注射药物浓度高、剂量大，注射部位低或过深，多为坏死并感染	肛门疼痛，排便困难，肛管狭窄，多数伴大便失禁

续表

病名	简要病史	诊断要点
痔切除术后	痔切除后保留皮桥过少，排便不畅，肛管呈线状或膜状狭窄，还有术后感染等	有痔切除手术病史，肛门狭小，食指不能通过，排便困难。
复杂肛瘘	切除组织多，有反复感染	排便困难，并发失禁，久不愈合，活检排除恶性

三、治疗

（一）提高临床疗效的思路提示

1. 辨证要准确

肛门狭窄临床上应根据患者表现出的证候，望、闻、问、切四诊合参，辨证施治。只有辨证准确，治法、用药合理，才能提高临床效果。从临床实际来看，热结肠燥和湿热下注于肠道的证型较为常见。热结肠燥时应峻下热结，行气润肠，但亦应中病即止，若克伐太过，容易造成便稀、便频，会刺激肛门和直肠，继发局部感染，使狭窄的同时伴有失禁，进一步增加患者的痛苦。湿热下注时应清热解毒化湿，佐以行气活血，内服药物应和外用熏洗、坐浴相结合。

2. 中西医结合，内治和手术疗法并重

本病的治疗，在辨证施治内服药物治疗的同时，还应进一步根据狭窄发生的病因，选择适当的手术方法，以使治疗效果更佳。

3. 见微知著，巩固防变

本病不论经内服药物保守治疗还是手术治疗，都要注意调整肠道功能，尽量使肛门排便时顺利、通畅，及时应用养阴润肠通便及缓泻药物，有助于保持大便通畅。

（二）中医治疗

1. 内治法

（1）气滞血瘀型

治法：宽肠理气，祛瘀软坚。

方药：自拟通肛汤加减。

木香、槟榔、厚朴、当归各15g，鳖甲12g，炮穿山甲6g。

大便干燥明显者加大黄6g，火麻仁10g，白芍12g；腹胀、呕吐明显者加大黄10g，枳壳10g。

（2）热结肠燥型

治法：峻下热结，行气润肠。

方药：复方大承气汤加减。

厚朴30g，炒莱菔子25g，枳壳、桃仁各9g，赤芍、大黄（后下）各15g，芒硝10～15g。

腹胀、便秘严重者，可加用番泻叶15g，栀子10g，木香10g。

（3）肠道湿热型

治法：清热解毒化湿，佐以调气和血。

方药：芍药汤加减。

白芍、黄芩、金银花各15g，丹参、大黄、当归、黄连各10g，黄柏、槟榔、木香12g，肉桂3g，甘草6g。

黏液、脓血明显者，加黄柏12g，白及12g；大便次数多、潮湿、糜烂者，加泽泻12g，车前子（布包）10g。

2. 外治法

（1）熏洗法：肛门周围潮湿、瘙痒、糜烂、疼痛者，可使用参黄袋泡剂加水熏洗。每次5包，加开水2000mL浸泡，先熏后洗，每日3次。

（2）理疗法：①肛门周围潮湿、瘙痒、糜烂、疼痛者，可用以上方法熏洗后再用TDP神灯照射理疗。每次照射15分钟，每日2次。②红外线照射及电透热疗法对轻度狭窄有一定疗效，一般每日1次，每次20～30分钟，连续4～6周。

（三）西医治疗

根据肛门狭窄的原发疾病以及狭窄性质、程度、范围和治疗史，选择相应的治疗方法。对于轻、中度肛门狭窄应先采取非手术治疗，如痔切除术后形成的狭窄，应先行扩肛疗法；若经3个月以上保守治疗症状无好转时，才考虑外科手术治疗。对于需要手术治疗的患者，应控制局部炎症，做好术前处理是手术成功的保证。

1. 一般治疗

（1）抗感染治疗：对炎性疾病或各种损伤合并感染时，采用抗生素治疗。如甲硝唑、庆大霉素、洁霉素等，必要时做局部细菌培养，针对敏感菌使用有效抗生素。激素类药物坐浴熏洗可减少瘢痕组织的形成，促进愈合。

（2）局部治疗：包括硫酸镁热敷、激素类药物熏洗、坐浴、TDP 神灯照射理疗、伤口换药等。

（3）扩肛治疗：可采用手指或器械对狭窄部位进行扩张。轻度狭窄可用手指或直径不同的肛门扩肛器扩肛，开始每天扩 1 次，1 个月后改为 2 ~3 天扩1 次，坚持3 个月为1 疗程，使肛门逐渐扩大。此法简便易行，但应注意动作轻柔，粗暴扩肛可引起局部撕裂。如痔环切除术后定期扩肛可以预防和治疗狭窄，还能消除肛缘水肿，并有止痛效果。狭窄的恢复期可以给粗纤维饮食，因成形大便可起到扩张肛门的作用。急性炎症期禁用此法。

（4）肛管排气液法：中重度狭窄而腹胀明显、排便困难者，可插入肛管，使其通过狭窄部位，促进排气及排稀便，或做灌肠以清洗肠道。

2. 手术治疗

根据狭窄原因、部位、程度、性质以及并发症等情况确定采取一期或分期手术治疗。

（1）扩肛术：适用于肛门瘢痕狭窄。手术操作时取侧卧位或截石位，局部常规消毒，肛周局部浸润麻醉，在肛门后正中线上切开皮下及外括约肌一部分，使肛管扩大，能顺利通过两个手指为限，然后外用油纱条充填、压迫创面，用纱布敷盖伤面。术后每日便后用 1∶5000 高锰酸钾溶液坐浴，换药，定期扩张肛门。

（2）放射切口瘢痕松解术：适用于肛门轻中度狭窄。经术前常规准备后，在骶管麻醉下，将瘢痕分段，做 1 ~4 个放射状切口，松解瘢痕，解除狭窄。常将瘢痕中部切口加深延长，切开肛门梳硬结、部分内括约肌和外括约肌皮下部，使肛门、肛管松弛，手指可放入 2 ~3 指。肛管顶端狭窄，松解瘢痕时所做的切口应以切断瘢痕为度，不能过深伤及耻骨直肠肌或外括约肌深部。

（3）Z 形片肛管成形术：适用于环状狭窄的患者。在肛缘皮肤与瘢痕交界处做两个方向相反的切口，长 2cm，其间距依狭窄程度而定，切至皮下及黏膜下，剥离使其成皮瓣，移动位置后缝合，使腔径增长。瘢痕大、狭窄严重者不应采用此法。

（4）S形皮片肛管成形术：适用于肛门狭窄合并严重皮肤缺损的患者。切除肛门的瘢痕组织，在肛门前后做S形切口至皮下，使其做成一宽蒂全厚皮瓣，与已游离的直肠壁缝合。术中严密止血，防止感染，这是手术成功的关键。

（5）带蒂皮瓣移植法：用于肛管因狭窄皮肤缺损超过1/2周径者，其做法是在患处肛缘外做一个矩形皮瓣，切口深达皮下脂肪组织，带皮下蒂血管向肛管内推进，其大小依据缺损程度而定。手术时可切断部分括约肌。术后因供血良好，游离皮瓣易于存活。

（6）V-Y带蒂皮瓣肛门成形术：适用于肛管管状狭窄的患者。

术前准备：术前3天给患者进无渣流质饮食，口服新毒素或磺胺脒肠道消毒剂。手术前清洁、灌肠、备皮。

操作方法：在低位骶管麻醉下，患者取截石位，于肛管前、后、正中切开瘢痕，上达正常的直肠黏膜，下至肛门皮肤。用手指探查狭窄的范围和程度，并向切口两侧彻底切除瘢痕组织。扩肛以容2~3指为度，但不要损伤肛门内、外括约肌。将直肠黏膜用组织钳提起，潜行向上游离2cm，彻底止血。在肛周皮肤两侧各做2~3个联合V形皮肤切口，直至皮下组织。尖端向外，皮瓣最大宽度为3~5cm，潜行游离皮瓣四周约0.5~1cm。皮瓣中心应与皮下相连，以防供血障碍。将皮瓣内缘和拖出的直肠黏膜以“0”号肠线或细丝线间断缝合。再将皮肤切口用细丝线做V-Y间断缝合，肛门皮肤即向肛管内滑动，成为新的肛管皮肤。肛管内置入外包凡士林油纱条的橡皮管，用以压迫止血、固定皮瓣和排气。肛门外以敷料覆盖，用宽胶布压迫固定。

术后处理：术后控制大便3~4日，给流质或无渣饮食。便后用1∶5000高锰酸钾溶液坐浴，肛门皮肤缝合处常规消毒，保持清洁。肛内注入九华膏，放复方紫草油纱条，5~7日拆线。

（7）“丌”形有蒂皮瓣移植术：适用于肛门环状狭窄。

操作方法：经常规术前准备，在低位骶管麻醉下取截石位，常规消毒铺巾后再用75%酒精及1‰新洁尔灭消毒肛门局部，切除部分瘢痕组织，扩大肛门至可进入两指。在肛缘近处选切“丌”形或切除与瘢痕大小形状相等的有蒂皮瓣，转移覆盖缝合在被切除的创面上，再缝合皮瓣创面，外加压包扎。

术后处理：术后行抗感染治疗，控制大便3~4日，进食少渣饮食，6~7日拆线。

（8）肛门V-Y成形术：适用于镰状或环状肛门狭窄。

操作方法：常规准备后，患者在低位骶管麻醉下取截石位。常规消毒铺巾后，在肛管前方和后方中线各做一切口，切入肛管，再在肛缘做两切口，使切口成 Y 形。切开皮肤及皮下组织，游离皮片，将皮片尖部牵向肛管内，缝合于肛管切口的上端，然后缝合其余切口，使 Y 形切口变成 V 形，以增大肛管和肛门。

（9）纵切横缝术：适用于轻、中度肛门狭窄。具体操作方法参见肛裂的相关内容。

第二节　直肠狭窄

直肠肠腔缩窄、变细，粪便通过受阻，排出困难，称之为直肠狭窄。

直肠狭窄临床上以排便不畅，排出困难，腹胀，直肠肠腔变小、变细、变狭窄为主要临床表现。中医学虽无直肠狭窄的病名，但多称之为“排便艰难”“谷道狭小”等。

一、临床诊断

（一）辨病诊断

根据患者有进行性排便困难的病史和局部检查，本病易于诊断。

1. 症状

直肠狭窄的主要症状是排便困难或不畅，粪便变形，甚至造成肠梗阻。症状因狭窄程度的不同而不同，多为慢性进行性排便困难。

（1）轻度狭窄：排便不畅或排便困难，粪便变扁。常在直肠内有灼热感、异物感及余便感。

（2）中度狭窄：排便困难，粪便变细，或只能排出少量稀便。常并发直肠炎而出现肛门直肠坠胀、里急后重、便次增多、黏液便、脓血便。稀便长期外溢，刺激肛门部皮肤，出现湿润、发痒。或皮肤破损、糜烂、溃疡、出血和疼痛，同时出现左下腹坠胀疼痛、肠内胀气、食欲不振、体重减轻、消瘦等全身症状及轻度不完全性肠梗阻症状。

（3）重度狭窄：排便极其困难，仅能排出少量稀便，甚至仅有少量粪汁排出，局部及全身症状明显，甚至有假性肛门失禁的症状，常有黏液、脓血及稀粪流出，肛门皮肤红肿、糜烂，还可有低热、乏力、纳差、恶心、体重减轻、贫血、腹胀等全身症状及慢性肠梗阻症状。

2. 体征

指诊肛门括约肌松弛，向上可触到狭窄，狭窄处有异常紧缩感。直肠壁变硬，无弹力，并可触到狭窄范围、肿物、溃疡等。

3. 辅助检查

（1）结肠镜检查：结肠镜插入肛门即开灯，直视下进镜，遇有阻力则不能强行插入，以防造成直肠穿孔或破裂，一般在结肠镜下只能看到狭窄下端，黏膜肥厚、粗糙，如已形成疤痕，则呈黄白色。

（2）X 线检查：钡剂灌肠，环状狭窄显示哑铃状，管状狭窄显示漏斗状，部分狭窄显示残缺、不规则的影像。

4. 分类

（1）环状狭窄：纵径在 2cm 以下。

（2）管状狭窄：纵径在 2cm 以上。

（3）部分狭窄：狭窄面积呈瓣状或半环形。

（4）全周环窄：狭窄面积围绕直肠全周。

（二）辨证诊断

1. 气滞血瘀型

（1）临床表现：直肠轻度狭窄，大便不畅或干结，排便困难，伴腹胀、肠鸣、直肠坠胀、里急后重，局部瘢痕呈半环状、镰状或环状，肠腔可容食指通过。舌红或有瘀点，苔白，脉弦细。

（2）辨证要点：直肠轻度狭窄，排便困难，排出不畅。舌红，有瘀点，苔白，脉弦细。

2. 热结肠燥型

（1）临床表现：直肠轻度狭窄，大便秘结，腹胀，口干。舌淡红，苔薄黄少津，脉数。

（2）辨证要点：直肠轻度狭窄，便秘，腹胀。舌淡红，苔薄黄，脉数。

3. 湿热阻滞型

（1）临床表现：大便不畅，排便困难，有稀便、黏液便、脓血便，大便次数多，低热乏力。舌红，苔黄厚腻，脉濡数。

（2）辨证要点：排便困难，有稀便、脓血便、黏液便。舌红，苔黄厚腻，脉濡数。

二、鉴别诊断

对于直肠狭窄，根据病史和检查，诊断并不困难。在确定良性或恶性狭窄的前提下，根据病程和范围，制订相应的治疗方法。其鉴别诊断见表10－2。

表10－2 直肠狭窄鉴别诊断表

病名	简要病史	诊断要点
溃疡性结肠炎	病因不详，可能与感染、免疫等因素有关	腹泻，腹痛，便脓血；内窥镜可见肠黏膜病变；X线可见肠狭窄
克罗恩病	免疫功能低下，中青年易患	腹痛，腹泻，发热，乏力，消瘦；内窥镜和X线显示肠管节段性狭窄、鹅卵石样变
医源性损伤先天畸形术后	畸形行手术治疗后	便条细，排便不畅，X线检查有狭窄
内痔注射感染	注药浓度高、剂量大、部位低或过深	排便困难，直肠端管状狭窄，多数并大便失禁
放射性直肠炎	有盆腔放疗史，多见于直肠部狭窄	黏液脓血便，里急后重，重者有梗阻症状
肿瘤骶尾部畸胎瘤	切除不彻底，复发恶变，婴幼儿多见，成人型多在青春期或外伤后出现症状	骶尾部肿块、胀痛，易被误诊为肛瘘，指诊直肠后间隙饱满，可行B超、X线、病理检查确诊
子宫内膜异位症	多为已婚中年妇女	继发不孕、痛经、性交痛、便秘等；指诊可有黏膜下结节
肠壁肿瘤	有消化道和盆腔肿瘤史	排便困难，里急后重，指诊直肠狭窄不平，有固定感
直肠癌	晚期，特殊类型癌，如弥漫浸润性癌	便血，便频，里急后重，指诊肿块硬且固定，病理可确诊
先天性巨结肠症	为肠神经节缺乏引起直肠痉挛性狭窄	便秘，腹胀，营养不良，钡灌肠见直肠狭窄、近端肠管扩张，肠壁活检神经节缺乏
直肠内脱垂	多为中老年女性	排便困难，便秘，有排便不尽感，指诊黏膜堆积，排粪造影呈漏斗状，并可见骶直肠分离

三、治疗

（一）提高临床疗效的思路提示

见肛门狭窄部分。

（二）中医治疗

1. 内治法

同肛门狭窄部分。

2. 外治法

（1）灌肠法：对于轻、中度狭窄均可用温热（42℃）的生理盐水灌肠以清洗肠道，可缓解症状；对阿米巴、血吸虫、放射性溃疡等可用中药复方大承气汤或大黄汤保留灌肠，配合治疗。

（2）指扩法：医生戴手套，涂以液状石蜡，以食指缓慢伸入患者肛门、肛管或直肠下段狭窄区内，轻轻转向四周按压，每日 1～2 次，连续 2～3 周，后改为每周 1～2 次，持续扩张 6～8 周。

（三）西医治疗

1. 药物治疗

（1）便秘：应用缓泻药物通便，口服液状石蜡。每日 1 次，每次 30mL。

（2）控制肠道感染：口服黄连素、合霉素、氟哌酸。或用 0.5% 红汞溶液、0.1% 雷佛奴尔溶液、0.9% 盐水溶液清洁灌肠后于肛内放入洗必泰痔疮栓、红霉素栓。

2. 直肠扩张法

适用于狭窄部位在齿线之上 6cm 以内者，可用直肠扩张器，2～3 日扩张 1 次，每次 30 分钟，持续 3 个月。操作要细致，以免撕裂或穿孔。

3. 手术治疗

适用于经非手术疗法久治无效的患者，或有肠梗阻表现者，或为直肠高位的环状狭窄及管状狭窄患者。

（1）挂线疗法

适应证：低位环状狭窄，接近齿状线处。

手术操作：患者取截石位，局部消毒、麻醉后在狭窄部位用两把组织钳夹住黏膜，将圆针丝线从狭窄上缘穿入，穿过基底后从下缘穿出。丝线一端系一橡胶条，从下缘引出，再用丝线将橡胶条一次性扎紧。术后每日坐浴，局部外用油纱条。待橡胶条脱落后定期扩张直肠。

（2）切开缝合术

适应证：直肠下 1/3 环状狭窄和直肠下端镰状狭窄。

手术操作：取截石位，局部消毒。局麻后，在分叶式肛门镜直视下，于狭窄后部做一纵切口，以不切透直肠壁为度。如瘢痕较厚，可以做人形切口。切除一部分瘢痕组织，使肠腔扩大。剥离切口上部黏膜下组织，游离一部分直肠黏膜。再将圆针丝线穿过黏膜，通过切口基底部从切口下端穿出结扎。

（3）直肠狭窄松解术

适应证：腹膜返折部下方狭窄。

手术操作：取左侧卧位，由尾骨至肛门 2.5cm 处做一切口。切除尾骨或一部分骶骨。切开直肠后部组织，露出直肠。剥离直肠两侧组织，使直肠后部及两侧充分暴露。再将一金属扩张器由肛门伸入直肠，通过狭窄部位。然后在直肠后壁做一纵切口，切开狭窄，切口宜经过狭窄上下的健康肠壁；再将金属扩张器取出，将橡胶管围以凡士林纱布，由肛门伸入狭窄上方，然后将切口两边向两侧牵开，使纵切口变成横切口；将此切口用线缝合，先缝合肌层，再缝合筋膜，然后缝合皮肤切口，上部放一引流条，24 小时后，拿去引流条，直肠内胶管于 5 日后取出。

第十一章　肛门失禁

肛门失禁是指肛门失去控制大便和排气的功能，又称大便失禁。临床上对于神经发育尚未健全，偶尔出现稀便和排气失控，肛门仅有黏液溢出或肛肠术后短期肛门不洁，均不视为肛门失禁。

肛门失禁临床上以不能随意控制大便和排气为主要临床表现。失禁程度临床分为3种情况：肛门对干粪便能控制，而对稀便不能控制，称为不完全失禁；对干、稀粪便都不能控制时称之为完全性失禁；基本上能控制大便，但对稀便控制不完善，当稀便已到肛门口时，括约肌才收缩，这时已有少许稀便溢出到肛门口外面，称之为感觉性失禁。

一、临床诊断

（一）辨病诊断

1. 症状

患者不能随意控制排便和排气，肛门部常有粪便、黏液、分泌物污染，肛门周围潮湿，久而瘙痒、糜烂，或出现湿疹。

（1）完全失禁：完全不能随意控制排粪，排粪无次数，咳嗽、走路、下蹲、睡眠时都可有粪便和肠液流出，污染衣裤和被褥。

（2）不完全失禁：不能控制稀粪，干粪能控制。

（3）感觉性失禁：不流出大量粪便，排便前常不自觉有少量粪便和黏液溢出，污染内裤，腹泻时更重。常有黏液刺激皮肤。

2. 体征

指诊肛门松弛，嘱患者收缩肛门时括约肌收缩力减弱或完全无收缩功能。

3. 辅助检查

（1）窥镜检查：观察直肠黏膜颜色，有无溃疡、出血、肿瘤、狭窄和窦道情况。

（2）实验室检查

①肛管直肠测压：测压包括肛门内括约肌控制静息压，肛门外括约肌随意收缩时最大压力，舒张时刺激的知觉阈。在肛门失禁时肛门静息压和最大压力均下降。

②肌电图检查：反映盆底肌肉及括约肌的生理活动，是了解神经和肌肉损伤部位与程度的客观依据。

③排粪造影检查：此种影像学检查是排粪时动态变化的记录，可以推测耻骨直肠肌的状态和损伤程度。

④生理盐水灌肠试验：检查时，令患者取坐位，用细导管置入直肠，注入生理盐水500mL，记录漏出量和最大保留量，大便失禁时保留量下降或为零，从而可了解排便的自控能力。

（二）辨证诊断

1. 脾虚不固型

（1）临床表现：大便不能完全控制，伴神疲乏力，纳谷欠佳，或有泄泻、脱水，肛门指检肛管松弛。舌淡，苔薄，脉弱。

（2）辨证要点：大便不能完全控制，肛门指检肛管松弛。舌淡，苔薄，脉弱。

2. 肾虚不固型

（1）临床表现：大便不能控制，病程较长，伴有头晕乏力，腰酸耳鸣，肛门指检肛管松弛。舌淡，脉沉细无力。

（2）辨证要点：大便不能控制，肛门指检肛管松弛。舌淡，脉沉细无力。

二、鉴别诊断

已明确诊断为肛门失禁后，应注意鉴别失禁的程度、性质和直肠的感觉情况。

1. 失禁的程度

（1）完全失禁。

（2）不完全失禁。

2. 失禁的性质

（1）运动性失禁：主要指肛门括约肌、肛提肌的损伤。

（2）感觉性失禁：肛门括约肌的功能存在，由于肛管和直肠下段黏膜缺损造成感觉障碍而失禁，如内痔环切除术后和Soave手术后。

3. 直肠感觉

（1）真性失禁：指中枢神经系统疾病所致，粪便通过直肠时患者无感觉，或无足够的随意收缩，如脊髓瘤。

（2）部分失禁：气体或稀便通过肛门时患者无感觉，或无足够的收缩，或两者同时存在，见于内痔环切除术后，或肛门括约肌部分损伤的患者。

（3）溢出性失禁：由于直肠过度扩张，肛门内、外括约肌松弛或疲劳，无力收缩。如老年人或术后直肠内粪便堆积、嵌顿，只有黏液和稀便自肛门溢出。

三、治疗

（一）提高临床疗效的思路提示

1. 辨证准确，先天、后天并重

患者表现为肛门失禁、久泻、脱肛、神疲乏力、纳差等中气虚弱证时，应重点采用补中益气之法进行治疗。但脾虚日久易致肾虚，后天失养则先天失充，故易造成脾肾两虚，治疗时在补中益气的同时，也应温肾助阳，以脾肾双补。先天得充，后天得益，则失禁易治。

2. 标本同治，涩肠止泻固脱

在辨证准确后，脾肾双补治本的同时，采用涩肠止泻固脱等治标之法，往往能收到事半功倍之效。

（二）中医治疗

1. 内治法

（1）脾虚不固型

治法：补中益气。

方药：补中益气汤合真人养脏汤加减。

黄芪30g，炒白术15g，党参、茯苓、升麻、柴胡、陈皮、木香、诃子各10g，当归、煨肉豆蔻各12g，米壳6g。

纳差明显者，可加焦三仙各15g，鸡内金10g。

（2）肾虚不固型

治法：补肾纳气固脱。

方药：金匮肾气丸加减。

熟地黄、山药、山茱萸、牡丹皮、茯苓各15g，泽泻12g，肉桂6g，制附子10g。

可酌加煨肉豆蔻15g，诃子10g。

2. 外治法

（1）按摩法：按摩两侧臀大肌、提肛穴、长强穴。

（2）针刺法：①体针：白环俞、承山、百合、复溜。②耳针：直肠下段、肛门、坐骨神经。

（3）提肛法：早晚各1次，每次30回。

（三）西医治疗

对不同损伤所致的失禁，治疗上要根据损伤部位、程度、范围和患者年龄、生活习惯，以及术者的经验采取不同的治疗方法。临床常用的治疗方法可分为保守治疗和手术治疗两大类。

1. 保守治疗

对于大便失禁的患者，术前应先进行一段时间的保守治疗。保守治疗也是手术前的准备工作之一。

（1）调整饮食：避免食用粗糙和有刺激性的食物。

（2）清洁局部：会阴部应保持清洁干燥，便后坐浴。大便过频时洗肠，有湿疹时予锌霜外用。

（3）及时清除嵌顿粪便：对直肠内干粪便嵌顿引起的大便失禁，单纯洗肠不能奏效，需戴手套，用手将干粗粪块分割后再灌肠排出。

（4）针灸治疗：对末梢神经损伤所致的失禁，可行针灸治疗，选穴如长强、百会、承山等。

（5）肛门括约肌收缩功能练习：对术后轻度失禁，可试行此种方法，每日练习收缩数十次。

（6）止泻剂的应用：对全结肠切除术后或腹泻的患者，可予樟脑酊、复方苯乙哌啶、次碳酸铋、易蒙停进行治疗。

2. 手术治疗

（1）围手术期的处理：各种肛门成形括约肌重建和加强手术方法的选择固然重要，但手术成败与术前肠道准备、术中严格无菌操作和术后的严密观察、妥善处理也密切相关，如术前控制饮食；用机械性或化学性的方法准备肠道（同直肠癌术前准备）。要无菌操作，术中注意保护手术区不受肠内容物或阴道分泌物的污染；严密止血，缝合张力不宜过大，瘢痕组织予以彻底清除，以利于伤口的愈合。一般术后输液5～7日，予抗生素治疗；有稀便排出时予以止泻剂，如樟脑酊；放置导尿管5～7日；每日消毒伤口，预防伤口感染是手术成功的关键。

（2）手术治疗的要求：手术应力求恢复肛门直肠和括约肌的正常解剖和生理状态，括约肌功能的恢复有赖于：①将直肠恢复成一个足够大而且能扩张的容器，并恢复其顺应性。②重建肛直角，靠人工肛管直肠环使肛直角恢复到90°左右。③修补、加强或重建内括约肌结构。手术时，解剖层次力求清楚。对感觉性失禁则实行皮肤的移植或移位术。术后要重视功能锻炼，使排便功能易于恢复。

（3）手术疗法

①肛门括约肌修补术。

适应证：肛门括约肌断裂所致的肛门失禁。

手术操作：患者取截石位或侧卧位，常规消毒，骶管麻醉下，直肠内用红汞消毒，于肛门括约肌断端瘢痕外侧1cm处做半环形切口，切开皮肤及皮下组织，找到括约肌的两个断端，并将括约肌与周围瘢痕组织分离，适当地切除一部分括约肌断端之间的瘢痕组织，但不宜切除过多，以免缝合时撕裂括约肌的断端。然后用铬制肠线或丝线做U字形缝合，最后缝合皮下组织和皮肤，有时只缝合一部分皮肤，以便引流，其外覆盖无菌敷料。术后5日控制大便，进全流质食物2日，术后5～7日拆线。如有感染，可提前拆线，以便引流。

②肛门紧缩术。

适应证：括约肌松弛，不完全性失禁，无瘢痕缺损者。

手术操作：参见直肠脱垂的肛门紧缩术。

③括约肌折叠术。

适应证：肛门括约肌松弛，收缩无力，未断裂的肛门完全性失禁。

手术操作：参见直肠脱垂中的肛门括约肌折叠术。

④肛门环缩术。

适应证：肛门括约肌松弛无力的失禁。

手术操作：参见直肠脱垂中的肛门环缩术。

⑤骶尾韧带移植术。

适应证：直肠全层脱垂，肛门完全失禁。

禁忌证：有严重的全身性疾病，如痢疾、肠炎、腹泻。

手术操作方法：患者取膝胸位，或倒置位，髋关节弯曲，两膝跪于床端。头部稍低，取1%利多卡因做骶管阻滞麻醉。局部常规消毒，麻醉下，在骶尾部距肛门皮下括约肌2cm处，做7cm长的纵形切口，切开皮肤、皮下组织，用剪刀钝性剥离切口两侧的皮瓣各2cm，显露出骶尾韧带，在骶尾韧带的中心线外纵形切开7cm，并将韧带的外侧和上端切断。分别游离出两个长7cm、宽1.5cm的韧带。

在肛门前面会阴皮肤部位做一2cm长的切口。用弯止血钳在肛门右侧皮下做一隧道，从骶尾皮下与筋膜之间穿出，并夹在左侧筋膜带的上端，将筋膜带从隧道中牵到会阴切口部位，用同样的方法将右侧筋膜从肛门左侧的皮下隧道牵引到会阴部切口部位，使两个筋膜带呈交叉会合，并用丝线8字缝合。在缝合时，以肛门口能通过食指为宜。先缝合会阴部皮肤切口，再缝合骶尾部皮肤切口，并在下部放一胶条引流（术后1日取出），外盖无菌敷料固定。

术后注意预防局部感染，用抗炎药物，可禁食3~5日，控制不排大便。

⑥会阴修补术。

适应证：分娩造成的三度会阴裂伤，阴道后壁和直肠断裂，括约肌断裂造成的失禁。

术前准备：术前2日进半流质食物，术前6日清洁灌肠。

手术操作：患者取截石位，局部消毒，局麻，先将两侧小阴唇缝于大腿上，用作牵引。用剪刀剪除直肠阴道下部的瘢痕组织，以钝性和锐性解剖分离，使阴道后壁与直肠前壁分开，切口边缘上的瘢痕组织均予切除。以丝线做间断缝合，将直肠前壁重新修补，下至肛门边缘，找出括约肌断端，用丝线缝合2~3针，再缝合提肛肌，然后修补阴道后壁，间断缝合阴道黏膜和会阴部皮肤，伤口用灭菌纱布覆盖。

⑦臀大肌移植括约肌成形术。

适应证：括约肌损伤或先天性无括约肌以及不能用括约肌修补术治疗的肛门失禁。

手术操作：患者取截石位，局部消毒，麻醉下，于尾骨至坐骨结节之间臀部两侧各做一斜切口，长5cm，切开皮肤、皮下组织，露出臀大肌，从两侧臀大肌内侧缘分离出两条2~3cm宽的肌束，在与坐骨结节相连端切断，保留后端，与尾骶骨相连，将断端肌束牵拉在肛门后方交叉，绕过肛管，在肛管前方于对侧肌束交叉缝合。覆盖无菌敷料，术后应用抗生素控制感染，5～7日拆线。

⑧Parks 肛门后方盆底修补术。

适应证：适用于原发性失禁、扩张术引起的失禁和肛管直肠脱垂直肠固定术后仍有失禁的患者。

手术操作：

A. 距肛门 2～3cm 处做肛门后方弧形切口。

B. 向前翻转皮片，在内、外括约肌之间向上分离。

C. 将内括约肌和肛管拉向前方，向上继续分离到耻骨直肠肌上方，显露直肠后方的脂肪、髂骨尾骨肌、耻骨尾骨肌。

D. 间断缝合两侧耻骨直肠肌，使其缩短，肛门直肠角前移。同法折叠缝合松弛的外括约肌。缝合皮肤切口。

注意事项：本术式的盆底修补从耻直肠肌至外括约肌浅部、皮下部，除可使肛门直肠角前移变锐外，还可增加肛管高压带的长度，即功能性括约肌长度，以改善肛门自制状况。但术后疗效仍取决于阴部神经等的损伤程度。

⑨股薄肌移植外括约肌重建术。

适应证：

A. 先天性直肠肛管畸形手术损伤肛门括约肌，肛门会阴部外伤破坏肛门外括约肌所致的肛门失禁。

B. 先天性脊髓、脊膜膨出所致神经性肛门失禁。

C. 肛门括约肌缺损或功能严重障碍造成肛门失禁者。

D. 患儿年龄在 5 岁以上者。

术前准备：

A. 术前应全面了解肛门失禁程度及有关情况，根据临床表现、钡灌肠、外括约肌肌电图、直肠肛管测压等检查结果选择手术方式。

B. 凡有直肠黏膜外翻、肛门瘢痕狭窄、肛周皮肤糜烂或炎症者，应矫治痊愈后方可行肌移植术。

C. 如两侧股薄肌发育不同，应选用较发达的一侧，并于术前在内收大腿、弯曲小腿时绘出该肌的走行。

麻醉：持续硬脊膜外腔阻滞麻醉。

体位：先取仰卧、双下肢外展位，后改截石位。

手术步骤：

A. 取肌肉发育较好一侧的股薄肌下 1/3，即膝关节内侧上方处做一 3cm 长的纵行皮肤切口（中切口）；沿肌肉走行方向向下于胫骨内髁处做一 3cm 长的下切口；于股薄肌上 1/4 处做一长 3cm 的上切口。

B. 经上切口，在内收长肌内下方，显露并游离出股薄肌，以纱条牵引之。

C. 经中切口在缝匠肌后方找到股薄肌，以血管钳挑动肌腱，可见上切口之股薄肌移动，确认后游离之。

D. 食指钝性游离上、中切口之间的股薄肌。

E. 经下切口显露扁平之股薄肌肌腱，并游离与中切口间的肌束，以骨膜剥离器分离其附着于胫骨之肌腱。

F. 完整剥离肌腱根部并切断之。

G. 将已完全游离的股薄肌全部由股上部两切口分段拉出，用盐水纱布包裹，以备移植。关闭中、下两切口。

H. 在对侧耻骨结节处做 3cm 长的纵行切口。

I. 以血管钳向肛门方向潜行分离，在会阴浅横肌上方做隧道。

J. 患者改为截石位，重新消毒铺巾。在肛门前方和后方中线稍偏一侧，距肛门 2cm 处各做一 2～3cm 长的纵形切口。

K. 由肛门前后切口，以钝钳或食指在白线水平围绕肛门两侧各做一隧道，并经前切口于皮下潜行分离至耻骨结节（会阴浅横肌上方）及股部上切口。隧道大小以能使股薄肌自由活动为度。

L. 以血管钳将股薄肌下端经上切口潜行拉出至肛门前切口。

M. 继续将股薄肌经隧道环绕肛管，于前方交叉后再经隧道于耻骨结节下切口牵出。

N. 改平卧位，使股薄肌完全松弛，尽量拉紧肌束，使置于肛管内之手指有明显的紧缩感，将其断端固定于耻骨结节骨膜或内收长肌起点处。

O. 关闭各切口，肛门后正中切口可置橡皮引流片。

术后处理：

A. 术后卧床 1 周，给予肠道收敛剂，如易蒙停、复方樟脑酊控制排便。

B. 术后 36～48 小时拔除橡皮引流，及时更换敷料，保持各处伤口清洁干燥。

C. 术后 2 周开始训练收缩肛门，培养定时排便的习惯。有排便感时，可嘱患者内收两侧大腿，用手压迫下腹部，帮助排便。一般外展小腿可使肛门紧缩，内收大腿和弯曲躯干时可使肛门松弛。

D. 术后 2 周行肛管指诊，若有狭窄可扩肛，但应循序渐进，食指末节能通过即可。

注意事项：

A. 股部游离股薄肌时，应注意避开大隐静脉，并保护维持股薄肌运动和营养的神经血管束，以免影响术后该肌的运动功能。

B. 肛门前、后方的切口应偏一侧，并向一侧剥离皮下，避免切开或损伤肛门前后正中缝，后者在术后对移植后的股薄肌起固定和滑车作用。

C. 男性患者在将肌腱缝合于耻骨结节骨膜时，应将精索推向内上方。

D. 患者矮小肥胖、肌腱较短者，可将肌腱固定于坐骨结节和肛提肌，这时不做耻骨结节下切口，而在对侧坐骨结节处做一切口，显露出骨结节骨膜和肛提肌，并在肛门前切口间做一隧道，将肌腱通过隧道后分其末端为两半，分别固定于坐骨结节骨膜和肛提肌。

⑩带蒂臀大肌移植外括约肌重建术

适应证：同股薄肌移植外括约肌重建术。

麻醉：持续硬脊膜外腔阻滞麻醉。

体位：俯卧位，臀部抬高，两下肢稍分开。

手术步骤：

A. 从骶尾关节开始，分别向两侧坐骨结节方向各做一弧形切口。切开皮肤、皮下，显露臀大肌内、下缘。

B. 在两侧臀大肌内下缘各游离一条宽 3cm、厚 2cm 的带蒂肌瓣。注意保留肌瓣内侧近中线处的臀下动脉供养支和神经。在大转子附近切断肌瓣外侧端。

C. 分别于 3 点、9 点处肛门外 2cm 各做一皮肤横切口，以术者左手食指插入肛管直肠内做引导，紧靠直肠前、后壁钝性分离直肠前、后方组织，形成隧道。先将左侧肌瓣绕过直肠前壁，根据直肠内手指感觉收紧肌瓣，将其断端缝合固定于对侧臀大肌肌瓣起点处，使直肠充分向后移成角。

D. 在上一缝合之下方，将右侧肌瓣经直肠后隧道交叉拉至左侧，同样在直肠肛管内以手指做引导调节其长度，将断端缝于左侧臀大肌肌瓣起点处，使直肠肛管向前成角。

E. 如此则左、右两肌瓣在不同高度环绕直肠，成绞锁式关闭直肠。肛门旁切口置橡皮引流片，缝合各皮肤切口。

术后处理：同股薄肌移植外括约肌重建术。

注意事项：

A. 为使两肌瓣能无张力地环绕直肠一周，应先做好环绕直肠之隧道，并预先计算好肌瓣所需长度。

B. 钝性分离直肠周围脂肪，主要是后方，因系“直肠系膜”所在，应妥善止血，且不宜分得过宽，以免影响肠壁血供，并避免分破肠壁。

C. 分离直肠前方时，以钝性推剥为主，注意勿伤尿道。隧道以肌瓣能自由通过为度。

总之，肛门失禁的治疗和手术方法有很多，根据不同病情选择相应的手术方式及术后的辅助治疗是治疗成败的关键。同时，在肛门直肠手术中预防肛门失禁的发生是临床医学应高度重视的问题。术者应熟练掌握肛门局部解剖知识，避免在术中损伤肛管直肠环或切除过多肛管皮肤及周围组织，更要具有高度责任心，切忌鲁莽行事，杜绝医源性事故，避免给患者的生活带来极大的痛苦和终身残疾。

第十二章　先天性肛门直肠畸形

先天性肛门直肠畸形，是胚胎期发育异常造成的。在新生儿中占0.2%。先天性肛门直肠畸形临床上以低位肠梗阻为主要症状。由于畸形的类型不同，有无瘘管及瘘管的粗细位置不同，临床症状也有很大差别。一般多于出生后1～2日出现急性完全性低位肠梗阻而就诊，早期表现为无胎粪排出，喂奶后呕吐，呕吐物为奶并有胆汁，以后可吐粪样物，腹部逐渐膨胀、失水。表现为肛门直肠狭窄、肛膜闭锁、遮盖性肛门、肛门前异位、肛门会阴瘘、直肠前庭瘘、直肠阴道瘘、直肠尿道瘘、直肠膀胱瘘、肛门闭锁10种类型。中医学虽无此病名，但属于“肛门皮包”“肛门内合”“无谷道”等病的范畴。

一、临床诊断

（一）辨病诊断

1. 症状及体征

先天性肛门直肠畸形的主要症状为低位肠梗阻的表现。由于畸形的类型不同，有无瘘管及瘘管的粗细位置不同，临床症状也有很大差异。一般多于出生后1～2日出现急性完全性低位肠梗阻而就诊，早期表现为无胎粪排出，喂奶后呕吐，呕吐物为奶并含有胆汁，以后可吐粪样物，腹部逐渐膨胀、失水。如延误治疗可造成肠穿孔、腹膜炎、吸入性肺炎等并发症，6～7日即可死亡。少数狭窄较轻或瘘管粗大的患儿，短期内尚可排便、排气，而在数周、数月甚至数年后才出现排便困难、便秘、粪石形成、继发性巨结肠等慢性肠梗阻征象，或因排便部位异常而就诊。个别病例伴有很大的阴道瘘或舟状窝瘘，粪便可以通畅地由瘘管排出，没有任何慢性肠梗阻的表现，甚至能形成较好的排便自制功能，可以长期无症状或症状轻微。

2. 各种先天性肛门直肠畸形的临床诊断

（1）先天性肛门直肠狭窄的临床诊断

①临床表现与体征：因狭窄程度的不同而表现各异。重度狭窄在出生后即有排便困难，表现为患儿在排便时努挣，啼哭，可在数日至数月出现低位肠梗阻征象。轻度狭窄者稀软便能正常排出，仅在大便成形时出现排便费力，粪便成细条形，经常性便秘，甚至发生粪嵌塞，也有直到成年才因长期解便困难而就诊者。长期排便不畅可引起近端直、结肠逐渐扩大而导致继发性巨直结肠症。肛门局部可见肛门狭小，甚至仅有一小孔，连导尿管也不能插入。高中位狭窄时，肛门外观可正常，但指检时第五指不能通过狭窄段。

②诊断：有排便不畅史，结合局部检查即可确诊。在难以判断狭窄区段时，可用钡灌肠摄片帮助确诊。

（2）肛膜闭锁的临床诊断

①临床表现与体征：患儿出生后无胎粪排出，啼哭不安，呕吐，腹胀。在正常肛门位置有明显凹陷，肛管被一层隔膜覆盖。隔膜有时很薄，能透过它看见存留在肛管直肠内的深蓝色胎粪。患儿哭闹时隔膜明显向外膨出，手指触之有明显冲击感，刺激肛周可见括约肌收缩。

②诊断：患儿无胎粪排出，肛门有薄膜覆盖。穿刺检查膜的厚度多在0.5mm以内，哭闹时指诊肛区有明显冲击感，一般不需做倒置位摄片。

（3）遮盖性肛门的临床诊断

①临床表现与体征：患儿出生后无肛门，无胎粪排出或仅见点状粪迹，很快出现低位肠梗阻表现。会阴中央略高突，有一色素较深的皮肤小嵴沿会阴中缝线向前延伸到阴唇后联合，或到阴囊根部，甚至到阴茎根部，可合并皮下细小瘘管，外口很小，可开口于中缝线的任何部位。开口处可见溢出的微少粪便，形成“蝇粪斑”样外观。有时瘘管表现仅覆盖一层很薄的皮肤，其下方有狭窄的暗绿色胎粪，形成“珍珠串”样改变，与前端的小开口连通（国际分类：肛门皮肤瘘）。也有一些病例，在正常的肛门位置上有一细小的孔隙，胎粪从遮盖物两侧挤出（国际分类：肛门狭窄）。在女性，条索状物将肛门外口拉向前方，有时可抵达阴唇系带处，形成类似异位肛门的状况（国际分类：肛门外阴瘘）。

②诊断：患儿出生后无肛，会阴中缝线有条索样皮肤小嵴。合并瘘管者，经瘘口插入探针，探针紧挨皮下向背侧行走到肛区凹陷处，手指于肛区凹陷

处可触及探针头，X 线倒置位摄片显示肠道盲端于耻骨尾骨线下方。穿刺检查示盲端距肛门区皮肤多在 1cm 以内。

（4）肛门前异位的临床诊断

①临床表现与体征：患儿的肛门外形与正常肛门相似，肛缘皮肤有放射性皱襞，色素较深，但其位置靠前侧，一般位于正常肛区与阴囊根部或阴唇后联合之间，称为会阴前肛门。在女孩，部分患儿开口可紧靠阴唇后联合处的外阴部，又有前庭肛门、外阴部肛门之称。肛管内覆以上皮，一般都有外括约肌环绕，其排便功能可以完全正常而无其他临床症状，部分患儿由于开口较窄小而有排便困难的表现。少数病例因肛管未穿越外括约肌中心，常有流粪等部分失禁的表现。

②诊断：肛门形态与正常肛门相似，仅开口位置异常，肛管内有上皮覆盖。

（5）肛门会阴瘘的临床诊断

①临床表现与体征：患儿出生后无肛门，在正常肛区有一隐凹，皮肤常可见放射性皱纹，刺激该区可有括约肌的环形收缩，婴儿哭闹或腹压增高时，隐凹外突，扪及该处有明显的冲击感，有时肛区仅有一层薄膜覆盖，能隐约看到肠道的胎粪。在男婴，瘘口常位于正常肛区与阴囊根部之间。女婴瘘口则多位于正常肛区与阴唇后联合之间，也有位于外阴部大阴唇后侧或阴道前庭处。瘘口从针尖大小到 1cm 左右不等，大者在婴儿期通过瘘口尚可维持排便，小者出生后即有不同程度的排便困难，有些病例很快出现低位肠梗阻。瘘口周围常有粪便存留，如护理不当，粪便污染可引起生殖道、泌尿道感染，尤其是女婴多见。

②诊断：患儿无肛，正常肛区位置有一隐凹，为一层皮肤或纤维条索物，或有薄膜覆盖，增加腹压时该处有明显的冲击感。经瘘口轻柔插入探针至肛管，显示瘘管位于皮下，方向指向患儿背侧，肛区可扪及探针头。穿刺检查示肠道盲端到肛门皮肤的距离在 1cm 以内。倒置位 X 片或经瘘口造影均显示肠道盲端位于耻尾线之下。

（6）直肠前庭瘘的临床诊断

①临床表现与体征：患儿出生后无肛门，正常肛门部位稍有凹陷，患儿哭闹时凹陷处可外突，扪之有冲击感。前庭舟状窝处可有粪便存在，仔细检查可在阴道口后方正中或侧位发现瘘口。瘘口大小不一，瘘口大者婴儿早期基本可以维持排便，瘘口窄小者则可在几天内很快出现低位肠梗阻症状。由于瘘口无括约肌制约，经常有粪便流出，污染外阴部，可致外阴部皮肤潮湿、

糜烂，容易继发生殖、泌尿道感染。

②诊断：患儿出生后无肛门，前庭部瘘口流粪。探针检查：经瘘口插入探针后，探针向患儿头侧方向走行，肛区不能触及探针头，如经瘘口造影摄片或倒置位 X 线摄片，直肠末端正位于耻尾线或稍下方。

（7）直肠阴道瘘的临床诊断

①临床表现与体征：正常肛门位置为皮肤覆盖，平坦无肛门，患儿哭闹时会阴部不外突，手指触摸此处也无冲击感。因无括约肌控制，粪便常从阴道内流出。少数瘘口大者，患儿早期基本能维持正常排便，对发育影响不大，甚至较大儿童或成人患者也能正常排便，或只有部分失禁的情况。瘘口小者则多在出生后几个月内出现不同程度的排便困难，尤其在患儿大便由稀软逐渐变干且成形后，排粪不畅越来越重，可逐渐继发巨直结肠症，表现为腹部膨隆，左下腹常可触及巨大粪块。患儿全身情况不佳，有慢性中毒的表现，影响其生长发育。如合并处女膜闭锁，则粪便积存于阴道，处女膜膨胀外突，切开处女膜即有粪便流出。由于粪便的污染，常可继发阴道炎、尿道炎以及泌尿、生殖道的逆行感染。

②诊断：患儿无肛门，粪便从阴道排出，或处女膜闭锁外突，内有胎粪即可诊断，但须进一步确定其位置高低。用鼻窥镜从阴道外口即能看到瘘口位置及大小，直肠阴道下段瘘有时直接从阴道外口即能看到瘘口。X 线倒置位摄片或经瘘口插管造影摄片可以了解直肠末端位置以及与耻骨直肠肌的关系。瘘口位于阴道后穹窿，直肠末端在耻尾线以上者为高位畸形；瘘口位于阴道下 1/3 段，直肠末端位于耻尾线或其稍下方者为中间位畸形。

（8）直肠尿道瘘的临床诊断

①临床表现与体征：患儿肛门局部表现与肛门闭锁、肛门直肠闭锁相同，尿液中混有胎粪为其主要特征，但与直肠膀胱瘘的全程粪尿不同，直肠尿道瘘仅在排尿开始时混有少量胎粪，尿的中后段基本澄清，因无括约肌控制，尿管口排气与排尿动作无关。同时由于瘘管及尿道细小，排粪不畅，出生后早期即可发生肠梗阻，还常发生逆行尿路感染。

②诊断：患儿无肛门，前段尿含有胎粪，中后段尿液澄清，如瘘管较粗，经尿道插入导尿管，可沿尿道后壁经瘘管进入直肠，造影可显示瘘管及直肠盲端位置。如粪迹不明显，尿液用显微镜检查，可了解有无粪质成分。尿道造影时，造影剂可能填充瘘管或进入直肠，但阴性结果仍不能否定有瘘管存在。X 线倒置位摄片可以确定直肠盲端的高度，对判断瘘管的高低有所帮助。

(9) 直肠膀胱瘘的临床诊断

①临床表现与体征：局部可见会阴平坦，无肛门，正常肛区皮肤色素较深，可有一浅窝，患儿哭闹及腹压增加时，该处不外突，扪及此处也无冲激感。从尿道口排气和排胎粪是其主要表现。因胎粪进入膀胱与尿液混合，患儿在排尿全过程中尿液呈绿色，尿的最后部分颜色更深，同时可排出膀胱内的气体，若压迫膀胱区，则胎粪和气体排出得更多。在不排尿时，因膀胱括约肌的控制，无气体排出。由于瘘管粗细不同，或瘘口被黏稠胎粪所堵塞，粪便排出的程度是不同的，有时甚至完全不出现肉眼粪尿，因此常规检查尿液中有无胎粪成分是很必要的，一次尿检阴性也不能判断到底有无瘘管存在。由于瘘管细软，几乎都有肠梗阻的存在，泌尿系感染也是常见的并发症。

②诊断：局部可见会阴平坦，无肛门，正常肛区皮肤色素较深，可有一浅窝，患儿哭闹及增加腹压时，该处不外突，扪及此处也无冲击感。排尿时经尿道口排气，尿液全程混有胎粪。X 线平片膀胱内有气体或液平面，肠腔内有钙化影。尿道膀胱造影摄片，造影剂往往仅充填瘘口部，出现憩室样阴影，如造影剂能直接进入直肠，则可显示瘘管走行及直肠盲端与肛门皮肤的距离。

(10) 肛门闭锁的临床诊断

①临床表现与体征：患儿出生后无胎粪排出，很快出现呕吐、腹胀等低位肠梗阻症状，局部检查会阴中央呈平坦状，肛区部分为皮肤覆盖。部分病例有一色素沉着明显的小凹，并有放射状皱纹，刺激该处可见环肌收缩反应。婴儿哭闹或屏气时，会阴中央有突起，手指置于该区可有冲击感，将婴儿置于臀高头低位，在肛门部叩诊为鼓音。

②诊断：患儿出生后无胎粪排出，肛区为皮肤覆盖，哭闹时肛区有冲击感。倒置位 X 线侧位片上，直肠末端正位于耻尾线或其稍下方，超声波、穿刺法测得直肠盲端距肛区皮肤 1.5cm 左右。

3. 先天性肛门直肠畸形的分类

(1) 四型分类法

第 1 型：肛门或肛管直肠交界处狭窄。

第 2 型：肛门膜状闭锁。

第 3 型：肛门闭锁，直肠盲端距肛门皮肤有相当的距离。

第 4 型：直肠闭锁。

（2）二类八型分类法：余亚雄等（1964）根据直肠盲端处于盆腔底耻骨直肠肌之上或之下，将畸形分为低位和高位两大类，然后再根据形态分为八型。盆底水平以耻尾线为标志，在新生儿，该线距会阴肛区皮肤约 1.5cm。二类八型分类法曾得到国内小儿外科专业的肯定，被广泛地采用。

①低位

第 1 型：肛门直肠低位闭锁（有或无会阴瘘）。

第 2 型：肛门膜状闭锁。

第 3 型：肛门或肛管直肠交界处狭窄。

第 4 型：肛门闭锁合并低位直肠阴道瘘或肛门舟状窝瘘或泄殖腔畸形（女）。

②高位

第 5 型：肛门直肠高位闭锁（偶有会阴长瘘）。

第 6 型：直肠闭锁。

第 7 型：肛门直肠闭锁合并泌尿系瘘。

第 8 型：肛门直肠闭锁合并高位直肠阴道瘘、直肠细长舟状窝瘘或泄殖腔畸形（女）。

（3）国际分类法：1970 年，在澳大利亚召开的国际小儿外科学会议一致同意 Santulli 等人提出的分类法，即以直肠末端与肛提肌，特别是耻骨直肠肌的关系来划分高、中、低位。在倒置位骨盆侧位 X 线照片上，从耻骨体中点到骶骨尾骨之间的连线即耻尾线，是耻骨直肠肌位置的标志。直肠末端在此线以上者为高位畸形，在此线或稍下方者为中位畸形，低于此线者为低位畸形，其分类如下：

1）高位畸形：肛提肌上畸形，肠道终止于骨盆底之上方。

①肛门直肠发育不全（肛门直肠闭锁）

A. 无瘘管。

B. 有瘘管。男性：直肠膀胱瘘，直肠尿道瘘；女性：直肠膀胱瘘，直肠泄殖腔瘘，直肠阴道瘘（高位）。

②直肠闭锁（肛管存在）

2）中位畸形：肠道为耻骨直肠肌包绕。

①肛门发育不全（肛门闭锁）

A. 无瘘管。

B. 有瘘管。男性：直肠尿道球部瘘；女性：直肠阴道瘘（低位），直肠前庭瘘。

②直肠肛门狭窄（肛管存在）。

3）低位畸形：经肛提肌畸形，肛管终止于骨盆底下方。

①在正常肛门部位

A. 肛门隔膜。

B. 肛门狭窄。

②在会阴部

A. 肛门皮肤瘘。

B. 会阴前肛门。

③在外阴部

A. 外阴部肛门。

B. 肛门外阴瘘。

C. 肛门前庭瘘。

肛门皮肤瘘、外阴前肛门、会阴部肛门、肛门外阴瘘、肛门前庭瘘习惯上统称为肛门会阴瘘。

其他：不属于上述各类不常见的畸形，如肛膜闭锁、泄殖腔外翻等。

由于该分类法比较合理，既充分反映了解剖形态学改变，又能指导选择治疗方法、估计预后、评价和比较各类畸形的治疗效果，因此已逐渐为国内外学者所采纳。根据国际分类法，Stephens 等人分析的 300 例畸形患儿中，高位畸形占 41.8%，其中男性占 32.4%，女性占 9.4%；中位畸形占 9.8%，其中男性占 4.2%，女性占 5.6%；低位畸形占 47.4%，其中男性占 20.9%，女性占 26.5%；其他畸形占 1%。Santulli 综合报道的 1166 例畸形中，男性占 58%，女性占 42%。男性患儿有 72% 合并各种瘘管，女性患儿有 90% 合并瘘管。

4. 辅助检查

（1）X 线检查：临床上先天性肛门直肠畸形的诊断一般并不困难，但更重要的是准确地测定直肠闭锁的高度，了解直肠末端与耻骨直肠肌的位置关系以及有无泌尿生殖系瘘和腰骶椎畸形的存在，以便更合理地选择治疗措施，因此 X 线检查是不可缺少的。

1）倒位置 X 线检查：1930 年，Wanggensleen 等设计的倒置位摄片法至今仍是使用最多的检查手段。将出生后 24 小时左右的新生儿置于臀腰部抬高位置，并轻柔按摩腹部 5 ~ 10 分钟，使气体能升入盆腔，于会阴肛区皮肤固定一金属标记，在提起婴儿或伴有骶椎发育不全时，可通过耻骨与坐骨上 1/4

和3/4交点的连线来表示耻尾线。

值得注意的是，X线片显示结果往往与真实距离不相符合，比实际距离更大，其原因可能与以下几点有关：

①检查过早（生后12小时内），婴儿吞咽的气体尚未达到直肠。

②检查过晚，大量稠厚的胎粪聚集在直肠内，流动缓慢，气体不易达到直肠盲端。

③婴儿倒置位时，由于腹内压变化、横膈位置高低、肛提肌收缩等因素均影响婴儿会阴和盆腔的伸展，故也影响到直肠盲端气体的水平。

④X线射入的角度、球管与身体间的距离，可使X线上阴影的大小与实际距离有所差异。倒置位片上若同时发现膀胱内有气体或液平面，或在肠腔内有钙化的胎粪等，是诊断泌尿系瘘的可靠依据。此外，骶椎如有改变也可同时显示。

2）瘘管造影：对有会阴、舟状窝或阴道瘘管的患儿，可经瘘口插入适当大小的导管，注入造影剂，会阴肛区放置金属标记，做X线摄片，以测定直肠盲端的高低及肠腔的扩张情况，了解瘘管的粗细、长短和其与直肠的关系。

3）膀胱尿道造影：自尿道注入碘化钠溶液，摄X线片，可了解瘘管情况及其与直肠的关系，但阴性结果不能排除诊断。

（2）B型超声波测距法：使用B型超声波可以准确测定直肠盲端与会阴肛区皮肤的距离。应用B超探头直接在会阴肛区皮肤做矢状切扫描，即可获得肛门直肠声像图。如果皮肤回声显示不清，可在皮肤表面加水囊检查。直肠表现为直径约1cm的管状结构，这是根据肠腔内胎粪的回声进行判断的。因此无瘘口或瘘口小不能排出胎粪者可得到可靠的结果，瘘口大或已行结肠造瘘减压的病例，则难以获得正确的结果。B超测距与手术实测距离的误差一般在0.3cm以内，检查时无损伤，不受时间限制，不需倒置体位，因此是一种安全可靠的检查方法。

（3）穿刺抽吸法：应用消毒注射器接粗针头，从相当于正常肛门位置的中心向后上方刺入，边进针边抽吸，当针头进入直肠末端时即有胎粪或气体抽出。针刺深度即直肠盲端到皮肤的距离，穿刺成功后还可直接注入造影剂进行摄片。使用该法需注意进针方向和深度，避免损伤其他脏器而发生危险。

（4）探针检查：应用探针检查瘘道的走行、长短、粗细，这也是常用的检查方法。同时用指尖在肛区触摸探针头，可粗略了解盲端与皮肤的距离。操作时注意动作一定要轻柔，不可勉强插入，防止造成假道和损伤。

(5) 窥镜检查：对直肠阴道瘘患儿可用鼻窥镜直接观察瘘口的位置和大小。

(6) 肌电图检查：应用平面电极肌电图技术检查患儿肛门外括约肌发育的情况及其位置，对于选择手术方式有一定的帮助。

(二) 辨证诊断

由于本病属先天性疾病，中医学的辨证诊断较少，治疗效果不佳，故有关中医药方面的内容从略。

二、鉴别诊断

本病属先天畸形性疾病，鉴别诊断时主要分清畸形的类型和位置的高低。各种先天性肛门直肠畸形在临床诊断及现代仪器诊断中已有很详细的论述（参见本章临床诊断中各种先天性疾病的症状、体征及诊断），一般不难做出鉴别诊断。

三、治疗

(一) 提高临床疗效的思路提示

对于此类先天性疾病，要提高临床疗效，首先应该诊断明确，分型清楚，然后才能针对不同的畸形类型选用恰当的手术治疗方法。手术技巧、方式的选择，是临床疗效的关键。积极治疗原发病，防治并发症是提高临床疗效的基本要素。

(二) 西医治疗

1. 先天性肛门直肠畸形的治疗

先天性肛门直肠畸形一般都需采用手术矫治，应根据畸形的类型、瘘管的大小以及患儿的全身情况综合考虑，以选择合适的手术时间及术式。治疗的目的是解除梗阻，重建肛门直肠功能，消除异常的通道。

先天性肛门直肠畸形最常发生不同程度的低位肠梗阻，这是造成死亡的主要原因。因此，对已发生和可能发生肠梗阻者，都要采取紧急措施解除梗阻，可根据具体情况选用扩肛术、肛门成形术或结肠造瘘术。轻度肛门直肠狭窄或合并有较大瘘管的患儿，早期可采用扩肛术，如能维持排便，可待到6个月后再施行肛门成形术；低位畸形一般可采用会阴肛门成形术；中间位畸形一般采用骶会阴肛门成形术；高位畸形多采用腹会阴或腹骶会阴肛门成形术，或先行结肠造瘘术，以后再做二期肛门成形术。高位畸形（包括部分中间位畸形）是否应在新生儿期行一期肛门成形术，这在学术界存在着不同的看法。一些人主张先做结肠造瘘，等到6～12个月时再行肛门成形术，其理由是：

（1）大年龄再手术，患儿骨盆增大，组织发育较好，便于手术操作，使直肠更容易通过耻骨直肠肌环，减少术后肛门失禁的发生。同时患儿对手术的耐受力增加，大大降低了手术死亡率。

（2）由于造瘘手术的改进，术后并发症已显著减少。

（3）对伴有泌尿系统瘘管者，造瘘术后清洁末端结肠，能改善泌尿系统感染的情况，有时甚至在造瘘时即可先切断瘘管，封闭异常通道。

（4）在1岁左右时，对患儿排尿控制以及是否伴发其他畸形等情况容易了解。

（5）1岁到1岁半时对排便功能没有影响。

（6）由于已有造瘘，无粪便污染的危险，可减少肛门切口感染。

（7）术后可以缓慢扩肛，以免一期手术撕裂或过度伸展耻骨直肠肌球，影响排便的控制能力。

（8）利用结肠造瘘做造影，可正确判断畸形类型和瘘管的位置，纠正倒置位X片可能存在的误差，并有充分的时间研究选择最适宜的手术方式。

主张在新生儿期做一期肛门成形术的人认为：

（1）在新生儿期手术，肠段容易游离，骨盆腔较浅，容易解剖分离直肠盲端和瘘管。

（2）新生儿结肠造口的并发症很多，死亡率也较高，而且也不易被家长接受。

（3）结肠造口术后，增加了第二次手术的困难。

（4）伴有直肠泌尿系瘘管者，若仅先做结肠造口，容易并发泌尿系感染，甚至发生高氯性酸中毒。

（5）在新生儿期做肛门成形术，容易建立正常的排便功能。

目前，随着诊断、手术、护理技术的提高，越来越多的人认为，高位畸形的患儿在新生儿期可以选择施行一期肛门成形术。反之，如畸形类型或瘘管位置不清楚，患儿全身情况较差（早产或就诊较晚，已有严重肠梗阻），或合并其他严重畸形、并发症等，则以先做结肠造口为好。

各种肛门成形术不仅可以解除患儿的肠梗阻，更重要的是重建肛门排便的自制功能。目前，先天性肛门直肠畸形术后肛门失禁的情况相当多见，对患儿的生长发育和身心健康都有很大影响。虽然近年来有不少学者在不断改进手术方式，但仍未能从根本解决肛门失禁的问题。临床资料分析表明，术后肛门功能好坏与直肠盲端位置的高低直接相关。Lwai 等报道一组肛门直肠畸形病例，术后排便控制良好率在低位畸形为 92%，中位畸形为 55%，高位畸形为 23%。

低位畸形患儿肛门内外括约肌的发育基本正常，直肠盲端已穿越耻骨直肠肌环，一般不合并其他畸形，排便控制功能基本正常，加之肛门成形术操作是从会阴部进行，损伤括约肌和神经的可能性很小，因此术后肛门的功能一般都较为满意。

高位畸形患儿自身就存在着不同程度的排便功能障碍，如内括约肌缺如、外括约肌发育不良、骶骨畸形、盆腔肌肉的神经功能缺陷、肛门直肠感觉和运行功能不良等。这些发育缺陷有时难以通过手术得以矫治，因此常发生程度不同的肛门失禁。有不少学者就认为，严重畸形（如盆腔肌肉的神经功能缺陷）的患儿，腹部造口的功能比会阴造口的功能要好。多数高位畸形术后的肛门括约功能依赖于耻骨直肠肌，因此手术时必须使肠管通过该肌环内。但是，耻骨直肠肌位于直肠盲端下面，紧附于尿道（阴道）后方，在新生儿期，无论从会阴还是从腹部进行手术，都难以暴露和分离此肌环。有些手术时直肠盲端并没穿过肌环，而是通过其后方拉至会阴，术后肛门功能当然受影响。此外，游离直肠时造成的耻骨直肠肌损伤和盆丛神经损伤都是影响肛门括约肌功能的因素。为了更好地暴露耻骨直肠肌，避免或减少肌环的损伤，有不少学者提出了经骶部或尾部入路的手术方式。骶会阴或腹骶会阴肛门成形术一般在半岁以后进行，因此新生儿期需做结肠造口。经骶部入路的术式比较容易暴露和分离耻骨直肠肌，但术中要改变体位，会增大手术创伤，延长手术时间，增加感染机会，因而也有其不利的一面。

重建肛门排便自制功能在治疗肛门直肠畸形尤其是高位畸形方面至今仍是一个难题。术前进行盆腔部神经功能和肛门外括约肌功能的测定，明确诊断，选择适宜的术式；术时尽力保护耻骨直肠肌和肛门括约肌，并使肠管通过肌环到会阴；避免广泛分离，防止损伤肌肉和神经组织，减少术后瘢痕组织粘连压迫；尽量保留封闭的直肠末端，转移肛区皮瓣到肛管内，以增加肛门直肠的感觉能力；术后正确进行排便训练等，通过各个环节的努力，可以减少失禁的发生或减轻失禁的程度。

对于畸形合并的各种瘘管，一般都主张在肛门成形的同时予以切除，避免发生其他并发症。新生儿期通过倒置位 X 线摄片确定的直肠盲端位置有时存在着误差，测定的直肠盲端与肛门皮肤的距离往往比实际的距离大。因此，手术时一般应从会阴部开始，如探查发现直肠盲端位置较低，则只需行会阴手术完成肛门成形，可避免开腹给患儿带来不必要的损伤和危险。

2. 术后并发症

各种肛门成形术后都可因感染、直肠回缩等导致肛门狭窄、肛门失禁、瘘管复发以及直肠黏膜外翻等并发症。

（1）肛门狭窄：是肛门成形术最常见的并发症，其原因是：

①术中未充分游离直肠，勉强在有张力的情况下缝合，缝线多在 2～3 天时将嫩弱的直肠壁组织切割开，此时肠壁尚未与周围组织粘连固定，直肠回缩，创面内瘢痕组织填充可导致狭窄。

②伤口感染，直肠回缩。

③新建的肛管直肠隧道窄小。

④术后未坚持扩肛，直肠周围环形瘢痕挛缩导致狭窄。

术后肛门狭窄一般都采用扩肛法治疗，初次扩肛可在麻醉下进行，以后每天扩肛 1 次，并根据排便情况逐渐减少到每周 1 次，至少持续 3 个月以上。扩肛后，肛门狭窄仍无明显好转，可于术后 6 个月再行瘢痕切除松解肛门成形术。但手术次数越多，对肛门功能的影响也越大。

（2）肛门失禁：也是肛门直肠畸形术后常见的并发症，畸形位置越高，失禁的发生率越高。失禁的原因有：

①合并盆底肌肉、肛门括约肌以及神经支配发育缺陷。

②手术损伤肛门括约肌、耻骨直肠肌、盆丛神经。

③高位畸形直肠未经耻骨直肠肌环穿过。

④肛门口过大、松弛，不能严密闭合。

⑤肛管周围因感染或直肠回缩而形成较厚硬的瘢痕，肛管闭合不严，并常伴有狭窄。术后肛门失禁有相当部分的病例是暂时的，随着时间的延长，各种代偿功能的建立，失禁可以好转，部分轻度失禁的病例可以完全恢复正常。

对肛门失禁患儿的处理，应仔细分析原因，包括进行肛门直肠神经、肌肉功能的测定等，然后针对病因治疗。常用的措施有调整饮食、排便训练、电刺激治疗、理疗促使瘢痕软化、括约肌紧缩术、肌肉移植括约肌成形术、骶会阴肛门成形术等促使瘢痕软化，并使直肠穿过耻骨直肠肌环。对盆神经功能缺陷所致的完全性肛门失禁，可以考虑永久性结肠造口。

（3）瘘管复发：肛门直肠畸形合并的各种瘘管在术后可能复发。复发的原因有：

①伤口感染。

②直肠回缩。

③肛门狭窄，直肠内压增高。

④尿液引流不畅等。

对于瘘管复发，一般不应急于进行手术修补，而应积极控制感染，继续扩肛，保持排便通畅。对泌尿系的瘘管应注意保持膀胱造瘘口的引流通畅，使尿流改道。以后肉芽增生，部分病例的瘘口可以自行闭合。如瘘口长期不愈，可在6个月以后再予以手术修补。

（4）直肠黏膜外翻：术后黏膜外翻常导致黏膜水肿、发炎、糜烂、出血等，所分泌的黏液引起会阴潮湿、皮疹等。黏膜外翻的原因有：

①肛门口径过大或外括约肌收缩无力。

②直肠拖出过长。

③肛门部瘢痕所致肛门闭合不严，直肠黏膜外脱。

直肠黏膜外翻一般采用非手术治疗，可用温盐水坐浴、理疗等促使瘢痕软化，较大的儿童可以做提肛运动锻炼肛门括约肌，随着瘢痕软化和括约肌功能的恢复，多数患儿的症状可以缓解。对少数非手术治疗无效的患儿，可采用外翻黏膜切除、括约肌修补、瘢痕松解等手术进行矫治。

3. 各种先天性肛门直肠畸形的具体治疗方法

（1）先天性肛门直肠狭窄的西医治疗：应根据狭窄的程度和类型选择适当的治疗方法。轻度狭窄的病例采用反复持久的肛门扩张术，多数能恢复正常的排便功能。重度狭窄的病例则需行手术治疗，手术时机尽可能选在梗阻发生之前。单纯肛门膜状狭窄可行隔膜切除术，肛管狭窄可选择纵切横缝术或松解术效果很好。直肠狭窄松解术不易达到目的，术后仍有疤痕挛缩致再度狭窄。

①肛门扩张术：适用于轻度肛门直肠狭窄和各种肛门成形术后。侧卧位或截石位，用特制的金属探子（Hegar 探子），也可采用顶端为圆弧形、大小合适的钢笔杆，外涂润滑剂，自肛门缓缓插入直肠，最初1月每日1次，每

次留置15～20分钟，以后根据排便困难的改善情况逐渐改为隔日1次或每周2次，一般持续6个月左右。探子由小到大，直到狭窄段能顺利通过食指，排便通畅并保持不复发为止。应教会患儿家长自己操作，定期到医院复查咨询，接受医生的指导，关键要长期坚持。如反复扩肛仍不能维持正常排便者，须及时选择其他手术方法治疗。

②隔膜切除术：切除狭窄的膜环，适当保留肛缘皮瓣，将肛管皮肤稍加游离，然后与肛缘皮瓣交叉对合缝合，使缝合后切口呈星形，防止愈后疤缩狭窄。

③纵切横缝术：在肛门后侧纵形切开皮下组织，上至狭窄段上缘，下至肛缘外1cm。扩肛使食指能通过肛管，游离切口周围皮下，将直肠后壁黏膜与肛管皮肤横向间断缝合。

④肛管Y－V皮瓣成形术：截石位，在肛周后侧做倒Y形切口，中心位于肛缘，肛管内切口需超越狭窄段，肛缘外切口长2cm左右，夹角90°～100°。扩肛使肛管能容纳食指，充分游离肛门外三角形皮瓣，上移入肛管内对合缝合，缝合后切口呈倒V形。

⑤狭窄松解术：通过肛门暴露肛管直肠交界处的狭窄环，一般在环的后侧做纵行切口，切断狭窄的纤维环，扩肛使狭窄区能通过食指，然后稍游离直肠黏膜，将切口上下黏膜对合，横向缝合。如狭窄程度重，可在环的两侧加做切口，以利松解。

（2）肛门闭锁的西医治疗：因闭锁位置低，手术操作容易，一经确诊，即可行肛膜切开术或切除术。

①肛膜切开术：于会阴肛区凹陷处取前后纵切口或十字切口切开肛膜，使肛门内外相通。然后扩肛至能放入食指即可。术后早期即开始扩肛，直到排便正常为止。但有不少人认为，仅单纯切开肛膜，远期效果不好，常因肛门狭窄而再次手术治疗，因此已很少使用该法。

②肛膜切除术：切开肛膜，吸尽胎粪后，沿肛缘剪去肛膜，扩肛使肛管能通过食指，稍游离直肠下端黏膜，然后将直肠黏膜松弛地缝于肛周皮肤。术后10日开始扩肛，每周2～3次，直至肛门无狭窄，排便通畅为止。

（3）遮盖性肛门的西医治疗：遮盖性肛门一般采用隔膜切除会阴肛门成形术治疗。合并肛门前异位者，参照肛门前异位治疗。隔膜切除会阴肛门成形术：从阴囊根部或阴唇后联合处将会阴区皮嵴连同下方瘘管一起切除，也可仅从瘘管外口处切除皮嵴。在正常肛门位置十字形切开皮肤，经外括约肌中心与上方肛管连通。剪除皮瓣上的纤维索带隔膜，注意尽量保留肛缘的正常皮肤，将肛缘皮瓣与上方肛管皮肤缝合，如有张力，可适当游离肛管直肠末端。术后 2 周起开始扩肛，持续 3 ~6 个月，防止瘢痕挛缩引起狭窄。

（4）肛门前异位的西医治疗：肛门轻度前异位，排便功能基本正常者，不须治疗。若开口较小，排便不畅，可用扩肛治疗（参照肛门直肠狭窄）。但由于扩肛不能矫正肛管前倾畸形，有些病例仍存在一定程度的排便困难，对反复扩肛仍难维持正常排便，或开口太小，排便困难者，可行肛门后切术，纠正肛管前倾畸形，扩大肛门口径。对肛管未穿过外括约肌而有流粪漏液者，宜等到半岁以后行肛门后移术。

①肛门后切术：沿前移肛门外口后侧向后切 1 ~2cm 至正常肛门位置，切开肛管后壁，扩肛至食指能顺利插入，稍微游离直肠后壁，将直肠后壁与切开之肛门后方皮肤对合，间断缝合。也有学者主张仅在肛门后皮肤纵行切开，不游离直肠，仔细止血后伤口不做缝合，术后反复扩肛，待到 5 岁左右，根据排便控制的好坏，部分病例可不做处理，部分病例可行二期肛门移位术。

②肛门后移术：沿前移肛门口环形切开肛缘皮肤，向上游离肛管约 2cm，然后以正常肛区外括约肌环形收缩的中心区为中点，X 形切开皮肤约 1.5cm，分离皮下组织，仔细寻找外括约肌，用血管钳经括约肌中心向上钝性分离、扩张，使之形成肌管隧道，经括约肌上方将游离肛管引入肌管隧道，在肛管四周与外括约肌固定数针，肛管外口与新建肛门皮瓣交叉对合，缝合固定，前侧切口分层缝合。

（5）肛门会阴瘘的西医治疗：一般采用手术治疗，手术时机取决于瘘口的大小以及对排便的影响。少数患儿瘘口较大，无排便困难，可以不早期手术。注意会阴区的清洁，加强护理，防止和积极治疗生殖道、泌尿道的感染。偶有便秘时，可给予行气宽肠、润肠通便的中药，如麻仁丸等，也可给予轻泻剂。等到 4 岁左右再做瘘管切除肛门成形术，这样更有利于手术操作，便于护理，可以增加成功的机会。临床上多数病例瘘口在 0.5cm 左右，新生儿期尚能维持排便，以后则不可避免地发生排便困难。这类患儿宜从早期开始用瘘口扩张术扩大瘘口。防止排便困难引起低位梗阻或继发巨直、结肠症，维持到半岁以后再行手术。若瘘口很小，出生后即有排便困难者，或保守治疗期间发生排便困难者都须及时手术。瘘口距肛区较近的患儿，可采用瘘口后切术；瘘口距肛区 1cm 以上的病例可采用瘘口后切术；瘘口距肛区 1cm 以上的病例可采用瘘管切除肛门成形术。

①瘘口后切术：方法与肛门后切术相似，沿瘘口后切 1.5cm 左右，切开瘘管和肛门外口，修整肛门周围皮瓣，将肛管皮肤与肛缘皮肤对合缝合。

②瘘管切除肛门成形术：方法是沿瘘管走向切开皮下组织，剔除瘘管。然后在肛区十字切开，与肛管相通，稍游离肛管皮肤，与肛缘 4 个皮瓣交叉对合缝合，闭合瘘管切口。

（6）直肠前庭瘘的西医治疗：以手术治疗为主，手术时机同肛门会阴瘘，一般选用瘘管后移肛门成形术。在新生儿期，此手术较易失败，造成瘘管复发，应尽可能在6 个月后进行，也可采用骶会阴肛门成形术、瘘管后移肛门成形术。

①解剖瘘管：在舟状窝沿瘘口周围环形切开，游离瘘管至直肠，注意不要损伤阴道后壁和肛门外括约肌。如游离困难，可在瘘管周围注入少量 0.5% 普鲁卡因，使组织与瘘管分离。

②会阴部切口：在会阴肛区做 X 形切口，切开皮肤及皮下组织，从外括约肌中心向上分离，找至直肠盲端。仔细游离直肠前壁及两侧壁，前壁游离至瘘管上方 1.5 ~2cm，后壁稍加游离，将已游离的瘘管及直肠盲端后移到会阴切口。

③肛门成形：将直肠肌层与周围皮下组织缝合固定数针，十字切开瘘管至直肠壁，使直肠末端口径能放入一个食指。直肠壁与肛区皮瓣交叉对合缝合。将瘘管切口皮下软组织及肌肉组织间断横向缝合数针，填充于阴道与直肠之间的空隙内，皮肤切口间断缝合。

（7）直肠阴道瘘的西医治疗：以手术治疗为主。少数患儿瘘口较大，排便无困难，可不必手术，注意加强护理，积极治疗和预防泌尿生殖道感染，待到 3 ~5 岁再做手术，这样既有利于手术操作，也能增加成功的机会。低位直肠阴道瘘如瘘口较小，但尚能排便者，可用瘘口扩张术扩大瘘口，维持到半岁后再手术。若瘘口很小，或高位直肠阴道瘘无法行瘘口扩张术者，则应力争在梗阻发生前行手术治疗，手术方式一般选择骶会阴肛门成形术（参照直肠尿道瘘）。低位直肠阴道瘘也可采用瘘管后移肛门成形术，高位直肠阴道瘘还可采用腹会阴或腹骶会阴肛门成形术。

（8）直肠尿道瘘的西医治疗：以手术治疗为主，以往对直肠尿道球部瘘多者采用会阴肛门成形术，直肠尿道前列腺部瘘多采用腹会阴肛门成形术。但是，会阴肛门成形术和腹会阴肛门成形术暴露耻骨直肠肌和处理瘘管都较困难，近年来很多学者都主张采用骶会阴肛门成形术。行骶部切口可以比较清晰地辨别耻骨直肠肌，游离直肠和处理瘘管也比较容易。手术适宜年龄为6个月以上。由于直肠尿道瘘的瘘管较纤细，很容易发生肠梗阻，尿路感染也在所难免，因此新生儿期须先做结肠造瘘，待肛门成形术后3个月再闭合造瘘口，也可采用横口尾路肛门成形术。

①骶会阴肛门成形术

A. 俯卧位，耻骨垫高，尿道置导尿管，由结肠造瘘口向远端置入粗肛管到直肠盲端作为标记。

B. 骶部切口：在骶尾部做3～5cm长的纵形切口，下端距肛门缘1cm，切开皮肤皮下组织后，横行切开骶尾软骨，连同肛提肌向下拉开，切开椎前筋膜，暴露直肠盲端。注意不可损伤两侧的骶神经会阴支。

C. 游离直肠：紧贴直肠钝性分离，用手指或刀柄先游离直肠后壁，继而游离直肠两侧，最后分离直肠前壁。因前壁与尿道间有瘘管存在，粘连较多，剥离困难，应细致操作，要特别注意瘘管、尿道、直肠三者之间的解剖关系，切勿损伤尿道。

D. 处理瘘管：分离瘘管后，结扎并切断。结扎时不可距尿道太近或太远，太近易引起尿道狭窄，太远残留的瘘管在术后可形成憩室。有时直肠盲端与尿道粘连紧密，无法了解瘘管走向，分离困难，可先从直肠盲端纵行切开，在肠腔内找到瘘口。沿瘘口做球拍状切开，翻开直肠，再分离瘘管，然后切断，缝扎或缝合残端。暂时封闭直肠盲端切口，并留牵引线，继续分离直肠至需要的长度。

E. 分离耻骨直肠肌：高位直肠尿道瘘时，耻骨直肠肌位于直肠盲端下，紧绕尿道后方。低位直肠尿道瘘时，耻骨直肠肌包绕直肠盲端。暴露耻骨直肠肌后，用直角钳仔细地伸入肌环内，并轻柔地向尾端推进钳子，一直到会阴体。扩张直角钳的两叶，然后将钳的顶端转向后方到会阴肛区。

F. 建立肌性隧道：在会阴肛区做X形切口，长约1.5cm，用血管钳经外括约肌中间向上分离，与上方直角钳沟通，缓慢扩张外括约肌、耻骨直肠肌隧道，以能通过直肠为度，一般直径为1.2cm即可。经隧道穿过带子，分别从骶部及会阴口引出用作牵引。

G. 直肠下降、肛门成形术：牵拉牵引带，扩张肌环，从会阴切口用血管钳穿过肌环，将直肠缓慢拉至肛门口。抽出带子后，在直肠壁与肛门四周皮下组织间断缝合几针。将直肠远端行十字形切开，与肛周皮瓣交叉对合缝合，黏膜皮肤缝合后呈齿状伸向肛管。

H. 关闭骶部切口：骶部直肠与周围组织固定数针，缝合肛尾筋膜，逐层关闭切口，切口内置引流条。

②横口尾路肛门成形术：北京儿童医院采用横口尾路肛门成形术治疗中间位畸形的直肠尿道瘘、直肠阴道瘘、直肠前庭瘘或直肠会阴瘘。切口长约5cm，两侧达髋骨，切断尾骨，连同肛提肌向下拉开。暴露并分离直肠，结扎瘘管。直肠经肛提肌较厚处的分裂孔向下拖出，会阴部肛门成形。这一方法暴露直肠清楚，游离比较充分，新生儿期亦可一次性完成。少数患儿术后有直肠回缩、切口粪瘘、前庭瘘复发、暂时性尿潴留或腹泻等。术后观察 2 年以上，患儿排便功能基本良好，但由于肛门直肠内感觉功能不健全，有时偶有不自觉排便，腹泻时较明显。

（9）直肠膀胱瘘的西医治疗：以手术治疗为主，常用的手术方式有腹会阴肛门成形术，也有些学者认为腹会阴入路直肠不易穿过耻骨直肠肌，术后大便控制差，主张采用腹骶会阴肛门成形术。

①腹会阴肛门成形术：参见肛门直肠闭锁。治疗应常规做耻骨上膀胱造瘘，经会阴探查后，从左下腹旁正中切口进入腹腔，游离直肠前壁时应仔细寻找瘘管，直肠膀胱间瘘管多位于膀胱三角区基底部，输尿管口狭窄，断端用石炭酸处理。直肠端瘘口暂时封闭，缝线留作牵引线。有时瘘管太短，或粘连严重，可先切开直肠盲端，沿瘘口环形切开肠壁，游离翻开直肠后再分离结扎瘘管。然后，继续游离直肠和乙状结肠至所需要的长度，建立肌性隧道，直肠下降，肛门成形，关闭腹部切口。

②腹骶会阴肛门成形术：患儿取俯卧位，按骶会阴肛门成形术的方式，建立耻骨直肠肌、外括约肌隧道，并在其中穿过牵引带子，一头留在骶部切口，一头留在会阴切口，然后关闭骶部切口。置患儿于仰卧位，从左下腹旁正中切口进入腹腔，游离直肠，处理瘘管。向下分离，与耻骨直肠肌、外括约肌隧道相通。以隧道内牵引带子来导引，下降直肠至会阴切口。然后按腹会阴肛门成形术的步骤做肛门成形，关腹。

③直肠浆肌筒内结肠拖出肛门成形术（Renbein 术）：适用于高位肛门直肠闭锁，尤其是合并直肠膀胱瘘或高位直肠尿道瘘的病例，本术式不必分离直肠周围组织和瘘管，可以避免盆腔内神经、血管、肌肉的损伤，但要切除较长一段直肠，延长手术时间，增加术中出血的概率。

A. 腹部切口是从左下腹旁正中切口进腹，暴露直肠、乙状结肠。

B. 在腹膜反折处切开盆底筋膜，游离乙状结肠，用钳夹住乙状结肠，防止切断直肠时粪便溢出。在直肠上段的浆肌层与黏膜层间注入0.5%普鲁卡因，使黏膜与肌层分离。切开浆肌层，保持黏膜完整，钝性或钝锐结合分离黏膜到直肠盲端瘘口处切断，瘘管旷置。如分离黏膜困难，可先切断直肠上段，清除远端肠腔粪便，消毒肠腔后剪开黏膜下层，剥离全部黏膜。暂时封闭结肠远端。

C. 建立肌性隧道，在会阴肛区做X形切口，切开皮肤及皮下组织，用血管钳经外括约肌中心向上分离，以左手食指伸入直肠浆肌层，再向会阴方向顶出，指尖与血管钳相互配合，触摸寻找耻骨直肠肌。用血管钳穿过耻骨直肠肌环，向上顶起直肠盲端肌层，从直肠内剪开盲端，与会阴贯通。用宫颈扩张器扩大肌性隧道至1.5cm左右。

D. 结肠下降，肛门成形。经肌性隧道用血管钳夹住结肠远端牵引线，缓慢将结肠拖至会阴。如直肠腔较细，不能套入结肠时，可将直肠后壁切开。经腹腔将结肠固定于直肠浆肌层，十字形切开结肠末端，与肛周皮肤交叉对合缝合。缝合盆底筋膜，逐层关腹。

（10）肛门闭锁的西医治疗：确诊后应尽早行手术治疗，一般行会阴肛门成形术，也可采用骶会阴肛门成形术、会阴肛门成形术。

①切口：在会阴中央或在可激发环形收缩区的中间，做X形切口，长约1.5cm。切开皮肤，翻开4个皮瓣，其下方可见环形外括约肌纤维。

②寻找游离直肠盲端：用蚊式血管钳经括约肌中间向深层钝性分离软组织，可找到呈蓝色的直肠盲端，在盲端肌层穿2根粗丝线做牵引。因直肠盲端正位于耻骨直肠肌环内，因此应紧贴肠壁向上分离。游离盲端约3cm，使直肠能松弛地拉至肛门口，游离直肠一定要有足够的长度，如不充分游离而勉强拉下缝合，术后极容易发生肠壁回缩，造成瘢痕性狭窄。分离时还应避免损伤尿道、阴道和直肠壁。

③切开直肠：在直肠盲端做十字形切口，用吸引器吸尽胎粪，或让其自然流出后拭净。注意保护创面，尽量避免污染。如发生污染，应仔细用生理盐水冲洗。

④吻合固定：将直肠盲端与周围软组织固定数针，用细丝线或肠线间断缝合肠壁与肛周皮肤8～12针。注意肠壁与皮肤瓣应交叉对合，使愈合后的瘢痕不在一个平面上。术后10天左右开始扩肛，防止肛门狭窄。

第十三章　结、直肠息肉

结肠、直肠息肉，又称大肠息肉，指大肠黏膜表面突向肠腔内的隆起物。息肉的2/3生长在直肠和乙状结肠，其中腺瘤约90%以上分布在直肠。结、直肠息肉临床上以大便带血为最主要症状，多数患者便血发生于便后，但色鲜红，不与粪便相混。

中医学无结肠、直肠息肉的病名，多称之为“息肉痔”“樱桃痔”“珊瑚痔”等。

一、临床诊断

（一）辨病诊断

1. 症状与体征

（1）管状腺瘤：又称腺瘤性息肉。有记载管状腺瘤最为多见，一般占全部腺瘤的75%左右，是大肠内最常见的息肉状病变。多见于男性青壮年，儿童偶发。大便带血为最常见的症状，多发生于便后，血色鲜红，不与粪便相混。在排除痔核出血后，下消化道出血的病例中30%为腺瘤引起。如息肉表面感染、糜烂，则大便表面有黏液和血丝。息肉大，位置低，常有排便不畅、便条有压痕沟、腹部下坠、里急后重等不适感。大便时可发现有红色肉样肿物从肛门脱出。根据病史和检查所见易诊断。息肉位置低者，排便时可见红色肉样肿物脱出肛门外。如息肉蒂部纤维化，血运减少，则变成黄白色。距肛缘8cm以下有息肉，指诊检查肠腔内可触到质软、有蒂或无蒂、活动、表面光滑的球状肿物，并能确定所在的位置。指套上常带血。

（2）绒毛状腺瘤：又称乳头状腺瘤。本病是一种比较少见的腺瘤，约占腺瘤的10%，多见于老年人，很少发生在40岁以下者，儿童和青少年少见，男性多于女性。90%的绒毛腺瘤发生于直肠和乙状结肠下段，约占直肠和乙状结肠下段肿瘤的1%～3%。以黏液血便为主要症状，便血率为70%～

80%，有时便血量明显增多。排便不畅，里急后重，腹泻，便次增多，晨起排出大量蛋清状的黏液便为其特点，导致蛋白质和电解质及水的丢失，久之引起低血钾症，表现为低钾性心律失常，无力，体瘦，易疲劳，临床有时被误诊为黏液性和溃疡性结肠炎。腹泻在本病中的发生率可达50%以上。息肉位置低者也可部分或全部脱出于肛门，呈海绵状肉红色肿物，易出血。根据病史和检查易诊断。有慢性黏液血便，有时大量便鲜血。位置低者，指诊可触到肠腔内有柔软、分叶、蒂短或无蒂的肿物。

（3）幼年型息肉：又称先天性息肉、潴留性息肉。主要发生在10岁以下的儿童，平均发病年龄为5岁，男孩多于女孩。约70%～80%发生在直肠，且60%距肛口10cm以内，多为单发。青春期后有自然消失的趋向。成年人也可发生，但较少见。主要症状是大便带血或便后滴血，血色鲜红，与大便不相混，出血量一般不大，很像内痔出血，因此，儿童期有类似内痔出血的症状时，应考虑直肠息肉的可能。低位息肉在用力排便时可脱出肛外，便后又缩回。依据发病年龄、临床症状及直肠指诊扪及带蒂、活动的球形息肉，不难诊断。特别是将息肉剖开后可见充满黏液的囊腔，壁光滑，呈灰白色是其特点。病理组织检查可确诊。

（4）炎性息肉、增生型息肉：又称假性息肉。与大肠黏膜炎性病变有关，多见于溃疡性结肠炎、阿米巴痢疾、肠结核、克隆病、血吸虫病等。增生性息肉，又称化生性息肉。多发生在直肠，40岁以后发病，随年龄增长，发病率增高。炎性息肉一般症状不明显，常以腹泻、黏液便、血便为主。息肉呈灰白色，多无蒂，伴有炎性肠病病史，结合病理检查可确诊。增生性息肉数目虽多，但无明显症状，偶有大便带鲜血。

（5）家族性息肉病：又称家族性大肠息肉病或多发性息肉病，最先由Vischow在1863年发现，这是一种常染色体显性遗传性疾病，好发于青年，一般15～25岁青春期开始时出现临床症状，30岁左右最为明显。大肠内布满肉状腺瘤，具有很高的癌变倾向，统计表明有40%～50%的病例可转变为腺癌。息肉病早期症状不明显，以腹泻、腹痛、便血为常见症状。若便血为主症，则可持续至本病后期，常并有恶变发生。继发感染后，症状加重，大便稀软，味臭，带有泡沫，有时带黏液脓血，有时亦大便秘结，并有里急后重感。直肠下端瘤体大者，便后可脱出肛外，呈暗红色、乳头状肿物。患者由于长期消耗而贫血，体重减轻，多发生在20～40岁。腹部检查一般无明显症状。家族性息肉病，病变仅限于直肠和结肠，肠外无病变。指诊直肠可触到许多大小不等的肿物，质软。

2. 辅助检查

（1）管状腺瘤：结肠镜检查可发现高位的息肉和低位、较小、手指触不清的息肉。镜下可见隆起或球状息肉，表面易出血，有时可见溃疡面。年龄偏大者腺瘤发生于右半结肠者居多。X 线气钡灌肠造影可发现肠壁有充盈缺损。病理检查为腺瘤样组织，外有包膜，组织排列正常，即可诊断为腺瘤性息肉。

（2）绒毛状腺瘤：窥器检查可见海绵状或绒毛样肉红色肿物于直肠壁广泛附着，表面易出血。气钡灌肠造影或纤维结肠镜检查可发现较高位置的息肉，70% ~80% 的绒毛状腺瘤分布在左半结肠、乙状结肠和直肠。病理检查可确诊。

（3）幼年型息肉：直肠镜下可见突出于肠腔的带蒂肿物，蒂较长，色红，表面光滑。

（4）炎性息肉、增生性息肉：结肠镜下可见息肉体积小、均等。表面光滑，蒂短。病理检查可诊断。

（5）家族性息肉病：①乙状结肠镜检查可见肠壁上布有形状不一的肿物，呈红色或黄白色，有蒂与无蒂息肉并存，有的表面糜烂并有分泌物，息肉数目超过一般散在的多发性息肉，甚至黏膜表面密布大小息肉，难以看到正常黏膜。②X 线钡剂造影和充气造影表现为圆形或椭圆形充盈缺损或杯状影像，提示肠内有占位性病变。③病理改变为腺瘤，癌变倾向显著。

依据以上 3 项检查结果，患者有无家族史均可诊断。

根据息肉病伴发的不同肠外表现，又有以下几种综合征：

①Gardner 综合征（肠息肉病合并多发性骨瘤和多发性软组织瘤）

大肠多发息肉伴：

A. 骨瘤或骨疣，主要在上颌骨、下颌骨及颅骨。

B. 上皮样囊肿。

C. 软组织纤维瘤。

D. 硬纤维瘤。

E. 术后的肠系膜纤维瘤。

牙齿异常，有埋伏齿、过剩齿、痕迹齿。发病年龄比家族性腺瘤晚，多在 30 ~40 岁，息肉在结肠、直肠内较分散，小肠也可以有，癌变率达 45%。此综合征与家族性腺瘤不属于同一遗传基因，也有人主张两病本质上属同一范畴。

②Turcot 综合征：指息肉病伴有中枢性神经系统肿瘤。此综合征与家族遗传有关，属家族性腺瘤病的范畴，多发生于25岁以下。

③Peutz-Jeghers 综合征（黑色素斑－胃肠多发性息肉综合征，又称黑斑息肉综合征）：系一显性遗传性疾病，其特征是特定部位出现多发性黑色素沉着斑和胃肠道多发性息肉，如色素斑可分布于上、下口唇周围，也可扩延至整个口腔黏膜，并可发生于手指、足趾、手掌背面、眼、鼻及肛周等处，有棕色或黑色的色素沉着斑点，儿童期及青春期时色素斑浅，至成年期逐渐变深，到老年期又变淡，呈圆形、卵圆形或不规则形，息肉属错构瘤，极少癌变。发病年龄在20～25岁，有家族遗传性。

对P－J综合征恶变问题至今尚有争议，无统一定论。虽然早年认为有一些病例发生了癌变，但 Bartholomen 等认为本病很少发生癌变并指出以往所谓发生癌变的病例均未证明有淋巴结、肝脏、腹膜的转移，亦即这些病例未因癌变致死。

④Cronkhite－Canada 综合征：色素沉着、脱毛、指（趾）甲萎缩、有胃肠道息肉病为其特征。临床表现为腹泻、黏液血便、脂肪样便等。由于腹泻和吸收不良，造成低蛋白血症、维生素缺乏、电解质紊乱等。此征的息肉不一定全属腺瘤性，也可以是错构瘤，与幼年性息肉相似，很少癌变。发病年龄较晚，多在50～60岁。严格地讲，此征不应包括在家族性息肉病内。

⑤Cowden 病：息肉可波及口腔、胃、小肠等除食道外的全部消化道。伴多发先天性畸形、甲状腺肿瘤、乳腺纤维囊性病。息肉属错构瘤，极少癌变。

（二）辨证诊断

1. 风伤肠络型

（1）临床表现：便血鲜红，滴血或带血，息肉表面充血明显，脱出或不脱出肛外。舌红，苔白或薄黄，脉浮数。

（2）辨证要点：便血鲜红，息肉表面充血明显。舌红，苔白或薄黄，脉浮数。

2. 气滞血瘀型

（1）临床表现：肿物脱出肛外，不能回纳，疼痛甚，息肉表面紫暗。舌紫，脉涩。

（2）辨证要点：肿物脱出，疼痛，表面紫暗。舌紫，脉涩。

3. 脾气亏虚型

(1) 临床表现：肿物易脱出肛外，表面增生粗糙，或有少量出血，肛门松弛。舌淡，苔薄，脉弱。

(2) 辨证要点：肿物脱出，表面粗糙，肛门松弛。舌淡，苔薄，脉弱。

二、鉴别诊断

(一) 管状腺瘤的鉴别诊断

1. 直肠癌

直肠癌指诊可摸到坚硬、不规则、活动范围小、基底粘连而有压痛的肿物。晚期指诊可摸到周边有隆起而坚硬的溃疡，指套可带脓血分泌物，有特殊臭味。病理检查可明确诊断。

2. 肛乳头肥大

肛乳头位置低，在齿线处，质韧，表面光滑，椭圆形，呈灰白色，有压痛，不出血，可脱出肛外，常伴有肛裂。

3. 粪块

可摸到圆形肿物，活动范围广而不固定，在直肠无附着处，指压可变形，灌肠或排便后可消失。

(二) 家族性息肉病的鉴别诊断

1. 肛乳头肥大

肛乳头位置低，固定于齿线附近，质地较硬，表面光滑，椭圆形，有压痛，手指可将肿物抠出肛外，呈灰黄色，一般不易见血。

2. 幼年息肉

幼年息肉多见于儿童，发病年龄在 2～8 岁，好发部位以直肠下段最多见，发生于直肠者占 75% 以上。息肉数目可达数十个。息肉一般不超过 2cm，形状规则，无分叶状态，多呈椭圆形，蒂细。直肠 X 线钡灌肠可见充盈缺损，边缘完整。病理检查不是腺瘤，而是错构瘤，不具备真性肿瘤的基本特征。一般来说与癌的关系不甚密切，因此很少恶变。

3. 肠气囊病

肠气囊病罕见。患者有慢性病病容，但很少出现恶病质或迅速贫血；黏液血便少于息肉病；腹痛轻，腹胀重。结肠镜检可见肠黏膜突起，似葡萄状，不规整，颜色正常，柔软，不易出血。如刺破，有气体逸出，肿物缩小。X线检查示肠腔内可见大小不等的透明囊泡状影，透光区可延伸到钡充盈的轮廓之外，基底宽，黏膜表面光滑。如误以为息肉而做电切，易造成肠穿孔。

（三）伴有消化道息肉综合征的鉴别诊断（见表13－1）

表13－1　伴有消化道息肉综合征的鉴别诊断

综合征	组织学	分布	其他表现	潜在恶变率	遗传性
家族性息肉病	多个腺瘤性息肉	结肠	无	高	+
Gardner	散在的腺瘤性息肉	结肠，偶在胃及小肠	多发性骨瘤病和体表多发性软组织肿瘤	高	+
Turcot	散在的腺瘤性息肉	结肠	中枢神经系统肿瘤	高	+
P－J	黏膜肌层错构瘤	胃、小肠及结肠	黏膜及皮肤色素沉着	无或很少	+
Cronkhite－Canada	幼年性息肉	胃、小肠及结肠	有外胚层缺陷，如脱发、指甲营养障碍、过多的皮肤色素沉着，无或很少或偶有蛋白质丧失、肠病	－	

三、治疗

（一）提高临床疗效的思路提示

1. 辨证准确，重用活血化瘀

本病病机最终是气机不利，经络阻滞，瘀血浊气凝聚而成，所以不论是哪种证型，均应重用活血化瘀法才能取得较好的疗效。

2. 内外结合，双管齐下

在辨证施治原则的指导下，一方面煎药服用；对于结肠疾病，还可以采用药物保留灌肠疗法，使药物直接接触病变部位，直达病所，恰到好处地发挥作用。故在注重内服药物治疗的同时，还应注重使用药物保留灌肠疗法，把二者有机地结合起来，协同发挥治疗作用，不失为提高临床疗效的捷径。

3. 中西医合璧，手术治疗更有效

本病对于药物保守治疗效果不佳者，采用手术切除或镜下套扎或烧灼的方法治疗，效果更佳。

（二）中医治疗

1. 内治法

（1）风伤肠络型

治法：清热凉血，祛风止血。

方药：槐角丸加减。

槐角 15g，生地榆、当归、防风、黄芩、炒枳壳各 10g。

出血多时，加仙鹤草 15g，白及 30g，藕节 10g，三七粉 3g。

（2）气滞血瘀型

治法：活血化瘀，软坚散结。

方药：少腹逐瘀汤加减。

小茴香、炮姜各 10g，延胡索、五灵脂各 15g，没药、当归、川芎、赤芍各 12g，蒲黄、官桂各 6g，可酌加三棱、莪术各 30g，土鳖虫 10g，枳壳 12g。

（3）脾气亏虚型

治法：补益脾胃。

方药：参苓白术散加减。

党参、茯苓、炒白术各 15g，炒山药、白扁豆各 30g，砂仁、荆芥、陈皮各 10g，薏苡仁 20g，莲子肉 18g，桔梗、甘草各 6g。可酌加五味子 10g，黄芪 30g。

2. 外治法

灌肠法：适用于多发性息肉。

（1）用 6% 明矾液 50～100mL 保留灌肠，每日 1 次。

（2）乌梅 12g，五倍子、五味子各 6g，牡蛎、夏枯草各 30g，海浮石、紫草、贯众各 15g，浓煎 150～200mL，每次 50～100mL，保留灌肠，每日 1 次。

（三）西医治疗

在治疗结肠、直肠息肉患者前应仔细询问其家族史，进行详尽的临床检查以及全面的消化道检查（X 线和内镜等）以除外伴发消化道其他部位的息肉和可能伴发的其他脏器肿瘤。对儿童期息肉，如为错构瘤性息肉，一般不需治疗，因这种息肉蒂常逐渐缩小而自动排除。儿童期需治疗的息肉，宜行内镜摘除，尽量避免剖腹探查。成人大肠中的任何息肉一经发现，均应予以摘除送组织学检查。确定组织学类型后，决定最终治疗方案。

1. 一般原则

息肉治疗的一般原则应从以下方面考虑。

（1）组织学类型：增生性、错构瘤性和淋巴性息肉虽常为多发性，但很少有恶变倾向，应尽可能经内镜摘除。管状腺瘤的恶变率低，宜行经肛或内镜肿瘤摘除。广基绒毛状腺瘤的癌变概率高，宜考虑手术切除治疗。

（2）息肉的大小：直径在 1.0cm 以下的息肉，经内镜摘除较易完成；直径大于 4.0cm 时，宜考虑不同径路的手术切除。

（3）息肉的形状：带蒂息肉易经内镜摘除。平坦、弥漫性生长或浸润性病变以及大而无蒂的息肉，多为绒毛状腺瘤或癌，应行手术切除。

（4）息肉的数目：多个结肠息肉，如 50 个以上，应考虑为息肉综合征，在详细询问家族史、病史，细致全面查体的同时，应先取 1 枚或数枚息肉行组织学检查，然后再决定治疗方案。

（5）病灶部位：对术式的选择具有一定的影响。如在处理结肠中较大的绒毛状腺瘤时，宜行肠段切除，而在处理直肠内的此类病变时，如其他因素允许，应首先考虑经肛肿瘤切除术。

2. 癌变息肉的处理

经内镜取活检证实腺瘤已恶变时，只要可能（除非是难以经内窥镜完整摘除或确诊为浸润癌者），应将整个息肉摘除，行组织学检查，以供病理医师向临床提供完整的组织学资料，因仅以息肉的某一部分活检资料而行大的外科治疗是盲目的，尤其是肿瘤位于直肠，治疗直接关系到肛门功能时更是如此。冰冻切片也具有片面性，应有充分的时间使病理师对肿瘤做出全面评价后再决定治疗方案。

（1）癌的浸润深度：局限于黏膜内的原位癌不具有转移能力，如已进行完整的腺瘤切除，则不需要再行肠切除术。已浸润到黏膜肌层的浸润性癌，广基者应行包括第 1 站淋巴结在内的肠切除术。有蒂但切线距息肉癌变区甚近，癌残留的危险性增加者必须进行肠切除术，或观察随访。Cooper 在决定是否行进一步手术治疗时，强调蒂长度的意义，他将息肉茎分为长茎（≥

3mm）、短茎（<3mm）和无茎。资料显示：癌变局限在长茎、短茎息肉的头部，无淋巴结转移和局部复发；癌变在切缘的短蒂息肉或近切缘的无蒂息肉，有25%转移或复发。目前腺瘤癌变的治疗存在争议，实际上是对带蒂、细胞分化好或中等分化、淋巴管和血管未受累的早期浸润癌是否需进一步处理的意见不一致。有人认为，由于目前还不能预测哪些情况下可能发生淋巴转移，建议对癌变，包括早期浸润癌的腺瘤一律行肠切除。

（2）癌变腺瘤的组织学

1）管状腺瘤：癌变侵及黏膜下层时，由于黏膜下层有丰富的淋巴管及血管，理论上必然有发生转移之可能，然而临床经验证实，管状腺瘤癌变侵达黏膜下层，淋巴转移率是很低的，一般不超过5%。故通常对有蒂的管状腺瘤或绒毛状腺瘤浸润性癌变，当病变只限于瘤头部时，只要行肿瘤切除已足够。如果切缘癌为阳性或癌距切缘甚近，病理检查见淋巴管或血管受侵或有癌栓形成，癌变属低分化或未分化癌时，则需按结肠癌、直肠癌的治疗原则处理。

2）绒毛状腺瘤：一旦发生浸润性癌变，淋巴结转移率可占全部癌变病例的16%～39%，故对活检为浸润性癌变的绒毛状腺瘤，应按结肠癌、直肠癌的处理原则进行。

3）绒毛管状腺癌

①有蒂者，治疗原则与管状腺瘤相同；无蒂者则按绒毛状腺瘤癌变的处理原则进行。

②绒毛成分较多时，则应按绒毛状腺瘤癌变的处理原则。

（3）低分化癌或在组织切片上证实有淋巴或血管浸润者，易发生转移和局部复发，应补行外科手术切除。

（4）癌接近切除平面或切缘有癌，必须追加肠切除。

（5）根据患者的年龄和全身状况，权衡根治性手术的危险性和复发的可能性，进行个别评价，以决定治疗方案。

总之，对腺瘤恶变的处理，应“个体化”“多参数”综合分析，才能最大程度地减少治疗的不足和过激。

3. 治疗技术

（1）息肉的主要内镜治疗技术：1969年，Shinya介绍了结肠镜下切除息肉的技术，使结肠息肉的治疗发生了划时代的变化。经纤维结肠镜或乙状结肠镜，用高频电、微波或激光摘除或凝除大肠息肉，避免了剖腹术给患者造成的痛苦，并且一次可以摘除多枚息肉。如患者年轻，息肉有蒂，又无动脉硬化，一次可圈套摘除 1.0cm 大小的息肉 10 枚左右。凝除小息肉可在 30 枚左右，但患者若有动脉硬化，一次圈套摘除不应多于 5 枚，凝除不超出 20 枚。如息肉恶变，经纤维内镜摘除后，证实癌只浸润到黏膜层，息肉又有蒂，蒂的切线无癌，淋巴管及血管无癌浸润者，可用纤维内镜摘除后密切观察，而不行根治术。

目前，主要根据息肉的形态、大小、数量及蒂的有无、长短、粗细而分别选用相应的经内镜息肉摘除术。

①高频电凝圈套切除法：主要用于有蒂息肉。

②高频电凝灼除法：主要用于多发半球状小息肉。

③高频电凝热活检钳法：目前很少应用。

④活检钳除法：主要用于单发或少数半球状小息肉，简便易行，又可取活组织行病理检查。

⑤激光气化法或微波透热法：这两种方法需要激光和微波仪器设备，对 >1.5cm 的息肉摘除也较费时费力，远不及电凝切除法，更主要的缺点是没有完整的标本行组织学检查。

⑥“密接”摘除法：主要用于长蒂大息肉，难以悬于肠腔者采用大息肉密接肠壁电凝切除法，南方医院首创此法，为 142 例患者切除大息肉 157 颗，仅有 2 例发生轻度黏膜灼伤，未发生肠穿孔等并发症。

⑦分期分批摘除法：主要用于有 10 ~ 20 枚以上息肉的病例。

⑧内镜与外科手术联合治疗法：主要用于息肉病患者，即将稀疏区的息肉于内镜下分期分批摘除，息肉密集区宜手术切除肠段，这样既可达到治疗目的，又可维持大肠的正常功能。内镜下处理结肠、直肠息肉，如能正确掌握使用，是一项安全、费用低廉、有效的结肠、直肠息肉治疗技术。

目前，内镜息肉切除的主要并发症为出血（2% ~ 3%）、穿孔（0.2% ~ 0.7%），偶见结肠内易燃气体在电灼时引爆致死者（多见于用甘露醇进行肠道清洁者）。

（2）经肛内镜息肉摘除术

1）适应证：①无蒂的小息肉。②阔蒂息肉，但息肉本身的直径小于 2.0cm 者。③有蒂，蒂基底的直径小于 2.0cm 的息肉。

2）禁忌证：①有纤维结肠镜检查的禁忌证者。②装有心脏起搏器者。③有肠梗阻症状者。④有弥漫性腹膜炎或局限性腹膜炎、疑有肠穿孔者。⑤息肉基底的直径大于 2.0cm，息肉恶变已浸润到蒂部，或息肉集簇存在，范围较广者。

3）术前准备

①查出血、凝血时间和血小板等，同一般中、小手术的术前准备。

②饮食准备：检查前 2 日进半流质饮食，检查前禁食 12 小时，必要时，术前可酌情进少量糖水。

③模拟试验：检查高频电发生仪的工作是否正常，并根据息肉大小调整电流强度。

④肠道清洁准备：主要有以下两种方法：其一为口服蓖麻油法，检查前晚口服蓖麻油 30mL，3～4 小时后腹泻，并在检查前 1～2 小时用温水（37℃左右）清洁灌肠。一般不用肥皂水灌肠，以免刺激肠黏膜引起出血、水肿。另一种为口服全肠道灌洗液法。灌洗液处方：聚乙烯乙二醇 147.8g，无水硫酸钠 14.2g，氯化钾 1.9g，氯化钠 3.7g，碳酸氢钠 4.2g，加蒸馏水至 500mL，装入 500mL 的输液瓶中，灭菌。应用时以温开水配制成 2500mL 后服用。在检查前 1 日的 16:00～20:00 服完，第 2 日上午经纤维结肠镜行息肉摘除，无须灌肠。

4）操作步骤

①圈套摘除息肉法

A. 冲洗、吸引清除息肉周围的粪水及黏液，以防导电击伤肠壁。

B. 必要时患者调换体位，充分显露息肉，使息肉暴露在 3、6、9 点的位置，以便圈套。

C. 抽换肠内空气 2～3 次，以防肠内易燃气体浓度高，引起爆炸。

D. 圈套丝应套在息肉的颈部，小息肉提起悬空，大息肉应使息肉头部广泛接触肠壁，切勿接触过少，以免电流密度大，灼伤肠壁。

E. 大于 3.0cm 的非分叶状的巨大息肉，每次圈套不能大于 2.0cm，以防切割到一定程度时，被切割部分相互接触，电流密度分散不均而产生高温，使圈套丝陷入息肉组织内，进退不能。

F. 大于 3.0cm 的巨大分叶状息肉，应在息肉周围逐叶向息肉蒂部灼除，使息肉蒂内较大的血管多次受到热及电流的影响而凝血，切勿盲目套入蒂部，因视野不清或蒂凝固不全面可能导致并发症。

G. 一般高频电发生仪用混合电流 2.5～3.5 档。接通电源，通电，每次通电 2～4 秒，可酌情通电 1 次或多次。待通电至圈套丝处发白或冒白烟时，方令助手逐渐收紧圈套器，边收紧圈套器边间断通电，完整摘除息肉。

②热活检钳钳除息肉法：用热活检钳钳除息肉，多用于 0.5cm 大小的息肉。

A. 用凝固电流 2.5 ~3 档。

B. 钳住息肉头部提起，使息肉基底部形成一细长假蒂，通电时假蒂部位的电流密度增大，产生高温，摘除息肉。钳杯内的息肉受电流影响小，可送病理行组织学检查。

③电凝器凝除息肉法：高频电发生仪用凝固电流 2 ~3 档。电凝器对准息肉头部，凝除息肉 2/3 才能达到治疗目的，但不宜凝除过深，以防穿孔。

5）术中注意事项

①在摘除息肉过程中，术者与助手要配合默契，即通电与收紧圈套器要合适，既要避免因通电不足、收紧圈套器过快而出血，又要避免因通电时间过长或电流过大，收紧圈套器过慢而致肠穿孔。

②防止圈套丝尖端部接触息肉旁边的正常肠壁而发生肠穿孔。

③分叶摘除息肉时，避免摘下来的息肉接触还未摘除的息肉，以防导电。

④回收标本。单个息肉可用蓝式取出器套住息肉，或用镜吸住息肉后随镜退出。一次摘除多个息肉者，欲让患者自行便出，应记录各部位息肉的大小、形态，以便定位，也可仍采用双镜法，即一镜留在肠腔内继续摘除息肉，另一镜从肛门插入，取出息肉，不会增加患者的痛苦。

6）术后处理

①一次摘除息肉数量少者，可院外观察 5 ~7 日。摘除息肉较多、较大者应入院观察，应用止血剂，适量补液及应用抗生素。

②息肉摘除术后半年复查 1 次，1 年后如无异常，可适当延长复查时间。

③腺瘤性息肉恶变属原位癌者，半年内 1 ~2 个月复查 1 次，半年至 1 年内每 3 个月复查 1 次，如无异常，以后延长复查时间。

7）主要并发症

①肠穿孔：一旦发生应立即手术治疗。

②息肉残蒂出血：包括术中出血及术后 1 周左右痂脱落出血，可经纤维内窥镜用高频电电凝止血。方法：高频电仪取凝固电流 2 ~3 档，电凝器接触出血处，通电 2 ~3 秒，可通电 1 次或几次。在提起电凝器时再通电 1 ~2 次，使焦痂断裂，防止拉掉焦痂再出血。

③腹膜后气囊肿：应用抗生素，待其逐渐吸收，并注意心肺功能。

4. 常见息肉的西医治疗

（1）管状腺瘤的西医治疗

①注射法：适用于低位小息肉。

A. 药物：5%鱼肝油酸钠或6%～8%明矾液。

B. 操作：侧卧位，局部常规消毒，局麻。在肛镜下找到息肉，将药液注入息肉的基底部，一般注药0.3～1mL。小息肉行钳夹，无活动性出血后将其剪除，也可先剪除，后注药，可以止血。

②圈套电切术：经纤维结肠镜圈套电灼切除结肠腺瘤，方法比较安全，痛苦不大。因此，近来有学者提出，结肠腺瘤一经发现，不论其有无症状，即使不大，也应行电切术，切除后做病理检查，以确定其性质。带蒂腺瘤直径在5cm以下者，均可行电切术，必要时可对基底部黏膜再次电灼。广基腺瘤直径不超过1.5cm者亦可行电灼切除。

电切后的并发症及处理：

A. 肠穿孔：常因电灼过深而致，一般在术后数小时内发生。出现下腹痛和腹膜刺激症状，一旦发生，应立即剖腹修补，如穿孔大或时间过久，则宜做暂时性结肠造瘘。

B. 出血：术后24小时内的便血是由于血凝块脱落或止血不完善所致，在术后1周左右发生，常由于烧灼过深或过广，坏死组织脱落，引起继发性出血。除一般止血措施外，用云南白药4g，加米汤100～200mL做保留灌肠。如为大量鲜红色便血，应立即做结肠镜检查，寻找出血点，用肾上腺素棉球或止血粉压迫。

③手术治疗

A. 结扎切除术

适应证：直肠下段8cm以下的低位息肉。

手术操作：截石位，局部常规消毒，局麻。肛镜下用组织钳将息肉轻轻拉出，用圆针丝线在息肉基底部贯穿结扎，然后切除息肉。术后，直肠内注入九华膏。

B. 切除缝合术

适应证：位于直肠下端较大的（1cm以上）广基腺瘤，或疑有癌变者（黏膜粗糙，呈暗红色，较硬或黏膜糜烂、出血及有溃疡者）可采用此法。

手术操作：截石位或侧卧位，常规消毒，骶麻。用直角拉钩，敞开肛管，以爪形肠钳夹持息肉后向外牵拉，用小圆头手术刀在腺瘤上方约 1～1.5cm 处开始做纵梭形切口，切开黏膜，直至黏膜下层，下牵腺瘤，将切口内黏膜连同腺瘤一同切除，用细线或 3－0 肠线间断缝合黏膜创面。

C. 经直肠后部息肉切除术

适应证：广基息肉，体积大，位于腹膜反折平面以下而从肛门无法摘除者。

术前准备：术前 5 日起，给少渣饮食，术前 2 日给流质饮食。术前 3 日起，每晚清洁灌肠 1 次，每天口服蓖麻油 20～30mL。术前连用 3 日抗生素。

手术操作：俯卧位，臀部抬高。在后正中线上，由骶骨下端至肛门上方 2cm 处做一纵形切口。切开皮肤、皮下组织和肌膜，露出骶尾骨，必要时可将尾骨切除。勿伤骶中动脉，切开提肛肌，纵形切开直肠后壁 4～5cm，拉开切口，显露直肠腔内的息肉，将息肉周围黏膜与肌层分离，连同息肉一起切除，彻底止血。然后用丝线横形间断缝合直肠切口，直肠两侧放引流管，逐层缝合切口。术后第 2 日拔除引流管。术后控制饮食 3 日，行补液、抗炎治疗，其后予流质饮食，7～8 日拆线。

D. 经腹息肉切除术：适用于乙状结肠以上的息肉，瘤体大，经直肠手术困难者。可以根据息肉所在的肠段，选择腹部切口，又要根据所在肠段内息肉的数目、大小，在肠管结肠带上行纵行小切口，将息肉钳出，贯穿结扎，切除息肉。切除多发性息肉应做术前检查，设计好切开肠壁的位置及该切除的肠段等（此节可参考腹部外科手术）。

（2）绒毛状腺瘤的西医治疗：绒毛状腺瘤癌变的机会较多，应早期手术切除治疗。位置低者，可经肛门结扎切除，位置高者，直径若超过 1.5cm 的无蒂腺瘤，需行外科手术治疗，方法参考管状腺瘤的治疗。直径在 1.5cm 以下者，可经纤维结肠镜电切。笔者认为，对大的乳头状腺瘤，在做好辅助检查的同时，手术中的探查和彻底切除瘤体是治愈及防止复发的关键。混合型腺瘤，又称绒毛状管状腺瘤，约占腺瘤的 15%，它可以有蒂，也可以是广基，腺瘤表面有短而宽的乳头。镜下可见明显的管状及乳头成分并存，每种成分不应少于 25%。混合型腺瘤的临床表现和处理，原则上基本与管状腺瘤相同，但由于有乳头成分存在，因此发生癌变的可能性较单纯管状腺瘤大些。

（3）幼年型息肉的西医治疗：确诊为幼年型息肉，如息肉较少，位置较高，临床症状不明显，不必勉强手术切除，以后有自行脱落的可能。如息肉单发，蒂较细，位置低者可行手法摘除。患儿侧卧位，术者用右手食指伸入直肠，摸清息肉位置，以食指尖将息肉蒂勾住，顺肠壁下拉，将蒂根部勾断，挖出息肉。一般不必止血，术毕检查息肉是否完整，若息肉蒂有明显搏动，禁用此法。若息肉大，蒂粗，可在局麻下行息肉结扎切除术，方法同腺瘤切除术。

（4）炎性息肉、增生型息肉的西医治疗：溃疡性结肠炎镜下检查时，多见在肠内溃疡灶的边缘上有炎性息肉，又称假性息肉，这是由于大肠黏膜的炎性刺激、肉芽增生、溃疡及修复愈合的交替演变而形成的炎性息肉，引起上皮不典型增生而成为诱发大肠癌的因素，如溃疡性结肠炎并有假性息肉的形成，病程在20年者癌的发生率可达13%，所以炎性肠道疾病与癌的发生有一定关系，若该类疾病出现其他可疑指征时，手术切除病变是非常必要的。炎性息肉以治疗原发性溃疡肠病为主，可参照有关章节进行治疗。增生性息肉无癌变倾向，症状不明显，一般不需特殊治疗。

（5）家族性息肉病（FPC）的西医治疗

①手术时间：由于有的患者年龄较低（20岁以下）即发生恶变，在确诊后，应尽快行手术治疗。对因患FPC家族成员调查而发现的无症状患者，一般主张在18岁左右施行手术治疗。

②手术方式的选择

A. 全大肠切除、回肠腹壁造口术：理论上讲，FPC患者的整个结肠上皮都有发生癌变的危险，应该切除全部有癌变危险的上皮。因此，该术式是最合理的治疗措施。但事实上，手术牵涉到永久性腹壁回肠造口（管理上比结肠造口更为不便），这使该术式难以在临床上广泛使用，尤其是无症状的患者更难以接受。另外，施行这种手术也将严重影响其家族成员接受检查与治疗的信心。其主要适用于：

a. 同时有结肠或/和直肠癌者。

b. 直肠息肉较多，几乎没有正常黏膜，摘除所有息肉后有可能发生严重疤痕狭窄者。

c. 全结肠切除、回肠直肠吻合术后又发生直肠癌者。

B. 全结肠切除、回肠直肠吻合术：直肠的切断线是在骶骨岬水平（保留直肠15～16cm）。术后直肠残余肿瘤靠经肛电灼切除及持续口服维生素C（3g/d）治疗，同时密切观察。由于该术式保留了全部直肠的功能，对生活质量影响最小，对排便功能无影响，易为患者接受。但保留段直肠仍有腺瘤恶变的可能。保留段直肠癌的发生率各家报道不一，从0～23%不等，这一差异的原因可能为：

a. 留段肠管的长度。即是否为真正的回肠直肠吻合（有恶变危险上皮的量）。

b. 复诊工作是否严密以及对随访发现的腺瘤是否及时予以处理。

c. 术时患者的年龄。即如果在35岁以上才行结肠切除，该年龄组的患者可能已有直肠腺瘤潜在的恶变。

d. 随访时间的长短。随着随访时间的延长，直肠癌的发生率增加。

另外，为改善患者术后的生活质量，还有人提出保留回盲部的结肠次全切除术。如周锡庚等应用“一期直接清除盲肠和肛门拉出外翻的直肠保留段肠瘤的结肠、直肠次全切除、升结肠－直肠吻合术”，保留了回盲部以上2～3cm的升结肠和齿状线以上6cm的直肠，从肛门至盲肠保留段共长16～17cm。结肠切除与盲肠息肉摘除的先后顺序，一般主张先行结肠切除，以避免未知较高处结肠腺瘤已癌变而将癌细胞种植于直肠息肉摘除后的粗糙面上。

C. 全结肠部分直肠切除、回肠低位直肠吻合术：与回肠直肠吻合术相比，具有下列优点。

a. 有癌变危险的上皮数量减少。

b. 易于对残余段直肠的监督。

c. 对残余段直肠内腺瘤的处理更为安全、方便（不会发生腹腔内肠穿孔）。但由于术中直肠游离应达肛提肌水平以便行腹膜外吻合，约5%的男性将发生性功能障碍。同时，尽管保留肠段癌发生率低，但仍不能完全避免，故该术式的应用原则基本上同回肠直肠吻合术。

D. 全结肠部分直肠切除、直肠黏膜剥脱、回肠肛门吻合术（次全大肠切除、直肠黏膜剥脱术）：为目前治疗FPC的主要术式。这种去除了全部有癌变危险性的黏膜上皮，同时保留直肠肛门括约肌功能的术式，可免除术后对患者进行长期的直肠监测，患者易于接受，但该术式多需行暂时性回肠造口（保护性），肛门直肠功能恢复时间较长（3～6个月）。

E. 对于身体状况极差，难以承受大手术者，采用五步手术法，即：

a. 电灼直肠、乙状结肠息肉。

b. 右半结肠切除、回肠乙状结肠吻合术。

c. 左半横结肠、降结肠切除，乙状结肠造口术。

d. 电灼乙状结肠上端息肉。

e. 闭合乙状结肠造口。

该疗法治疗时间长，但较安全，对那些身体状况太差的病例，不失为一种可选择的方法。

（四）中医专方选介

1. 灌肠方

5－Fu（5－氟尿嘧啶）注射液250mL＋生理盐水200mL保留灌肠，每日2次，15日为1疗程，一般2～3个疗程。结果治愈38例，显效12例，有效9例，总有效率为92.18%。

2. 三七粉方

三七粉，每日10g。开水冲服。治疗结肠炎所致的升结肠狭窄息肉增生1例，经1年余痊愈。

以上方均摘自［李润庭．肛门直肠病学．沈阳：辽宁科学技术出版社，1987：170］。

第十四章　结肠、直肠非特异性炎性疾病

第一节　慢性非特异性溃疡性结肠炎

慢性非特异性溃疡性结肠炎是一种病因不明的直肠和结肠慢性炎性疾病。发病年龄一般为20～50岁，男女无明显差别。慢性非特异性溃疡性结肠炎临床以腹痛、腹泄、黏液血便等为主要症状，并可发生严重的局部或全身并发症，重症患者癌变率较高。中医学虽无慢性非特异性溃汤性结肠炎的病名，但可归入“泄泻”“痢疾”“肠澼”“滞下”“肠间癥积”等范畴。

一、临床诊断

（一）辨病诊断

1. 症状与体征

（1）腹部症状

①血性腹泻：为最主要的症状，粪中含血、脓和黏液。较轻者每日2～4次，严重者可达10～30次，粪便呈血水样。

②腹痛：疼痛性质常为阵发性痉挛性绞痛，局限于左下腹或下腹部。疼痛后可有便意，排便后疼痛可暂时缓解。

③里急后重：因直肠炎症刺激所致，常有骶部不适。

④其他：有上腹饱胀不适、嗳气、恶心、呕吐等现象。

（2）全身症状：体温正常或升高，急性期大多出现发热。重症患者出现全身毒血症，水、电解质、维生素、蛋白质等从肠道丢失以及厌食而致体重减轻和体力下降。

（3）体征：除有发热、脉速和失水的表现外，左下腹或全腹部常有压痛，伴肠鸣音亢进，常可触及如硬管状的降结肠或乙状结肠，提示肠壁增厚，难

与结肠痉挛相鉴别。急性结肠扩张者常有腹胀，上腹部明显膨隆。病变范围广泛的急性活动期患者，可有腹肌紧张，轻型病例或在缓解期无阳性体征。

（4）直肠指检：常有触痛，肛门括约肌常痉挛，但在急性中毒症状较重的患者可松弛。指套染血。

（5）临床分度：根据病情的轻重可将本病分为三度。

①轻度：全身症状不明显，腹痛、腹泻、脓血黏液便三大症状较轻。

②中度：有轻度全身症状，如低烧、血沉快、白细胞高，这三大症状较重。

③重度：有明显的全身症状，发烧、脉快、血沉快、白细胞高、血浆蛋白低。症状明显，腹泻每日 6 次以上。

（6）临床分型：根据发病缓急和病理进展情况可分三型。

①反复发作型：症状偏轻，病程缓慢，间歇发作，有缓解期。

②慢性持续型：发病或急或慢，继而为慢性病程。

③暴发型：发病急骤，症状很重，病情很快恶化。

2. 实验室检查

（1）血液检查：可有轻度或中度贫血。白细胞计数增高，血沉加速，严重者凝血酶原时间延长，凝血因子Ⅵ、Ⅶ、Ⅷ活性增加，纤维蛋白原增加，血浆纤维结合素降低，血清白蛋白及钠、钾、氯降低。缓解期如有血清 α_2 球蛋白增加，常是病情反复的先兆。

（2）粪便检查：有黏液及不同量的红、白细胞。急性发作期粪便涂片常见大量的多核巨噬细胞。粪便培养阴性。

3. 影像学检查

（1）X 线检查：急性期和慢性期的 X 线表现为肠管边缘模糊，黏膜皱襞失去正常形态，结肠袋消失，铅管状结肠，结肠局部有痉挛性狭窄和息肉，还可见到溃疡引起的锯齿样影像等。

（2）结肠镜检查：是最有价值的诊断方法。镜检可见黏膜弥漫性充血、水肿，黏膜下血管模糊不清或消失，黏膜面呈颗粒状，脆而易出血。常有糜烂或浅小溃疡，附着黏液或脓性渗出物。后期可见炎性息肉，结肠袋消失。对重型患者进行检查应慎防结肠穿孔。

（二）辨证诊断

1. 湿热下注型

（1）临床表现：腹痛，腹泄或里急后重，粪便夹有黏冻、脓血，肛门灼热，尿黄赤。舌苔黄腻，脉沉数或濡数。

（2）辨证要点：腹痛，腹泻，粪便夹有脓血、黏冻，肛门灼热。舌苔黄腻，脉沉数。

2. 寒热错杂型

（1）临床表现：久痢不愈，时轻时重，畏寒乏力，腹痛隐隐，下痢脓血，口苦口干，时有身热。舌质红，苔薄黄，脉沉数。

（2）辨证要点：久痢不愈，畏寒乏力，下痢脓血，口干口苦。舌质红，苔薄黄，脉沉数。

3. 脾肾阳虚型

（1）临床表现：久泻不愈，形寒肢冷，腰膝酸软，遇寒加重，食减纳呆，腹痛喜暖，大便稀溏，或下痢白色黏冻。舌质淡，苔白，脉沉细。

（2）辨证要点：久泻不愈，形寒肢冷，腰膝酸软，大便稀溏。舌淡，苔白，脉沉细。

4. 气滞血瘀型

（1）临床表现：肠鸣腹胀或腹痛拒按，泻下不爽，胸胁胀痛，面色晦暗。舌紫或有瘀斑、瘀点，脉弦涩。

（2）辨证要点：泻下不爽，胸胁胀痛，面色晦暗。舌紫，脉弦涩。

5. 肝郁脾虚型

（1）临床表现：大便稀，次数多，黏液便或带血液少许，腹痛则泻，泻后痛减，胸胁胀闷，每因情志变化而发病。舌苔薄白，脉弦。

（2）辨证要点：腹泻，便稀，次数多，腹痛则泻，泻后痛减，随情志而变化。舌苔薄白，脉弦。

二、鉴别诊断

（一）痢疾

本病在急性发作时，一般能找到细菌及阿米巴原虫等病原微生物，抗菌或抗原虫治疗有效。

（二）结肠克罗恩病

本病好发于回肠末端和升结肠。病理以淋巴组织肉芽肿样增生性病变为主，腹痛、腹块多在右下腹及脐周，稀溏粪便中少见黏液、脓血，很少出现里急后重。

故X线检查多见结肠狭窄和瘘管形成。病变多为跳跃性、节段性和不对称性。

（三）肠结核

本病一般有原发结核病灶，结核中毒症状较重，病变多在回盲部，右下腹有时能扪及包块。病理以黏膜下层及浆膜层受累最重，有结核的病理特征。正规抗痨治疗效果较好。

（四）直肠、结肠癌

左侧结肠癌以亚急性和慢性肠梗阻为主要表现，晚期常因癌溃破而出现鲜红色血便，或伴黏液或脓液。贫血、消瘦、腹块、不规则发热有时也较多见。有人报道直肠癌患者1/5有便血。肛门指检、乙状结肠镜、钡灌肠、纤维结肠镜等是主要的诊断方法，病理活检可确诊。

（五）功能性腹泻

本病腹泻为持续性或反复发作性。大便常规检查除便稀或不成形外，无其他病理成分。X线胃肠道检查、乙状结肠镜检查均无器质性病变。患病者神经官能性症状较重，对病情顾虑重重，餐后腹泻最常见。本病需长时间观察，排除消化系统及消化系以外的有关疾病后方能诊断。

（六）其他

慢性非特异性溃疡性结肠炎还须和血吸虫病、结肠息肉病、结肠憩室炎、放射性肠炎、缺血性结肠炎等进行鉴别。

三、治疗

（一）提高临床疗效的思路提示

1. 辨虚实，先祛邪，后扶正

治疗本病，首先应辨别虚实，一般说来，年轻人或初发病者，病属邪气盛则实，治当清热解毒化湿，以攻邪为主；年老体虚，久治不愈，病属正气虚则虚，临床以脾肾阳虚为多见，故治当补脾温肾。

2. 谨守病机，辨别寒热

久痢不愈，正虚邪恋，寒热错杂，湿热之邪未去，气滞血瘀，再加上复感外邪或饮食不当而诱发，病情时轻时重，畏寒乏力，腹痛隐隐，或伴脓血，口干口苦，时有身热，治当辛开苦降，散寒泄热为法。

3. 中西医结合，提高临床疗效

目前已知促肾上腺皮质激素（ACTH）、肾上腺皮质激素、柳氮磺胺吡啶（SASP）和5－氨基水杨酸（5－ASA）是控制本病最有效的药物，在中医辨证分型论治的基础上，笔者主张配合应用这四种药物。

（二）中医治疗

1. 内治法

（1）湿热下注型

治法：清热利湿，调理气血。

方药：芍药汤加减。

黄芩、黄连、当归、槟榔、木香各12g，芍药15g，大黄9g，肉桂3g，甘草6g。

湿重于热，去大黄，加苍术、川厚朴各10g；热重于湿，加白头翁15g，马齿苋20g。

（2）寒热错杂型

治法：辛开苦降，散寒泻热。

方药：乌梅丸加减。

乌梅15g，细辛3g，附子、干姜、川椒、桂枝各9g，当归、黄连、黄柏各10g，人参15g。

久泻体虚加黄芪20g，白术15g；气血两虚加熟地黄10g，白芍12g。

（3）脾肾阳虚型

治法：补脾益肾，温中涩肠。

方药：真人养脏汤加减。

人参、当归、白术、白芍、木香、肉豆蔻各12g，肉桂6g，诃子15g，罂粟壳9g，甘草5g。

脾虚加黄芪30g，虚寒甚加吴茱萸6g，制附子9g。

（4）气滞血瘀型

治法：活血散瘀，行气止痛。

方药：少腹逐瘀汤加减。

当归、川芎、赤芍、延胡索、小茴香、蒲黄、五灵脂各12g，干姜、肉桂、没药各6g。

气滞化热者去干姜、肉桂，加大黄10g，牡丹皮10g；腹痛有包块者加桃仁 12g，香附 10g。

（5）肝郁脾虚型

治法：调和脾胃，清泄肝胆。

方药：痛泄要方加减。

白术 15g，陈皮、白芍、防风各 12g。

若素日脾虚者，加茯苓 12g，山药 15g 以健脾止泻；胸胁胀满者，加柴胡 12g，香附 10g，青皮 10g 以增强疏肝之力；大便溏薄如水者，加猪苓 15g，车前子 20g 以渗湿利水；舌苔黄，口干苦，泻下垢腻者加黄连 15g，地锦草 10g 以清热厚肠。

2. 外治法

（1）保留灌肠治疗：采用云南白药 2g，锡类散 2 支，加入生理盐水 50 ~ 100mL，保留灌肠，每日 1 次。

（2）直肠内应用栓剂：采用清热解毒，化瘀止血之中药制成栓剂，如野菊花栓等，经肛门塞入，每次 1 枚，每日 2 次。

（三）西医治疗

溃疡性结肠炎是一种慢性疾病，症状缓解并非判断疗效的可靠依据。治疗必须延长至结肠镜检查和 X 线检查见病变完全消失为止。

1. 一般治疗

（1）休息：在急性发作期或病情严重时均应卧床休息，其中一般病例也应适当休息，注意劳逸结合。

（2）镇静：患者往往神经过敏，情绪紧张，因此宜向患者解释病情，以减少其顾虑，必要时，可予镇静安定药，如利眠宁、苯巴比妥、安定等。

（3）饮食：以柔软、易消化、富于营养、热量足够为原则，宜少量多餐，补充多种维生素。急性发作期或暴发型病例，饮食应限于无渣半流质，避免冷饮、水果、多维生素的疏菜及其他刺激性食物。忌食牛乳和乳制品。

（4）腹痛腹泻：腹痛及腹泻次数较多者可用抗胆碱能药物，但要注意大剂量有引起急性结肠扩张和中毒性巨结肠的危险。严重腹泻可谨慎使用抗蠕动药物如复方苯乙哌啶或氯苯哌酰，应尽量避免使用麻醉剂。

（5）治疗贫血：可按病情给予输血，口服铁剂或肌肉注射右旋糖酐铁，有时需补充叶酸。

（6）补液：当急性发作时，特别是暴发型，患者常有严重失水、电解质紊乱，尤其是低血钾，应及时予以纠正。

（7）静脉营养：对下列情况需考虑给予静脉营养：①病变长期活动，明显消瘦，且需要肠管休息者。②病情严重，伴低蛋白血症及毒血症。③肠梗阻。④肠瘘。⑤手术前后。⑥大面积肠切除所致的短肠综合征。可采用股静脉或颈静脉插管输注高渗葡萄糖溶液、血浆、白蛋白、氨基酸和脂肪乳糜等。

2. 药物治疗

ACTH、肾上腺皮质激素、SASP 和 5 - ASA 为目前控制本病最有效的药物。水杨酸柳氮磺胺吡啶（SASP）和 5 - 氨基水杨酸（5 - ASA）适用于慢性和轻、中度活动期患者。SASP 在结肠内由细菌分解为 5 - ASA 与磺胺吡啶。后者能引起胃肠道症状和白细胞减少、皮疹和精液异常而导致不育等不良反应；而前者则是 SASP 的有效成分，主要通过抑制前列腺素合成而减轻其炎症。治疗剂量为 4 ~ 6g/d，分 4 次服用，一般 3 ~ 4 周见效，待病情缓解后可逐渐减量至维持量 1 ~ 2g/d，维持时间说法不一，多数主张连续应用 1 ~ 2 年。一般认为 SASP 不能预防克隆病复发。对不能耐受 SASP（头痛、恶心）或轻度皮肤过敏者可改用 5 - ASA。5 - ASA 的剂型有多种，如 Pentasa，4g/d，分 4 次服用，Salofalk，1.5g/d，分 3 次服用。对直肠和乙状结肠、降结肠病变可采用 SASP 或 5 - ASA 制剂，2 ~ 4g/d 灌肠，或栓剂 0.5 克/支，1 ~ 2 次/日，肛门用药。严重肝肾疾患、婴幼儿、出血性体质以及对水杨酸制剂过敏者不宜应用 SASP 及 5 - ASA 制剂。一般认为妊娠期和哺乳期可继续用药，但也有人认为妊娠最后数周不宜使用。药物治疗的方案选择：

（1）轻型：先用 SASP，逐渐将剂量增加到 3 ~ 4g/d，分 3 ~ 4 次口服；直肠炎者可用栓剂，如无效且病变部位较低者，可改用氢化可的松琥珀酸钠 50 ~ 100mg，保留灌肠，1 ~ 2 次/日。如灌肠效果不好，或病变范围较广者，改为口服泼尼松或泼尼松龙 30 ~ 40mg/d。

（2）中型：一般口服泼尼松龙 40mg/d，大多于 2 ~ 3 周后见效，症状控制后再逐渐减量。

（3）重型：用大剂量皮质激素治疗，一般静脉滴注氢化可的松琥珀酸钠 30mg/d，或口服相应剂量的皮质激素，并加用广谱抗生素以控制可能存在的继发感染。

（4）维持巩固期的治疗：应用皮质激素见效后应维持 1 ~ 2 周再逐渐减量，开始时每 7 ~ 10 日减 2.5 ~ 5mg，到每天 20mg 后，每 2 周减 2.5 ~ 5mg，一般维持剂量为 10mg/d 左右。在减量过程中一旦复发，应尽快提高皮质激素的用量。在激素减量的过程中，为减少其副作用并控制复发，可加用 SASP 或免疫抑制剂。

3. 外科治疗

多数患者经上述治疗病情可获得缓解，少数需要外科处理，手术的指征为：

（1）肠穿孔或濒临穿孔。

（2）大量或反复、严重的出血。

（3）肠狭窄并发肠梗阻。

（4）癌变或多发性息肉。

（5）并发中毒性巨结肠。

（6）结肠周围脓肿或瘘管形成。

（7）并发关节炎，皮肤和眼部病变用药物治疗无效。

（8）长期内科治疗无效，影响儿童发育。

手术方式有多种，即单纯回肠造瘘术，部分结肠切除至全结肠切除术等，对患者选用何种方式，应根据病变性质、范围、病性及患者的全身情况做出决定。

（四）中医专方选介

1. 加味阳和汤方

熟地黄 30g，炒白芥子、黄柏、桃仁各 10g，麻黄、炮姜炭、血竭（研末分冲）各 3g，鹿角胶 6g（烊化兑服），诃子肉 15g，肉桂 2g，生甘草 5g，枯矾 1g。适用于慢性非特异性溃疡性结肠炎，可随症加减。日 1 剂，水煎服。10 剂为 1 疗程，疗程间隔 3 日。结果本组 26 例，痊愈 17 例，好转 6 例，无效 3 例。

2. 乌贼糊剂

取乌贼骨 30g，研细末，过 200 目筛，与藕粉 30g 混匀，取鸦胆子 50g，加水 500mL，煎得药液 100～150mL，与上述药面共调成糊状（浓稠度以甘油注射器抽注顺利为度）。适用于慢性非特异性溃疡性结肠炎，先用 3% 双氧水 50mL 加温开水 100mL 做清洁灌肠 2 次，然后用药糊 50mL 做保留灌肠，将臀部垫高，卧床休息 10 分钟。日 1 次，7 日为 1 疗程，疗程间隔 3 日。结果：痊愈 27 例，好转 8 例，无效 1 例，总有效率为 97%。随访痊愈者 23 例，14 例 3 年以上未复发，7 例 1 年以上未复发；复发 2 例，但症状较轻，用药后好转。

3. 理肠饮

党参25g，茯苓12g，白术15g，白芍15g，陈皮8g，防风12g，木香6g，黄连6g，海螵蛸18g，炙甘草5g。适用于慢性非特异性溃疡性结肠炎。肝郁者，加柴胡12g，枳壳10g；湿热者，加金银花12g，黄芩8g；气虚者，加黄芪25g，怀山药15g；脾肾阳虚者，加熟附子12g，干姜8g；阴虚者，加麦冬15g，乌梅12g；腹泻频者，加诃子肉10g，石榴皮12g。每日1剂，水煎2次，分2次服。灌肠方：五倍子15g，苦参15g，地榆15g，三七3g。用清水300mL，煎至100mL，用纱布过滤后，每晚睡前做保留灌肠。口服理肠饮加灌肠法治疗，均以30日为1疗程。疗程间隔3~5日。本组58例，患者均经结肠镜确诊，其中男32例，女26例，年龄31~59岁，病程最长18年，最短2年。经2个疗程治疗，近期治愈45例，有效8例，无效5例，总有效率为91.38%，治愈率为77.58%。

4. 自拟肠疡灵

由黄连、黄柏、乌梅、五倍子、赤石脂、白芍组成。适用于慢性非特异性溃疡性结肠炎，煎汤取汁100~150mL，保留灌肠，每晚临睡前做1次，灌肠时，取左侧卧位，垫高臀部，药液以36℃~40℃为宜，灌肠后嘱患者翻转体位，保留12小时。10日为1个疗程，1疗程未愈者，休息3~5日，进行下1疗程治疗。共治疗47例，1~2个疗程后，治愈19例，有效24例，无效4例，总有效率为91.5%。

5. 真武汤合生化汤

茯苓10g，白术、附子、川芎、甘草各6g，白芍、当归各12g，炮姜、桃仁各9g。适用于慢性非特异性溃疡性结肠炎。加减：形寒肢冷，加桂枝6g，小茴香9g；少腹拘急，加五灵脂9g，乌药6g；食欲减退，加鸡内金、莱菔子各9g。经治疗20~25日后，19例痊愈（腹痛消失，大便日行1次，性状如常，随访1年未见复发），8例好转（腹痛减轻，大便次数减少，或愈后1年内复发），9例无效（治疗前后无明显变化）。对痊愈病例1年后追访，7例复发，复用基本方法治疗，5例痊愈，1例好转，1例无效。

以上均摘自［陈灏珠. 实用内科学. 第10版. 北京：人民卫生出版社，1997：1616~1617］。

第二节　克罗恩病

克罗恩病是一种原因不明的炎症性肠病，又称为局限性回肠炎、局限性肠炎、节段性肠炎和肉芽肿性肠炎。

克罗恩病临床以腹痛、腹泻、肠梗阻为主要症状，且有发热、营养障碍等肠外表现。在整个胃肠道的任何部位均可发生，但好发于末段回肠及右半结肠。属中医学“腹痛”“腹泻”“肠结”“积聚”等病的范畴。

一、临床诊断

（一）辨病诊断

1. 症状

克罗恩病的临床症状复杂多样，症状的轻重和病变部位、范围、程度及病程长短有关，主要有以下表现。

（1）腹痛：是克罗恩病的常见症状之一。轻者仅有肠鸣及腹部不适，由于病变位置不同，疼痛部位可在下腹部、脐周或右下腹部，由于内脏或腹膜层神经末梢受到牵涉或刺激，回肠远端的病变往往出现持续性腹痛，重者出现绞痛，酷似肠梗阻急腹症的表现；若病变在回盲部，疼痛可在右下腹部，首次发作的患者，常易被误诊为阑尾炎或肠穿孔。

（2）腹泻：85% ~90% 的患者有腹泻，多间歇发作，每日 2 ~5 次，多者数十次，粪便呈糊状，一般无脓血及黏液。若病变涉及结肠下段及肛门直肠者，可出现脓血便及里急后重感。腹泻的原因是由于肠壁炎症的刺激使肠蠕动增加及继发性吸收不良。

（3）发热：由于肠道炎症病变及组织破坏后毒素的吸收或继发性感染，有 5% ~40% 的患者出现间歇性发热或中等程度的发热，少数呈弛张热伴毒血症。个别患者先出现发热，于 1 周后才有肠道症状，往往给诊断带来困难。

（4）全身性及其他肠外表现：可有恶心、呕吐、纳差、乏力，严重者明显消瘦及贫血，由于肠道蛋白质持续的丧失致患者出现低蛋白血症，营养不良及钙缺乏造成的骨质疏松。儿童和少年可出现生长发育障碍。部分患者有关节炎、虹膜睫状体炎、结节性红斑、坏疽性脓皮病、口腔黏膜溃疡、小胆管周围炎、血管炎、慢性活动性肝炎或脾肿大等。

2. 体征

由于病变侵犯肠管的不同，体征各异，常有以下体征。

（1）腹部肿块：右下腹常可触及有压痛的肿块，多由于肠曲间粘连、肠系膜淋巴结肿大、肠壁及肠系膜增厚造成。

（2）瘘管形成：瘘管是克罗恩病的特有体征，其发病率为14.2%，甚至有人报道达80%。内瘘管多发生在肠管、膀胱、阴道、肠系膜或腹膜后。内瘘管发生在肠曲间，可使腹泻加重，造成营养不良及全身状态恶化。瘘管通向的组织和器官常因粪便污染而发生感染。外瘘则通向腹壁或肛周皮肤。

（3）肛门及直肠周围的病变：肛门直肠周围脓肿、窦道、肛裂、瘘管是克罗恩病的常见体征。这些病变可多年后才出现腹部症状。肛门周围软组织病变的活组织检查可发现肉芽肿性炎症病理变化。

3. 辅助检查

（1）实验室检查

①血液检查：常见不同程度的贫血，白细胞增多，红细胞沉降率加速。

②粪便检查：粪便隐血试验常为阳性。病位在左侧结肠、直肠者，粪便常有红细胞及脓细胞。

③血生化检查：血清α_2球蛋白增高，严重者血清白蛋白、钾、钠、钙等均降低，凝血酶原时间延长。病变活动者血清溶菌酶浓度可增高。

（2）胃肠X线钡餐检查

①由于肠道病变呈阶段性，X线可呈“跳跃”征象，病变部位多见于回肠末端与右侧结肠，也可涉及其他肠段。

②病变黏膜皱襞粗乱，有卵石样充盈缺损，肠腔轮廓不规则，边缘呈小锯齿状。

③回肠下段肠腔狭窄，肠壁僵硬，黏膜皱襞消失，呈现细的条状钡影，又称线样征，是典型的X线征象。

④有时可见肠襻相互分开，多由于病变肠壁、肠系膜水肿增厚造成。

（3）结肠镜及活组织检查

①内镜可发现微小的各期病变，如黏膜充血、水肿、溃疡、肠腔狭窄、肠袋改变、假息肉形成及卵石状的黏膜相。

②黏膜活检可发现黏膜下微小型肉芽肿，经口做小肠黏膜活检对确诊十二指肠和高位空肠的克罗恩病有帮助。

（二）辨证诊断

克罗恩病在临床上多见腹痛、腹泻、腹块、发热，久则可见神疲乏力、面色苍白、虚弱、贫血等症。属中医学“腹痛”“腹泻”“肠结”“积聚”等病的范畴。临床应辨别腹痛、腹泻情况。如泻下如水，肠鸣腹痛则泻，为寒湿泻；若泻下不爽而臭秽，肛门发热，为湿热泻；腹痛常伴腹泻，喜按喜暖者为虚寒；痛处不定，攻冲走窜者为气滞；痛处固定，压之痛甚，提示有瘀血形成。

1. 湿热内蕴型

（1）临床表现：起病较急，腹痛较剧烈，拒按，腹部胀满，大便带黏液或少量鲜血，腹泻，渴喜冷饮，小便黄。舌质红，苔黄腻，脉弦滑或数。

（2）辨证要点：起病急，腹痛甚，胀满拒按，大便带黏液或鲜血，小便黄。舌质红，苔黄腻，脉弦滑。

2. 脾气虚弱型

（1）临床表现：病程长，反复发作，腹部隐痛，喜暖喜按，腹泻，大便呈糊状或水状，腹胀，纳差，神疲乏力，面色萎黄，气短自汗。舌质淡，苔白，脉细弱。

（2）辨证要点：病程长，反复发作，腹隐痛而胀，喜暖喜按，面色萎黄，神疲乏力，便呈糊状或水样。舌质淡，苔白，脉细弱。

3. 脾肾阳虚型

（1）临床表现：病久迁延，反复泄泻，黎明腹痛，肠鸣即泻，脐周作痛，泻后痛减，形寒肢冷，腰膝酸软。舌质淡，苔白，脉沉细。

（2）辨证要点：黎明腹痛，肠鸣即泻，泻后痛减，形寒肢冷，腰膝酸软。舌质淡，苔白，脉沉细。

4. 气滞血瘀型

（1）临床表现：腹部积块固定不移，腹部胀痛或刺痛，腹泻，胃纳不佳，形体消瘦，神疲乏力。舌质紫暗，或有瘀点，脉细涩。

（2）辨证要点：腹部有固定积块，或胀痛、刺痛，腹泻。舌紫暗，或有瘀点，脉细涩。

二、鉴别诊断

（一）溃疡性结肠炎

克罗恩病与溃疡性结肠炎的鉴别诊断见表 14－1。

表 14－1 克罗恩病与溃疡性结肠炎的鉴别

项目	克罗恩病	溃疡性结肠炎
常见部位	回肠、右半结肠	直肠、左半结肠
分布	病变肠段间黏膜正常	病变呈弥漫性分布
腹泻	中度	严重，里急后重
腹痛	较重，常在右下腹或脐周	较轻，常在左下腹或下腹
腹块	常见	少见
粪便	一般无黏液、脓血	常有黏液、脓血
直肠受累	约 20%	几乎 100%
直肠出血	间断（约 50%）	常见（几乎 100%）
肛周病变	肛瘘脓肿常见	少见
腹壁瘘和内瘘	常见	少见
中毒性巨结肠	无	可有
X 线检查	节段性肠段受累，肠腔狭窄，多有瘘管	弥漫，点状锯形，隐窝脓肿均匀，肠缩短
乙状镜检查	片状受累，卵石样黏膜病变，线状与沟槽溃疡，有肉芽肿、浆膜炎	均匀受累，糜烂与浅溃疡黏膜脆性增加，轻触易出血
癌变	罕见	可见

（二）盲肠癌

盲肠癌患者年龄多在 40 岁以上，病程呈进行性发展，右下腹块常见，质坚并有结节感。X 线钡剂灌肠检查显示盲肠有充盈缺损，纤维结肠镜和活组织检查可发现癌瘤证据。

（三）肠结核

肠结核多继发于开放性结核，结核菌素试验阳性，抗痨治疗有效。病变部位可在回盲部及邻近结肠，不呈阶段分布。

（四）急性阑尾炎

急性阑尾炎很少有腹泻，右下腹压痛限于麦氏点，实验室检查白细胞增高明显。

（五）急性出血坏死性肠炎

本病以空肠病变为主，有一定的地区性和季节性，发病前有不洁饮食及暴饮暴食史，多发于儿童和青年。腹痛以左中腹、上腹部为主，粪便呈血水样或暗红色糊状，有腥臭味，病程短，患者有明显的毒血症表现。

三、治疗

（一）提高临床疗效的思路提示

1. 克罗恩病属消化系统疑难病之一，目前西医对本病无满意的根治疗法。维护营养、纠正水电解质平衡紊乱、改善贫血和低蛋白血症等全身情况的支持疗法似更重要。控制炎症、解痉、止痛、止泻也有利于症状的好转。在急性炎症期，用肾上腺糖皮质激素及水杨酸柳氮磺胺吡啶可使病情缓解。急性肠梗阻形成时应紧急手术。在急性炎症期，根据辨证采用清热利湿、活血行滞、化瘀通腑、泻浊理气的中药效果较好。多选用黄连、木香、黄芩、延胡索、赤芍、白芍、乌药、当归、槟榔、茯苓等。该类药物有抗菌消炎、促使胃肠蠕动、增强机体抗病能力的作用。

2. 对病程迁延、慢性反复发作仅出现明显消瘦、贫血的患者可以中药治疗为主。临床可选用健脾举陷、温肾止泻或活血化瘀之品。如茯苓、党参、黄芪、白（苍）术、补骨脂、肉豆蔻、诃子肉、川芎、赤芍、红花、木香、延胡索等，对缓解症状、改善患者体质、减少并发症有益。

3. 西药虽对缓解症状有一定疗效，但长期服用，副作用较多。近年来报道采用中药灌肠法效果较好，可使药物直接作用于病变肠道，有利于药物的吸收和发挥作用，又能避免胃酸对药物的影响。由于克罗恩病的病位较广泛，灌肠药液量以200～250mL为宜，肛门插入深度为25～30cm。灌肠方可采用辨证施治方或单方、验方，可在灌肠方中加入锡类散、养阴生肌散、青黛散、通用消肿散，愈合溃疡效果明显。

（二）中医治疗

1. 内治法

（1）湿热内蕴型

治法：清热化湿，疏通气机。

方药：芍药汤加减。

白芍15g，大黄9g，黄芩、木香、黄连、当归、槟榔各12g，甘草6g。

湿重于热者，加苍术、藿香；身热甚者加黄柏、栀子；腹痛重者，加枳实并且加大白芍用量。

（2）脾气虚弱型

治法：益气健脾，化湿止泻。

方药：参苓白术散加减。

党参、茯苓各12g，白术15g，山药、白扁豆各20g，砂仁、陈皮、莲子、桔梗各10g。

食欲不振，加焦三仙各20g；脘腹胀满者加苍术、厚朴、藿香；形寒肢冷，泻下如水状，加炮姜、炮附子。

（3）脾肾阳虚型

治法：温肾健脾，化湿止泻。

方药：四神丸加味。

补骨脂、益智仁各12g，白术15g，茯苓、白扁豆、薏苡仁各20g，吴茱萸、肉豆蔻、五味子各10g，甘草6g。

久泻不止加诃子、乌梅炭各12g，赤石脂9g，禹余粮9g；黎明即泻，形寒肢冷，加炮附子10g，炮姜12g，肉桂6g。

（4）气滞血瘀型

治法：活血化瘀，行气消积。

方药：膈下逐瘀汤加减。

桃仁12g，牡丹皮、乌药、红花各10g，延胡索6g，当归、川芎、赤芍、香附各15g，甘草5g。

久泻不止加石榴皮10g，诃子肉10g；神疲乏力、胃纳不佳，加党参、茯苓、山药、白术各10g。

2. 外治法

（1）针灸：泄泻取脾俞、中脘、章门、天枢、足三里；腹痛取脾俞、胃俞、足三里、中脘、气海、关元；便血取足三里、三阴交、气海、关元、阴陵泉。平补平泻，留针10~20分钟，每日1次，7~10次为1疗程。

（2）耳针：泄泻者取大肠、小肠、胃、脾、交感、神门；腹痛者取交感、神门、皮质下、胃、脾、小肠；便血者取皮质下、心、肾上腺、肝、脾、胃、十二指肠、神门。每次选3~4穴，可用王不留行按压刺激，每日3~4次。

（3）穴位埋线疗法：选择双侧天枢、足三里、胃俞透脾俞、中脘透上脘。每隔15~20日交替埋植1次，共埋植1号肠线15次。

（4）穴位注射疗法：胎盘组织液或当归注射液，每穴1mL，隔日1次，10次为1疗程。

（三）西医治疗

1. 一般治疗

（1）进食少渣、无刺激性、富于营养的食物；浓茶、咖啡、冷食及其他调味品不宜食用。

（2）轻症患者应注意劳逸结合，病情重且有活动性病变者应卧床休息。

（3）病情严重，需禁食者，要采用胃肠外高营养治疗，静脉滴注葡萄糖、复方氨基酸、人体白蛋白、脂肪乳，必要时可适量输血，及时纠正水电解质平衡紊乱并注意维生素及微量元素的补充。

2. 药物治疗

（1）解痉剂的应用：在腹痛、腹泻明显时，除注意减少食用纤维素食物外，还可予抗胆碱能药物阿托品或颠茄片以缓解疼痛，减轻肠蠕动。阿托品0.3g，每日2~3次，肌注或口服；颠茄片8mg，每日2~3次，口服。肠梗阻者慎用。

（2）水杨酸柳氮磺胺吡啶：该药是结肠克罗恩病的首选药。本药在结肠内经肠菌分解为5－氨基水杨酸与磺胺吡啶，前者是其主要有效成分，能消除炎症。在发作期每日4~6g，分4次口服；病情缓解后改为每日2g，分次口服，维持1~2年。有人主张上述维持量用2周，停药1周，如此交替作用1~2年，防止复发。该药的副作用有恶心、呕吐、皮疹、白细胞减少、溶血反应等，用药期间应注意观察。

（3）肾上腺糖皮质激素：该药可减轻炎症早期的毛细血管扩张、渗出、水肿、白细胞浸润及吞噬反应，从而缓解红、肿、热、痛等症状；它还能抑制炎症后期毛细血管和纤维母细胞的增生，延缓肉芽组织生长，防止粘连及瘢痕形成。一般用强的松，每日 40～60mg，分两次口服，病情缓解后递减药量，维持半年以上。重症患者每日静滴氢化可的松 200～300mg，或地塞米松 100mg，病情缓解后改为口服。病变以左半结肠为主者可用激素保留灌肠。该药对以小肠病变为主伴有肠外表现的活动期患者有效，远期效果不肯定，不能防止复发。长期应用有加重出血、肠穿孔、肠坏死及精神反应的副作用，对有腹腔化脓性疾病及有瘘管形成的患者不宜使用。

（4）免疫抑制剂：硫唑嘌呤在体内形成 6－巯基嘌呤，发挥免疫抑制作用，用于治疗克罗恩病。一般用硫唑嘌呤，每日 1.5mg/kg，分 2 次口服。6－巯基嘌呤可改善或减轻病情，适用于慢性持续性或反复发作的患者；剂量同硫唑嘌呤，疗程为 1 年，但有胃肠道反应及白细胞减少等骨髓抑制的副作用；可与肾上腺糖皮质激素联合使用，以减少二者的剂量和副作用。

3. 手术治疗

（1）慢性消耗者，如由于长期腹泻有大量蛋白质的丢失，造成了营养不良、消瘦、体重下降、丧失劳动能力，经各种药物治疗无效的患者，可行病变段切除术。

（2）已形成了完全性肠梗阻、瘘管与脓肿，经内科治疗无效，急性肠穿孔或不能控制的大量出血，应及时行手术治疗。

（3）发生肠－阴道瘘、肠－膀胱瘘者，常影响正常生活并有反复泌尿系感染，应行手术治疗。

4. 放射治疗

有人认为采用腹部放疗对早期患者可作为辅助疗法的一种，对增生的淋巴组织及急性复发病变也有好处。有以下情况者可考虑使用：

（1）手术后复发，不宜再做手术者。

（2）弥漫性空肠、回肠炎，范围广泛，不伴肠狭窄，估计手术效果差者。

（3）胃、十二指肠克罗恩病，需做胃切除，为减少手术后空肠溃疡的可能，减少胃壁细胞的泌酸功能。

（4）早期非梗阻性病变，其他疗法无效者。

（四）中医专方选介

1. 补虚正气粥

黄芪 30g，党参 15g，山药 30～50g，白糖适量。先煮小豆，半熟后放入山药、黄芪、人参，煮至粥熟时加入白糖，当早餐食用，常服可益气养阴，适用于久泻伤阴者。

2. 通阳化饮方

瓜蒌9g，薤白9g，炙桂枝9g，陈皮5g，制半夏9g，干姜3g，炒白术9g，炒薏苡仁30g，茯苓9g，泽泻9g。水煎服，每日1剂，分2次服。适用于脾肾阳衰、湿阻肠道者。

3. 大建中汤

有报道介绍大建中汤治愈克罗恩病2例，1例克罗恩病患者腹胀痛、呕吐两个月，多法治疗无效，改服大建中汤3剂，症大减，15剂后痛、呕均止。另一例症见腹胀、腹痛、呕吐、便溏，经多法治疗不效。证属中阳虚衰，阴寒内盛，服大建中汤15剂，呕止痛消，服20剂痊愈。

以上均摘自［安阿玥．肛肠病学．北京：人民卫生出版社，1998：215］。

第十五章　结肠、直肠特异性疾病

第一节　细菌性痢疾

细菌性痢疾（简称菌痢），是由痢疾杆菌引起的一种常见肠道传染病。多于夏、秋季节发病，冬、春季亦有散发。

菌痢临床以发热、腹痛、腹泻、脓血便为主要症状，有些患者可有寒战、乏力、纳差、里急后重等。中医学可归入“肠澼”“痢疾”的范畴，急性菌痢类似“湿热痢”，慢性菌痢相当于“久痢”或“休息痢”。

一、临床诊断

（一）辨病诊断

1. 症状

腹痛，脓血便，发热，寒颤，乏力，里急后重，便次增多，腹泻，黏液便，头晕。

2. 体征

面黄，精神萎靡，左下腹压痛，肠鸣音亢进。

3. 实验室检查

大便细菌培养痢疾杆菌阳性或大便常规红细胞、白细胞数超过 10 个，以白细胞居多，又无其他疾患可解释者。

（二）辨证诊断

痢疾一病，当先分急性、慢性。前者发病急骤，病程较短，大便有鲜紫色脓血，常为邪实之证。后者发病缓慢，病程多长，腹痛较轻，多便血冻、黏液，常为正虚之证。

1. 湿热痢

（1）临床表现：腹痛，里急后重，下痢赤白，稠黏气臭，肛门灼热，小便短赤，或发热恶寒，头痛身困。舌质红，苔黄腻，脉滑数。

（2）辨证要点：里急后重，下痢赤白，肛门灼热，小便短赤。苔黄腻，脉滑数。

2. 疫毒痢

（1）临床表现：发热急骤，壮热不退，口渴饮冷，头痛烦躁，甚则昏迷痉厥，痢下脓血，腐臭难闻，腹痛剧烈，里急后重，肛门灼热下坠。舌质红绛，苔黄腻或黄燥，脉滑数。

（2）辨证要点：发热急骤，头痛烦躁，痢下脓血。舌质红绛，苔黄腻或黄燥。

3. 噤口痢

（1）临床表现：下痢频急，恶心，呕吐，或食入即吐，甚至水浆不入，胸脘痞闷，精神疲乏。舌质红，苔黄腻，扪之少津，脉濡数或虚数。

（2）辨证要点：下痢频急，恶心，呕吐，胸脘痞闷。舌质红，苔黄腻，脉濡数或虚数。

4. 寒湿痢

（1）临床表现：痢下赤白黏冻，白多赤少，或为纯白黏液，腹痛腹胀，里急后重，头身困重，胸脘痞闷，饮食乏味，口黏不渴。舌质淡，苔白腻，脉濡缓。

（2）辨证要点：痢下白多赤少，或纯为白色黏冻，里急后重。苔白腻，脉濡缓。

5. 阴虚痢

（1）临床表现：痢久迁延不愈，泻下赤白夹杂或脓血稠黏如冻，量少难出，脐腹灼痛，里急后重或虚坐努责，形体消瘦，心中烦热，或午后低热，体倦乏力，口渴，喜冷饮。舌质红绛而干，或有裂纹，少苔，脉细数。

（2）辨证要点：痢久迁延不愈，泻下赤白夹杂，脐腹灼痛，形体消瘦，体倦乏力。舌质红绛而干，有裂纹，少苔，脉细数。

6. 虚寒痢

（1）临床表现：痢久不愈，痢下稀薄，夹有白冻或呈暗紫色，里急后重，甚或滑泻难禁，或脱肛，或虚坐努责，腹部隐痛，形寒畏冷，面黄肢厥，食少神疲，口淡不渴。舌质淡，苔薄白，脉细数。

（2）辨证要点：痢久不愈，痢下或有白冻，或呈暗紫色，里急后重或滑泻难禁，甚者脱肛，形寒畏冷。舌质淡，苔薄白，脉细数。

7. 休息痢

（1）临床表现：下痢时发时止，日久难愈，发作期里急后重，大便夹有白冻或呈酱赤色，舌淡，苔白腻，脉濡缓或虚数。休止期倦怠，怯冷，嗜卧，纳谷不香，食后腹胀，腰腹冷痛，舌质淡，苔薄白，脉细弦或无力。

（2）辨证要点：下痢时发时止，日久难愈。舌质淡，苔薄白，脉细弦或无力。

二、鉴别诊断

临床上根据发病季节、流行情况、病前饮食及与患者接触情况、临床症状、大便培养等，诊断并不困难，但有时患者临床表现并不典型，这就需要注意与以下疾病相鉴别：

（一）与急性细菌性痢疾相鉴别的疾病

1. 急性阿米巴痢疾

本病呈散发，全身症状往往不明显，腹泻次数多，腹痛，里急后重较轻，大便次数较少，量多，呈暗红色果酱样，有腥臭气味，压痛常在右腹部，粪便镜检可见溶组织阿米巴滋养体，且白细胞少，红细胞多，粪便培养阿米巴阳性，散在痢疾杆菌培养阴性，乙状结肠镜检查肠黏膜大多正常，溃疡散在，边缘深切，病周有红晕，溃疡之间黏膜正常，本病常并发肝脓肿。

2. 沙门氏菌属感染性肠炎

本病潜伏期短，常集体暴发，呕吐较重，多有畏寒，发热，体温常升高2～4日，水样便，多呈黄绿色，可带黏液，大便每日数次，甚至达十余次，脱水较重，里急后重不明显，用抗生素治疗效果差，经粪便培养及血培养可确诊。

3. 霍乱与副霍乱

与本病患者有接触史或来自疫区，发病急骤，先泻后吐，不伴里急后重，腹痛较轻，大便初为黄水样，后转为米泔样，重者可致脱水、酸中毒甚至休克，粪便培养可分离出霍乱弧菌。

4. 细菌性食物中毒

本病常集体暴发起病，潜伏期短，发病与食物有明显关系，呕吐，腹泻，腹痛较重，从粪便、呕吐物及可疑食物中采样做细菌培养，多为阳性。

5. 病毒性肠炎

本病由轮状病毒、新轮状病毒、诺沃克病毒等引起，发病急，呕吐。特点是发热，腹泻，大便呈水样，偶带黏液，婴幼儿多见，病程为1～5日，取粪便标本用电镜或免疫学方法直接检查病毒或病毒抗原，或取双份血清检查特异性抗体可确诊。

6. 产肠毒素大肠杆菌肠炎

本病呈水样腹泻伴呕吐，腹痛，也可发热，成人重于儿童，持续时间长，粪便细菌培养、动物结肠结扎实验及血清凝集试验可明确诊断。

（二）与中毒性菌痢相鉴别的疾病

1. 高热惊厥

本病婴幼儿多见，惊厥常发生在体温上升时，不反复发作，惊厥后神志无改变，常可找到引起高热的病因。

2. 流行性脑脊髓膜炎

本病有明显的季节性，有脑膜刺激征，可反复惊厥，皮肤有出血点，脑脊液检查白细胞仅中性粒细胞升高，涂片或培养可发现致病菌。

3. 流行性乙型脑炎

本病有流行性，起病急骤，症见高热、头痛、呕吐、惊厥、昏迷。脑脊液白细胞总数在$1000\times10^{6}/L$以下，病初中性粒细胞占多数，以后淋巴细胞增加，蛋白含量轻度增加，糖及氯化物正常，补体结合试验阳性。

4. 中度中暑

本病有高温接触史，肛温明显升高，皮肤灼热无汗，伴惊厥、神志改变等神经系统症状，粪便检查无异常。

5. 脑型疟疾

本病有其典型症状和发热特点，血涂片可查到疟原虫。

（三）与慢性细菌性痢疾相鉴别的疾病

1. 慢性非特异性溃疡性结肠炎

本病病程较长，缓慢发病，一般情况差，腹痛，腹泻，脓血便以血为主，粪便培养阴性，用抗生素治疗无效，结肠镜检查示肠黏膜出血点多，脆性强，易出血，肠黏膜皱襞消失。

2. 慢性阿米巴痢疾

本病起病缓慢，多无发热，大便呈果酱色，粪便涂片可发现阿米巴滋养体或原虫培养阳性，刮取肠黏膜标本检查示阿米巴滋养体阳性。

3. 肠息肉

本病表现为鲜血便，血便分离，粪便变形，无里急后重，无黏液，粪涂片镜检以红细胞为主，抗菌治疗无效，肠镜检查可确诊。

4. 结肠、直肠癌

本病多见于40岁以上的成年人，便血，腹泻，消瘦，体重明显减轻，伴有梗阻出血或继发感染时可有腹泻、便血或脓血便，抗菌治疗无效，通过指诊、乙状结肠镜或纤维结肠镜及病理组织检查可确诊。

5. 慢性血吸虫病

本病患者有血吸虫疫水接触史，肝脾肿大，血化验示嗜酸性粒细胞增多，血清环卵沉淀试验为阳性，粪便孵化沉淀检查有毛蚴，血培养可见微丝蚴，肠镜检查示直肠黏膜充血、水肿，黏膜活检可见血吸虫卵。

三、治疗

（一）提高临床疗效的思路提示

1. 注意饮食调理

痢疾患者首先要注意饮食调理，忌食生、冷、油腻、粗纤维、难消化及不洁食品，饮食宜少，避免加重胃肠道负担，以粳米、小米粥为宜，亦可加用红枣、莲子等。

2. 注意辨病与辨证相结合

辨病治疗主要侧重于西医的对症处理，辨证治疗则主要是根据不同证型分别用药，急性期要重视对症处理，特别是中毒性菌痢有严重的并发症，个别患者往往死于此期，所以要重视补充血容量，纠正酸中毒，控制脑水肿，补充电解质，扩张血管，提高血压等。

3. 加强支持疗法，增强机体抵抗力

菌痢的主要表现就是脓血便，患者往往产生脱水、贫血、电解质紊乱、营养缺乏、抵抗力下降，这样支持疗法就显得特别重要，适当输血、输血浆、补充维生素、注射丙种球蛋白均能改善身体状况，增强机体抵抗力，提高药物疗效。

4. 合理选择有效的抗菌药物，避免滥用、泛用，防止引起菌群失调

选择抗菌药物时一般用二联或做药敏试验选择最有效的抗生素，避免滥用、泛用、不规则用，减少菌株耐药，防止引起菌群失调，一般磺胺类与喹诺酮类药不宜同时使用。

5. 治疗中注意中西医结合，不同阶段采用不同方法

治疗中要根据病情的轻重缓急适当选用中西医治疗方法，不要一味地追求中医治疗或西医治疗，从而把二者割裂开来，要把二者紧密地联系在一起，根据不同情况侧重用药。

（二）中医治疗

1. 内治法

（1）湿热痢

治法：清肠化湿，调气和血。

方药：芍药汤加减。

白芍15g，木香、大黄各6g，黄芩、黄连、当归、枳壳、炙甘草、槟榔各10g。

初起兼有恶寒、头痛、身重者，方中加葛根、荆芥、连翘，或先用人参败毒散以散表邪；热重下痢，赤多白少或纯赤痢者加白头翁、金银花、牡丹皮、马齿苋以清热解毒和营；湿重，下痢白多赤少，腹胀满者，加苍术、厚朴、陈皮以和中化湿；夹食滞者，加山楂、神曲、麦芽以消食导滞。

（2）疫毒痢

治法：清热凉血，解毒清肠。

方药：白头翁汤。

白头翁、秦皮、黄连、黄柏、牡丹皮各10g，苦参、金银花各15g，赤芍、甘草6g，生地黄12g，生地榆18g。

高热神昏者，加犀角，另服紫雪散或至宝丹以清营凉血解毒；痉厥抽搐者，加钩藤、石决明以镇肝息风；面色苍白、四肢厥逆、汗出喘促、脉细弱者，急服参附汤以回阳救逆，不能口服时可用鼻饲，并配合针灸等治疗；腹痛剧烈，大便不爽者，可加生大黄以荡涤热毒。本证来势急骤，病情危重，老人、小孩若患此病，昏迷、惊厥等症状常出现在下痢之前，尤为险恶，应采用综合措施进行抢救。

（3）噤口痢

治法：清热解毒，和胃降逆。

方药：开噤散加减。

石菖蒲、黄连、法半夏、荷叶、陈皮各6g，石莲子、陈仓米各18g，人参10g，茯苓12g，大黄3g。

胃阴大伤，舌质绛而干，脉细数者，方中去人参、陈皮，加西洋参、石斛、麦冬以养阴生津；呕吐频繁或呃逆、口噤、绝粒不进者为胃气衰败，宜重用人参加麦冬、石斛以扶养气阴，稍佐佩兰、蔷薇花露之类以芳香化浊；若呕吐剧烈而汤水难以沾唇者，亦可用本方浓煎保留灌肠，待呕逆缓解后再口服。

（4）寒湿痢

治法：温中燥湿，散寒导滞。

方药：胃苓汤加减。

干姜、厚朴、枳实、陈皮各10g，白术、苍术各12g，茯苓12g，甘草6g。

寒邪较著者，方中加肉桂以散寒调气；食滞者，加炒山楂、炒麦芽、建曲以消导积滞；呕吐者加制半夏、生姜以和胃降逆；因食凉饮冷而致者，加草豆蔻、砂仁以温中散寒。

（5）阴虚痢

治法：养阴和营，清肠化湿。

方药：清化饮加减。

麦冬、茯苓各12g，黄芩、生地黄、石斛、黑山栀、白芍各10g，生地榆15g，旱莲草、甘草各6g。

虚坐努责者，加诃子肉、石榴皮以收涩固脱；痢下血多者，加丹皮炭、槐花以凉血止血；若湿热尚甚，口苦而黏，肛门灼热者，可加黄柏、秦皮以清化湿热；骨蒸潮热者可加胡黄连、鳖甲以清虚热。

（6）虚寒痢

治法：温补脾肾，收涩固脱。

方药：真人养脏汤加味。

党参5g（或人参6g），白术、当归、诃子、炙甘草各10g，肉桂1.5g，罂粟壳、肉豆蔻（煨）各6g，白芍药12g。

虚寒痢较著者，加附片、干姜以温阳散寒；积滞未尽者，佐以消导积滞之品，如枳壳、山楂、建曲之类；久痢而脾虚气陷，脱肛少气者，可改用补中益气汤以益气补中，升清举陷；由于中气下陷而虚坐努责者，可用三奇散益气升举；脱肛和虚坐努责者均可用外治法，以五倍子煎汤熏洗肛门。

（7）休息痢

①发作期治法：温中清肠，调气化滞。

方药：连理汤加味。

党参12g，白术、地榆各15g，干姜、炙甘草、当归、白芍各10g，黄连、木香各6g。

偏于湿热者，加白头翁、马齿苋以清热燥湿；偏于寒湿者，加苍术、草果以温化寒湿；积滞较著者，加槟榔、枳壳或用温脾汤以温中散寒，通腑导滞；寒痢错杂、久痢不已者，可将乌梅丸改为汤剂服用，以温脏散寒，化湿止痢；若痢发不已，时作时止，色如果酱者，可在服上方的同时，选用鸦胆子仁，成人每服15粒，胶囊分装，饭后服用，连服7～10日。

②休止期治法：补益脾胃。

方药：香砂六君子汤。

党参、茯苓各12g，白术、陈皮各10g，半夏、木香、炙甘草各6g，砂仁4.5g。

偏于脾虚而便溏者，加山药、薏苡仁、扁豆以健脾利湿；偏于肾阳虚者，加肉豆蔻、补骨脂、吴茱萸以温肾止痢；夹有肝郁乘脾者，加白芍、防风以缓肝；中气下陷者，宜改用补中益气汤加枳壳、桔梗治之。

2. 外治法

（1）中药灌肠

①大黄20g，赤芍30g，煎汁120mL，分2次保留灌肠，每日2次。同时煎服葛根汤，治疗急性痢疾。

②用10%大蒜浸出液100～200mL保留灌肠，每日1次，连续用7日，治疗急、慢性痢疾。

③白头翁15g，黄柏、黄连各10g，煎水200mL，候温，保留灌肠。每日1次，连用3～7日，适用于急性痢疾。

④热痢夹滞者可用白头翁30g，乌梅、黄连、赤芍、槟榔各6g，凤尾草10g，加水浓煎200mL，将药液导入肛门内约10cm处，抬高臀部以利吸收，每日2次，小儿酌减。

（2）针灸治疗：针灸治疗痢疾效果显著，可单用亦可配合药物作为辅助治疗，一般治疗方法有以下几种。

①体针：取上巨虚或足三里、天枢，可配曲池、内关，也可不配，行泻法，留针30分钟左右，中毒性痢疾加用合谷、大椎、十宣放血。若食入即吐，不思饮食可加中脘。平补平泻法或补法针脾俞、胃俞、肾俞、大肠俞、三阴交、足三里，并灸神阙、关元、气海，留针30～45分钟可治疗慢性痢疾，每日1～3次，若泻痢不止，可配用止泻穴（脐下二寸半）。

②耳针：取小肠、大肠、直肠下段、神门、交感等穴，毫针强刺激，留针30分钟，其间运针3～4次，一般每日1～2次，病情严重者每日2～3次，持续3～7日。慢性痢疾取穴脾、胃、肾、神门、交感，选3～5穴毫针轻刺激，留针10分钟，隔日1次或每日1次，也可用贴耳穴方法，将王不留行置于上述穴位，胶布固定，每日按压3～7次，2～3日换药1次。

③穴位注射：选天枢或足三里穴，用氯霉素注射液2mL，加入1%普鲁卡因0.5mL，每次穴位注入1mL，得气后注药，每日1次，7日为1个疗程，或选长强、天枢、足三里（双），用仙鹤草素8mg注入长强穴，黄连素2mg注入天枢穴，针刺足三里穴，治疗湿热痢疾。

④灸法：取神阙、关元、气海、脾俞、肾俞、大肠俞、胃俞、足三里等穴，每次选2～3穴，用艾条温和灸，以穴位局部有温热感为度，每日或隔日1次，10～15次为1个疗程，适用于慢性痢疾久不痊愈者。

⑤外敷：阳和膏一张，加入肉桂、丁香少许，贴脐部可治寒湿痢。

⑥按摩疗法：治小儿痢疾疗效尤为明显。基本治法为揉天枢2分钟，拿肚角3～5次，揉拿止痢穴20～25次，按揉大肠俞15次。湿热痢加清大肠300次，清小肠200次，推下七节300次；疫毒痢高热者，清天河水500次，推脊400次，推涌泉40次；虚寒痢补脾经400次，补大肠200次，揉外劳宫30次，摩腹5分钟；休息痢补脾经400次，补大肠200次，推三关400次，摩中脘8分钟，揉脐5分钟，按揉足三里10次。

（三）西医治疗

1. 急性菌痢的治疗

（1）一般治疗：注意卧床休息，隔离消毒，补充血容量，纠正脱水及电解质紊乱。呕吐明显时，可用胃复安口服或肌肉注射，10毫克/次，维生素B_6针200毫克/次，静滴，爱茂尔1支/次，肌肉注射，必要时每日可重复2～

3次，同时根据呕吐及腹泻所丢失的液体量来补充血容量，禁食的补液标准是按每日生理需要量+呕吐量+腹泻量，如体温较高的，体温每升高1℃，增加100mL，同时补充电解质，可静滴10%葡萄糖注射液或5%葡萄糖盐水，根据呕吐量及腹泻量、饮食、饮水情况来确定用量，可加入维生素C针2~3g，维生素B_6针100~200mg，腹痛重时可用654-2针10mg，肌肉注射或静滴，阿托品针0.5mg，肌肉注射，或片剂口服，也可用颠茄片口服。

（2）抗菌药物：①喹诺酮类、吡哌酸（PPA）、氟哌酸（FPA）等，PPA成人1.5~2g/d，儿童每日30~40mg/kg，均分3~4次口服，连用5~7日；氟哌酸成人每次400mg，每日2次，连服5~7日，或每次200mg，每日3次，疗程3日；重症或慢性病例200mg，每日4次，疗程7日；小儿用量酌减。洛美沙星0.2g，每日3次，口服，疗程6~10日，可根据病情给予适当的对症和支持治疗。②磺胺类：常用复方新诺明片，成人每次1g，每日2次，儿童酌减，对急性菌痢疗效满意，常和一种其他抗菌药联用（喹诺酮类除外）。③其他抗生素：选择时一般根据药敏试验有目的地选择，重症患者宜静脉给药，庆大霉素针成人每日24万U静滴，丁胺卡那针成人每日24万U静滴，林可霉素针成人每日0.6g静滴，小儿酌减，氨苄青霉素针成人每日4~6g静滴，磷霉素口服剂，儿童每日40~120mg/kg，分4次口服，连用5日。

2. 急性中毒性菌痢的治疗

（1）流质饮食或禁食。

（2）抗菌药物的应用剂量要足，疗程要够。

（3）抗休克治疗：足量、快速补充血容量，必要时行静脉切开补液，液体可用低分子右旋糖酐500~1000mL，也可用平衡液、生理盐水、代血浆等，输液量以中心静脉压及每小时尿量、尿比重为参考指标。

（4）纠正代谢性酸中毒：凡休克者都有不同程度的酸中毒，输液一开始就应适量补充碱性液体，一般首次给予5%碳酸氢钠200~300mL，以后根据血液CO_2结合力的测定结果而定。

（5）血压持续不升者在血容量补足后可用扩血管药，常用654-2或阿托品。阿托品成人每次10~20mg，儿童每次0.03~0.05mg/kg，静滴，每10~30分钟一次。654-2成人每次10~20mg，儿童每次0.3~0.5mg/kg。多巴胺，成人每次20~40mg，溶于500mL液体中静滴。异丙肾上腺素1mg溶于500mL液体中滴注。

（6）肾上腺皮质激素：可用地塞米松，1 次 10～20mg，缓慢静滴，也可用氢化可的松，每次 300～400mg，稀释后静注。休克纠正后停药。

（7）补充电解质：酸中毒纠正后要特别注意低血钾的纠正，根据临床表现及化验结果补钾。

（8）治疗脑水肿：有脑水肿症状时，以 20% 甘露醇 250mL 快速滴注，30 分钟滴完，每日 3～4 次，也可予速尿、高渗糖交替使用，但要特别注意电解质的补充。

（9）积极处理并发症：如出现心力衰竭、肺部感染、肾衰时要积极、有效地治疗。

（10）对症处理：高热不退热时用物理降温，人工冬眠，一般采用亚冬眠，成人可用氯丙嗪 25mg，非那根 25mg，每天 2～3 次静滴，维持冬眠状态 8～12小时。

3. 慢性菌痢的治疗

（1）注意休息及饮食，隔离消毒。

（2）加强支持疗法，增强机体抵抗力，加强营养，补充维生素和能量，注射丙种球蛋白等。

（3）合理选择有效抗菌药，切忌滥用、泛用，以减少菌株耐药，防止菌群失调。

（4）中西医结合，在用西药效果不理想时改用中药，如桃花汤。

（5）中药或西药保留灌肠：如中药用白头翁汤浓煎成 100mL，每次 500mL，每天 2 次，10～15 次为 1 个疗程；西药用庆大霉素针 8 万 U 加蒸馏水 60mL，每日 1～2 次，10 日为 1 个疗程。

（四）中医专方选介

1. 真人养脏汤

人参 6g，当归（去芦）9g，白术（焙）12g，肉豆蔻（面裹煨）12g，肉桂（去粗皮）3g，炙甘草 6g，白芍 15g，木香（不见火）9g，诃子（去核）12g，罂粟壳（蜜炙）20g。本方主治久泻久痢，证属脾肾虚寒。症见大便滑脱不禁，腹痛喜按，或下痢赤白，或便脓血，日夜无度，里急后重，脐腹疼痛，倦怠食少。用法：锉为粗末，每服两钱，水一盏半，煎至八分，去渣，食前温服，或水煎服，日 2 次。方中重用罂粟壳涩肠止泻，同温肾暖脾之肉桂并为君药；肉豆蔻温肾暖脾而涩肠，诃子涩肠止泻，加人参、白术以益气健脾，共为臣药，助君药共奏温肾暖脾之功，而增涩肠固脱之效，则虚寒泻痢、脐腹疼痛诸症可愈。久痢伤阴血，故以当归，白芍养血和营，木香调气导滞，并能止痛，共为佐药，调和气血，以除下痢脓血、里急后重诸症；甘草调药和中，合白芍又能缓急止痛，是为使药。

2. 四神丸

肉豆蔻60g，补骨脂120g，五味子60g，吴茱萸30g。共研细为末，生姜400g，红枣100枚，煮熟取枣肉。和末为丸如桐子大，每服5～10丸，空心或食前白汤送下（现代用法：每日1～2次，每次6～9g，空腹或食前开水送下。亦可按原方用量比例酌减，水煎服）。本方功用是温补脾肾，涩肠止泻。主治：脾肾虚寒，五更泄泻，不思饮食，或久泻不愈，腹痛腰酸肢冷，神疲乏力等。五更即时当黎明之前，正是阴气盛极，阳气萌发之际。肾阳虚衰者，阳气当至不至，阴气极而下行，故为泄泻。肾阳虚者，脾亦不暖，运化失健，故不思饮食。久泻不愈，有寒有热，今腹痛腰酸肢冷，是为寒证。汪昂曾说："久泻皆由肾命火衰，不能专责脾胃。"因此，此病与五更泄泻同为脾肾虚寒，故皆可以温肾暖脾、涩肠止泻为治。方中补骨脂味辛苦，性热而补命门，为壮火益土之要药，故为君药；肉豆蔻温脾肾而涩肠止泻，吴茱萸暖脾胃而散寒除湿，并为臣药；五味子为温涩之品，生姜散寒行水，大枣滋养脾胃，并为佐使药。如此配合，则肾温脾暖，大肠固而运化复，自然泄泻止，诸症皆愈。

以上方皆摘自［李乾构，等．中医胃肠病学．北京：中国医药科技出版社，1993：284～297］

第二节　放射性肠炎

放射性肠炎是指盆腔或腹膜后等恶性肿瘤经放射治疗所引起的直肠、结肠及小肠的炎症，是放疗引起的肠道并发症。放射性肠炎以恶心、呕吐、腹泻、黏液便、血样便、里急后重、腹痛等为主要症状，部分患者可有发热、面黄、消瘦、下腹部压痛等症状。中医学可归入"泄泻""肠澼"等范畴。

一、临床诊断

（一）辨病诊断

1. 临床诊断

根据患者的放射治疗史、典型的临床症状，结合体征、纤维结肠镜、X线检查，诊断并不困难。

（1）病史：有盆腔或腹腔器官放射性治疗的病史。

（2）症状：排便次数及便性改变，表现为便次增多、血便、黏液便、便秘、腹痛、里急后重、低热、乏力、消瘦等。

（3）体征：面黄，消瘦，下腹部压痛，指诊直肠内有触痛、压痛，直肠前壁黏膜肥厚、变硬，指套染血。晚期可触及肠管狭窄。

2. 影像学检查

（1）肠镜检查：根据所见病变可分四度。I度：肠黏膜对放射反应较轻，直肠黏膜轻度充血、水肿，毛细血管扩张、易出血；II度：肠黏膜有溃疡形成，并有灰白色痂膜，黏膜出现坏死现象，有时也有轻度狭窄；III度：直肠由于深溃疡致严重狭窄，出现肠梗阻现象；IV度：形成肠瘘或肠穿孔。

（2）钡剂灌肠X线检查：可见肠黏膜皱襞不规则，呈小锯齿状，有时可见突出于肠腔外的龛影，肠壁僵直，有些可见狭窄和瘘管。

（二）辨证诊断

1. 湿热下注型

（1）临床表现：腹痛，泻下赤白相杂，肛门灼热，小便短赤。舌红，苔黄腻，脉滑数。

（2）辨证要点：泻下赤白，肛门灼热。舌苔黄腻，脉数。

2. 寒湿内停型

（1）临床表现：泄泻清稀黏液，腹痛肠鸣，里急后重，饮食乏味，头重身困。舌质淡，苔白腻，脉濡缓。

（2）辨证要点：泄泻清稀，头重身困，脘闷。苔白腻。

3. 脾胃虚弱型

（1）临床表现：大便时溏时泻，水谷不化，饮食减少，脘腹胀闷，面色萎黄，肢倦乏力。舌淡，苔白，脉细弱。

（2）辨证要点：泻下水谷不化，食少腹胀，乏力肢倦。脉细弱。

4. 气血两虚，宿滞不化型

（1）临床表现：临厕腹痛里急，泻下时发时止，大便有黏液或见赤色，面色无华，倦怠嗜卧。舌质淡，苔白，脉虚大。

（2）辨证要点：临厕腹痛里急，面色无华，倦怠。脉虚大。

二、鉴别诊断

（一）慢性细菌性痢疾

慢性细菌性痢疾症状以腹痛、腹泻、脓血便、里急后重为主，与放射性肠炎症状相似，但慢性菌痢夏秋两季多见，可根据有无放疗史及病原学检查来确诊。

（二）肠结核

肠结核常伴有肺结核，可有典型的全身症状，X 线钡剂造影检查大肠回盲部常有激惹征象，或钡剂充盈后有缺损、狭窄之征象，足量抗痨试验治疗 2 周有效，结合结核菌素试验及有无放疗史来确诊。

（三）克罗恩病

克罗恩病临床表现与放射性肠炎类似，也可出现呕血、厌食、恶心、呕吐等。血液检查：白细胞增多，血沉增快，低蛋白血症（白蛋白降低），血清 α_2 球蛋白、γ 球蛋白增高，血清溶菌酶浓度升高明显。X 线钡餐检查示小肠呈慢性炎症表现，黏膜皱襞增宽、扁平甚至消失，钡灌肠结肠袋消失或肠腔大小不规则。肠黏膜有肉芽肿改变时，X 线可呈卵石样改变，称“卵石征”。回肠末端肠腔狭窄，管壁僵硬，黏膜皱襞消失，呈“铅管征”。呈跳跃性、节段性病变是该病的特征，近端肠管扩张、积液是肠腔狭窄、梗阻的征象，还可发现息肉状变及充盈缺损及瘘管征象。内窥镜检查纤维结肠镜或纤维十二指肠镜可见相应部位黏膜充血、水肿，呈口疮样溃疡，肠腔狭窄，假息肉形成，呈卵石状的黏膜相，并可同时做活检。病理检查：大体标本可见黏膜肉芽肿和线裂状溃疡，典型的呈“鹅卵石”样，显微镜下可见非干酪样增生性肉芽肿，有淋巴细胞和浆细胞浸润，肠壁内可有纤维组织增生。

（四）大肠憩室

大肠憩室的症状主要有便秘、腹泻、便血、腹胀及腹部膨满感。X 线检查可见圆形或烧瓶状憩室，边界清楚，内常有粪石，类似脓肿影。

（五）非特异性溃疡性结肠炎

1. 有持续反复发作的黏液血便、腹痛等肠道症状，常伴有不同程度的全身症状。

2. 肠镜可见：①黏膜有多发性浅溃疡，伴充血、水肿，病变大多从直肠开始，且呈弥漫性分布。②黏膜粗糙，呈颗粒状，质脆，易出血或附着有脓性分泌物。③可见假性息肉，结肠袋变钝或消失。

3. 钡灌肠所见：①黏膜粗乱或呈细颗粒变化；②多发性溃疡或有假性息肉；③肠管缩短，肠袋消失，可呈管状。

4. 黏膜活检：呈炎性反应，同时常可见糜烂、陷窝脓肿、腺体排列异常及上皮变化。

（六）肠肿瘤

肠肿瘤除有类似排便习惯的改变、脓血便、里急后重等肠道症状外，腹部或直肠指诊示肿块明显，可结合 CT、核磁共振检查及脱落细胞学检查、活组织检查来鉴别。

三、治疗

（一）提高临床疗效的思路提示

1. 中西医结合，不同时期侧重用药

临床上西医强调对症治疗及手术治疗，见效快，疗效好，但副作用大，而中医强调辨证用药，整体调节，副反应小，作用持久，在病程的不同阶段和时期将二者有机结合、侧重用药，能取长补短，提高疗效。

（1）急性期以西医治疗为主，中医治疗为辅：急性期症状重，解痉、止痛、止血、营养等西药治疗的疗效好，应侧重应用，同时可根据舌、脉、症进行中医辨证，根据辨证结果用中药作为辅助治疗，如辨证为湿热下注或寒湿内停，以健脾和胃、清热利湿或温阳化湿之中药口服，药用白术、茯苓、陈皮、白花蛇舌草、黄芩、黄连、桂枝、炮姜、厚朴等。

（2）慢性期以中药治疗为主，出现并发症时结合西医治疗：慢性期肠道的炎症情况有所缓解，但症状迁延不愈，且出现贫血等全身症状，中医多辨证为脾胃虚弱或气血两虚型，以扶正健脾、益气养血之中药口服，并配合中

药灌肠。同时可口服西药和维生素 C、复合维生素 B、黄连素、菠萝蛋白酶等，若出现并发症则对症处理，有手术指征应积极手术。

（3）放疗并发症的治疗重用中药：放疗后常引起白细胞减少及血小板减少，这又可进一步加重症状，此时应当重用中药治疗，治以益气养阴、养血止血，药用黄芪、黄精、当归、龟甲胶、鳖甲、鸡血藤、仙鹤草等。

2. 注意休息与饮食

急性期患者应卧床休息，饮食以流质、少渣、无刺激、易消化、营养丰富、少食多餐为原则，必要时禁食，给予高营养疗法。

（二）中医治疗

1. 内治法

（1）湿热下注型

治法：清热利湿，调气行血。

方药：葛根芩连汤加减。

黄芩、黄连各 8g，葛根、车前子各 10g，当归、金银花、茯苓、赤芍、白芍各 15g，木通、甘草各 6g，白花蛇舌草 30g。

呕吐较重者可加用旋覆花、代赭石降逆止呕，橘皮、薏苡仁化痰和胃。

（2）寒湿内停型

治法：温化寒湿，健脾行气。

方药：胃苓汤加减。

苍术、白术、茯苓、当归各 15g，厚朴、赤芍、槟榔、炮姜各 10g，桂枝、陈皮各 8g，白花蛇舌草 30g。

（3）脾胃虚弱型

治法：健脾益胃。

方药：参苓白术散加减。

人参、山药各 15g（或党参 20g），茯苓、薏苡仁各 20g，桔梗 8g，甘草、木香、砂仁各 6g，白扁豆、莲子肉各 10g，薏苡仁 20g，白花蛇舌草 30g。

（4）气血两虚，宿滞不化型

治法：益气养血，消滞健脾。

方药：真人养脏汤加减。

白术、党参、黄芪各 15g，山药、薏苡仁各 12g，肉豆蔻 8g，当归 20g，葛根、米壳各 9g，生姜 5g，生甘草 6g，白花蛇舌草 30g。

2. 外治法

（1）针刺疗法

①主穴：足三里、内关、上巨虚、下巨虚、脾俞、大肠俞。配穴：太冲、合谷、中脘、天枢、曲池。每次选主穴 3～4 个，配穴 2～4 个，中强刺激，留针 20 分钟，每日 1 次，10 次为 1 个疗程。

②阳陵泉、阴陵泉、合谷、三阴交，用于寒湿型。

③天枢、大横、上巨虚、足三里、归来、水道，可用雀啄灸、温和灸。

（2）拔罐

①选穴：天枢、大横、上巨虚、足三里、归来、水道、府舍、脾俞、胃俞、神阙、气海，每次选 2～3 穴，拔罐 10～20 分钟，每日 1 次。

②选穴：大椎、脾俞、肝俞，或身柱、三焦俞。每次选前 3 穴或后 3 穴拔罐，每日 1～2 次。

（3）放血疗法：选穴大肠俞、小肠俞、天枢、脾俞、上巨虚、下巨虚，用三棱针点刺放血。

（4）梅花针法：以胸背、腰腹部、下肢、小腿内侧为主，配合足三里、上巨虚、下巨虚处，中等刺激，以局部皮肤潮红为度，每日 1 次，10 次为 1 疗程。

（5）耳穴压豆法：取耳穴大肠、小肠、交感、内分泌、神门、三焦、直肠下段等，每次用王不留行选 2～4 穴压豆，胶布固定，每日按压 3 次。

（6）头针法：双侧感觉区、生殖区，快进快退，留针 20 分钟，每日 1 次。

（7）贴脐法：选药当归、白芷、乌药、小茴香、大茴香、丁香、木香、乳香、没药、肉桂、沉香、麝香，等量研末，烘热贴脐。

（三）西医治疗

1. 一般治疗

急性期应卧床休息，慢性期适当参加体力劳动。饮食以易消化、无刺激、营养丰富、少食多餐为原则。限制纤维素的摄入，急性期应选流质饮食，腹泻严重者可采用静脉高营养疗法。

2. 药物治疗

（1）对早期患者，腹泻较重可用收敛解痉药，如苯乙哌啶、普鲁苯辛、阿托品、颠茄合剂、复方樟脑酊、石榴皮煎剂（石榴皮 30g 加水 2000～

3000mL，煎至500mL，每日1次，口服）。阿斯匹林可有效地控制早期腹泻，可能与抑制前列腺素的合成有关。另外，谷维素片可超剂量使用，可用50～100mg，3次/日，口服，连用1周。亦可用甲氰咪胍3片，3次/日，口服，或氢氯噻嗪2片，3次/日，口服。温甲硝唑液200mL保留灌肠，或用锡类散灌肠，也可用思密达2袋加生理盐水100mL保留灌肠。

（2）里急后重者用2%苯唑卡因棉籽油保留灌肠，或用温石蜡油保留灌肠，或用琥珀酰氢化可的松50mg加200mL温盐水保留灌肠。

（3）腹部及骶尾部疼痛或肛门疼者，可用镇痛栓放入肛门或0.5%的普鲁卡因40mL，维生素$B_6$100mg，维生素$B_1$200mg，α－糜蛋白酶2～5mg，链霉素0.5g，每隔5～7日封闭1次，治疗1～3次，可使疼痛明显减轻。

（4）出血者：低位肠出血可在内窥镜直视下压迫止血，或加用止血剂，或出血点做“8”字缝合止血。部位较高的出血点可用去甲肾上腺素4～6mg或新福林10～20mg稀释于200mL温盐水中保留灌肠，或用凝血酶100～1000U加200mL温盐水中保留灌肠，一般在3分钟内即可止血。大量难以控制的高位出血需做外科处理。

（5）贫血者可输血，根据贫血的严重程度输同型血，必须做交叉配血试验，或输血浆。

（6）合并有感染者：做细菌培养加药敏试验，给予敏感抗生素或广谱抗生素，如妥布霉素针240mg加入5%葡萄糖盐水500mL中静脉点滴。

（7）急性期或慢性期尤其伴有出血和疼痛者，可用α_2巨球蛋白，隔日肌注6mL或每日肌注3mL，持续2个月为1个疗程。国内试用对黏膜出血、疼痛及溃疡有愈合作用的药物效果较好，原理可能与α_2巨球蛋白能够抑制血浆激肽释放酶，使之减少，从而减轻毛细血管渗出和疼痛及其可与多种蛋白水解酶结合抑制后者对肠壁的作用有关。

3. 手术治疗

有手术适应证的如肠狭窄、梗阻、瘘管等后期病变需手术治疗。远端结肠病变可做横结肠造口术，以达到永久性或暂时性大便改道，一般结肠造口需经6～12个月以上，待结肠功能恢复后再关闭。

（四）中医专方选介

1. 活血益气养阴方

丹参、鸡血藤、赤芍、黄芪、太子参、沙参各30g，女贞子20g，玄参、生地黄各15g。每日1剂，水煎服。自放疗前2日开始，至放疗结束2日停止。此方能提高正常组织的放射损伤或降低组织受损程度，降低咽反射敏感度，从而减轻直肠黏膜的放射损伤及骨髓抑制。[张钢纲，等．肛肠病独特秘方绝招．北京：中国医药科技出版社，1996：129～136]

第三节　肠结核

肠结核是结核杆菌侵袭肠壁引起的肺外结核病，是一种慢性特异性感染。绝大多数病例继发于开放性肺结核，称为继发性肠结核，无肠外结核病灶者称为原发性肠结核，常见于青少年及壮年，女性多于男性，30岁以下者占67%，40岁以下者占90%。本病起病缓慢，病程长，少数患者以急腹症就诊。

肠结核临床以腹痛、腹泻、便秘、腹部积块、潮热、盗汗、食欲不振、疲乏无力等为主要症状，右下腹及脐周常有压痛。中医学将其归入“痨瘵”“泄泻”“腹痛”“肠覃”等范畴。

一、临床诊断

（一）辨病诊断

1. 临床诊断

根据临床表现、体征、实验室检查、胃肠X线检查，结合发病年龄、性别及肠外结核病史，诊断并不困难。

（1）临床表现：腹痛、肠鸣、腹泻或便秘等消化道症状，或伴见午后低热、盗汗、消瘦乏力等全身症状。

（2）体征：右下腹及脐周回盲部常有压痛，或可扪及包块。

（3）病史：有肠外结核的病史。

（4）发病年龄：常见于青少年，30岁以下者约占2/3，40岁以下者约占90%，女性多于男性。

2. 辅助检查

（1）实验室检查：血沉增快，结核菌素试验及粪便抗酸杆菌阳性。

（2）胃肠X线检查显示回盲部有激惹、充盈缺损或狭窄征象，均可帮助诊断。

（二）辨证诊断

禀赋不足，脾胃素虚，痨瘵传播，运化失常，升降失调，气血瘀滞于肠道是本病的基本病机，病久出现气血虚衰、生化不及或气阴两虚等表现。

1. 脾虚气滞型

（1）临床表现：面色萎黄，神疲乏力，腹痛腹胀，肠鸣泄泻，下腹喜暖喜按，大便稀溏。舌淡胖，苔白，脉沉细无力。

（2）辨证要点：腹痛腹胀，肠鸣泄泻，腹痛喜暖。舌淡胖，苔白，脉沉细无力。

2. 痰凝血瘀型

（1）临床表现：腹胀腹痛，压痛拒按，痛处不移，右下腹尤甚，或有包块，腹泻、便秘交替、舌质暗红，有紫斑，苔薄白，舌下脉络淡紫粗长，脉弦或涩。

（2）辨证要点：腹胀腹痛，压痛拒按，腹泻、便秘交替。舌质暗红，有紫斑，苔薄白，舌下脉络淡紫粗长，脉弦或涩。

3. 气阴两虚型

（1）临床表现：面色萎黄，体倦乏力，头晕耳鸣，潮热盗汗，腹痛腹胀，大便不调。舌红，苔薄白，或少苔，脉细数。

（2）辨证要点：体倦乏力，头晕耳鸣，潮热盗汗，腹痛腹胀。舌红，苔薄白或少苔，脉细数。

二、鉴别诊断

（一）克罗恩病

克罗恩病无结核中毒征象，大便中查不出结核杆菌，抗结核治疗无效，X 线征象主要位于回肠末端，呈节段性。鉴别有困难时可借助肠镜以确诊。

（二）结肠癌

结肠癌发病年龄常在 40 岁以上，无结核病史，病灶无结核的临床表现，进行性消瘦和贫血明显，肠梗阻症状出现较早。X 线检查主要为钡剂充盈缺损，肠镜检查及活组织病理检查可确诊。

三、治疗

（一）提高临床疗效的思路提示

1. 对肠结核的治疗，西医治法上与肺结核的治疗一样，必须遵循 5 项原则：早期、联合、适量、规律、全程。早期用药可使抗结核药物易发挥杀菌和抑菌作用，联合用药可达到多药协同作用，防止耐药菌的发生，如疗程不足容易复发。

2. 中医注意辨证准确，对证用药。

（二）中医治疗

1. 内治法

（1）脾虚气滞型

治法：温阳健脾，理气燥湿。

方药：厚朴温中汤加味。

党参 18g，干姜、陈皮、苍术、白术、炙甘草各 10g，茯苓、白扁豆各 15g，草豆蔻、厚朴、木香各 6g，大枣 12g。

腹泻重，可加黄连、山药、赤石脂以燥湿涩肠；腹痛甚者加川楝子、延胡索、三七粉以行气止痛。

（2）痰凝血瘀型

治法：消瘀化痰，软坚散结。

方药：膈下逐瘀汤加味。

五灵脂、川芎、桃仁、延胡索、香附、红花、枳壳、浙贝母、三棱、莪术各 10g，当归 12g，牡丹皮、乌药、赤芍各 6g，牡蛎 15g。

纳差加砂仁、麦芽；便秘加芒硝。

（3）气阴两虚型

治法：滋阴益气，清热降火。

方药：知柏地黄汤加减。

生地黄 18g，山药、鳖甲、太子参各 30g，山茱萸、黄柏、白薇各 10g，牡丹皮、知母各 12g，泽泻 6g，地骨皮 20g，沙参 15g。

眩晕、头痛加钩藤、牡蛎；潮热、咽干去泽泻，加银柴胡、胡黄连；咳嗽加川贝母、百部；痰中夹血加白及、仙鹤草、三七粉。

2. 外治法

（1）针灸

①体针疗法：辨证取穴。

A. 脾阳虚型：取足三里、脾俞、中脘、膏肓等穴，方法是足三里用补法，余穴用灸法。

B. 脾肾两虚型：取命门、关元、三阴交、梁丘、脾俞、足三里等穴，命门、关元、三阴交、梁丘、脾俞用灸法，足三里用补法。

C. 阴虚脾弱型：取阴郄、中脘、关元、三阴交、足三里等穴，阴郄用泻法，关元用补法后加灸。三阴交、足三里、中脘用补法。

D. 湿热滞脾型：取三阴交、阴陵泉、天枢、中脘、足三里、章门等穴，三阴交、阴陵泉、天枢用泻法，中脘、足三里、章门用补法。

E. 积聚癥瘕型：取阑尾穴、上巨虚、三阴交、足三里、血海、痞根、关元、命门等穴，方法是阑尾穴、上巨虚补后加灸；足三里用补法；三阴交、血海用泻法；痞根、关元、命门用灸法。

F. 气虚下陷型：取百会、气海、关元、命门、足三里、梁丘、昆仑等穴，各穴均用灸法。

G. 脾虚肝旺型：取太冲、行间、足三里、中脘、三阴交、胃俞、脾俞等穴，太冲、行间用泻法，足三里、中脘用补后加灸法，三阴交、胃俞、脾俞用泻法。

②头针疗法：选双侧感觉区、生殖区，先用普通毫针快速进针，留针20分钟，每日1次，10次为1个疗程。

③耳针及耳穴压丸：取小肠、交感、脾为主穴，配肝、三焦、皮质下、直肠下段等穴。每次选主穴2～3个，配穴1～2个，中等刺激，留针20～30分钟，每日1次，10次为1疗程，两耳交替使用。慢性期或缓解期用王不留行贴压脾、胃、大肠、肾等穴，每日刺激数次。

④贴敷法：用当归12g，川芎6g，赤芍12g，红花45g，香附15g，白芥子9g，制乳香6g，共研细末，加蜂蜜及适量面粉调成糊状，敷腹部包块处，外用纱布固定，每24小时换药1次，适用于腹部包块明显者。

⑤敷脐法：取胡椒9g，研细末（风干或上锅烘干后研，过筛，药末填满肚脐为度），或用鲜生姜调成汁膏状，外敷麝香暖脐膏。主治虚寒性腹泻。

⑥蒸脐法：取炮姜、附子、益智仁、丁香等各等份，烘干，共研为细末过筛，药末用水或鲜生姜汁调成糊状，敷满脐，外敷纱布，然后用热水袋蒸

脐（不要使热水袋直接接触皮肤，以免烫伤），冷后更换，每日 1～2 次，每次 40 分钟。主治脾肾阳虚型肠结核。

⑦兜肚法：取补骨脂、吴茱萸、煨肉豆蔻、附子、五灵脂、炒蒲黄、罂粟壳各 30g，五味子、白芍各 20g，乌药 60g。上药烘干，共研为细末。用布三尺，根据患者腹围大小做成兜状，内铺一层棉花，将药粉均匀撒在棉花上，用线密缝，防止药粉堆积或漏出，穿在身上，与腹部皮肤紧贴，护住脐部及下腹部，日夜不去，1～2 个月换药 1 次，病愈为度，主治脾肾阳虚兼血瘀型结核。

⑧薄贴法：取硫黄 30g，枯矾 30g，朱砂 15g，母丁香 10g，麝香 0.5g，独头蒜 3 枚（去皮），芝麻油 250mL，生姜 200g，黄丹 170g，将前 6 味药混合，捣成膏，制成黄豆大的药丸。另将芝麻油入锅加热，放入生姜，炸枯去姜，熬油至滴水成珠时，徐徐投入黄丹，收膏备用。然后取药丸 1 枚，放于摊成的膏药中间，贴于神阙、脾俞、大肠俞，每穴 1 丸，3 日 1 换，5 次为 1 疗程。适用于肠结核的脾阳虚泄泻及脾肾阳虚泄泻。

（三）西医治疗

1. 抗结核治疗

目前，多倾向于短程抗结核疗法。基础药一般用异烟肼和利福平，对严重肠结核或伴有肠外结核者，可加用链霉素、吡嗪酰胺、乙胺丁醇等。具体方法有以下几种：

（1）2SHRI/4HR：异烟肼、链霉素、利福平、吡嗪酰胺联合应用 2 个月；异烟肼、利福平联合应用 4 个月。

（2）2SHRI/4H_3R_3：链霉素、异烟肼、利福平、吡嗪酰胺联合应用 2 个月；异烟肼、利福平每周用 3 日，继续使用 4 个月。

（3）1SHRI/5H_3R_3：链霉素成人 0.75g/d，儿童 20～40mg/kg，异烟肼成人 300mg/d，儿童 10～20mg/kg，利福平、吡嗪酰胺联合应用 1 个月，异烟肼、利福平每周用 3 日，连用 5 个月。

（4）2HRI/4H_3R_3：异烟肼、利福平、吡嗪酰胺联合应用 2 月；异烟肼、利福平每周用 3 日，连用 4 月。

（5）6$S_3H_3R_3I_3$：链霉素、异烟肼、利福平、吡嗪酰胺每周使用 3 日，连用 6 个月。

上述方案治疗 5 个月后，复发率仅为 1%～2%，而且对初治及耐药者复治均有效，其中 2SHRI/4HR 的疗效最为确切，多数国家已将其列为标准的一线方案。

2. 手术治疗

如有以下情况应积极手术治疗：①完全性肠梗阻；②急性肠穿孔或慢性肠穿孔经内科保守治疗无效者；③肠道大量出血，经内科治疗无效者。

（四）中医专方选介

1. 张羹梅用血府逐瘀汤加减治疗肠结核，因大多数肠结核均出现腹泻，便秘无定，纳呆神疲，腹痛，按之更甚，脉滑数，苔薄腻，为气滞血凝，运化失常，痛泻发作。治以理气活血为主，处方：全当归、炒枳壳、炒延胡索、炒赤芍、五灵脂、桃仁、白芍各9g，藏红花6g，川桂枝4.5g，生甘草3g，本案用当归、赤芍、桃仁、红花、延胡索、枳壳等活血理气，配合应用桂枝、白芍、甘草等和营止痛。

2. 马淑芹用活血化瘀法治疗五更泻56例。方用五灵脂、桃仁、乌药、香附、红花、枳壳各12g，当归10g，延胡索9g，川芎、甘草各6g，水煎服，日1剂，结果均治愈。

以上皆摘自［张钢纲．肛肠病独特秘方绝招．北京：中国医药科技出版社，1996：145～155］

第十六章　排便障碍

排便障碍是大便干结，排便费力，排便时间长，粪便难于排净，仍有残便感的一种病症，可以是多种全身疾病的一种局部症状，以女性多见，是临床上常见的病症。

排便障碍临床以便秘、排便困难为主要症状，且随着病史的延长逐渐加重。中医文献中无排便障碍的概念，《伤寒论》中有“阳结”“阴结”“脾约”的名称，后《景岳全书·秘结》把便秘分为阳结和阴结两类。现代医学所描述的排便障碍并非某一疾病，而是以大便干结、排便困难为主要症状表现的多个疾病。如习惯性便秘、直肠前突、直肠内脱垂、会阴下降综合征、耻骨直肠肌综合征、盆底肌痉挛综合征、孤立性直肠溃疡综合征、初排综合征等，均以排便障碍为主要临床特点。

一、临床诊断

（一）辨病诊断

1. 习惯性便秘的症状和体征

（1）症状：大便干燥，排便困难，大便3～5日或7～8日1次，下腹胀满，食欲不振，嗳气，恶心，腹痛，头晕，头痛，失眠等。

大便干燥，排便困难，时间间隔延长是习惯性便秘的主要症状，由于长时间忽视便意致使排便功能紊乱，粪便在肠道内滞留时间过长，水分被过分吸收所致。此症状随着病情发展逐渐加重。

习惯性便秘患者出现下腹胀满是由于粪便在结肠贮留时间长，在细菌作用下肠内气体产生过多，而肠壁对肠内气体吸收减少，胃肠神经调节功能失常，肠道运动缓慢，使肠道气体排出量减少，因此，造成肠道内积气而出现下腹胀满。

习惯性便秘患者出现腹痛是由于肠道内贮存大块干硬粪便影响肠道内气

体排出，引起对肠管的刺激而出现腹痛。

食欲不振、嗳气、恶心等是习惯性便秘致使胃肠功能紊乱、消化不良而出现的症状。

头痛、头晕、失眠是粪块在结肠或直肠内滞留而引起的神经反射性全身症状。

（2）体征：腹部诊断可在下腹部扪及条索状包块（粪块），内窥镜检查可见结肠黏膜有不同程度的充血、水肿等炎症表现。

2. 直肠前突的症状和体征

（1）症状：排便困难，肛门阻塞，排便不尽，肛内下坠，会阴部坠痛和直肠胀痛，排黏液或血便。

排便困难是直肠前突的主要症状，因为直肠前突，粪块顶入后不易下行，改变了粪块运动的方向，一部分排便压力被耗散，直肠后壁受压减少，此区的排便感受器得不到充分的刺激，以致盆底肌不能充分松弛而通过肛管上口，粪便难于导入肛管。

肛门阻塞、排便不尽、肛门下坠等是由于粪便积存在直肠内不能排出所产生的刺激症状。

会阴部坠痛和直肠胀痛是由于粪便滞留在直肠前膨出内，使排便压力增加而出现的症状。

黏液便和血便是由于长时间粪块贮留于肠道，形成宿便性直肠慢性炎症和宿便性溃疡的结果。

（2）体征：直肠指诊时，在肛管上方的直肠前壁可触及一圆形或卵圆形凹陷的薄弱区突向阴道，嘱患者做用力排便动作，可见薄弱区向阴道方向膨出更为显著。根据膨出的深度，国内卢任华将直肠前突分为三度（1990 年便秘诊治标准研讨会指定了便秘暂行诊治标准，并采用此种分度方法）。轻度：前膨出深度为 6 ~ 15mm。中度：前膨出深度为 16 ~ 30mm。重度：前膨出深度 > 31mm。这种以深度为准的分度方法为临床治疗提供了依据，经临床证实是切实可行的。

3. 直肠内脱垂的症状和体征

（1）症状：排便梗阻，排出费力和有排便不尽感，骶尾部受压和直肠有胀满感，黏液血便等。

排便梗阻、费力和排便不尽感及骶尾部受压、直肠胀满感是由于在排便时近端直肠壁全层或黏膜层折入远端肠腔或肛管内造成的，是直肠内脱垂的主要症状。

黏液血便是由于脱垂的黏膜在手法助排时，刺激黏膜产生炎症或损伤而出现的一种临床表现。

（2）体征：指诊可扪及直肠腔扩大，直肠黏膜松弛，以半俯卧位或蹲位进行排便时，有30%～38%的概率可以扪及套叠的顶端。内镜下可见直肠前壁黏膜过多，用力做排便动作时嵌入镜腔或出现于齿线下方，50%的患者可见黏膜水肿、质脆、充血、溃疡、红斑等。

4. 会阴下降综合征的症状和体征

（1）症状：有排便不尽感，会阴部迟钝、疼痛，排便困难，有黏液血便、大便失禁和持续性会阴部疼痛。

排便不尽感、会阴部迟钝、疼痛及排便困难系长期过度用力排便，盆底肌功能减弱，正常肛管直肠角增大所致，排便时腹压传送于直肠前壁，使直肠壁黏膜脱垂入肛管上口，造成排便不尽感、会阴部迟钝、疼痛、排便困难等。

黏液血便可能是过度努挣排便、直肠黏膜脱垂、手法排便形成慢性炎症或溃疡所致。

大便失禁、持续性会阴部疼痛可在坐位时出现或加剧，Parks等认为出现这些症状是当盆底下降时阴部神经及其支配肛门外括约肌和肛提肌的分支被拉伸造成的。

（2）体征：嘱患者蹲位时做肛门努挣，可见肛管下降超过2cm以上，甚至超过坐骨结节水平，并可见直肠黏膜或痔脱出。直肠指诊示肛管张力减退，嘱患者随意收缩时肛管收缩力明显减弱。肛门镜下可见直肠前壁黏膜堆积或堵塞镜口。

5. 耻骨直肠肌综合征的症状与体征

（1）症状：排便困难，便时费力，排便时间延长，便次频繁及有排便不尽感，便条变细，肛门部疼痛坠胀等。

盆底肌肉能感知保留在直肠的内容物，并在适当的时候将其排出体外。正常人静止时，耻骨直肠肌呈收缩状态，做排便动作时该肌松弛，肛直角增大，大便可顺利排出，耻骨直肠肌痉挛综合征的患者排便时，耻骨直肠肌不松弛，甚至痉挛收缩，肛直角不增大或更小，粪便不能顺利排出。出现排便困难，排出费力，排便时间延长等。只有耻骨直肠肌痉挛缓解后粪便才能得以大量排出。

长时间粪便不能完全排出或排出不净，便意频繁，增加腹压时又可产生肛门部疼痛或坠胀感。

（2）体征：直肠指诊感觉肛管张力增高，肛管明显延长，耻骨直肠肌肥厚，有触痛，可有锐利的边缘。

6. 盆底肌痉挛综合征的症状和体征

（1）症状：排便困难，排便不适和疼痛，会阴胀满与便意感。

正常状态下，盆底肌呈轻度张力的收缩状态，维持着会阴盆底的正常位置和肛门的自制。排便时耻骨直肠肌和外括约肌迅速抑制，肛管直肠角增大，肛管松弛以利于粪块通过。盆底肌痉挛综合征患者排便时上述肌肉不松弛，肛直角不增大，肛管不开放，粪便难于排出，造成排便困难、排便不适和疼痛等。由于粪块不能立即排出，在直肠内停留，产生会阴胀满和便意感。

（2）体征：本综合征在临床上未发现器质性病变的体征，通常认为是盆底肌群功能紊乱，可能是正常肌肉的功能障碍，而不是异常肌肉的持续痉挛。Stelzner 认为与神经系统功能障碍可能也有关系。

7. 孤立性直肠溃疡综合征的症状和体征

（1）症状：直肠出血，黏液便，排便困难，肛门坠胀疼痛。

Rutter 和 Riddell 指出孤立性直肠溃疡与直肠脱垂有密切的关系，其组织学改变可能是黏膜脱垂、组织缺血和损伤共同作用的结果。朱丽音等根据其病理学的研究指出：孤立性直肠溃疡综合征的直肠黏膜表面有糜烂或浅表溃疡形成。溃疡的形成，可能是排便过度用力、创伤、缺血、感染等原因造成。因此，直肠出血、黏液便作为孤立性直肠溃疡综合征的主要症状也就能理解了。

（2）体征：本综合征的临床特点主要是便血，少有其他体征。内镜下直肠壁可有单发的溃疡面，少数可见多发的溃疡面，直径 1～2cm，呈不规则形浅表溃疡，边界清楚，表面附有白苔或灰白苔，部分溃疡边缘稍隆起，呈小结节状，周围黏膜常有轻度发红的充血带围绕，而外侧黏膜则完全正常，表面可有较多黏液。

8. 初排综合征的症状和体征

（1）症状：排便困难，腹痛，腹胀，恶心，呕吐，局部疼痛等。

排便困难是初排综合征的主要症状。Miles 手术后初次排便困难多见于中老年人、体弱多病或长时间卧床患者，可能与排便动力不足有关。此外，术前肠道准备不充分，肠道贮有粪便以及手术本身给患者造成的客观因素、术后饮食及排便方式改变等，也是导致 Miles 术后排便困难的原因。

粪便积存于肠道，排出困难又可引起胃肠功能紊乱，因此，初排综合征的患者在排便困难的同时常伴有腹痛、腹胀、恶心、呕吐等消化道症状。

（2）体征：患者腹部膨隆，无明显肠型和蠕动波，腹软，叩诊呈鼓音，肠鸣音活跃，无明显的气过水声。腹部造口，经造口指诊，有些患者可有造口水肿，口腔狭小，有触痛。

（二）辨证诊断

1. 热结肠燥型

（1）临床表现：大便干结，小便短赤，面红身热，口干臭，腹胀，腹痛。舌红，苔黄或黄燥，脉滑数。

（2）辨证要点：大便干结，排便困难，腹痛，腹胀。舌红，苔黄或黄燥，脉滑数。

2. 气机郁滞型

（1）临床表现：大便秘结，排便困难，嗳气频作，胸胁痞满，纳食减少。舌苔薄腻，脉弦。

（2）辨证要点：大便秘结，排便困难，嗳气频作，胸胁痞满。舌苔薄腻，脉弦。

3. 气血亏虚型

（1）临床表现：大便秘结或不干，努挣乏力，面色无华，气短汗出，便后疲乏，头晕目眩。舌质淡，苔薄白，脉细弱无力。

（2）辨证要点：大便秘结或不干，努挣乏力，便后疲乏，头晕目眩。舌质淡，脉细弱无力。

4. 湿热下注型

（1）临床表现：排便困难，小便黄，腹胀下坠，有排便不尽感，会阴、肛门疼痛，黏液血便。舌质红，苔黄腻，脉濡数。

（2）辨证要点：排便困难，腹胀下坠，黏液血便。舌质红，苔黄腻，脉濡数。

5. 气虚下陷型

（1）临床表现：排便困难，努挣乏力，挣则汗出气短，便后乏力，会阴部坠痛或骶尾部疼痛，直肠胀满，面色无华。舌质淡，苔薄，脉虚无力等。

（2）辨证要点：排便困难，努挣乏力，面色无华。舌质淡，苔薄，脉虚无力。

6. 阳虚阴寒型

（1）临床表现：大便艰涩，排出困难，小便清长，面色㿠白，四肢不温，腹中冷痛，腰脊酸冷。舌质淡，苔白，脉沉迟等。

（2）辨证要点：大便艰涩，排出困难，小便清长，腰脊酸冷。舌质淡，苔白，脉沉迟。

二、鉴别诊断

（一）大肠癌

大肠癌的癌肿多发生于左半结肠，癌肿体积增大，能影响粪便通过，易造成大便干结、排便困难，但大肠癌常有大便习惯改变，为黏液血便，血与黏液混杂而下，有全身消瘦等恶病质表现，其症状与排便障碍性疾病易于区别。

（二）肛裂

临床上患有肛裂疾病，多合并大便干结，肛裂患者大便时疼痛较剧，且与排便有明显的因果关系，伴有大便出血，肛管皮肤有明显裂口，此也易于与排便障碍性疾病相鉴别。

（三）先天性肛门直肠狭窄

先天性肛门直肠狭窄是先天发育畸形，多在肛门、肛管及直肠处发生狭窄，狭窄程度不同，便秘也有轻重。重者出生后不久即发生狭窄，有的患者直到成年才发现，但有长期便秘，排便困难。此病大便干结，粪便成细条状，粪便内常有黏液和血，排便费力时可发生粪嵌塞，肛门指诊肛管不能通过食指。此可与排便障碍性疾病相鉴别。

（四）后天性良性直肠狭窄

引起后天性良性直肠狭窄的原因很多，常见化脓性细菌特异性感染，如淋球菌、梅毒螺旋体、血吸虫等生物性致病因素，像强酸、强碱等化学性致病因素以及高热、放射线、外伤、手术创伤等物理性致病因素等。这些因素均可引起肛管直肠的炎症、溃疡，最终形成肛管直肠狭窄，临床表现为大便干结、排便困难。由于该类患者都有明显病史，因此，与排便障碍性疾病容易鉴别。

（五）先天性巨结肠症

先天性巨结肠症临床表现为婴儿出生后排胎粪极少，数日至数周不排便，呈持续性便秘，腹胀大如鼓，消瘦，发育迟缓，营养不良，体重不增加，反而减轻等。本病多见于新生儿。从发病年龄、症状及体征者不难与排便障碍相鉴别。

三、治疗

（一）提高临床疗效的思路提示

排便障碍的主要临床症状是大便干结，排便困难，其发展原因复杂，诊断较为困难，治疗也较为棘手。在治疗本病前，必须首先明确诊断，运用现代诊断技术确诊是器质性疾病，还是功能性病变。属器质性病变引起的排便障碍应积极采取外科手术方式治疗，属全身性疾病引起的排便障碍，不可盲目手术治疗，应对原发病治疗的同时，对排便障碍采取对症治疗。凡属功能性出口梗阻型便秘，也不可盲目手术，应首先对全身症状及生活习惯全面考虑，看能否找到致使排便障碍的因素，如是否合并糖尿病、心脑血管疾病、近期服药情况等，再从局部考虑，对患者采取排粪造影、盆底肌电图结合传输试验等现代检查方法，综合分析多个检查结果，不可偏信某一项检查结果给患者下诊断，应反复行多项检查，相互对比，结合临床症状和体征，方可明确诊断。在未明确诊断之前，可先对症处理，采用药物内服、灌肠等简单方法治疗。由于排便障碍的病因复杂，临床表现为大便干结，排便困难，可能是一种因素，也可能是多种因素造成，同时常伴有一定的并发症，所以说，即便是明确诊断后，也应根据情况采取综合治疗，以争取获得更好的疗效。在具体运用时，我们建议采取以下方案：

对已经明确诊断的各种排便障碍，首先采取药物的内服和外用，配合针灸、按摩、穴位封闭等保守疗法，综合运用于临床等。积极采取新的治疗方法，如近年运用于临床治疗排便障碍的生物反馈疗法、微波理疗等取得了较为理想的疗效，中医药治疗排便障碍疾病，有其独特的优势，疗效较好，无论是保守治疗或是手术治疗，均可考虑运用中医药的特长，以达到最理想的治疗效果，对保守治疗效果差或无效的患者，方可采取手术治疗，术后恢复阶段应采取内服或外用中药、理疗、按摩等保守疗法，采取多种方法综合运用，以期排便功能恢复到最佳状态。

（二）中医治疗

1. 内治法

（1）热结肠燥型

治法：清热润肠。

方药：麻子仁丸加减。

大黄、枳实、厚朴、杏仁各12g，麻仁、白芍、玄参、生地黄、全瓜蒌各30g，当归20g。

若大便秘结，排出困难，伴有神疲乏力，口干乏津，加火麻仁、肉苁蓉各30g；若大便干硬，腹胀，口臭，苔黄厚腻，可加槟榔15g。

（2）气机郁滞型

治法：理气行滞。

方药：六磨汤加减。

大黄、杏仁各12g，枳实、槟榔、当归各20g，乌药、木香各10g，沉香（另）3g。

嗳气、叹息、闷闷不乐者可加柴胡12g，香附15g。若烦躁易怒，口干目赤者，可加磁石20g，菊花15g。

（3）气血亏虚型

治法：补气养血。

方药：十全大补汤加减。

当归、麦冬各20g，炙黄芪、生白术各40g，肉苁蓉、玄参、生地黄、补骨脂各30g，白芍25g，枳壳12g，木香10g，甘草6g。

气短、乏力者，加太子参30g，面色无华、心悸明显者加阿胶15g（烊化），当归12g。

（4）湿热下注型

治法：清热利湿。

方药：二妙散加减。

苍术、牛膝、滑石各20g，黄柏、白茅根、补骨脂、全瓜蒌各30g，黄连、炒枳壳 12g，乌药、木香、小茴香各 10g。

（5）气虚下陷型

治法：补中益气。

方药：补中益气汤加减。

党参、白术、全瓜蒌、生地黄、玄参各 30g，当归、槟榔各 20g，生黄芪 40g，升麻、柴胡各 6g，枳壳 12g，木香 10g。

大便干燥者加火麻仁、肉苁蓉各 30g。

（6）阳虚阴寒型

治法：温阳通便。

方药：济川煎加减。

肉苁蓉、牛膝、补骨脂、仙灵脾、郁李仁、火麻仁、蒲公英各 30g，当归 20g，木香、乌药各 10g，肉桂 6g。

2. 外治法

（1）敷脐疗法：脐也称脐眼，中医称脐为先天之本，脐部为神阙穴，脐通百脉，《黄帝内经》曰："五脏之动气，发于脐之上下左右也。足阳明、冲脉皆挟脐，而督脉贯脐中央。任脉通肺以系脐带，故儿在胎中随母脐为呼吸也，冲、督、任皆始于气冲，气冲起于胃脉，一源而分三岐。督行背，任行腹，冲脉起于肾下，出于气街，挟脐上行至胸中，上颃颡，渗诸阳，灌诸精，下行入足，渗三阴，灌诸络，为十二经之海，主血。带脉横围于腰如束带，总约诸脉。"脐与五脏六腑、十二经脉、奇经八脉有着密切联系，通过脐部用药可达到治病的目的，脐疗用药多为散剂或膏剂。《理瀹骈文》中就有大黄附子巴豆散、四生散、大戟红枣膏等。《中药外贴治百病》也有当归大黄膏、温阳通秘方等脐疗的叙述。

（2）穴位注射疗法：是通过针刺穴位机械刺激和穴位注药化学性刺激的双重治疗，以达到治疗疾病的目的。药物对穴位的作用亦可通过神经系统和神经体液系统作用于机体，激发人体的抗病能力，产生出更大的疗效。因此，穴位注射疗法不仅为针刺治病提供了多种有效的特异性穴位刺激物，而且也为药物提供了有相对特异性的给药途径，能减少给药量，且能提高疗效。有学者报道用生理盐水在咳肛穴（在肺经尺泽穴下 2 ~ 3cm，压之酸胀及疼痛明显处）和神门穴注射，咳肛穴注射 3 ~ 5mL，神门穴注射 0.5 ~ 1mL，开始隔天注射 1 次，如有效可连续注射 4 次，连续 7 ~ 8 次无效者停止治疗，共治疗便秘 50 例，结果 48 例获得显著疗效。

（3）针灸疗法：百会、长强两穴均属督脉穴位，艾灸百会，通过经络反应，可达升阳提肛之功，长强穴为督脉别络。《针灸大成》注：“长强穴为痔之根本。”针刺长强穴能有效地改善直肠、肛门周围组织的营养状态，加速局部血液循环，促进肛门收缩功能，有利于疾病的恢复。肛肠病术后及直肠脱垂的患者，可通过灸百会、针刺长强而取得较好的疗效。武恩珍采用艾灸百会配合针刺长强穴治疗脱肛 45 例，总有效率达 89%，针灸疗法具有操作简单、痛苦小、花钱少、疗效显著等优点。

（4）喷药疗法：局部喷药在治疗孤立性直肠溃疡方面有使用方便、见效快、疗效好、毒副作用小的优点，受到患者的好评。闫伟鹏用喷药法治疗直肠孤立性溃疡 15 例，结果 14 例痊愈，1 例无效，随访半年无复发。他采用气囊球接硬塑料管制成的气囊吸管，借助肛门镜将三白药粉（白头翁、白鲜皮、白及各 5g，冰片 2g，共研细末，混合均匀，过筛备用）吸入塑料管开口端，再喷涂直肠溃疡表面，用药方便，疗效较好，值得推广。

（5）热熨疗法

①将葱白 250g 捣烂成饼，敷于神阙穴上，上盖厚布一块，用茶壶盛满开水熨烫。每日 1 ~2 次，每次 30 分钟，至壶冷为度。

②用乌桕树皮 500g，石菖蒲 250g，共捣烂成泥，酒炒，装入布袋，垫坐于身下，热熨肛门，药袋冷即更换。每日 1 ~2 次，每次 30 分钟。

（6）点穴疗法：取太渊（补）、合谷（泻）、承山（泻）、照海（补）。再配以足三里（补）、中脘（泻）、气海（补），调理肠胃，以助通秘之效。如为实热便秘，照海穴改用泻法，加天枢（泻）。每穴自上而下，缓慢进行平揉、压放各 100 次。阴虚便秘者，手法速度宜慢不宜快，宜轻不宜重。便秘属实结者，手法应缓而重，腹部酌情加以摩擦或振颤。

（7）推拿疗法

①患者仰卧，医者在其腹部推拿，先由上腹而下平抹几遍，继而在脐部及其周围用单手掌以顺摩、逆摩的方法分别摩动，掌下触及腹腔内有硬物时，摩动要缓慢柔和，揉摩时间要长，腹内变软后，摩动可略快，接着用双手掌在脐周做接力绕圈的摩动若干遍。一点一点地慢慢加力，使肠壁内津液润泽，促进肠内粪物排出。每日按摩 1 ~2 次，每次 10 ~20 分钟。

②先按揉中脘、天枢、大横，每穴 1 分钟，然后以顺时针方向摩腹 7 ~8 分钟，然后斜推小腹两侧 3 ~5 次。

③在脊部两侧膀胱经俞穴从肝俞推至腰骶，往返 5 ~ 7 遍，然后按揉肾俞、大肠俞、八髎、长强。

④按揉足三里、三阴交，以酸胀为度，每日按摩 3 ~ 5 次。

（8）塞肛疗法

①取皂荚 6g，麻油 3g，面粉 60g，肥皂 6g。将皂荚碾成细末，与麻油、面粉、肥皂调拌成形，外塞肛门并上下滑动。每日 2 ~ 3 次。

②将萝卜去皮，削成如大拇指大小的长条，在稍尖端涂上凡士林或油类均可，塞入肛门，少时即通便。若无萝卜用其他鲜菜梗也可。

（9）埋磁疗法

取穴：结肠、直肠、迷走或交感。

方法：可用磁块贴敷耳垂背侧，不定时做压穴动作，可贴敷单侧，每 3 日更换 1 次，或两侧同时贴敷，每贴 3 日后停贴 1 日，再做第 2 次贴敷。按耳郭不同部位的形态和大小，分别制作相应大小的磁块，厚约 3mm，充磁后表面磁场强度为 500×10^{-4}T，将磁块放置于耳郭的相应部位，每次放一侧，或在两侧同时安放，用胶布固定即可，每日 1 次，10 次为 1 疗程。

（三）西医治疗

北京航天中心医院杨新庆、第三军医大学大坪医院张胜本等认为：对导致功能性出口梗阻性便秘的治疗应采取积极的态度，在严格保守治疗无效或疗效不佳时，可采用外科手术治疗，在手术治疗前除详细询问病史外，必须进行全面的，有针对性的特殊检查，一定要诊断清楚主要疾病是什么，有无伴发或续发的疾病。手术时不但要解决主要疾病，还要同时解决伴发和续发的疾病，这样 70% 以上的患者术后可获满意的疗效。强调：应重视术前心理测查，对有抑郁表现的患者，术后症状改善差。术后亦应重视非手术治疗，如改变不良的生活习惯，多进食纤维，多饮水，养成良好的定时排便习惯，给予适当的促肠动力药等，可以取得较满意的疗效。在 1999 年 5 月 23 日 ~25 日的全国便秘诊治新进展学术研讨会上，与会代表认为便秘的治疗原则是首先采用严格的非手术治疗，包括：①每日摄入一定量的水和食物纤维；②养成良好的排便习惯；③合理应用促胃肠动力药及泻药；④生物反馈治疗；⑤心理治疗；⑥中医、中药治疗。其次，经过一段时间严格的非手术治疗后收效不大，各种特殊检查显示有明确的病理解剖和确凿的功能性异常部位，可考虑手术治疗，应慎重掌握手术适应证，针对病变选择相应的术式，有多种病变存在时应手术解决引起便秘的主要病变，但也应同时解决次要的或继发的病变。以上这些原则对指导便秘的治疗有着重要意义。

1. 一般治疗

养成良好的饮食、排便习惯，纠正偏食，多食蔬菜、水果及富含纤维素的食物，粗茶淡饭有利于胃肠功能的健康，要定时排便，纠正因工作事务繁忙而忽略排便的不良习惯。养成良好的饮食和排便习惯，对治疗大便干结、排便障碍非常重要，也是必须的。

2. 药物治疗

(1) 泻剂：首先应该指出的是排便障碍时口服泻药，是多数患者最常采取的治疗方法，而无论是哪种类型的泻药，对排便障碍的治疗只能是解燃眉之急，中西泻药对排便障碍的治疗多不可取。

现将临床常用的西药泻药举例如下：

润滑性泻药：甘油或石蜡油，每次 10 ~ 20mL，每日 1 次，口服。

稀释性泻药：乳果糖或山梨醇，每次 10mL，每日 2 次，口服。

刺激性泻药：双醋酚酊，每次 10 ~ 20mg，每日 1 ~ 2 次，口服。或酚酞，每次 0.1g，每日 1 ~ 2 次，口服。

(2) 灌肠：也是临床上治疗急慢性便秘常用的方法之一，对解除临床症状实用、有效、安全。灌肠常用软皂水 500 ~ 800mL，也可用开塞露 3 ~ 5 支灌肠导泻。

3. 手术治疗

(1) 习惯性便秘：是由于长期不良的排便习惯所造成的排便功能异常，临床检查无器质性病变。保守治疗，特别是用中医药治疗并同时纠正不良的排便习惯疗效较好，一般不主张手术治疗。

(2) 直肠前突：对有明显临床症状且已确诊的直肠前突，原则上首先采取保守治疗，若保守治疗效果不佳或无效时才考虑手术疗法，手术治疗的原则是修补加固直肠阴道膈的耻骨直肠肌前中线交叉纤维，消除直肠前壁的薄弱区。近年来，国内一些肛肠专科或医院采取直肠前壁结扎加注射的方法也取得了显著疗效，据有关资料报道，远期效果也较满意。

①Sehapayak 手术

麻醉：低位连续硬膜外腔阻滞麻醉或鞍麻。

体位：折刀位，用布巾钳将两侧臀部对称牵开，以显露肛门。

手术步骤：

A. 切除直肠远端左、右两侧冗长的直肠黏膜：用带缺口的肛门直肠镜先显露左侧的直肠黏膜，然后用一中弯止血钳钳夹住拟切除的直肠黏膜，长约5～6cm，在止血钳上方将多余的直肠黏膜剪除。

B. 缝合关闭直肠黏膜切口：用铬制肠线自齿线上方绕止血钳连续缝合，注意尾线一定要留足够长度。缝合至止血钳尖部后，将止血钳抽出并拉紧肠线。

C. 加强缝合：将所留尾线自下而上沿原缝合处交叉缝合，达顶端后与遗留的铬制肠线打结。

D. 痔切除：若有内痔存在，用 Fansler 法将痔组织切除，用铬制肠线关闭切口。

E. 用上述方法将右侧冗长的直肠黏膜及痔组织切除。

F. 直肠前膨出部位切口：用带缺口的肛门直肠镜显露直肠前壁，自齿状线上 0.5cm 做一与直肠纵轴平行的正中切口，向上达肛直环上方，约7～8cm 长。

G. 游离直肠黏膜瓣，显露肌层及筋膜缺损：用组织剪锐行向左、右两侧游离黏膜肌层达左、右两侧肛提肌边缘，并显露部分肛提肌，使薄弱的直肠阴道隔和肛提肌暴露出来。

H. 缝合两侧肛提肌，加强直肠阴道膈，修补直肠前膨出：用 0 号铬制肠线或中号丝线自右侧肛提肌边缘进针，穿过右侧肛提肌后出针，再从左侧肛提肌边缘内侧进针，在左侧肛提肌出针。间断缝合4～6针后，一起打结。

I. 修剪多余的直肠黏膜瓣，用 00 号铬制肠线间断或连续缝合直肠黏膜切口。

术后处理：

A. 术后3～4 日内禁食，只补液。然后进流质饮食2 日，以后逐渐恢复正常饮食。

B. 术后3～4 日内给予抗菌药物预防感染，一般给予庆大霉素或妥布霉素、甲硝唑即可。

C. 术后第5 日若无大便，可给予润滑性泻剂，如液状石蜡或蓖麻油 20mL 口服，以协助第1 次粪便的排出。

D. 术后1～2 日留置包裹油纱条的橡胶管，观察有无出血，并可帮助肠道内气体的排出。

E. 排尿困难或有尿潴留者留置导尿 1 ~3 日。

F. 若有创面渗血，可将橡胶管多保留 1 ~2 日，并自管内每日注入凝血酶 1000U。

②Block 手术

麻醉：骶管阻滞或鞍麻，单纯轻度直肠前突可采用局部麻醉。

体位：左侧卧位。

手术步骤：

A. 显露直肠前壁：用肛门直肠拉钩牵开肛门及直肠远端，显露直肠前壁，术者用左手食指探查直肠阴道隔薄弱部位。

B. 修补直肠阴道隔：依据排粪造影及指检所示直肠前膨出的深度及宽度，自齿线上 0.5cm 处起，用 0 号铬制肠线自下而上行连续锁边，缝合直肠黏膜肌层，直至耻骨联合水平，缝合时应保持下宽上窄，使被折叠缝合的直肠黏膜肌层呈宝塔形，以防止在上端形成黏膜瓣。

术后处理：

A. 术后 2 日内禁食，只补液，然后进无渣或流质饮食 2 日，以后逐渐恢复正常饮食。

B. 术后 3 日内给予抗菌药物预防感染。

C. 对有排尿困难或尿潴留的患者，留置导尿 1 ~2 日。

D. 术后第 3 ~4 日可给予软泻剂协助粪便的排出，排便后可给予 0.1% 利凡诺溶液 20 ~40mL 保留灌肠。

③经直肠黏膜切除绕钳缝合修补术

麻醉：骶管阻滞或鞍麻，单纯轻度直肠前突可采用局部麻醉。

体位：左侧卧位。

手术步骤：

A. 显露直肠前壁黏膜：用肛门直肠拉钩牵开肛门及直肠远端，显露直肠前壁，术者用左手食指探查直肠阴道隔薄弱部位。

B. 钳夹直肠前膨出部位的直肠黏膜并切除：用组织钳在前正中位齿线上 1cm 处提起直肠黏膜，用中弯止血钳夹长约 5 ~6cm 长的直肠黏膜组织。注意要使被钳夹的黏膜组织上窄下宽，然后用组织剪或手术刀将止血钳上方的黏膜组织切除。

C. 绕钳缝合修补直肠阴道隔：自齿线上 0.5cm 处用 0 号铬制肠线绕止血钳连续缝合直肠黏膜肌层。缝合达耻骨联合水平，即缝合顶点超出止血钳尖端1cm左右。然后边抽出止血钳边拉紧缝合线，先在顶端打结，然后将缝线尾部再在齿线上0.5cm处与第1针水平再缝合1针后打结。

术后处理：

A. 术后放置包绕油纱条的橡胶管于直肠内，观察有无出血。如无出血可于术后24小时将橡胶管去除。

B. 术后2日内禁食，只补液，然后进无渣或流质饮食，视情况于术后4日逐渐恢复正常饮食。

C. 术后3日内给予适当的抗菌药物预防感染。

D. 术后第4~5日第1次排便前可给予缓泻剂，如麻仁润肠丸、苁蓉通便口服液等协助第1次排便。

E. 术后一般给予胃肠动力药物1~2周，如普瑞博思5mg，每日3次，口服。

F. 有排尿困难或尿潴留者，可留置导尿2日。

④经直肠切开直肠黏膜的直肠前突修补术

麻醉：鞍麻或低位连续硬膜外腔阻滞麻醉。

体位：折刀位，用宽胶布将两侧臀部对称牵开。

手术步骤：

A. 充分扩肛：一般使肛门容纳4指即可。

B. 用肛门直肠拉钩牵开肛门，充分显露直肠前壁：术者用左手食指自阴道插入，并将阴道后壁推向直肠侧，用1∶10~20万的去甲肾上腺素生理盐水50mL注入直肠前突部位的直肠黏膜下层，使直肠黏膜与肌层分离开，并游离直肠黏膜瓣，可达到减少出血的目的。

C. 切除直肠黏膜：用组织钳在齿线上0.5cm处钳夹起直肠黏膜。用弯止血钳沿直肠纵轴于直肠前正中部位钳夹直肠黏膜，长约6~7cm，用组织剪或手术刀在止血钳下方将直肠黏膜切除，切除后即可显露薄弱的直肠阴道隔。

D. 显露肛提肌：用组织钳夹住被切开的直肠黏膜肌瓣边缘，用组织剪或手术刀锐行游离两侧直肠黏膜肌瓣，达肛提肌边缘后再游离1cm左右，以显露肛提肌。

E. 用4号丝线或1号铬制肠线间断缝合两侧肛提肌：一般自右侧肛提肌进针，从肛提肌边缘内侧出针，再自左侧肛提肌边缘内侧进针，缝合4~5针即可，然后自上向下顺序打结，使两侧肛提肌对合，加强直肠阴道隔。

F. 缝合直肠黏膜肌瓣：修剪多余的直肠黏膜肌瓣，用00铬制肠线间断或连续缝合直肠黏膜肌瓣。

术后处理：

A. 术毕用一裹有凡士林油纱条的橡胶管放置于直肠内，观察有无出血，并可压迫局部切口。如24～48小时无出血，可拔除。

B. 重度直肠前突患者多伴有结肠转运功能差，一般在术后第4～5日晚开始口服麻仁润肠丸、苁蓉通便口服液或普瑞博思等药物以协助粪便的排出。饮食、预防感染等同Sehapayak手术。

⑤经阴道切开阴道后壁黏膜的直肠前突修补术

麻醉：鞍麻或骶管阻滞麻醉。

体位：截石位。

手术步骤：

A. 会阴切口：用组织钳夹持两侧小阴唇下端并向两侧牵位，用剪刀或尖刀切开两钳中间的后阴道壁与会阴部皮肤边缘。

B. 分离阴道黏膜：在切口中部用弯组织剪刀尖部贴阴道黏膜下向上分离阴道直肠间隙，达直肠前突部位以上，并向会阴切口两侧剪开阴道黏膜，达组织钳固定点。

C. 剪开阴道后壁：剪开前以组织钳牵拉拟切开阴道后壁的顶端及阴道后壁黏膜中线两侧，使之成直线，沿后正中线剪开阴道后壁黏膜。

D. 分离直肠前突部的直肠：用组织钳向外上方牵拉左侧阴道瓣，用刀刃或刀柄剥离阴道黏膜与直肠间组织，使突出的直肠左侧游离，分离时术者以左手拇指、食指把握牵引用的组织钳，以中指垫于左侧阴道瓣之上，使被剥离处紧张而容易分离。用同法分离右侧阴道瓣。

E. 分离两侧肛提肌：直肠充分分离后，即可显露左、右两侧肛提肌。

F. 修补直肠前突：如直肠前突呈球状，用1号细丝线或00号铬制肠线做几个荷包，缝合突出的直肠，各同心圆荷包线缝完后，自内向外顺序打结。如系高位直肠前突呈筒状时，可采用平行点状缝合法，在缝合完毕后，由上向下顺序打结。缝合时仅缝合直肠表面筋膜，缝针勿穿透直肠黏膜。

G. 缝合肛提肌，加强直肠阴道隔：用4号中丝线或0号铬制肠线间断缝合肛提肌4～5针。

H. 切除多余的阴道黏膜：根据会阴松弛情况和直肠前突的深度，决定切除阴道黏膜的多少。一般自两侧会阴切口端斜向阴道后壁切缘顶点，剪去约1cm宽的阴道黏膜，越向顶端切除越少。注意不要切除过多，以防阴道及阴道外口狭窄。

I. 缝合阴道黏膜：用0号铬制肠线自内向外间断缝合阴道黏膜。

J. 缝合会阴部皮下组织及皮肤：用1号细丝线间断缝合会阴部组织及皮肤。

术后处理：

A. 术后2~3日内禁食，只补液，然后进流质2~3日，以后逐渐恢复正常饮食。

B. 术后3~4日给予抗生素预防感染。

C. 术后每天用高锰酸钾液坐浴，并用新洁尔灭或碘伏等消毒阴道。

D. 术后第4~5日可给予麻仁润肠丸等以协助第1次粪便的排出，每次排便后坐浴，并自肛门注入黄连素或0.1%利凡诺液20mL。

E. 留置导尿3~4日，以防止污染会阴伤口。

F. 阴道创口有渗血者，可用凝血酶1000U溶解后，用纱条外敷于创口。

⑥直肠前突黏膜结扎注射术

麻醉：鞍麻或局部浸润麻醉。

体位：折刀位或侧卧位。

手术步骤：

A. 扩肛：一般使肛门能容纳3~4指。

B. 显露直肠前壁：术者左手将喇叭肛门镜插入肛内，充分显露松弛的直肠前壁黏膜。

C. 结扎黏膜：术者右手用组织钳自上而下钳夹直肠前壁黏膜，但不能伤及肌层，退出肛门镜，轻轻提起直肠黏膜，用弯血管钳在基底部钳夹提起的直肠黏膜，用10号粗丝线予以结扎。同法结扎直肠最末端的直肠前壁黏膜。

D. 药物注射：用1∶1消痔灵注射液约20mL注射于直肠前突部及结扎的基底部。

术后处理：

A. 术后2~3日内禁食，只补液，然后进流质2~3日，以后逐渐恢复正常饮食。

B. 术后3~4日给予抗生素预防感染。

C. 术后每天用高锰酸钾液坐浴，并用新洁尔灭或碘伏等消毒阴道。

D. 术后第4~5日可给予麻仁润肠丸等以协助第1次粪便的排出。每次排便后坐浴，并自肛门注入黄连素或0.1%利凡诺液20mL。

(3) 直肠内脱垂

①多排缝合固定术

适应证：直肠远端或直肠中段黏膜内套叠。

麻醉：腰麻、骶麻或局部麻醉。

体位：侧卧位或截石位。

手术步骤：

A. 扩肛：一般扩肛能容纳 3 ~4 指。

B. 多排缝合：在直肠后壁及两侧分别用肠线纵行折叠缝合松弛的直肠下端黏膜，自齿线处开始向上连续缝合，缝合高度可考虑排粪造影片上套叠的高度和深度，一般高达 7 ~8cm。

C. 药物注射：3 排缝合中间可注射硬化剂，加强固定效果，可选用4%的明矾溶液或 1∶1 的消痔灵注射液，总量约 20mL，在排与排中间点状注射，不能伤及肌层。

术后处理：

A. 术后 3 ~4 日禁食，只补液，以后逐渐恢复正常饮食。

B. 术后给予抗菌药物，如庆大霉素、妥布霉素、甲硝唑等。

C. 术后第 4 ~5 日可给予缓泻剂以协助第 1 次粪便的排出，排便后热水坐浴，可给予庆大霉素 8 万 U 加生理盐水 20 ~25mL 保留灌肠。

②直肠黏膜套扎术

适应证：直肠远端或直肠中段黏膜内套叠。

麻醉：腰麻、骶麻或局部麻醉。

体位：侧卧位或截石位。

手术步骤：

A. 充分扩肛：使肛管容纳 4 指以上为宜。

B. 在齿状线上方做套扎：先用组织钳钳夹齿状线上方 1cm 左右的直肠松弛的黏膜，然后用已套上胶圈的两把弯止血钳，用其中的一把钳夹被组织钳钳夹的黏膜根部，然后用另一把止血钳将圈套至黏膜根部，为保证胶圈不致滑脱，可于套扎前在黏膜根部剪一小口，使胶圈套在小切口处。

C. 在齿状线上方套扎 1 ~3 处，向上套扎 2 ~3 行，最多套扎 9 处，被套扎的黏膜 7 ~10 日缺血坏死脱落，其瘢痕组织可使直肠黏膜与直肠肌层黏连固定。

术后处理同多排缝合固定术。

③直肠黏膜纵行折叠、硬化剂注射术

适应证：直肠远端内套叠，直肠远端黏膜内脱垂，中位直肠内套叠。

麻醉：腰麻、骶麻或局部麻醉。

体位：侧卧位或截石位。

手术步骤：

A. 扩肛：同直肠黏膜套扎术。

B. 钳夹松弛的直肠远端黏膜：用组织钳夹持直肠黏膜定位，再以长弯止血钳沿直肠纵轴夹持松弛的黏膜，夹持的长度应依据术前排粪造影 X 光片测算出的套叠长度。

C. 折叠缝合：自齿线上 0.5cm，用铬制肠线向上连续缝合。用此法分别在直肠前壁或后壁及两侧纵向折叠缝合松弛的直肠黏膜共 3 行。

D. 硬化剂注射：常用的注射药物有 5% 的石炭酸植物油、明矾（硫酸铝钾）水溶液、消痔灵注射液等。常用的注射方法有黏膜下注射法，适用于直肠远端黏膜内脱垂，即用上述药物在每两纵行折叠缝合柱之间纵行注射，具体注射方法又有经肛门镜在直视下注射和经肛周皮肤在直肠指诊引导下注射两种。

④直肠周围注射法：适用于直肠远端内套叠，是经直肠外将上述药液注入两侧骨盆直肠间隙及直肠后间隙，使直肠高位与周围组织两侧直肠侧韧带及前筋膜通过药物所致的无菌性炎症产生纤维粘连，使直肠与周围组织固定。行骨盆直肠间隙注射时，应在肛门一侧 9 点或 3 点位肛缘外 1.5cm 处用 7.5cm 腰穿针穿刺，经外括约肌至肛提肌，术者用左手食指伸入直肠做引导，将穿刺针进达骨盆直肠间隙，边退针边注药，使之呈扇形分布。行直肠后间隙注射时，穿刺针应沿直肠后壁进针 4cm 左右，此时即达直肠后间隙，可注入药物。3 个部位注入药物总量为 20 ~ 25mL 左右。

术后处理：同直肠黏膜套扎术。

⑤改良 Delorme 手术

适应证：多发性直肠内套叠，套叠总深度达 8cm 以上者。

麻醉：腰麻、低位连续硬膜外麻醉或全身麻醉。

体位：折刀位，用宽胶布将两侧臀部牵开。

手术步骤：

A. 用肛门直肠拉钩先将肛门直肠左、右牵开，于齿线上 0.5cm 处黏膜下层注射 1∶20 万去甲肾上腺素生理盐水 20mL。前位、后位注射完毕后，再用肛门直肠拉钩上、下牵开肛门直肠，同法在左、右两侧注入1∶20万去甲肾上腺素生理盐水，总量在80mL左右。

B. 环形切开直肠黏膜：于齿线上1～1.5cm处用电刀环形切开直肠黏膜。

C. 游离直肠黏膜管：用组织钳夹住近端直肠黏膜之切缘，并向下牵拉，然后用组织剪沿黏膜下层向上锐性游离直肠黏膜，显露直肠壁的肌层。黏膜管游离的长度主要依据术前排粪造影所示的直肠内套叠总深度，一般在切口上方6～15cm左右。

D. 直肠环肌的垂直折叠缝合：用4号丝线垂直缝合直肠环肌层，一般缝合4～6针即可。这样不但将直肠环肌折叠缝合以加强盆底功能，同时可以达到可靠止血、消除死腔的目的。

E. 切除直肠黏膜管：在距游离的直肠黏膜管最高点下方2cm用电刀切断。

F. 吻合直肠黏膜：用铬制肠线间断缝合，首先在12点、3点、6点、9点缝合，然后再在每两点之间间断缝合。

G. 肛管直肠远端放置包裹有凡士林油纱条及明胶海绵的橡胶管。

术后处理：

A. 术后禁食4～5日，然后逐渐恢复正常饮食。

B. 术后2～3日给予止血药，如止血敏等。

C. 术后4～5日给予抗菌药物，如甲硝唑、青霉素类药物静脉点滴。

D. 术后2日拔除肛管。

E. 术后4～5日拔除留置导尿管。

F. 在拔除橡胶管前每日自橡胶管向内注入庆大霉素8万U（加生理盐水20mL稀释）。

G. 术后第4～5日可给予液状石蜡50mL或其他缓泻剂，如麻仁润肠丸等，协助大便的排出。

⑥乙状结肠切除、直肠固定盆底抬高术

适应证：中位、高位直肠内套叠伴乙状结肠冗长和肠疝。

麻醉：连续硬膜外麻醉或全身麻醉。

体位：仰卧位或截石位。

手术步骤：

A. 直肠固定：取左旁正中切口，显露直肠膀胱（或直肠子宫）陷凹，沿直肠前壁腹膜最低处向直肠上段两侧弧形剪开直肠、乙状结肠两侧的腹膜。

用锐性或钝性的方法分离腹膜后疏松的组织，直达尾骨部。再分离直肠前壁疏松组织，直达肛提肌边缘。用组织钳提起直肠前陷凹、膀胱（或子宫）侧腹膜，锐行分离达膀胱（或子宫）后壁。将已经游离的直肠向上拉直，用中号丝线将直肠后壁左、右两侧与骶前筋膜缝合 3～4 针，并将直肠、乙状结肠交界部用中号丝线固定于骶骨岬。

B. 提高直肠膀胱（或直肠子宫）陷凹：将原来切开的直肠膀胱陷凹的前腹膜，即膀胱（或子宫）侧的腹膜向上提起，剪去多余的腹膜后，用中号丝线缝合于提高并固定于骶骨前的直肠前壁上。

C. 乙状结肠切除：将冗长的乙状结肠切除。

术后处理：

A. 胃肠减压至肠功能恢复。

B. 静脉输液，维持电解质平衡。

C. 术后有效抗菌药物的应用。

D. 术后 3 日拔除引流条。

（4）会阴下降综合征：一般不主张采用手术疗法，建议患者首先要建立及养成每晨定时排便的良好习惯，多食高纤维食品，多吃蔬菜、水果，应特别强调，排便期间需减少努挣力度，酌情使用通便药物，必要时可灌肠通便。

但对有直肠前壁黏膜脱垂或内痔脱出的患者可采用硬化剂注射治疗，如无效则可考虑用胶圈套扎疗法或手术切除。Oarks 等提出，在做痔切除时如将直肠前壁黏膜大量切除，对某些患者有较好的疗效。对已有粪便失禁的患者，可采用疗程性的骨盆感应电流刺激疗法进行括约肌锻炼以改善功能，如果保守治疗无效，必要时可考虑做肛门修复手术。

（5）耻骨直肠肌综合征：采取耻骨直肠肌肥厚肌束部分切除术。

适应证：耻骨直肠肌肥厚。

麻醉：鞍麻、骶麻或低位连续硬膜外阻滞麻醉。

体位：折刀位。

手术步骤：

①切口：自尾骨尖上方 1～1.5cm 处向下至肛缘，切口长约 5～6cm。

②游离耻骨直肠肌：术者左手食指插入肛门，扪及后正中位肥厚的耻骨直肠肌，并向切口方向顶起，仔细将耻骨直肠肌表面的软组织切开，仔细分辨肥厚的耻骨直肠肌与外括约肌深部，然后用弯止血钳自尾骨尖下方游离耻骨直肠肌上缘，达直肠后壁肌层后，沿耻骨直肠肌内侧面与直肠后壁肌层之

间向下游离，达外括约肌深部的上缘，最后沿耻骨直肠肌与外括约肌交界处将耻骨直肠肌下缘游离。所游离的耻骨直肠肌长约2cm。

③切除部分全束耻骨直肠肌：将被游离的耻骨直肠肌用止血钳钳夹，在止血钳内侧将其切除1.5～2cm。耻骨直肠肌断端缝扎止血。

④缝合切口：用生理盐水冲洗创面，检查直肠后壁无损伤，局部无活动性出血，放置橡皮条引流，缝合皮下组织及皮肤。

术后处理：

①术后禁食3～4日，补液，3～4日后开始进无渣饮食2日，以后逐渐恢复正常饮食。

②术后24小时拔除橡皮条引流。

③术后每日换药1次，一旦患者排便，便后必须换药。

④术后给予抗菌药物以预防感染，如甲硝唑、妥布霉素等。

⑤术后8～10日拆缝合线。

（6）盆底肌痉挛综合征：目前对其发病原因还不清楚，心理因素可能对该病的发生起一定作用，多认为盆底肌群功能异常，未发现器质性病变，临床上本征的发生常合并会阴下降、直肠前突、直肠内套叠等盆底疾患，积极治疗这些并发症及其临床症状，可得缓解。此外，对患有盆底肌痉挛综合征的患者，Bleijenbery用肌电生物反馈与模拟排便来训练治疗，结果取得了良好疗效，国内牛虹利用肛管直肠测压仪协助生物反馈疗法训练患者，纠正其排便时盆底肌肉的异常活动，也取得了满意疗效。基于上述原因，目前对盆底肌痉挛综合征的治疗，多主张采取饮食疗法、针灸、理疗、按摩、生物反馈与训练等保守治疗，而不主张手术治疗。行耻骨直肠肌切断术、耻骨直肠肌全束部分切除术均无效。行闭孔内肌自体移植术可获较理想的疗效。

闭孔内肌自体移植术：

适应证：盆底肌痉挛综合征。

麻醉：低位连续硬膜外麻醉或鞍麻。

体位：折刀位。

手术步骤：

①切口：距肛缘1.5cm处的坐骨直肠窝左、右两侧各做一长5cm的切口。

②解剖闭孔内肌下缘：切开皮下组织及坐骨直肠窝的脂肪组织，术者用左手食指插入直肠，在坐骨结节上2cm处即可触摸到闭孔内肌下缘。用拉钩牵拉开坐骨直肠窝内组织，在左手食指的引导下用尖刀切开闭孔内肌筋膜。

用锐性或与钝性相结合的方法游离闭孔内肌的下缘和后下部。

③闭孔内肌移植：将游离的闭孔内肌后下部、闭孔内肌筋膜缝合在肛管的每一侧壁，即耻骨直肠肌、外括约肌深层和浅层之间。每侧缝合 3 针，即前外侧、正外侧、后外侧各缝合 1 针。3 针缝合完后一起打结。

④缝合切口：检查无活动性出血后，放置橡皮条引流，缝合皮肤。

术后处理：

①术后 3 ~4 日禁食，然后逐渐恢复正常饮食。

②术后 3 ~4 日给予抗菌药物，如妥布霉素、青霉素等。

③术后 24 小时拔除引流条。

④术后每日更换敷料，排便后必须立即清洁切口、换药。

⑤术后第 3 日开始可每日做局部理疗，如远红外线、微波、激光等理疗。

⑥术后 7 ~8 日拆除缝合线。

（7）孤立性直肠溃疡综合征：此病溃疡的形成通常认为可能与直肠黏膜缺血和损伤有关，与直肠脱垂的关系也得到了广泛认可。目前的治疗主张以直肠理疗、药物治疗、生物反馈疗法为主，对合并直肠脱垂者，可采取手术治疗并发症。自 Schwelger 等用经腹改良 Ripsttein 术式治疗 11 例孤立性直肠溃疡患者取得了良好效果，已有多篇报道认为此疗法的疗效满意，其手术指征为：

①有直肠脱垂。

②经保守治疗无效。

③排粪造影有直肠内脱垂。其他手术方式还有 Delorme 术、直肠腔缩小等，均有一定的效果。

（8）初排综合征：本身即手术的并发症，其发病原因是多方面的，应积极采取有效的保守治疗措施，多不需手术治疗。轻者可戴手套涂石蜡轻轻地扩人工肛口，并将干结的粪块挖出；若患者出现剧烈腹痛、明显腹胀、恶心、呕吐、不能进食及造肛处停止排便、排气，检查发现胃肠型蠕动波、腹部弥漫性压痛及气过水声，结合腹透发现明显的气液平面，应考虑到器质性肠梗阻的存在，应及时进行手术治疗。

4. 其他疗法

（1）生物反馈疗法：是通过工程技术手段，把一些不能被人体感知的生理、病理性活动转化为声音、图像等，并以此为参照，指导功能障碍性疾病的恢复训练，达到治疗疾病的目的。生物反馈疗法在肛肠科的应用始于 20 世纪40年代，Amoldkeyel首先报道用会阴压力测定计指导盆底肌功能以训练治疗肛门失禁，近年来用于治疗盆底肌功能失常所致的出口梗阻排便障碍性疾病，取得了较好疗效。

生物反馈疗法主要有两种，即肛管压力生物反馈疗法和肌电图生物反馈疗法，前者是通过监视肛管压力变化来指导盆底肌训练。后者是利用监视肌电图变化来指导训练，目前肌电图生物反馈疗法的应用最为普遍。

生物反馈疗法具体应用是通过肛管压力仪的肌电图在静息、缩肛、模拟排便三种状态下指导患者做静息、缩肛、模拟排便动作训练，从而使盆底肌群的活动得以纠正。由于该疗法操作方便、价格低，患者愿意接受，是治疗排便障碍性疾病的一种较好方法。

（2）红外线凝结疗法：本疗法是用红外线局部照射使其蛋白变性，达到疤痕挛缩、固定的作用。多用于治疗直肠脱垂，具体操作可在肛门镜下进行，在齿线上直肠黏膜做点状散在照射（前位正中不宜照射），照射时间为1.5～2秒，不宜过长，也不宜过短。

（四）中医专方选介

1. 五仁增液汤

生地黄、熟地黄各40～50g，玄参、麦冬、大枣、柏子仁、火麻仁各20g，当归、白芍、肉苁蓉各15g，枳实、桃仁、杏仁、郁李仁各12g。本方具有温补气血，养阴润燥之功，主治习惯性便秘，每日1剂，水煎取汁，分早、晚2次服。治疗习惯性便秘649例，治愈618例（占95.2%），显效24例（占3.7%），无效7例（占1.1%）。

2. 参芪桂蓉汤

人参、莲子、茯苓、葛根、炒山药各12g，生黄芪45g，厚朴、枳壳、肉苁蓉各10g，肉桂、炙甘草各6g。水煎服，每日1剂。本方具有补气健脾，行气导滞的作用，主治气虚型便秘20例，服药15～30日，18例大便恢复正常，2例好转，好转者均为女性。

3. 地榆紫草油

地榆、紫草、白及各15g，当归12g，呋喃西林粉0.1g，维生素E 0.15g，丁卡因0.3g，香油200g，将香油加热至沸，再把中药装入布袋浸泡于油中，离火过夜。次日压榨布袋，使油尽量被挤出，取出残渣，用4层纱布过滤，再将油溶液加热至50℃左右，加入呋喃西林粉，将维生素E用少量油分散后加入上述溶液中充分搅拌，分装成50mL备用。专治孤立性直肠溃疡综合征。治疗时嘱患者排空大便，用1∶5000高锰酸钾溶液坐浴后取侧卧位，用注射器吸取制备药油50mL，套胶管灌肠接头，徐徐插入直肠内，使药液注入直肠壶腹，注药后嘱患者保留4～6小时，每日1次，2周为1疗程，治疗3～4个疗程均愈。治疗期间对排便困难者给予高纤维素饮食，让患者养成定时排便及避免用力努挣排便的不良习惯。

4. 麻子仁丸

麻子仁、大黄各500g，芍药、厚朴、杏仁各250g。上药共研成细末，炼蜜为丸，每次9g，早晚用温开水送服。本方润肠泄热，行气通便，主治胃热脾津不足所致的便秘。

5. 济川煎

当归6～15g，牛膝6g，肉苁蓉6～9g，泽泻4.5g，升麻1.5～2.1g或3g，枳壳3g。水煎服。本方具有温肾益精，润肠通便之功能，主治老年肾虚型便秘。

6. 通便灵

生大黄1.5g，蜂蜜2mL。主治便秘，首次口服20～40mL，体质虚弱者首次口服10～20mL，体质较强、便秘时间较长者，首次口服60mL，通便后每天10～20mL。10～15日为1疗程。治疗308例，其中老年便秘150例，习惯性便秘94例，病后便秘37例，截瘫便秘27例，通便率为100%。

7. 加味桃红四物汤

生地黄、火麻仁各30g，熟地黄、白芍、鸡血藤各15g，当归、川芎、桃仁、枳壳、牛膝各10g，杏仁12g，红花6g。水煎服，每日1剂，15～20剂为1疗程，治疗期间停服其他药物，可治疗顽固性便秘。共治疗152例，疗效较好。

8. 芍药甘草汤加味

生白芍90g，炙甘草20g，生地黄、秦皮各18g，生黄芪、丹参各30g，白头翁、槟榔各15g，川黄连、乳香、大葱各9g，川黄柏12g。先将生大黄加冷水3000mL，煎沸10分钟，再加入余下药物，一并煎沸约20分钟，倒出头煎药汁后加水再煎1次，将2次煎出的药液合并约300mL，早晚分服，每日1剂，7日为一疗程。治疗盆底肌痉挛综合征致顽固性排便困难13例，结果治愈4例，显效7例，有效2例。

上方皆摘自［张伯臾．中医内科学．上海：上海科学技术出版社，1985：170～173］

第十七章 结肠、直肠肿瘤

结肠、直肠肿瘤就是发生于结肠、直肠及肛管黏膜上皮的肿瘤。结肠、直肠肿瘤有良性与恶性之分，本章要介绍的是结肠、直肠的恶性肿瘤，即大肠癌，包括肛管直肠癌、结肠癌和特殊性大肠癌。结肠、直肠恶性肿瘤在西欧、北美等发达国家堪称最常见恶性肿瘤，与世界其他国家相比，我国大肠癌的死亡率虽然处于极低水平，但从大量资料表明，我国大肠癌的发病率、死亡率呈逐年上升趋势，是我国十大常见肿瘤之一，也是肛肠疾病中对人类生命威胁最大的疾病。

结肠、直肠恶性肿瘤一般临床表现为大便性状和习惯改变、腹痛或腹部不适、腹部肿块、急慢性梗阻症状及慢性消耗性临床表现，还有一些出现急性结肠穿孔和腹膜炎症状。其共同特点是在肿瘤发生的早期阶段常无症状和体征，随着病情进展，逐渐表现出一些非特异性的结肠症状，如大便性状和习惯改变，难与结肠、直肠炎性疾病和自身免疫性疾病、良性肿瘤及功能性肠道疾病区分开，也是早期大肠癌极易误诊的主要原因之一。发生于右半结肠的结肠癌，最常见的症状是腹部肿块，中毒症状常较其他部位的癌肿突出。癌肿发生于左半结肠则以便血、大便习惯改变、肠梗阻症状多见。肛管直肠癌也以便血、大便习惯改变、疼痛为常见症状。发生于上段直肠癌肿的梗阻多为完全性，晚期肛管直肠癌有时可有肿瘤突出肛门，常被误诊为“脱肛”。早期大肠癌几乎无症状，有些仅表现出轻度腹痛及大便次数增多、黏液血便等肠道刺激症状。青年期大肠癌往往表现为典型便血和大便习惯改变，而老年期大肠癌多表现为便秘和腹部肿块。中医学对结肠、直肠癌也有“脏毒”“便血”“肠覃”“癥瘕”“锁肛痔”等记载，《外科大成》也有“锁肛痔，肛门内外如竹节锁紧，形如海蜇，里急后重，粪便细而扁，时流臭水……”的叙述片段，就是对本病的详细描述。

一、临床诊断

（一）辨病诊断

结肠、直肠癌的诊断随着现代大型医疗设备如纤维结肠镜、CT、MRI 的问世，结合病史、症状和体征，通过组织病理学检查并不难。而结肠、直肠癌的早期常无任何自觉症状和体征，就是有某些症状也是非特异性的“结肠症状”，常与结肠、直肠的炎性疾病，自身免疫性疾病和功能性肠道疾病难于区分。结肠、直肠癌表现的一些“腹部症状”，腹部其他脏器的疾病也可出现，“慢性消耗性症状”可见于任何部位的恶性肿瘤晚期，还有结肠、直肠癌在一定阶段表现出的“梗阻症状”等，也是结肠、直肠癌的定位症状。这些现象是结肠、直肠癌，特别是青年结肠、直肠癌早期诊断、早期治疗的主要障碍。这需要广大医务工作者提高警惕，不要放过和忽视任何一个轻微的临床症状，做好结肠、直肠癌的医疗卫生宣传工作，提高国民对本病的认识，熟悉临床症状、体征，及早就诊，以提高早期诊断率，达到“早病早治”，提高生存率的目的。

1. 症状与体征

（1）结肠、直肠癌的症状：结肠、直肠癌早期常无症状，随着病情发展，癌灶不断增大，逐渐产生一系列症状，如大便性状和习惯改变、腹部肿块、急慢性肠梗阻、肠穿孔、腹膜炎及消瘦、乏力、贫血、水肿等临床症状。

①大便性状、大便形状和习惯改变：结肠、直肠癌大便性状多为便血、脓血便、黏液便。便血是癌肿体积的增大，由于炎症、血运障碍、粪便的机械刺激和癌组织质脆、渗出性强、瘤体本身血液供应与肿瘤生长不协调等因素致使癌肿表面黏膜糜烂、溃疡以及癌肿破裂的结果。并且在结肠、直肠癌症状中出现较早，少量出血时肉眼不易发现，临床上往往在化验大便常规时发现大便潜血阳性，大量出血时才发现肉眼血便。脓血便和黏液便是肠道内大量细菌使癌肿表面黏膜破损继发感染和坏死组织脱落，癌肿大量渗液的结果，其发病率较高，特别是癌肿发生在乙状结肠、直肠和肛管时表现尤为突出。大便形状改变是发生在结肠远端的肛管直肠癌生长到一定大小时，使大便形状变细、粪便带沟的现象。大便习惯改变是指排便次数和排便时间改变，临床上以便秘、腹泻或便秘与腹泻交替出现，以及排便困难为表现。大便性

状、形状和大便习惯的改变在肠癌症状中出现较早，往往被患者忽视而延迟就医，医生又往往因与肛肠良性疾病症状相混，加上对“癌”警惕性不高而误诊。此类症状右半结肠癌没有左半结肠癌表现明显，特别是肛管直肠癌尤为突出。

②腹痛和腹部不适：是癌瘤局部浸润对肠道的刺激及梗阻引起的临床症状。隐痛多是癌肿浸及肌层发生的，当癌肿浸透肠壁与周围组织粘连时疼痛加剧，呈持续性疼痛，阵发性绞痛时常会出现肠梗阻，突发性巨痛伴腹膜刺激症状提示肠穿孔。

③腹部肿块：腹部的良性肿瘤和恶性肿瘤生长到一定大小时均表现为腹部肿块，良性肿瘤生长较慢，位置局限，有活动度，癌肿局限于肠壁，肿块常可推动，或随体位变化而变化，当肿瘤突出肠壁，与邻近器官或组织发生粘连时，肿物常固定不移，癌肿发生于右半结肠，腹部肿块是最常见症状，肿块常位于癌肿的相应部位，活动度相对较小；横结肠、乙状结肠的癌瘤发生的肿块，位置极不稳定；当癌肿与周围器官或组织发生粘连时，肿块的大小常较癌肿体积要大，因此，腹癌肿块触及位置不一定是肿瘤发生部位，腹部质硬，位置固定不移，呈持续性增大的腹部肿块常提示恶性肿瘤。

④急慢性肠梗阻症状：当肿瘤生长到一定大小时，机械地阻塞肠腔可引起完全性或不完全性肠梗阻症状。左半结肠因肠腔径小，大便常为固体，较右半结肠容易发生梗阻。如果常有便秘与腹泻交替或老年性单纯便秘病史，又出现排便、排气障碍，肠鸣音亢进伴恶心、呕吐、腹痛、腹胀者，常提示有梗阻发生。癌肿发生于右半结肠，因右半结肠肠腔大，粪便稀，早期很少有梗阻症状，随着病情发展可发生慢性结肠梗阻。发生梗阻的癌肿一般较晚，应引起高度重视，及时治疗，积极争取根治机会。

⑤急性结肠穿孔和腹膜炎表现：结肠癌肿生长到一定大小阻塞肠腔时，再有大量粪便嵌塞加重肠梗阻可致结肠穿孔，肠腔内容物进入腹腔感染腹膜引起腹膜炎。老年患者腹膜刺激征常不明显，应引起重视。发生癌性肠梗阻时应及时手术治疗，预防结肠穿孔和腹膜炎的发生。

⑥慢性消耗性表现：结肠、直肠癌发展到晚期可出现慢性消耗性症状，如贫血、持续或间断的低热、消瘦、乏力等，患者常呈恶病质状态。由于右半结肠肠壁薄，肠腔大，蠕动较小、较密，血液循环及淋巴组织丰富，且大便在右半结肠呈稀糊状，吸收能力强，中毒症状较明显，故慢性消耗性临床

表现较左半结肠明显。

（2）肛管、直肠癌的症状

①直肠癌早期病变仅限于黏膜，无明显症状，仅有小量便血和大便习惯改变，当癌肿发展到一定程度，癌肿表面破损，中心部分溃破，继发感染，可见便血、大便习惯改变、大便性状及形状改变、疼痛及梗阻症状。

A. 便血：是直肠癌最多见、最常见的症状，80% ~90% 的直肠癌患者可见便血，血液常与脓液和黏液混杂在一起，血色呈鲜红色或暗红色，出血量一般与癌肿大小无关，也可发生大量出血。

B. 大便习惯、性状和形状改变：直肠癌的早期就可见大便次数增多，黏液稀便。癌肿增大，分泌物和机械刺激可表现为肛门坠胀，排便不尽感，黏液血便，大便次数显著增多，每天由数次到数十次不等，还可见大便阻塞，解便困难，造成大便干结，大便便条带沟或变细。

C. 疼痛：直肠癌早期一般无疼痛，当直肠癌肿浸出肠壁，特别是侵及骶丛神经和骶骨时，可引起持续性剧烈疼痛，闭孔神经受侵或受压的情况下，则出现顽固性会阴部疼痛并向大腿内侧放射。在直肠癌侵及齿线处，特别是齿线处肛管皮肤和括约肌时，可感觉疼痛，排便时加重。

D. 梗阻：当直肠癌肿体积增大，阻塞肠腔或癌浸润波及直肠周围大部引起狭窄时可发生梗阻，多以直肠上段出现不完全性梗阻。患直肠癌同时伴便秘者多见，特别是老年患者。

②肛管癌：由于肛管被覆复层鳞状上皮，受躯体神经支配，尤其是齿线以下感觉敏锐。肛管癌主要表现为持续性肛门疼痛，大便后疼痛加重，便血、大便习惯改变，大便次数增多和排便不尽感也是肛管癌常有症状，癌肿增大，可突出肛门，指诊时因疼痛剧烈患者不愿配合，有时需在麻醉下方能检查，腹股沟淋巴结常肿大而硬。

（3）早期大肠癌的临床症状：早期大肠癌是一个相对的概念，因为现代医学对大肠癌的自然病史和生物学特性还未完全了解，对大肠肿瘤的恶变及转移演变的机制以及癌变后最初的隐性转移等问题还了解不够，目前还没发现大肠癌特异性的早期诊断的最好方法。对所谓早期大肠癌，多数学者倾向于将早期癌规定为局限于黏膜和黏膜下层的病变。高位结肠的早期癌几乎无任何症状，发生于低位结肠的早期癌临床症状也不明显，早期可见轻度腹痛、黏液便或黏液血便及大便稀、次数增多、排便不适等肠道刺激症状，只有当癌肿生长、表面产生破损继发感染后才表现出来。因此早期大肠癌的诊断，应首先对轻微的肠道症状和体征进行认真检查，树立高度警惕性，做好高危人群的普查工作，正确选择临床检查项目，才能提高早期大肠癌的检出率，随着高新技术的发展，早期大肠癌的诊断会有更好的前景。

（4）青年期大肠癌的临床症状和体征：对于青年期癌的年龄划分，国外大多数学者定为≤40岁，我国学者根据国人大肠癌的特点定为≤30岁。青年大肠癌有些呈隐匿性生长，临床早期无症状，有相当一部分患者最早出现腹痛，并且是一些早期大肠癌患者唯一的症状，腹痛多在右下腹呈慢性、阵发性发作，大便习惯、性状和形状的改变（包括大便次数增多，黏液便，大便变细等）。便血也是青年期大肠癌患者的常见症状，而与其他年龄组大肠癌所不同的是，青年大肠癌在大便习惯、性状、形状改变、便血的同时常伴有里急后重，这大概是青年大肠癌多发生于直肠的原因。因为青年大肠癌早期临床表现不明，临床常被误诊，应给予重视。

（5）老年期大肠癌的症状：以60岁以上年龄组大肠癌称为老年期大肠癌。由于老年患者在生理上的特殊性，对疼痛反应差，故临床以腹痛为主诉就诊的情况较少见，而是以便秘为主诉的大便习惯改变而就诊，因便秘发生肠梗阻就诊的情况也不少见，这与老年人体力活动减少，结肠蠕动较缓，大肠癌肿阻塞肠管的因素分不开。因此，若老年人便秘和有便秘史出现结肠梗阻时，应警惕老年大肠癌的发生。由于老年大肠癌一般发现较晚，患者往往在癌肿生长到一定大小，出现便秘、梗阻时才就诊，因而对老年人腹部肿块，腹部不适不能满足于一般性诊断。此外，因老年人常合并多种疾病，如心脑血管病、糖尿病等，对以便秘为主的大便习惯改变也不能满足于这些疾病并发症的简单判断。在积极治疗、明确诊断并发症的同时，应根据老年大肠癌的发病特点加以排除，以免误诊和漏诊。

2. 辅助检查

（1）大便潜血试验（FOBA）：是早期发现结肠癌较为理想的方法，因为结肠癌患者出现临床症状前，FOBA就可呈阳性表现。又因FOBA简便、经济、无痛苦，适用于大规模的人群普查和有结肠症状患者的筛选检查。但临床上有一些假阴性表现，在结肠、直肠癌的诊断中应注意与其他检查结果参照，不能满足于FOBA的阴性结果给患者造成延误诊断。

（2）钡灌肠和气钡双对比造影检查：在结肠、直肠癌诊断的过程中，钡灌肠和气钡双对比造影是经常被医师普遍选择的项目，可对结肠、直肠癌肿的有无、癌肿的部位、大小、大致形态等做出初步诊断，结合权威学者的研究结果及本人临床的认识，将结肠、直肠癌 X 线常见表现整理如下，谨供同道参考。

①早期结肠、直肠癌：目前国内对早期结肠、直肠癌的 X 线分型普遍采用日本分型法。Ⅰ型：肿瘤高度大于 0.5cm；$Ⅱ_a$ 型：肿瘤高度小于 0.5cm；$Ⅱ_b$ 型：病变区黏膜高度无变化或变化轻微；$Ⅱ_c$ 型：浅表溃疡，深度小于 0.5cm；Ⅲ型：凹陷明显，深度大于 0.5cm。早期结肠、直肠癌多数造影显示Ⅰ型或 $Ⅱ_a$ 型，隆起病变较小，一般在 2～3cm 以内，Ⅰ型无蒂病变，Ⅱ型形态多不规则，可有分叶，表面毛糙。

②进展期结肠癌

A. 增生型：表现为肠腔内充盈相缺损影，双对比造影肿瘤面的少量钡剂可显示肿瘤的大致轮廓，通常呈圆形、卵圆形或分叶状。

B. 浸润型：表现为肠腔内充盈相偏心性或全周向心性狭窄，双对比造影还能显示病变与邻近肠管之间的界限。

C. 溃疡型：表现为肠腔内充盈相呈圆形、卵圆形、半月形或不规则形，周边有结节状或堤状，沿肠管纵轴发展。

D. 混合型：兼有上述两型的 X 线表现。

（3）内窥镜检查：内窥镜包括硬管的直肠镜、乙状结肠镜，软管的纤维结肠镜，能直视整个大肠肠腔，可发现肠腔的黏膜血管变化，不仅能对占位病变做出诊断，对炎性肠道疾病也能清楚地观察，随着高科技的应用，通过内窥镜可以诊断、治疗，并可将特殊病变摄影留作资料记录，尤其是通过内窥镜可取肠腔病变、脱落细胞涂片和进行活检取样，因此内窥镜是结肠、直肠癌诊断检查中最重要的检查之一，起着不可替代的作用。

早期结肠、直肠癌的内窥镜分型多参照胃癌的内窥镜分型。

Ⅰ型：息肉隆起型，又可分为 $Ⅰ_p$ 有蒂型和 $Ⅰ_s$ 无蒂广基型。

$Ⅱ_a$ 型：为扁平隆起型。

Ⅲ型（$Ⅱ_a + Ⅱ_c$ 型）：为扁平隆起伴溃疡型。

进展期结肠、直肠癌的内窥镜分型多采用 Borrmanns 胃癌分型法：

B_1 型息肉型：癌肿体积较大，一般 4～6cm，多呈广基息肉样隆起，表面高低不平，可有散在糜烂及浅小溃疡，触之易出血。

B_2 型溃疡型：癌灶局限性溃疡范围较 B_1 型为大，中央是较大的溃疡，深约0.8～1.0cm，溃疡边缘呈结节状隆起，呈火山口状，此型是最为常见的进展期结肠、直肠癌。

B_3 型溃疡浸润型：该型与 B_2 型的区别是肿瘤向周围肠壁及黏膜浸润，与肠壁无明显界限，癌灶溃疡边缘有向外的破溃口，也有表面呈多个大小不一的溃疡及糜烂高低不平的表现。

B_4 型硬化型：癌灶绕肠壁周边呈环形浸润生长，随着浸润范围的大小造成不同程度的狭窄，癌瘤质较硬，表面有散在糜烂和浅溃疡。

B_5 型特殊型：癌肿质地松软，有弹性，表面有绒毛乳头状突起，边界不甚鲜明。

（4）CT 检查：结直肠癌 CT 的诊断率大约为75%，用 CT 诊断结肠、直肠癌不如内窥镜和钡灌肠检查，CT 比内窥镜和钡灌肠在诊断直肠壁和肠外侵犯的癌瘤方面有优势。CT 对结肠、直肠癌的分期方法尚未统一，根据 Megibow 等的分期法将结肠、直肠癌分期如下：

Ⅰ期：腔内息肉型肿块，肠壁不增厚。

Ⅱ期：肠壁增厚，超过1cm，无周围组织浸润。

Ⅲ期：周围组织及器官明显受累或有远处淋巴结转移。

（5）MRI 检查：MRI 与 CT 检查是诊断结肠、直肠癌肠壁浸润和肠外侵犯的方法，因癌瘤坏死组织与粪便信号相类似，检查前需清洁灌肠，以提高准确率。MRI 直肠癌分期如下：

Ⅰ期：腔内息肉样肿块，无肠壁增厚。

Ⅱ期：肠壁增厚 >0.5cm，未侵犯周围组织。

Ⅲ期：肿瘤侵犯周围组织，但未累及盆壁。

Ⅳ期：肿瘤侵犯盆壁，并伴有远处转移。

（6）腔内 B 超：Thaler 报道腔内 B 超在判断肿瘤侵犯深度及对周围组织侵犯的准确率为88.2%，判断淋巴结是否转移的准确率为70%，高于 CT 和 MRI，且在检查时可行穿刺活检。目前多采用 Hildebrandt 和 Feifel 提出的分类方法进行超声分期：

UT_1 期：肿瘤限于黏膜和黏膜下层，超声表现为黏膜下层的强回声区为不规则状。

UT_2 期：肿瘤穿过直肠壁，未浸润周围脂肪组织。

UT_3 期：肿瘤穿过直肠壁，并浸润周围脂肪组织。

UT_4 期：肿瘤侵犯邻近器官，如侵犯阴道。

（7）结肠、直肠注水超声检查：是结肠、直肠、逆行结肠注水后，经腹部超声检查，通过结肠注水后可显示肠壁各层结构及发生的结果，对肠壁结构的显示可与腔内超声相媲美，对周围淋巴结转移诊断的敏感性与腔内超声相同，还能正确进行大肠肿瘤的诊断与分期，并可获得很高的敏感性和特异性。患者对结肠注水超声检查耐受良好，无不良反应，是帮助结肠、直肠癌患者术前合理选择术式及结肠、直肠普查的理想检查方法。经结肠注水超声检查结肠、直肠癌的 TNM 分期如下：

T_1 期：肿瘤侵犯第三层。

T_2 期：肿瘤侵犯第四层。

T_3 期：五个层次及周围结缔组织均受侵犯。

T_4 期：在 T_3 期的基础上，又出现其他器官的转移。

（8）直肠腔内三维超声检查：是将一个可旋转 360°的旋转环直肠 B 超以一定的速度沿直肠缓慢向上推进，随推进过程将超声信号输入计算机，经计算机处理后，产生三维立体图像。直肠腔内三维超声检查可非常清晰地显示直肠及周围组织，可清晰地显示肿块的大小、浸润的深度、淋巴结是否有转移，在判断结肠癌病变范围上被认为是最精确的检查方法之一。

（9）细胞学检查：结肠、直肠癌发病部位 70% 以上在肛门指诊所能及的范围内，细胞学标本采集容易而方便，随着内窥镜的普及应用，内窥镜下毛刷涂片和咬检组织印片细胞学检查在目前临床结肠、直肠癌的诊断方面已广泛应用。由于细胞学检查取样较易，设备简单，易于推广，日益受到重视。但由于细胞学检查阳性率受制片及诊断者水平的影响，有其局限性，在诊断中不能满足于一次的阴性结果，应多次取样，重复检查，以免因人为因素而漏诊。目前临床常用的诊断分级方法主要有 3 级分类法及 5 级分类法，由于 3 级分类法简单，标准明确，故被普遍采用。

Ⅰ级阴性：未查见癌细胞。

Ⅱ级可疑：见有可疑癌细胞，即涂片中发现有异型细胞（核异质细胞），而细胞不典型，数量少，不足肯定诊断，又不宜否定癌的诊断。

Ⅲ级阳性：可见典型的癌细胞。

3. 临床分类

（1）结肠、直肠癌的病理分型

①早期结肠、直肠癌：早期结直肠癌指限于大肠黏膜层及黏膜下层的癌，包括原位癌、黏膜内癌及黏膜下层癌。

A. 大体分型：借鉴日本早期胃镜分型。

息肉隆起型（Ⅰ型）：根据肿瘤蒂的形态又可分为有蒂型（$Ⅰ_p$），广基型（$Ⅰ_s$）两个亚型。

扁平隆起型（Ⅱ型）：肿瘤如钱币状隆起于黏膜表面。

扁平隆起伴溃疡型（Ⅲ型或$Ⅱ_a$ + $Ⅱ_c$型）：肿瘤如小盘状，边缘隆起，中心凹陷。

B. 组织学分期：早期结肠、直肠癌的组织学分型与进展期结肠、直肠癌相同。

②进展期结直肠癌

A. 大体分型：国内普遍采用的进展期癌大体分型是根据1982年全国大肠癌病理研究协作组讨论决定的标准。

隆起型（息肉型）：肿瘤呈结节状、息肉状或菜花状隆起，向肠腔内突出，有蒂或广基。切面肿瘤与周围组织界限较清楚，浸润较为浅表、局限。若肿瘤表面坏死，形成浅表溃疡，形如盘状者，则另立一亚型，称盘状型。其特点为肿瘤向肠腔形成盘状隆起，边界清楚，广基，表面有浅表溃疡，基底部一般高于周围肠黏膜。肿瘤边界多较清楚，局部肠壁肌层可见肿瘤浸润，但肌层结肠仍可辨认。

溃疡型：该型肿瘤表面形成较深的溃疡，根据溃疡外形和生长情况又可分为局限性和浸润性溃疡两个亚型。局限性溃疡型：肿瘤外观呈火山口样，溃疡边缘隆起，呈围堤状，中央坏死区深凹，溃疡隆起的边缘组织与周围黏膜界线清楚，肿瘤基底部向肠壁组织深层浸润，但边界清楚。浸润性溃疡型：肿瘤中央形成溃疡，溃疡口边缘多无围堤状隆起，系正常肠黏膜覆盖的肿瘤细胞，肿瘤主要向肠壁深层浸润，边界不清。

浸润型：肿瘤向肠壁各层弥漫浸润，使局部肠壁增厚，表面却无明显溃疡或隆起。肿瘤可累及肛管周围，常伴纤维组织增生，可使肛管径缩小，形成环状狭窄，局部浆膜面可被纤维组织牵引而形成缩窄环。

胶样型：肿瘤外形不一，或隆起，或伴有溃疡形成，但其外观及切面均呈半透明胶冻样。

B. 组织学分型：参照《中国常见恶性肿瘤诊治规范》的大肠癌组织学分型。

乳头状腺癌：癌瘤组织呈粗细不等的乳头状结构，乳头间质少，癌细胞呈柱状，根据生长方式可分为两个类型：一为腺癌组织向黏膜表面生长，呈绒毛状；另一种为肿瘤深部腺腔扩大，呈囊状，囊内呈乳头状增生。

管状腺癌：癌组织内出现腺管状结构，称为管状腺癌。根据分化程度又分为三个亚型。高分化腺癌：癌组织由大小不一的腺管构成，癌细胞分化良好，呈柱状，排列为单层，核多位于基底部，胞浆内常有较多的黏液，可出现散在的杯状细胞。中分化腺癌：癌细胞分化较差，大小不甚一致，呈假复层，细胞核大，位置参差不齐，常直达胞浆顶端，胞浆少，胞浆内缺乏或仅有少量黏液，癌细胞构成大小不一、形态不规则的腺管，部分癌细胞可呈实性的条索状或团块状结构。低分化腺癌：癌细胞中腺管状结构不明显，仅小部分（<1/3）可呈腺管样结构，癌细胞大小不一，形成形态不规整的实性癌巢，癌细胞分化更差，异形性更明显。

黏液腺癌：此型癌肿以癌细胞内出现大量黏液为特征，根据形态分为两种。呈现大片“黏液湖”，其中漂浮着小堆癌细胞，表现为囊腺状结构，囊内充满黏液，囊壁衬覆分化较好的黏液柱状上皮。

印戒细胞癌：此型是从黏液癌中分出来的一种特殊类型，因为癌细胞形态和生物学行为不同于一般黏液腺癌，癌细胞多呈小圆形细胞，胞浆内充满黏液。核偏于一侧，呈圆形或卵圆型，整个细胞呈印戒形，可找到核分裂相，肿瘤由弥漫成片的印戒细胞构成，不形成腺管状结构，有时可伴有少量细胞外黏液。

未分化癌：癌细胞弥漫成片或呈团块状，不形成腺管结构或其他组织结构，可找到核分裂相，肿瘤由弥漫成片的印戒细胞构成，不形成腺管状结构，有时可伴有少量细胞外黏液。癌细胞大小、形态可较一致，有时细胞较少，与恶性淋巴瘤难区分，未分化癌细胞核大，有异形性。

腺鳞癌：肿瘤组织具有腺癌和鳞癌两种结构，同一肿瘤内腺癌与鳞癌两成分混合存在，并非碰撞性肿瘤，腺癌伴小灶性鳞化的仍属腺癌，腺鳞癌中的腺癌部分分化一般较好，有腺样结构形成或有较多杯状细胞及黏液分泌，而鳞癌部分则一般分化较差，角化现象很少或无。

鳞状细胞癌：癌组织呈典型的鳞癌结构，多为中度到低度分化。偶尔在癌组织中可见到角化现象或细胞间桥。鳞状细胞癌是一种完全由鳞状细胞所组成的罕见的结肠肿瘤，诊断此癌应确诊有细胞间桥和角质的存在。

其他：当同一种肿瘤中出现两种以上的组织学类型时，根据全国大肠癌病理研究协作组提出的原则诊断如下：癌瘤内有两种或两种以上的组织学类型时，若各种类型分布的范围相似，诊断时应将各种类型均予写明，其中恶性程度较高的写在前面，恶性程度较低的写在后面。癌肿有两种组织学类型，其中一类占2/3以上，另一类占1/3以下，一般以占大区域的组织类型为诊断依据，占小范围的组织类型可不列入诊断。当后者分化程度较前者为低时，诊断时应将后一类型列在后面。大肠类癌，此型也称嗜银细胞癌，根据癌细胞对银染色反应的差异，可分为亲银性及嗜银性，根据组织学结构，可分为下列四型。腺样型：癌细胞排列呈脉管样、菊形团块样、带状等。条索状：癌细胞排列呈实性条索状，间质反应明显的似硬癌。实心团块状：癌细胞排列呈实心条块状。混合型：即上述三型的任意混合。

③结肠、直肠癌的分级：大肠癌的分级也就是大肠癌的分化程度，国内主要采用三级分级法：Ⅰ级为分化良好，属低度恶化；Ⅱ级为分化中等，属中度恶化；Ⅲ级为低分化癌，属高度恶性。

国际上常用Broder分级法（四级分级法）。Ⅰ级指2/3以上癌细胞分化良好，属高分化，低恶性；Ⅱ级指1/2～2/3癌细胞分化良好，为中等分化，一般为恶性；Ⅲ级指癌细胞分化良好者不足1/4，属低分化，高恶性；Ⅳ级指未分化癌。

（2）结肠、直肠癌的临床病理分期：关系到根治手术预后的主要因素，是不同地区在结肠、直肠癌病期进展中衡量各家治疗结果和水平的尺度。随着对结肠、直肠癌认识的不断深入，不同地区间日益活跃的技术合作的交流，使得原有的临床分期系统赋予了许多新的内涵，同时也暴露出种种不足，例如虽然许多学者对Dukes分期系统努力进行完善，但仍然没有形成国际上较为理想的对结肠、直肠癌统一、准确、有效的分期系统。

①Dukes分期系统：属单纯的病理分期系统，是临床医师应用最普遍、改良多、比较难统一应用的分期系统。Dukes分期系统是Dukes在1932年根据直肠癌细胞的播散和淋巴转移范围提出的原始分期系统。具体分期方式为：A期为癌细胞没有穿透肠壁和发生淋巴结转移；B期为穿透肠壁，癌细胞没有淋巴结转移；C期为癌细胞穿透肠壁并伴有淋巴结转移。1935年Dukes又将

C 期分为 C_1（指转移淋巴结接近直肠壁）和 C_2（指转移淋巴结接近结扎的直肠上动脉）。1949 年 Kirklin 等将 Dukes 分期应用于结肠癌，并补充了一些内容：A 期肿瘤仅局限于黏膜层；B_1 期肿瘤穿透黏膜层，但未穿过肌层；B_2 期肿瘤穿透肠壁至浆膜层。接着，Astler－Coller 在 1954 年又对 C 期再分期定义进行了改良，把 C_1 期认为是肿瘤细胞局限于肠壁内并伴有局部淋巴结转移；C_2 期为肿瘤穿出肠壁伴淋巴结转移。经过改良后的 Dukes 分期系统得到了普遍应用，有单独称 Astler－Coller 分期的说法。在 1967 年，Turnbull 又增加了 D 期，D 期指癌转移至肝、肺、骨，肿瘤种植或由于周围浸润或附近脏器浸润而不能切除者。这样把临床与病理结合起来，能较精确地反映疾病程度和正确估计预后。对 Dukes 分期，Gunderson 等和 Friedmann 又进行了改良，A、B_1、B_2 期未改变，增加了 B_3 期，B_3 期为癌已穿透肌层并侵入邻近脏器和组织，但无淋巴结受累的含义，相应增设 C_3，则为 B_3 伴淋巴结转移者，D 期是有任何远处转移病灶者。1984 年，美国胃肠研究组将 C_1、C_2 限定于淋巴结转移数，即 C_1 指 1～4 枚淋巴结转移，C_2 指 5 枚以上淋巴结转移。我国在 1978 年第一次全国大肠癌会议上经过充分讨论修正，确定了全国大肠癌临床病理分期试行方案。即 A_0 期病变局限于黏膜及黏膜下层；A_1 期病变侵及黏膜下层；A_2 期病变侵及肌层；B 期病变侵透肠壁或侵犯周围组织或器官，但尚可切除或一起整块切除；C_1 期伴癌灶附近淋巴结转移（指肠旁或边缘血管结）；C_2 期伴血管周围和系膜切缘附近淋巴结转移，尚可做根治性切除；D 期为已有远处转移，有腹膜腔广泛转移，并有远处淋巴结的转移扩散。

②TNM 分期系统：该系统为 Denoix 在 1954 年首先指出，是根据疾病程度对癌症分期的肿瘤（Tumor）、淋巴结（Nodes）、转移（Metastases）的 TNM 分期法。1966 年 UICC 倡议在恶性肿瘤分期中试用 TNM 分期系统，1977 年 AJC 开始应用于直肠癌的分期，1978 年在 UICC 会议上，AJC 的建议得以肯定并推荐，另外 AJC 还建议根据临床、手术、病理、再治疗和尸解情况在 TNM 名词前加一字母，分别以 cTNM、sTNM、pTNM、rTNM、aTNM 来区分，经过不断完善，形成了目前的结肠、直肠癌 TNM 分期系统（见表 17－1）。

表 17－1 AJC/UICC 结直肠癌 TNM 标志的含义及分期

	T 原发肿瘤	N 区域淋巴结	M 远处转移	
含义	T_x 原发肿瘤没法估计	N_x 区域淋巴结转移情况没法估计	M_x 远处转移情况没法估计	
	T_o 没有原发肿瘤的证据	N_0 没有区域淋巴结转移	M_0 无远处转移	
	T_{is} 原位癌			
	T_1 肿瘤侵及黏膜下层	N_1 1～3 枚结肠周围或直肠周围淋巴结转移	M_1 远处转移	
	T_2 肿瘤侵及固有肌层	N_2 4 枚或以上结肠周围或直肠周围淋巴结转移		
	T_3 肿瘤侵及浆膜或侵及没有腹膜化的结肠或直肠周围组织	N_3 转移至伴随着供应血管根部的淋巴结		
	T_4 肿瘤穿透脏层腹膜或直接侵及其他脏器或组织			
分期	0 期	T_{is}	N_0	M_0
	Ⅰ期	$T_{1\sim2}$	N_0	M_0
	Ⅱ期	$T_{3\sim4}$	N_0	M_0
	Ⅲ期	$T_{任何}$	$N_{1\sim3}$	M_0
	Ⅳ期	$T_{任何}$	$N_{任何}$	M_1

1978 年，在杭州第一次全国大肠癌会议上，按照 Dukes 分期的基本原则，根据解剖、病理的基础理论，结合国际上常用的 TNM 分类方法，讨论通过了我国大肠癌 TNM 分期法（见表 17－2、表 17－3）。

表 17－2　改良杭州会议分期的 TNM 标志

T 原发肿瘤	N 区域淋巴结	M 远处转移
T_x　穿透深度不肯定	N_x　淋巴结未估计或未记录	M_x　未估计
T_0　癌局限于黏膜	N_0　不认为淋巴结转移	M_0　估计无远处转移
T_1　癌侵犯黏膜下层	N_1　肠周淋巴结转移	M_1　有远处转移（如、肝、肺、骨、脑、左锁上淋巴结、腹主动脉前或旁淋巴结等，供应血管根部淋巴结转移，腹膜广泛转移
T_2　癌侵犯固有肌层	N_2　系膜淋巴结转移	
T_3　癌侵犯浆膜	N_3　系膜根部淋巴结转移	
T_4　癌已突破浆膜		
T_5　癌已广泛侵犯邻近脏器		

表 17－3　改良杭州会议大肠癌 TNM 分期

分期		TNM	病变描述
	0	$T_0N_0M_0$	癌局限于黏膜层
Ⅰ	1	$T_1N_0M_0$	癌侵犯黏膜下层（早期浸润癌）
	2	$T_2N_0M_0$	癌侵犯肌层
	3	$T_3N_0M_0$	癌侵犯浆膜
Ⅱ		$T_4N_0M_0$	癌侵犯超越肠壁
	1	$T_{1\sim4}N_1M_0$	伴肠周淋巴结转移
Ⅲ	2	$T_{1\sim4}N_2M_0$	伴系膜淋巴结转移
	3	$T_{1\sim4}N_3M_0$	伴系膜根部淋巴结转移
Ⅳ	1	$T_5N_{任何}M_{任何}$	癌广泛侵犯邻近脏器
	2	$T_{1\sim4}N_{任何}M_1$	伴远处转移

③肛管癌的分期：由于肛管癌癌肿大小、浸润深度以及在治疗方法的选择上有其特点，因此，AJC/UICC 对肛管和肛缘上皮恶性肿瘤根据临床、X 线、内窥镜的有关资料进行了分期（见表 17－4）。

表 17-4　AJC/UICC 肛管和肛缘癌分期

原发肿瘤（T）

T_x 原发肿瘤无法估计

T_0 无原发瘤的证据

T_{is} 原位癌

T_1 肿瘤最大径≤2cm

T_2 肿瘤最大径 >2cm，≤5cm

T_3 肿瘤最大径 >5cm

肛管

T_4 无论肿瘤大小而侵及周围器官，如阴道、宫颈、膀胱

肛缘

T_4 侵及皮肤以外的深部结构，如骨骼肌、骨

区域淋巴结侵犯（N）

N_x 区域淋巴结没有估计

N_0 没有区域淋巴结转移

肛管

N_1 直肠周围淋巴结转移

N_2 单侧髂内血管周围或/和单侧腹股沟区域淋巴结转移

N_3 直肠周围和腹股沟淋巴结或/和双侧髂内血管周围淋巴结或/和双侧腹股沟淋巴结转移

肛缘

N_1 同侧腹股沟淋巴结转移

远处转移（M）

M_x 远处转移与否无法估计

M_0 没有远处转移

M_1 有远处转移

分期

0 期　T_{is}　N_0　M_0

Ⅰ期　T_1　N_0　M_0

Ⅱ期　T_{2-3}　N_0　M_0

肛管

$Ⅲ_A$ 期　T_4　N_1　M_0

T_{1-3}　N_1　M_0

$Ⅲ_B$ 期　T_4　N_1　M_0

$T_{任何}$　$N_{2、3}$　M_0

肛缘

Ⅲ期　T_4　N_0　M_0

$T_{任何}$　N_1　M_0

Ⅳ期　$T_{任何}$　N_1　M_1

除由病理检查确定的0T和0N外，术后外科分期法同上。另外，关于肛管癌的分期法还有 Richards 和 Boman 的肛管癌分期法。

A 期为肿瘤限于肛管上皮和皮下结缔组织。

B_1 期病变侵犯外括约肌。

B_2 期病变侵犯内括约肌。

C 期为上述病变有腹股沟和盆腔淋巴结转移者。

D 期为转移超过外科治愈性切除的范围。

（二）辨证诊断

本病在中医学属“锁肛痔”“肠结”的范畴，结肠、直肠癌临床可分为三个病程阶段来辨证施治。早期阶段：癌肿较小、局限，未侵犯重要脏器，故正气不衰，临床多以气滞血瘀、湿热蕴结的证型出现，治宜用下法，以消瘤祛邪为主。中期阶段：癌肿较大，正气受损，临床除表现里急后重、便结难下、腹部气滞、便脓血等实证症状外，同时也表现出患者日渐消瘦，伴体力下降等正气不足的症状，治宜攻补兼施、祛邪扶正并行。晚期癌瘤：多已侵犯周围脏腑，致使全身气血阴阳失调，正气大伤，治宜扶正为主，兼以祛邪。应根据其临床表现和证候，辨证诊断。

1. 湿热蕴结型

（1）临床表现：症见肛门坠胀，便次增多，大便带血，色泽暗红，或夹黏液，或里急后重。舌红，苔黄腻，脉滑数。

（2）辨证要点：肛门坠胀，便次增多，大便带黏液血，里急后重。舌红，苔黄腻，脉滑数。

2. 气阴两虚型

（1）临床表现：肛管直肠癌病久，常见面色无华，消瘦乏力，便溏，或排便困难，便中带血，色泽紫暗，肛门坠胀，或伴心烦口渴，夜间盗汗。舌红或绛，少苔，脉细弱或细数。

（2）辨证要点：面色无华，消瘦乏力，肛门坠胀，夜间盗汗。舌红或绛，少苔，脉细弱或细数。

3. 气滞血瘀型

（1）临床表现：肛周有肿物隆起，触之坚硬如石，坠痛不休，或大便带血，色泽紫暗，里急后重，排便困难。舌质紫暗，脉涩。

（2）辨证要点：肛门肿物隆起，触之坚硬如石，大便带血，色泽紫暗，里急后重。舌质紫暗，脉涩。

二、鉴别诊断

结肠、直肠癌临床主要表现为便血、黏液便、腹泻、便秘或二者交替出现，排便次数增多，腹痛、腹胀、里急后重及肛门疼痛等症状，应与下列疾病相鉴别。

（一）慢性结肠炎

该病的临床表现亦以腹泻、便秘或二者交替出现，排便次数增多为主，其中慢性非特异性溃疡性结肠炎便血、大便次数多，与结肠、直肠癌更难区别。慢性结肠炎临床呈慢性，病程往往长达几年，间断性症状加重，而结肠、直肠癌的病程相对较短，症状逐渐加重，便血血色较暗，常与黏液混杂而下，也与慢性结肠炎有别。

（二）慢性菌痢

慢性菌痢临床亦表现为腹泻、脓血便、里急后重、排便次数增多，但应用抗生素治疗可有暂时的疗效，而结肠、直肠癌应用抗生素往往难以奏效，应做内窥镜和钡灌肠检查明确诊断。

（三）慢性肠阿米巴病

本病起病缓慢，多无发热或仅有低热，全身症状轻微，有脓血便，便血多脓少，或有原因不明的便血，症状典型者可见果酱样大便，取黏液脓血便做镜检可发现阿米巴滋养体，粪便培养可见阿米巴原虫，肠黏膜刮取物可检查出阿米巴滋养体，也可做内窥镜检查排除占位，与结肠、直肠癌相鉴别。

（四）克罗恩病

克罗恩病有发热、腹痛、腹泻和贫血等症状，与结肠、直肠癌相似，而结肠、直肠癌多见于青壮年，病变部位多在回肠末端及右侧结肠，右下腹可触及包块，有压痛及不完全性肠梗阻表现，个别患者可形成肠瘘，应做X线钡剂灌肠及纤维内窥镜检查明确诊断，临床上许多患者经剖腹探查时才被发现。

（五）溃疡型肠结核

该病临床早期症状不明显，随着病情发展表现出发热、盗汗、消瘦、贫血、腹痛、腹泻，或腹泻与便秘交替出现，排便次数增多等全身表现，与结肠、直肠癌有相似之处。溃疡型肠结核常与肠外结核病并存，腹痛常伴有腹泻，腹痛多位于右下腹或脐周，多呈持续性急痛或胀痛，常因进食而诱发，应与结肠、直肠癌相区别。

（六）肠功能紊乱

临床上肠功能紊乱与结肠、直肠癌均有腹痛、腹泻、黏液稀便的表现，肠功能紊乱患者有使用抗生素药物治疗后症状好转的情况，而重复使用不但无效，反而使腹泻加重。粪便镜检无红细胞、白细胞，内窥镜检查可见肠黏膜无异常，可排除占位病变。

（七）内痔

内痔在临床上亦表现为便血，血色多鲜红，便后滴血或手纸被染红，大便常无改变，大便干结，饮白酒、吃辛辣食物时常导致便血或加重，与结肠、直肠癌可区别。

（八）肛裂

肛裂临床表现为肛门部痛，大便出血，但不伴有大便习惯和大便性质的改变，其便血为鲜血，与结肠、直肠癌黏液与血混杂而下的表现可有明显区别，肛管癌亦有肛门部疼痛，但通过肛门指诊可明确诊断，肛裂疼痛多为大便时疼痛，呈阵发性，而肛管癌呈持续性疼痛。

（九）肛门湿疣

该病围绕肛门在肛缘皮肤而生，有大小多少不等、形状不规则的肿物，也可延伸入肛管下段，表面呈细颗粒样生长，高低不平，临床上主要表现为肛门部异物感，结合病理应与肛管癌相鉴别。

三、治疗

（一）提高临床疗效的思路提示

结肠、直肠癌是威胁人类生命的多发性疾病，一经确诊，应尽早手术根治，但为了增强临床疗效，提高生存率和生活质量，只在手术方法上下功夫是不够的。随着科技的发展，人们对结肠、直肠癌的发生、发展、演变过程不断有新的认识，也不断有新的诊疗仪器问世，给结肠、直肠癌的研究和临床开拓提供了更新的视野，人们的愿望逐渐得到满足，我们认为提高结肠、直肠癌疗效的基本要素应从以下几方面考虑。

1. 早期诊断

结肠、直肠癌发生的早期，常无任何临床症状，随着病情的发展，才逐渐表现出一些结肠的症状，如大便习惯、性质的改变、便血等，而这些症状往往被忽视，特别是青年人大肠癌，常被误认为是炎性肠病，给结直肠癌的早期诊治造成了障碍。为了提高结肠、直肠癌的早期诊断率，应做好结直肠癌的知识普及和宣传，增强患者的自觉意识，特别是医务工作者，不要放过任何一个轻微的症状，应提高对结直肠癌的警惕性。因为70%的结直肠癌发生在指诊所能触及的范围内，指诊简便、易行、经济，是提高早期诊断率最好的检查方法，能给其他特殊检查提供临床依据，应该受到重视。

2. 结直肠癌临床分期

结直肠癌的临床病理分期可影响结肠、直肠癌手术预后，应比较不同地区的病期进展情况，衡量各家治疗结果的尺度。目前最常采用的是Dukes和TNM分期系统。Dukes分期是属单纯的病理分期，该分期系统比较确切地反映了结直肠癌播散和淋巴结转移的发展规律，多年来，学者们对该分期在临床上进行了多次改良，使用比较混乱。TNM分期是为了完善Dukes分期系统，国际抗癌联合会主要由Denoix提出，于1977年被国际抗癌协会（UICC）采纳，制订为统一的分期系统，这一分期系统照顾了原发肿瘤（T）、区域淋巴结（N）和远处转移（M）的情况，并补充了以术后切除标本的病理检查结果的临床病理分期，各期定义相对明确，在肿瘤的病理分期和预后的估计方面有所提高。目前现有结直肠癌分期系统存在的主要缺点在于对肿瘤病理的分析中的某些定义不明确、不完善、不确切。例如：多数病理分期中只对癌细胞壁内浸润的情况进行论述区分，没有明确描述肠壁外的侵袭范围。Dukes分期对黏膜内癌与黏膜下癌没有进一步区别，而临床研究证实，黏膜内癌不会发生转移，只有侵及黏膜下层才有发生转移的可能。随着对结直肠癌在分子生物学等方面的研究，老的分期系统的概念显然不能对反映癌肿恶性程度和转移潜能的一些生物病理学特性指标进行明确表达，比如癌细胞核DNA含量、癌基因蛋白、细胞表面黏分子结构、细胞黏附性等。另外，对于术中癌肿的残留问题及其相关的定义标准和含义、同时性多原发肿瘤的分期等，显然给结直肠癌的诊治造成了许多新的问题，影响着外科学的发展，这也是影响结直肠癌临床疗效的因素之一。

3. 综合疗法的应用

结直肠癌一经确诊，尽快进行手术切除，这早已成为治疗癌症的原则，随着对结直肠癌研究的不断深入，以手术为主的其他疗法综合应用，在患者的手术适应证、生活质量等方面有所提高。比如，近年来在由过去放疗、化疗、手术三大方法的基础上，采用中西药物的介入疗法，确能提高手术切除率和临床疗效，对早期癌应用内窥镜下切除术提高了患者的生活质量，腹腔内温热化疗法等尽管应用不够成熟，甚至对其疗效尚存争议，但仍给治疗带来了希望。中医中药在结直肠癌的治疗中，特别是在康复阶段越来越显示出其极大的优越性，对因化疗、手术引起的临床症状和术后的恢复有不可替代的作用。

4. 扩大淋巴结清除术的应用

对结直肠癌淋巴结转移规律的认识，使扩大淋巴结清除术在临床的应用成为现实。虽然近来以手术法为主综合治疗结直肠癌的应用使术后5年生存率有所提高，但结直肠癌的远期疗效并未得到理想的提高，局部复发仍出现在许多术后患者中，其中的主要原因是对结直肠癌淋巴结转移的规律缺乏足够的认识，手术对大肠癌淋巴结的清扫不充分、不彻底。近年来经解剖学的观察证实，在肠系膜下动脉根部结扎血管不会引起残留降结肠的坏死，可以直接将肠系膜下血管根部淋巴结作为中央淋巴结而在手术时完全清除，在此基础上，临床中将左半结肠中央淋巴结的清扫范围扩大了，从而提高了手术疗效。许多学者普遍认为就是高龄大肠癌的患者在积极治疗并发症的同时也不必姑息，在考虑手术时扩大淋巴结清除术仍该积极采用。

5. 积极治疗并发症

临床中有许多老年大肠癌，确诊时多为中晚期，使患者家属和临床医师困惑的主要原因就是老年伴有的许多并发症，如严重的心脑血管疾病、糖尿病等。因此，临床中许多患者被迫放弃手术治疗，随着结直肠癌研究的不断深入和综合疗法的应用，在积极治疗并发症的同时，使原来应该放弃手术的病例纳入了手术适应证，提高了结直肠癌的疗效。

（二）中医治疗

手术、放疗、化疗是治疗结直肠肿瘤的三大抗癌疗法，在癌瘤的治疗中占主导作用，目前单用化疗即可使十多种恶性肿瘤获得治愈的机会，使二十多种恶性肿瘤得以缓解，但几乎所有的抗癌化学药品都有不同程度的毒副作用。近年中医药在抗癌及癌症化疗毒副反应的防治方面发挥较好的作用，日益受到重视。中医在结直肠肿瘤的防治中从整体观念出发，辨证论治，内治与外治疗法相结合。

1. 内治法

（1）湿热蕴结型

治法：清热解毒，活血利湿。

方药：龙胆泻肝汤加减。

龙胆草、白头翁、车前子、地榆炭、蒲公英、槐花各30g，黄芩、木通、连翘、当归各12g，黄连6g，柴胡9g。

伴脓血便者，重用白头翁40～60g；腹胀者加枳壳、大腹皮各12g。

（2）气阴两虚型

治法：补气养阴。

方药：十全大补汤或人参养荣汤加减。

党参、炒白术、茯苓、熟地黄各30g，黄芪40g，当归20g，赤芍12g，甘草10g。

伴失眠者加炒酸枣仁、合欢皮、柏子仁各30g；食欲不振者加木香、砂仁各10g，鸡内金15g；伴脓血便者加白及20g，阿胶10g，地榆炭、败酱草各30g。

（3）气滞血瘀型

治法：活血化瘀，软坚散结。

方药：桃红四物汤加减。

桃仁、红花、木香各10g，当归、川芎、赤芍各12g，熟地黄20g，白蒺藜30g，白头翁60g，三七粉4g（另包）。

伴心悸气短、胸闷、呼吸困难、心前区疼痛者加川楝子12g，延胡索15g，红参10g，麦冬20g，五味子12g；下肢水肿，肝脾大者加茯苓、黄芪、泽泻各30g。

2. 外治法

（1）保留灌肠法：中药煎汁保留灌肠，通过直肠给药，毒副作用可大大减轻。该法在结直肠癌的治疗中应用特别多，此法可使药物直接灌注于癌肿部位，可使疗效大大提高。灌肠中药较多，常用清热解毒消瘤类的中药有：鸦胆子、雄黄、白花蛇舌草、大黄、黄柏、蟾酥、蛇床子、黄连、槐角、皂角刺、青黛、败酱草、土茯苓、白头翁、半枝莲、枯矾、乌梅、轻粉、五倍子等；常用的止痛中药有：乳香、没药、川楝子、延胡索等；常用的止血中药有：地榆炭、三七粉、白及、槐角、仙鹤草、生地黄炭等。

（2）敷贴疗法：就是将中药制成油剂、糊剂、膏剂、酒剂等剂型，直接调敷于身体局部，经皮肤吸收达到治疗目的的方法。此法可大大减轻药物的毒副作用。目前，在癌性疼痛治疗方面的研究较为深入，随着透皮技术和离子导入技术的应用，敷贴疗法的临床疗效明显提高，常将消瘤止痛的中药制成一定的剂型，直接调敷于疼痛部位，即可获得持久的药效，免受因口服而引起的毒副作用。

（3）针灸疗法：针灸在结直肠肿瘤中的应用主要是止痛，其机理是通过疏通人体经络、调和气血状态来改善气滞血瘀，从而达到止痛效果。临床常用穴位有：足三里、合谷、三阴交、内关、列缺、大陵、劳宫等。

（4）穴位注射疗法：将中药根据辨证制成针剂，直接注射到疼痛的癌瘤部位或人体的特定穴位，达到止痛效果，常用的制剂有：蟾酥注射液、乌头碱液、癌宁注射液等，常用的注射穴位有：足三里、大椎、环跳、阿是穴等。

（三）西医治疗

结直肠癌的治疗临床以外科根治术为主，随着科技的迅速发展，给医疗界在结直肠癌的治疗创造了光辉的前景，在应用较久的放疗、化疗基础上，中医中药的应用正发挥着越来越重要的作用，许多新的特效药物出现，生物调节剂的临床应用以及激光技术、电化学疗法等技术的应用使结直肠癌的治疗不断进步，令人振奋。

1. 结直肠肿瘤的外科放射疗法

由于结直肠与小肠等均为对放射线敏感的脏器，因此，结直肠癌的放射疗法受到很大限制，我们所谓的放射疗法指的是肛管直肠癌的放射疗法。Symonds 在 1919 年报道了用镭治疗直肠癌，因为当时外科技术不断提高，手术危险性降低，而直肠癌被认为属放射线拮抗性肿瘤，在一个时期内，放疗不被重视。近 40 年来，单纯的外科治疗总不能令人满意，对结直肠癌的综合治疗被普遍采用，取得了令人鼓舞的效果，作为综合治疗的放射疗法才引起人们的重视。

（1）直肠癌的放射治疗

①外科治疗的辅助性放疗：作为辅助性放疗，分为术前辅助放疗，术中、术后以及夹心放疗。术前放疗能使肿瘤体积缩小，消灭或抑制区域淋巴结内的转移癌，减轻癌性粘连，降低肿瘤细胞活力及闭合脉管，降低直肠癌对肠

壁及肠外组织的浸润，从而获得更安全的切缘，提高外科手术切除率和对肿瘤局部区域的控制率，也减少了医源性癌播散。有资料报道，术前放疗可降低 10% ~15% 的局部复发率。Mendenhall 等也指出，经过术前放疗，术后盆腔淋巴结内的阳性率只有未做术前放疗的一半，其局部复发率比单纯外科手术治疗明显降低。术后放疗适用于手术切除有可疑残留或术后病理证实有肿瘤细胞残留的病例。许多资料显示，术后放疗对患者的预后很有价值，可降低 15% ~30% 的局部复发率。术中放疗是近年来应用的新技术，其最大的特点是能对腹部和盆腔癌瘤通过外科手术法，对原发瘤的扩散区域进行直接照射，避免对敏感组织、器官的照射。夹心放疗是直肠癌手术加放射综合治疗的一种新方法，又称三明治放疗，兼有术前和术后放疗的优点，可使不能手术的肿瘤缩小，转化为可以切除的肿瘤，避免术中播散，还能对术后残存肿瘤及周围亚临床灶起进一步消灭的作用。

②单纯根治性放射治疗：就是通过放射治疗杀灭肿瘤细胞，主要应用于 DukesA 通过局部切除的肿瘤距切缘较近者，其治疗有单纯体外照射或腔内治疗两种方式。临床对这种单纯根治性放射治疗持不积极态度，一般不提倡。

③姑息性放射治疗：就是对局部晚期肿瘤及术后复发癌局部浸润到邻近组织器官无法手术切除者，或者由于全身情况不佳难于耐受手术的患者采取放射治疗，这种姑息性放疗可减轻症状，使肿瘤缩小，能使晚期局部浸润癌通过放疗获得 10% ~15% 的手术切除机会，有益于改善晚期癌肿患者的生存率。

（2）肛管癌的放射治疗：肛管癌具有较高的放射敏感性，其转移的淋巴结也有此特性，这是近 40 年通过大量研究的新认识，使肛管癌的放射治疗成为可能，改变了 20 世纪 70 年代以前对肛管癌根治疗法的老观念，放射治疗在肛管癌的治疗中逐渐受到重视。目前对 T_1、T_2 及较小的 T_3 期肿瘤行放射治疗可有相当高的治愈率，多数病例可保留肛门功能，只有较大肿瘤采取手术加放疗联合可达到根治目的。

2. 结直肠肿瘤的化学治疗

化学治疗在结直肠肿瘤治疗中的应用是最为普遍的方法，其疗效是肯定的，尤其是对晚期病例或仅做姑息性手术的患者，生存率的提高最为重要。近年化疗在临床中的应用更是活跃。经动脉插管化疗、肠腔和腹腔化疗、温热化疗等的患者取得了较好的临床效果。

（1）单一药物化疗：结直肠癌的单一药物化疗，5 – Fu 是最为广泛应用药物，其疗效及其在结直肠肿瘤治疗中的地位是其他药物所不能替代的。5 – Fu在临床应用中目前多主张采用每周给药或毒性反应低的改良负荷剂量方案，以及采用每天静脉给药，连续 3 ~ 5 日，2 ~ 4 周重复的给药方案。关于给药途径，众多学者多不主张口服给药，而采用静脉给药。5 – Fu 的治疗方案，现列举几位学者的研究方案，仅供临床参考。

Ansfield：15mg/（kg · d）×5；以后改 7.5mg/kg，隔天，静滴。

Machiavelli：1200mg/m^2，连续静滴 2h，2 周重复。

Herrmann：450mg/m^2，静滴第 1 ~ 5d，3 周重复。

Hortman：20mg/（kg · d）×5，连续静滴，以后每周 15mg/kg 维持。

（2）联合药物化疗：5 – Fu 单一药物化疗在临床取得了一定疗效，为了进一步提高化疗效果，许多学者经过多年研究认为，以 5 – Fu 为主合并应用其他化疗药物组成联合方案治疗结直肠肿瘤的有效率较单一用药有所提高，而总的生存期无明显延长。这里仅列举几位学者的研究方案供临床参考。

MOF 方案：5 – Fu 350mg/m^2，第 1 ~ 5d 连续静脉；VCR 1mg/m^2（最大量限于 2mg），第 1d 静脉推注，以上两药每 5d 重复；Me – CCNU 175mg/m^2，第 1d 口服，每 10 周重复。

MOF – STZ 方案：该方案是由 Me – CCNU、VCR、5 – Fu 和 Streptozocim（链脲霉素，STZ）4 药组成，即 Me – CCNU 30mg/m^2 口服，第 1 ~ 5d，每 10 周重复；VCR 1mg，静注，第 1d，每 5 周重复；5 – Fu 300mg/m^2，静滴，第 1 ~ 5d，每 5 周重复；STZ 500mg/m^2，静注，第 1d，每周 1 次。

5 – Fu + 亚硝脲类方案：5 – Fu，每天 800mg，连续静滴 5d；Me – CCNU 150mg/m^2，口服，第 1d。以上两药每 4 周重复，用 4 次，以后改为5 – Fu 50 ~ 100mg，口服，Me – CCNU 125mg/m^2，口服，每 4 周重复。

COMF 方案：由 CTX、VCR、MTX 和 5 – Fu 组成。CTX 5mg/（kg · d），静注，第 1 ~ 5d；VCR 0.05mg/（kg · d），静注，第 2d、5d；MTX 0.5mg/（kg · d），静注，第 1d、4d；5 – Fu 10mg/（kg · d），静滴，第 1、5d。上药每 28d 重复。

MFV 方案：MMC 3 ~ 4mg/m^2，静注，每周 1 次；5 – Fu 300mg/m^2，静滴，每周 2 ~ 3 次；VCR 1.4mg/m^2（每次最大量为 2mg），静滴，每周 1 次，以上 3 药连用 6 周为 1 疗程。

FDVB 方案：5 – Fu 10mg/（kg · d），静滴，第 1 ~ 5d；DTIC 3mg/（kg · d），静滴，第 1 ~ 2d；VCR 0.025mg/kg，第 1d；BCNU 1.5mg/kg，静滴，第

1d。以上4药每周重复。

（3）5－Fu与生物化学调节剂联合应用：是近十多年来研究较为活跃的课题。目前临床上较常用的生物化学调节剂有MTX、PALAC（N－磷酸乙酰基－乙－门冬氨酸）、醛氢叶酸、羟基脲、胸腺嘧啶氧核苷、别嘌呤醇、潘生丁、干扰素。生物化学调节剂作用的机理是药物直接调节细胞的生物化学作用，从而增强5－Fu的活跃性，改变5－Fu在某一方面的细胞药理机制，形成选择性地抗瘤细胞作用，由于这种选择抗瘤机制，可使宿主细胞得到保护。目前，生物化学调节剂的研究和应用尚处于探索阶段，许多方面的问题没有搞清楚，是生物化学调节剂在临床应用的障碍。

MTX与5－Fu的联用是最早的试验，MTX能阻止嘌呤核苷酸的合成，使细胞内的磷酸核糖焦磷酸浓度增高，5－Fu在体内转化为抗瘤效应产物（氟尿嘧啶脱氧核苷酸，FDUMP）时，磷酸核糖焦磷酸行使酸的作用。此外，MTX还可促进5－Fu与RNA结合而抑制细胞增生。有资料显示，动物实验中，先用MTX后再用5－Fu的序贯给药疗法能加强疗效，先给MTX 40～50mg（不加解救）或200～1500mg/m^2（加CF解救后），在不同的时间给予5－Fu 600～1500mg/m^2治疗，获得了较好的疗效，发现在注射MTX24h后再给予5－Fu，其药物间的协同作用最强，还发现MTX和5－Fu序贯疗法能提高缓解率，与5－Fu单用相比也伴有各种毒性增加。MTX与5－Fu合并LV序贯疗法对有转移的结直肠癌的临床试验比较结果也显示了MTX与5－Fu联合的协同作用，最佳给药方式和恰当的剂量可能是治疗中的重要问题，还有待临床进一步研究。

5－Fu与醛氢叶酸联合应用：醛氢叶酸（LV）能增强5－Fu的生物作用，提高5－Fu的抗瘤效价。5－Fu在体内转变为氟尿嘧啶脱氧核苷酸（FDUMP）后抑制胸苷酸合成酶（TS），从而阻止DNA的合成，FDUMP与TS的合成需还原型叶酸（如甲酰四氢叶酸CH_2FH_4）的参与，与FDUMP和TS在细胞内共同参与合成三重复合物，然而，生理剂量的CH_2FH_4所形成的三重复合物不稳定，外源供给的醛氢叶酸在体内转变为CH_2FH_4，通过增加三联复合物的形成能加强5－Fu的效果。研究显示，给予大剂量LV可使细胞内CH_2FH_4达到高浓度，FDUMP－TS－CH_2FH_4三重复合物以共价结合较为稳固，5－Fu的细胞毒性可大大增强。5－Fu和LV联合给药的最佳剂量方案虽然未定，NCCTG在1989年将280例转移的结直肠癌患者随机进行了单用5－Fu或LV＋5－Fu

两种不同剂量［高剂量LV200mg/（m^2·d），低剂量LV20mg/（m^2·d）］方案的研究结果说明，高剂量或低剂量LV方案均较单纯用5－Fu的生存期延长。关于5－Fu与LV联合用药的最佳剂量方案问题，Bruckner等总结多年文献报告的各种剂量方案，发现以下三种方案均有明显疗效。

①LV 200mg/（m^2·d），5－Fu 365mg/（m^2·d），静滴，连用5d。

②LV，每次500mg/m^2，静滴，2h，5－Fu，每次500mg/m^2，在LV用至1h静滴，每周1次，连用6周。

③LV 500mg/（m^2·d），静脉持续滴注6d，5－Fu 370mg/（m^2·d），在LV滴注后24h开始每天静滴1次，连用5d。

丙胺肌苷（ISO）合并5－Fu联合治疗晚期结肠癌收到了一定疗效。而1988年Mariantonil等采用5－Fu合ISO用于以前未曾治疗过的晚期有转移的结肠癌15例，第1组7例，5－Fu的剂量是7.5mg/kg，静注，第1～5d，第1疗程后剂量逐渐上升到11.5mg/kg，静注。如果无毒副反应，2疗程后上升到13mg/kg，静注。另一组的8例开始5－Fu的量是11.5mg/kg，随着疗程的增多，剂量逐渐增加到13mg/kg，ISO的量为4g/d，第1～5d用，5周为1疗程。共用39疗程，无1例缓解，仅获得73.3%的稳定，全部患者中位生存期为33周。ISO＋5－Fu联合治疗的结果没有超过5－Fu单一药效。

5－Fu与PALA合用：最初的方案是采用高剂量的PALA和低剂量的5－Fu，结果缓解率不令人满意。近年采用大剂量5－Fu加低剂量PALA获得了较为满意的效果，但研究发现，这种方案对生存率的提高有无益处尚不能确定，而且由此导致的共济失调和骨髓抑制问题可能是PALA与5－Fu联合应用的障碍。

左旋咪唑与5－Fu合用的初步研究显示，对某些可手术切除的结直肠癌患者辅助化疗，可降低复发率，生存期可能延长。并且发现左旋咪唑加5－Fu所获得的临床疗效很可能是与免疫作用完全无关的生化调节作用所取得的，其确切的机理尚未研究。

其他生物化学调节剂如羟基脲与5－Fu的联合应用同MTX的研究一样，二者联合的方法和最佳剂量有待研究。胸腺嘧啶脱氧核苷与5－Fu联合应用造成的中枢神经系统为主的毒副作用，限制了其临床应用。

总之，5－Fu与生物化学调节剂合用治疗结直肠肿瘤的研究已引起了人们的注意，两者之间的协同关系、临床应用的方法及其最佳剂量有待深入研究。此外，5－Fu与生物化学调节剂合用所引起毒副作用的问题也是值得探索的课题。中医药在结直肠肿瘤化疗中所引起的毒副作用问题上就初步研究的资料已显示出其独特的优势，5－Fu、生物化学调节剂和中药联合应用于临床，能给广大结直肠肿瘤患者带来多大好处，还有待广大中西医学家思考和研究。中西医结合定能给结直肠肿瘤的化疗问题创造出奇迹。

（4）肝动脉化疗：晚期结直肠癌大约有50%～75%发生肝转移，正常肝实质靠肝动脉与门静脉双重的血液供应，病理情况下，阻断肝动脉不会导致广泛的肝细胞坏死，而肝转移瘤主要从肝动脉得到血液供应。根据上述理论，采用肝动脉灌注化疗对预防和治疗肝转移癌是可行的，临床实践也收到了一定疗效。1964年，威斯康星大学首先采用肝动脉内连续输注化疗药物治疗胃肠道肝转移293例，结果全身用5－Fu化疗失败率为75%，肝内输注5－Fu 21日后缓解率是55%。经多年临床应用，肝动脉插管化疗的有效率达50%以上，比静脉给药有较好疗效。

（5）动脉插管化疗：若治疗晚期直肠癌无法根治手术或姑息性肿瘤切除后出现复发和转移病例，动脉插管化疗是供药的很好途径，其特点是选择性强，给药集中，较低剂量可达到较好效果，全身毒性反应小。术前应用动脉插管化疗可使瘤灶缩小，提高手术切除率，防止术中医源性扩散，1939年，孙建斌等采用Selding动脉导管经股动脉灌注MMC、5－Fu治疗40例中晚期直肠癌，结果化疗后患者有不同程度的症状改善。36例在灌注前肿瘤较固定，其中20例（56%）灌注后肿瘤局限部明显活动，全部病例均经手术切除，其中根治切除32例，姑息切除8例，治疗有效率为80%。随着介入技术的应用，经皮股动脉途径下腹药盒植入术为肿瘤长期、间断性化疗给药提供了良好的途径。

（6）肠腔化疗：通过肠腔内注入化疗药物，可使结直肠癌组织局部产生较高的药物浓度，增加了细胞毒性，可使细胞遭到有效破坏。常用药物为5－Fu。1963年Mokherjee对直肠内用药的优点进行了报告，肠腔化疗逐渐被重视，目前肠腔化疗已广泛应用，取得一定疗效，因为肠腔化疗简便易行，毒副反应远比静脉和口服给药小，耐受性强，故广大患者乐于接受。

（7）腹腔内化疗：由于手术等原因，腹腔内少量残留癌细胞和微小转移灶造成术后复发，不是单一手术方式能够顺利解决的，通过腹腔内给药使腹腔内有很高的药物浓度，进而杀灭残留癌细胞，对术后癌复发和转移有重要意义。目前，腹腔内化疗已广泛应用于术中腹腔灌洗化疗药物和术后的治疗。此外，腹腔内给药经门静脉系统吸收，对门静脉系统和肝脏内的癌细胞也可有较好的疗效。

（8）温热化学疗法：早在1960年，Woodhall用42℃的抗癌药物灌注治疗头颈部肿瘤，1973年，Johnson报道用噻替哌合并温热作用于中国地鼠细胞，其杀伤效果明显增强，也有报道表明温热可使药物的效价增强3～10倍。由于其操作简便，不良反应小，目前已受到重视，在日本等国家已经广泛开展了该项治疗。通过腹腔内温热化疗可防治结直肠癌术后的腹膜扩散。合并温热能增强疗效的抗癌剂有烷化剂、肿瘤抗生素、顺铂、代谢拮抗素类药4类，而温热对一般代谢拮抗素类药无明显增强作用。王崇树等报告6例晚期直肠癌已无法手术切除的病例，在乙状结肠造口后经直肠投入加温至43.5℃的5－Fu，配合5－Fu栓剂塞肛，结果产生肿块缩小、疼痛缓解、黏液血便减少等近期疗效。

3. 结直肠肿瘤的外科治疗

（1）结肠肿瘤的外科手术疗法

①右半结肠切除术：适用于盲肠、升结肠或结肠肝曲的恶性肿瘤，根据浸润转移的具体情况采取根治或姑息切除术，若结肠肿瘤无远处转移，行根治性右半结肠切除术。若癌肿有远处转移，全身情况尚佳者则采取姑息性右半结肠切除术。在具体手术操作方面有经横结肠上途径行右半结肠切除术，经横结肠下途径行右半结肠切除术和经右侧结肠旁沟进路行右半结肠切除术。经横结肠上途径与经横结肠下途径均应先结扎支配癌瘤区域的血管，同时处理该区域的淋巴管蒂，进一步弄清与邻近重要脏器如肝、十二指肠等之间的关系之后再考虑癌肿肠段的切除，符合Turnbull结肠癌的不接触游离技术的要求，经右侧结肠旁沟进路行右半结肠切除术与前两者的不同之处是首先处理肿瘤部位，手术操作对癌瘤部位的接触增加了癌细胞远处转移的机会。

经横结肠上途径右半结肠切除术的主要手术步骤：

A. 沿右腹直肌或正中切口逐层切开腹壁，探查腹腔，确定手术行右半结肠切除术。

B. 沿胃大弯血管弓外切开胃结肠韧带，并分离显露十二指肠第二、三段。

C. 从横结肠肠系膜根部结扎、切断结肠中动脉，或结扎、切除结肠中动脉右侧支，分离右半横结肠系膜，在根部切断。

D. 结扎、切断右结肠血管及回肠血管。

E. 沿右侧结肠旁沟切开腹膜，从侧方分离升结肠，切断肝结肠韧带。

F. 分离回盲部，距回盲部 10 ~ 20cm 切断末段回肠（肿瘤在肝曲结肠）或 30 ~ 40cm（肿瘤在回盲部）。

G. 在横结肠中段切断横结肠。

H. 行末端回肠与横结肠保留段端 - 端吻合。

经横结肠下途径行右半结肠切除术的主要步骤：

A. 腹部切口，腹腔探查同经横结肠上途径术式。

B. 提起横结肠，在结肠中动脉右侧切开其下方后腹膜，找到结肠右动脉起始部，在该处结扎、切断结肠右动、静脉，向下结扎，切断回结肠动、静脉。

C. 若癌肿在盲肠或升结肠起始部，结扎、切断结肠中动脉的右侧分支，若癌肿在结肠肝区侧，结扎、切断中动脉根部。

D. 切开右侧结肠旁沟的侧腹膜，游离升结肠、回盲部，切断右半结肠等步骤与经横结肠上途径术式相同。

经右侧结肠旁沟进路行右半结肠切除术的主要步骤：

A. 腹部切口，腔内探查与经横结肠上途径术式相同。

B. 切开右侧结肠旁沟腹膜，向上切断肝结肠韧带，向下游离回盲部。

C. 结扎、切断结肠右侧动、静脉和回结肠动、静脉根部。

D. 结扎、切断结肠中动脉根部（癌肿在结肠肝区），或结扎、切断结肠中动脉右侧支（癌肿在回盲部）。

E. 以下右半结肠切除术同经横结肠上途径术式相同。

②横结肠切除术：只适用于癌肿位于横结肠中段，若癌肿在结肠肝区或肝横结肠交界处，可行右半结肠切除术，若癌肿在结肠脾区或脾区与横结肠交界处，可行左半结肠切除术。其主要手术步骤：

A. 腹部手术采用正中切后腹膜腔，探查了解肿瘤位置及其与邻近器官有无浸润转移以决定术式。

B. 沿胃大弯分离、结扎、切断胃网膜右动脉分支。

C. 分别分离结肠的肝结肠韧带和脾结肠韧带。

D. 在横结肠系膜根部分离、结扎、切断结肠中动脉、中静脉。

E. 切除横结肠及其肠系膜。

F. 将保留部分结肠的肝、脾曲肠段残端向腹中部牵拉，行端 - 端吻合。

③左半结肠切除术：适用于癌肿在左半结肠者，因癌瘤在降结肠和乙状结肠位置不同，术式也各不相同。若癌肿在降结肠，切除肠段是结肠脾曲降

结肠，乙状结肠部分保留，若癌肿在乙状结肠，切除肠段是乙状结肠、降结肠，保留部分结肠脾曲，其具体术式主要步骤简介如下。

降结肠癌切除术的主要步骤：

A. 在左腹直肌切口或正中切口。

B. 切开腹壁，探查腹腔，因其有无肝及其邻近脏器浸润转移而决定术式。

C. 从网膜血管弓外切开胃结肠韧带，向左分离并切断脾结肠韧带。

D. 在乙状结肠系膜根部，向左、右两侧分别切开后腹膜，游离乙状结肠系膜根部，向上继续分离至肠系膜下动脉起始部，并行结扎，切断肠系膜下动脉，肠系膜下静脉在横结肠根部结扎、切断。

E. 在乙状结肠与直肠上动脉分界处结扎、切断该处脉管。

F. 沿左侧结肠旁沟切开腹膜，将左半结肠由外向内分离。

G. 切除降结肠、结肠脾曲横结肠左侧段、乙状结肠大部分及相应的系膜淋巴血管蒂。

H. 将横结肠与乙状结肠远侧残部吻合。

乙状结肠切除术的主要步骤：

A. 腹部手术切口，腹腔探查同降结肠切除术。

B. 切开乙状结肠系膜根部左右两侧的腹膜，向下至直肠上段，向上至结肠脾曲，游离乙状结肠系膜。

C. 在结肠左动脉、静脉分离的升降支的近端结扎、切断。

D. 游离脾结肠韧带。

E. 在直肠上动脉、静脉根部结扎、切断。

F. 切除乙状结肠、降结肠远侧段及其相应的淋巴血管蒂。

G. 将降结肠近侧段与直肠行端－端吻合。

（2）直肠癌外科手术疗法

①经腹会阴联合切除术：Miles 腹会阴直肠癌切除术是 Miles 在 1908 年报道的术式，该术在临床的应用使直肠癌的治愈率大大提高，被认为是治疗直肠癌的经典术式。Miles 对直肠癌淋巴引流认识有某些局限性，多年来，Miles 术的应用随着人们对直肠癌淋巴引流认识的明朗化，其手术适应证发生了变化，对血管的结扎和淋巴结的清扫范围也逐渐进行了完善改良。Miles 在结扎血管方面强调在乙状结肠动脉第 1、2 支之间进行结扎，近来处理肠系膜下动脉多强调在根部结扎并清除相应的淋巴结。会阴部腔隙的处理也由 Miles 的敷

料填塞伤口，Ⅱ期愈合改为Ⅰ期缝合会阴部创面，随着对直肠癌研究的不断深入，Miles 术的一些适应证逐步被各种保肛术式所代替。

经腹会阴联合直肠切除术（Miles 手术）的主要步骤：

该术式分腹部和会阴部两组进行。

腹部组：首先开始手术。

A. 自耻骨联合在腹部正中或右下腹直肌做 4 ~ 6cm 长的切口。

B. 探查腹腔有无邻近脏器转移确定术式。

C. 游离乙状结肠，结扎癌肿上方 15cm 处的肠管和系膜。剪开左侧腹膜，将乙状结肠系膜从后腹壁游离，分离切除左髋总动脉、静脉前的脂肪淋巴组织，切开右侧腹膜在直肠膀胱陷窝两侧的会道。

D. 钝性或锐性方法使乙状结肠的根部系膜与主动脉分叉处、骶前神经、第五腰椎和骶岬分离，然后用长剪刀在盆筋膜壁层和骶前神经之前、直肠固有筋膜之后，向下插入骶前间隙，用右手将直肠、直肠周围筋膜连同其所包裹的脂肪淋巴组织从骶前凹分离，向下达尾骨尖及两侧肛提肌平面。

E. 游离直肠前壁：切断分离直肠前壁与膀胱后壁间筋膜的粘连，将精囊、前列腺（女性子宫、阴道后壁）与直肠前壁分离，直至提肛肌平面。

F. 切断直肠侧韧带：在靠近盆腔侧壁处结扎、切断两侧直肠侧韧带。

G. 处理肠系膜下血管：先游离、结扎、切断肠系膜下静脉，后将乙状结肠系膜根部同骶前神经和主动脉前壁分离至肠系膜下动脉根部，经左结肠动脉起点远侧钳夹、切断、结扎肠系膜下动脉。

H. 左下腹乙状结肠近段造口：在左下腹髂前上棘至脐孔连线中点上方与腹直肌鞘的外侧缘交接点做一直径 3cm 的圆形切口。切开腹外斜肌腱膜，分离腹内斜肌及腹横肌。在乙状结肠近段某部位切断肠管，远侧段用橡皮手套包裹后，经骶前间隙交会阴组处理。在乙状结肠与降结肠交界处切开侧腹膜，经腹膜外隧道将近端乙状结肠拖出，进行永久性造口。

I. 重建盆底腹膜：会阴组织将直肠切除后，将盆腔创面彻底止血冲洗后间断缝合盆底腹膜。

J. 缝合并固定造口的结肠肠管：将肛管皮肤拉出约 4cm，将结肠脂肪垂、乙状结肠系膜与腹外斜肌腱行缝合固定。将造口结肠壁外翻，全层间断缝合于皮肤切缘。

会阴组主要手术步骤：

会阴组一般在腹部组手术操作行切开直肠侧韧带时开始。

A. 肛门部切口从会阴体中点后方至尾骨尖，两侧至坐骨结节内侧缘做椭圆形切口，而后行闭锁缝合肛门。

B. 切开肛门皮肤后，逐层切开皮下组织，切断肛尾韧带，横行切开 Waldeyer 骶前筋膜，沿骶骨向上分离直肠与腹部组会师。

C. 切断肛提肌：将坐骨直肠窝内的脂肪组织切除后，切断两侧肛提肌。

D. 与腹部组配合：从骶骨前腔隙将乙状结肠远侧断端提出会阴体切口。

E. 沿会阴浅横肌后缘切断直肠尿道肌和耻骨直肠肌，分离直肠肛管前壁与尿道、前列腺或女性阴道后壁，使之分离开来。

彻底行创面止血冲洗后缝合会阴伤口，留置骶前橡皮管引流。

②保留肛门括约肌功能的直肠癌切除术：Milers 手术明显提高了直肠癌患者的生存率，而 Milers 手术永久性腹部结肠造口给患者造成较大的心理障碍，保留肛门括约肌功能的直肠癌切除术，特别是近十几年来，直肠癌外科治疗有了较大进展，在改善直肠癌术后患者的生存质量上收效显著，各种保留肛门括肌约功能的直肠癌手术，特别是吻合器的应用，在直肠癌的治疗中占了重要比例，受到普遍重视。

关于保留肛门括约肌功能的术式很多，应用较多的有经腹前切除术的 Dixon 手术，主要适用于距肛缘 6cm 以上的直肠癌肿、肠管游离后远侧残端在提肛肌平面以上 2cm 的直肠癌手术。Dixon 手术在临床上根据吻合口位置的不同分为吻合口在腹膜返折以上的高前位切除术和吻合口在腹膜返折以下的低位前切除术。近年来 TA（线型吻合器）和 EEA（端端吻合器）在直肠癌前切除术的应用受到较好评价，尤其在低位前切除术中避免了在狭窄的盆腔深部进行直肠远切端较为艰难的荷包缝合，受到临床医师的赞扬。

经腹部直肠切除吻合术（Dixon）主要步骤：

A. 左下腹直肌切口：经腹直肌自耻骨联合至脐上约 4cm。

B. 开腹后的腹腔探查、乙状结肠系膜解离、肠系膜下动脉处理、直肠前后壁分离以及两侧直肠侧韧带的切断、结扎等步骤，与腹会阴联合直肠切断术的步骤相同。距肿瘤上方 10cm 处用纱布带结扎肠管，但对于直肠、乙状结肠交界处的肿瘤，一般不需要切断直肠韧带。

C. 切断乙状结肠：在距癌肿上缘 20cm 处用肠钳夹住肠管，然后在距癌肿上缘 15cm 处切断结肠。

D. 在距癌肿下缘 3 ~ 5cm 处切断直肠（包括癌肿组织）。

E. 行直肠与乙状结肠吻合。

F. 将盆腔充分冲洗后，骶前放置引流管，缝合盆底腹膜。

③直肠癌提出切除，结肠肛管吻合术（Parks）：主要应用于低位直肠癌，提肛肌上方残留直肠太短而无法进行低位吻合的患者。

直肠癌提出切除，结肠肛管吻合术的主要步骤：

A. 腹部手术操作包括腹部切口，腹腔探查，肠系膜下动脉等血管的处理，乙状结肠、直肠的游离等与 Milers 手术相同。

B. 扩肛后，消毒冲洗直肠下段，在齿线上 0.5cm 处环形切开直肠黏膜和肌层，达内括约肌。

C. 剥离直肠黏膜肌层至肛提肌平面，环形切开直肠浆肌层。

D. 将直肠和乙状结肠提出肛门外，距癌肿上缘 15cm 处切断乙状结肠，除去癌肿肠管，间断缝合肛提肌和内括约肌与相应部位的乙状结肠浆肌层。

E. 切除多余的乙状结肠，将其断端与齿线皮肤吻合。

④直肠经腹腔、肛管拖出式切除术（Bacon）：适用于癌肿位于肛缘上方 6cm 以上，病理条件适应前切除术，吻合技术困难，直肠残端切缘距齿线 1 ~ 2cm 的患者。

Bacon 手术的主要操作步骤：

A. 腹部手术包括腹部切口、腹部探查、肠系膜下动脉等血管的处理、乙状结肠、直肠的游离等同腹会阴联合直肠切除术。

B. 充分扩肛后，在齿线远侧 3mm 处环形切开肛管皮肤。

C. 沿内括约肌深面做环形分离，向上达肛提肌平面，并环形切断直肠黏膜和肌层。

D. 将直肠（包括癌肿组织）及乙状结肠从肛门拖出，在肿瘤上缘 10 ~ 15cm 处切断肠管，除去切除肠管标本。

E. 从肛口拖出乙状结肠 5 ~ 7cm，缝合固定结肠浆肌层于肛管外括约肌上。

F. 2 周后切除齿线以外多余的肠管，行肛门成形术。

⑤直肠经腹腔、肛管拖出式切除吻合术：适用于距肛缘 5 ~ 10cm 的直肠癌肿。

其主要手术操作步骤：

A. 腹部手术操作与联合直肠切除术相同。

B. 在癌肿下缘 3cm 处用直角钳夹住直肠，然后在直角钳下方前后各缝 1 针支持线，经肛门冲洗直角钳下方的直肠腔后，在直角钳夹取下缘切断直肠

（包括瘤体组织），将直肠蒂牵出肛门，充分扩肛，使肛管外翻。

C. 把乙状结肠经直肠和肛管拉出直肠断端外 5 ~7cm，把乙状结肠浆膜与直肠残端缝合。

D. 在拖出的乙状结肠肠腔内放入粗乳胶管，用丝线固定。

E. 2 周后切断肛缘外的乙状结肠和直肠。

F. 将乙状结肠和直肠残端吻合后推入肛管内。

⑥直肠经腹切除，左下腹结肠造口术：适用于腹膜返折处或腹膜返折以上的伴有梗阻症状，癌肿可以切除，患者年迈体弱，或伴有严重的心血管疾病，或已有肝脏等腹腔内远处脏器转移，不能耐受或不能适应其他手术的患者。

其主要手术操作步骤：

A. 腹部切口、腹部探查、乙状结肠系膜游离、乙状结肠切断及左下腹壁结肠造口等操作与 Milers 手术相同，直肠分离与 Dixon 相同。

B. 在距癌肿上缘 10 ~15cm 处切断乙状结肠。

C. 在距癌肿下缘 3 ~5cm 处切除直肠。

D. 缝合直肠远侧残端肠管，缝合盆底腹膜，留置直肠残端于腹膜外。

E. 将乙状结肠近端在左下腹结肠造口。

⑦经耻骨径路直肠癌低位切除术：主要适用于癌肿距肛缘 4 ~8cm，恶性程度相对较低的中低位直肠癌，尤其是骨盆狭小或过于肥胖者。

其主要手术操作步骤：

A. 在腹部旁正中切口至耻骨联合，显露耻骨前面和耻骨结节外侧。

B. 切断阴茎悬韧带，分离耻骨后面，靠耻骨下缘切开，用线锯从耻骨结节外侧楔形切除 5 ~6cm 耻骨。

C. 切开膀胱左侧和乙状结肠两侧腹膜，切断、结扎左膀胱下血管，游离膀胱。

D. 切断直肠两侧侧韧带，充分游离直肠至提肛肌。

E. 切除直肠癌瘤段。

F. 行乙状结肠和直肠端端吻合。

⑧经腹、骶直肠癌联合切除术：主要适用于瘤体较小，恶性程度相对较低的中、下段直肠癌患者。

其主要手术操作步骤：

A. 取右侧卧位，腹部取斜切口，逐层切开腹壁。

B. 将乙状结肠和直肠游离后用纱布结扎乙状结肠，缝合腹壁切口。

C. 在骶尾关节水平面做横行切口，切除尾骨，切开提肛肌及筋膜，打开盆腔。

D. 把乙状结肠和直肠从盆腔后切口中拉出，在距癌肿近侧端适当长度的乙状结肠处切断乙状结肠，并将癌肿段直肠切除。

E. 将乙状结肠与直肠端端吻合，还纳于盆腔内。

F. 缝合切口并在骶骨前留置引流管。

⑨直肠癌扩大的腹盆腔淋巴结清除术：是建立在对淋巴结引流规律认识的基础上。最早关于直肠淋巴结引流的报道是1895年Certa提出，直肠的淋巴引流有三个方向，即上方向引流齿线以上的直肠，沿直肠上动脉上行；侧方向引流齿线以下的直肠及肛管，沿直肠中动脉直行；下方向引流肛管的皮肤至腹股沟淋巴结。1908年，Miles通过对经会阴部切除术后复发死亡的直肠癌患者尸体解剖，发现患者盆底腹膜、乙状结肠系膜和左髂总动脉分叉处的淋巴结常有转移，他认为直肠淋巴上方向是沿肠系膜下静脉到左髂总动脉分叉处，侧方向是沿提肛肌上缘到两侧闭孔淋巴结，再到髂总动脉分叉处，下方向经坐骨直肠窝沿髂内动脉上行。并且进一步提出手术治疗不仅要切除癌肿本身，还要切除癌肿所有的扩散途径。腹会阴联合大范围切除手术也是基于当时对直肠淋巴引流认识基础上的“扩大”淋巴结清除术。随着对直肠淋巴引流规律研究的不断深入，由Dekes. Grinnell等在20世纪30~40年代提出了与Gerota关于直肠淋巴引流相同的观点，与Miles的观点不同，上方向的淋巴引流应沿直肠上动脉走行，其根部在肠系膜下动脉根部，而不是Miles所说的沿肠系膜下静脉上行至髂总动脉分叉处。至20世纪70年代，Slanetz发现并不是直肠所有部位都有三个方向的淋巴引流，腹膜返折以上的直肠癌一般有上方向的淋巴结转移，而膜腹返折以下的直肠癌可同时有上方向和侧方向的淋巴结转移，只有近齿线的直肠癌和肛管癌才同时有上方、侧方和下方三个方向的淋巴结转移。这些研究是直肠癌扩大腹盆腔淋巴结清除术的理论基础。

目前，我们所说的直肠癌扩大的腹盆腔淋巴结清除术是在Miles手术的基础上，对直肠癌上方向和侧方向的淋巴结清扫范围的扩大和改进。对上方向淋巴结清除范围，国内外的认识已基本上达成共识，认为上方向淋巴结转移是所有部位直肠肿瘤最主要的转移途径，任何部位的直肠癌，包括肛管癌，均应整块切除全部上方向的淋巴通路，一直到肠系膜下动脉根部。

直肠侧方向淋巴引流远远比上方向引流复杂，从20世纪50年代，西方国家开始大量进行侧方淋巴结清扫术，但临床效果令他们失望，从随访结果看，侧方淋巴结清扫术没有取得明显的治疗效果，而扩大的侧方清扫可使手术后性功能和排尿障碍等并发症的发生率明显提高，因此，西方国家目前对直肠癌侧方淋巴结扩大清扫存在争议，并且有逐渐放弃的倾向，普遍认为侧方淋巴结转移往往意味着病变的广泛性扩散，已失去了根治意义。

日本和我国学者的观点与西方国家则不完全一致，认为腹膜返折以下直肠癌侧方向淋巴结转移是除了上方转移外又一重要扩散转移途径，部分肿瘤甚至仅存在侧方转移而没有上方向的淋巴结转移，并且进一步认为侧方淋巴结的扩大清扫是必要的。1977年，日本大肠癌研究会就在制订的规约中常规将侧方淋巴结清扫的直肠癌扩大根治术作为日本统一使用的治疗腹膜返折以下直肠癌的定型手术，国内学者张玉科等也认为对腹膜返折下的直肠癌行侧方淋巴结清扫是必要的。

下方向淋巴结转移多见于近齿线的直肠癌和肛管癌，一般认为对这些部位的癌肿在清扫上方和侧方淋巴结的同时，应密切注意腹股沟淋巴结，当确定有癌转移时，应适当进行腹股沟浅深淋巴结和髂外淋巴结的清扫。

⑩保留自主神经的直肠癌切除术：盆腔自主神经的交感纤维主要由胸11至腰4的交感神经节发出，组成腹下神经下行，副交感纤维主要来自骶2到骶4的盆内脏神经。腹下神经与盆内脏神经共同组成骨盆神经丛，再由该神经丛发出纤维参与排尿和性功能的调节，保留自主神经的直肠癌切除术改善了直肠癌根治术后，尤其是扩大根治术后患者的生活质量，减少了患者术后排尿和性生活障碍并发症的发生。目前，保留盆腔自主神经的手术主要有完全性保留和部分保留两大类。完全性保留盆腔自主神经的手术应完整地保留腹主动脉神经丛、腹下神经、盆内脏神经、骨盆神经丛以及由该丛发出的分支纤维。部分保留盆腔的神经手术又可分为单侧保留盆腔自主神经、单侧或双侧保留盆内脏神经以及部分保留盆内脏神经等术式。保留盆内脏神经术式因为其适合于大部分中、晚期患者，运用最为普遍。

A. 完全性保留盆腔自主神经的直肠癌扩大根治术：切除范围同直肠癌扩大根治术。手术保留上方下腹上神经，应在直肠癌手术进行到向上清扫到肠系膜下动脉根部和腹主动脉旁时，在腹主动脉分叉以下，直肠上血管根部的右侧，腹膜后结缔组织中发现呈三角形的扁片状银色下腹上神经丛，在游离直肠后间隙时沿着下腹上神经丛的两个下角可找到两条束状的腹下神经，该神经在两侧髂内动脉和直肠固有筋膜之间下行，在腹膜返折处进入骨盆神经丛，在游离操作时宜轻柔，避免过度牵拉而使神经断开，充分显露直肠后壁与骶前间隙，沿骶骨岬仔细向下摸索，在第 2 到第 4 骶前孔外侧剥离骶前筋膜，可发现银白色的神经纤维呈扁形向前走行，进入骨盆神经，这样留意神经的分布和走行不损伤腹下神经和盆内脏神经，游离骶前间隙时，若骶前出血，切忌盲目钳夹，避免神经损伤，可用浸热盐水的纱布压迫止血。在游离直肠与精囊、前列腺或阴道后壁之间隙时宜紧靠直肠壁仔细分离，不要显露精囊腺或剪破前列腺包膜，以保护进入这些脏器的神经纤维不受损伤。在游离直肠与膀胱时也应紧靠直肠壁，注意保留骶骨膀胱韧带内走向膀胱的骨盆神经发出的细小分支，直肠前后壁游离后从右侧沿腹下神经向下找到骨盆神经丛上角，靠近直肠固有筋膜可使骨盆神经丛与直肠壁分离，继续游离至直肠侧壁到肛提肌上缘，可将骨盆神经丛与直肠壁完全分开，再沿骨盆神经丛外侧从直肠中动脉根部向下剥离至阴部内动脉的起点处，剪断梨状肌筋膜和骶骨直肠韧带筋膜后，可完整地游离出骨盆神经丛、盆内脏神经及其汇合部，这样手术就完整保留了侧方的骨盆神经丛。

B. 部分保留盆腔自主神经的直肠癌根治术：在不影响根治性原则下，尽量保留患者的排尿功能和性功能，对已有淋巴结转移或癌肿已侵及直肠固有筋膜的患者，在不同情况下多选择以下术式：单侧保留盆腔自主神经手术，即切除癌肿及其所在一侧的腹下神经和骨盆神经丛而保留对侧完整的腹下神经、盆内脏神经、骨盆神经丛以及发出的神经纤维分支；保留盆内脏神经的手术，具体保留的一侧均应完整地保留，骶 2 到骶 4 的盆内脏神经丛及与之相连的骨盆神经丛的后下缘和由骨盆神经丛发出的分布到膀胱及前列腺的神经分支；保留骶 4 盆内脏神经手术，该术式也分单侧保留和双侧保留两种，要求骶 4 内脏神经连同与之相连的一些骨盆神经丛和由神经丛发出的膀胱分支均予以保留。

保留盆腔自主神经的直肠癌切除术开展 20 年来，经临床证实，直肠癌术后的排尿和性功能均有显著改善，由于术中大多靠钝性分离摘除与根治术的整块切除，担心这种术式切除的不彻底也是有道理的，而众多的资料却显示保留盆腔自主神经的直肠癌根治术并不会降低患者的生存率，决定因素在于能否正确选择术式，准确把握适应证。

（3）肛管癌外科手术疗法：决定术式选择的因素有肿瘤大小、肿瘤的浸润深度及淋巴结转移情况，此外还应注意癌肿是否向上侵犯齿状线以上的直肠黏膜组织。一般多主张原发癌≤2cm 的肛管癌采取局部切除术，原发癌 > 2cm 者则采取腹会阴联合切除术，因为原发癌 > 2cm 者局部切除效果不理想，Golden 等报道 134 例肿瘤局部切除患者的 5 年生存率仅为 65%。在结肠、直肠癌的治疗中，扩大腹盆淋巴结清除术明显提高了临床效果，而肛管癌的手术采取扩大腹盆腔淋巴结清除，即选择性、预防性地进行腹股沟淋巴结清除及相关盆腔器官的切除，临床结果未得到与直肠癌同样令人满意的效果。近年对肛管癌采取局部切除与术后放疗、化疗联合应用者较多，众多的研究资料显示结果相差较大，尚未达成共识。肛管癌的局部切除术与腹会阴联合切除术与直肠癌术式相同，不再论述，仅将肛管癌淋巴结清除术的两种术式简述于下。

①腹股沟浅组淋巴结清除术的主要步骤

A. 取仰卧位，双下肢分开外展。

B. 自髂前上棘内侧 2cm，腹股沟韧带中外 1/3，卵圆窝体表投影的外侧 3 点的连线切口。

C. 在腹股沟韧带上 5cm，下至卵圆窝下约 2cm 的股前区范围的皮下分离，使皮瓣与皮下脂肪充分游离开来，沿皮瓣范围周边切开，并将脂肪组织与内层深筋膜整块切除，操作过程中切断大隐静脉主干及其分支，并切断、结扎股动脉内外侧和其上端的分支，在大隐静脉汇入股静脉处结扎、切断，连同剥离的脂肪组织筋膜整块移去。

D. 缝合皮肤切口，留置负压引流。

②髂腹股沟淋巴结清除术的主要步骤

A. 该术式是在浅组淋巴结清除术完毕后开始的。

B. 切断腹股沟韧带，向下切至卵圆窝，向上切开长 5cm 的腹外斜肌腱膜，自卵圆窝向上清除股血管周围淋巴结、脂肪组织，并于根部结扎髂深动静脉及腹壁下动脉。

C. 分离腹股沟韧带内侧，使与股神经、股动脉、股静脉前方分离，打开股管。

D. 整块切除髂内、外及髂总血管周围，髂腰肌前面的淋巴结脂肪组织。

E. 缝合腹股沟韧带及腹外斜肌腱膜，将腹外斜肌腱膜缝合于耻骨梳韧带，切断缝匠肌起始端，使肌腹上端内旋外缘变内缘，覆盖于股血管前面，用粗丝线将其断端缝合于腹股沟韧带上，将新变换成的“内缘”与耻骨肌及长收肌间断缝合。

F. 缝合皮肤切口，留置负压引流。

（4）直肠癌腹会阴切除原位肛管直肠重建术：早在1930年就有Chittenden等关于股薄肌移植肛门括约肌成形术的报道，到20世纪50年代末，外科领域开展了对肛管、直肠癌患者行腹会阴联合切除原位肛管直肠重建术的实验研究，到20世纪70年代，埃及学者Shafik等进行了大量关于肛管和直肠解剖、生理功能的实验和临床研究，发现肛管和直肠的储粪、排粪等功能不是依赖某一个或几个解剖结构，而是多结构共同协调作用的结果，对耻骨直肠肌、肛门内括约肌和肛直角等结构在控便、排便中的作用有了更深入的了解，并得到了进一步的重视。我国学者从20世纪60年代以来对直肠癌腹会阴切除原位肛管直肠重建术进行了大量研究工作，取得了较为满意的临床效果，但是，由于临床各种原位肛管直肠重建术式目前还不够成熟，虽然取得了较为满意的近期效果，但远期疗效还未得出，在肛管直肠癌的治疗中，对原位肛管直肠重建术式的选择仍应持谨慎的观点。关于原位肛门直肠重建术式较多，以下从近年来文献报道，目前较为成熟的股薄肌移植原位成形术、臀大肌移植原位成形术和结肠套叠式肛门内括约肌重建术进行简单叙述。

①股薄肌移植原位肛门重建术：该术式最早在1930年由Chittenden等报道，是目前最受重视的一种手术方法，国内张庆荣早在19世纪60年代就开始了这种手术的治疗，到1981年正式报道。张津林等也报道了采用左股薄肌做肛门括约肌成形术26例取得了较满意的效果。

主要手术步骤：

A. 腹部及会阴部切除术操作与Miles术相同，只是不做左下腹永久性人工肛门。

B. 将乙状结肠下拉，需要时游离部分结肠，再把乙状结肠稍弯向前，至会阴部切口前端，再弯向下，曲成90°角作为肛管。

C. 将乙状结肠浆肌层与周围组织缝合，在乙状结肠和外侧肛提肌以及皮下组织之间做一环形深沟。

D. 游离一侧股薄肌（勿损伤该肌上1/3处的血管神经束），在股上部切口至会阴部伤口前端做一皮下隧道，再在对侧腹股沟韧带内侧切一开口，在皮下做一个到会阴创口前端的隧道，将股薄肌经该隧道从创口前方拉出，在已做好的沟内顺时针围绕结肠一周，在乙状结肠前交叉，再通过对侧隧道，由腹股沟切口将肌腱拉出，固定于对侧耻骨结节韧带上。

E. 缝合切口。

②臀大肌移植原位成形术：该术式由 Proshiantz 在 1982 年首次报道，国内王平治首次报道了单侧臀大肌束重建外括约肌肛门功能取得优良率达 93%的临床效果，葛来增用双侧臀大肌束交叉固定围绕结肠末端重建外括约肌也有较好的括约功能。臀大肌的重建手术可与腹会阴联合切除术同期，也可行二期手术，手术主要步骤：

A. 在 Miles 手术后将结肠拉下，在会阴部切口牵出。

B. 在坐骨结节上 3cm，股骨大粗隆下 3cm，向股外侧肌中下 1/3 处做“乙”形切口，显露臀大肌肌腹。

C. 在臀大肌下缘分离宽 4cm 的臀大肌肌束，远端到臀大肌下端，附着于股骨臀肌粗隆处及在臀大肌止点处和与此相连的部分股外侧肌，长约 20cm，切断股外侧肌远端后再向近心端分离股外侧肌束和臀大肌。

D. 将游离的臀大肌和股外侧肌通过皮下隧道引至会阴部切口。

E. 将臀大肌肌束按逆时针方向环绕结肠下端，紧张度以肠腔内能容纳一食指为宜，缝合固定臀大肌于对侧坐骨结节及肛提肌边缘。

F. 2～3 周后，再切除多余的结肠，并将结肠残端与皮肤缝合，做成肛管和肛门。

③结肠套叠式肛门内括约肌重建术：由国内席忠义设计于 1981 年，其主要手术步骤：

A. Miles 术后将已游离的乙状结肠、直肠从会阴切口拖出。

B. 在预计切除远端肛管上方 3cm 处缝制一肠套叠环，其形成是由 3 层肠壁组成的环状套叠狭窄环，该环宽 5～6cm。

C. 将相对应的套叠环后部系膜缝合固定于尾骨尖。

D. 在套叠环上方 7cm 处对系膜缘做长 3cm 的人工直肠瓣。

E. 将已做成人工直肠瓣及套叠环的结肠置于骶前间隙以代替直肠缝合固定。

F. 切断肠管，断端与皮缘分层间断缝合。

4. 结肠、直肠肿瘤生物调节剂（BRM）疗法

结肠、直肠肿瘤生物调节剂治疗是 20 世纪 80 年代的新技术，虽然目前对生物治疗的许多方面了解不够，临床大多还处于实验阶段，实际应用的诸多问题尚未很好地解决，但众多资料已表明其治疗的肯定效果正日益受到重视。生物调节剂治疗的机理是增强、促进和开发宿主的抗癌防御能力，抑制血清中抑制因子和瘤细胞产生的促生长因子，提高宿主对抗癌治疗的耐受性，减少肿瘤的恶变和转移，也可通过修饰过的肿瘤疫苗增强机体的免疫应答能力，协同其他疗法清除残留细胞，消灭或抑制转移瘤细胞的生长。

（1）单克隆抗体导向治疗结直肠肿瘤：其原理是通过淋巴杂交瘤技术取得高度特异性的单克隆抗体（单抗 McAb），利用单纯导向载体将抗瘤物质输送到肿瘤部位，从而提高疗效。目前能与单抗偶联对肿瘤靶细胞有选择性杀伤作用的抗癌药物有甲氨蝶呤、苯丁酸氮芥、顺铂、阿霉素、柔红霉素、丝裂霉素 C、长青碱类衍生物等，常用的单抗导向毒素有白喉素、相思豆毒素，蓖麻毒素、假单胞菌外毒素等；常用的导向核素有^{131}碘、^{125}铟、^{99m}锝、^{90}钇、^{186}铯等，近年资料虽不多见，但足以说明单克隆抗体导向治疗结直肠肿瘤的前景乐观，如 1990 年日本学者 Takahashi 等使用单克隆抗体 TA - NC3（新制癌菌素）对 73 例晚期结肠癌和胰腺癌患者进行了单抗导向治疗，分别经动脉、静脉和腹腔注射给药，结果 3 例肝转移患者 CT 显示瘤体明显缩小，伴有远处转移的患者术后生存率实验组也高于对照组，且无表现出严重的副作用。1989 年，Byers 等对转移性结直肠癌患者进行抗结肠癌单抗 - ricinA 链免疫毒素 Xoma、zxme - 791 的临床Ⅰ期研究的报道，17 例有肝、肺或其他部位转移的晚期结肠癌患者接受治疗者 10 ~ 20 日，大部分患者单抗 - ricinA 链免疫毒素的免疫球蛋白的 IgM 和 IgG 升高，3 例巨大肝转移灶缩小，2 例肝及锁骨上淋巴结转移灶缩小。治疗结束后，肿瘤缩小仍持续数月，提高宿主免疫反应的作用。在 1991 年第 5 届世界核医学和核生物学大会上有人用 131 - I - McAb 腹腔注射治疗 18 例晚期结肠癌和 2 例胃癌患者，结果 CR3 例，PR5 例，ND5 例。

（2）自身肿瘤细胞疫苗：结直肠癌患者肿瘤切除标本术后立即培养患者自身的非存活瘤细胞而制备出的疫苗，实验研究显示，自身肿瘤细胞疫苗能激活患者的免疫系统，具有防止癌转移的作用，1999 年，周慧敏等报道，应用 30 例（其中胃癌 15 例，结直肠癌 10 例，乳腺癌 5 例）恶性实体瘤手术切除的自身肿瘤组织，制成多因素处理的病毒异种化瘤苗 TVPBh，对术后患者进行主动脉免疫治疗，以 15 例患者作对照组，结果发现治疗组患者外周血 CD4 +/CD8 + 细胞比值及 NK 细胞活性在治疗后显著高于术前水平（$P<0.01$），对照组变化不显著（$P>0.05$），两组 TNF - a 和 II - 2 含量在治疗前后均有显著变化（$P<0.01$），治疗组变化幅度高于对照组（$P<0.05$），治疗过程中未观察到明显的毒副作用，通过透射电镜还观察到瘤苗中新城疫病毒（NDN）对来源于消化道的肿瘤易感而对乳腺来源的瘤细胞不易感。

（3）细胞因子：包括 IFN、ILS、TNF、CSF、EPO 等百余种，目前研究较为深入的除 IFN、肿瘤坏死因子及众多的白介素（IL）外，尤其值得一提的是粒单集落刺激因子（GM－CSF）。Baxevanis 等取经过一定剂量 IL－2 治疗的肿瘤患者外周血分离出外周血单个核细胞，在体外用 IL－2 及 CM－CSF 混合诱导，诱导后杀伤红白血病细胞株 K562 及淋巴瘤细胞株 Daudi、Raji，结果显示：GM－CSF（10～100ng/mL）与低剂量的 IL－2（100U/mL）可协同作用，显著提高了 LAK 细胞的杀伤率，比较单独使用 IL－2 杀伤率提高了 3 倍，诱导后的细胞体外培养 5 日后，仍表现出高水平的抗肿瘤活性。

（4）过继细胞免疫治疗：目前对过继细胞免疫治疗肿瘤研究较深入广泛的主要是 IL－2/LAK 疗法，LAK 细胞主要包括 IL－2 激活的 NK 细胞及少量的细胞毒性 T 细胞，LAK 细胞能溶解几乎所有的由本种属动物产生的瘤细胞，但不溶解异种的肿瘤细胞。自 1982 年美国学者 Rosenberg 等发现淋巴因子激活的杀伤细胞（LAK 细胞）以来，淋巴因子激活的杀伤细胞/白介素（IL－2）过继免疫疗法对晚期肿瘤患者的治疗取得了确切的疗效，成为肿瘤过继免疫治疗的重大突破，但由于 IL－2 的用量较大，常导致严重的毛细血管渗漏综合征（CLS）等副作用的发生，从而限制了 LAK/IL－2 疗法的广泛应用，近十年来，由于新的生物反应调节剂的出现给 LAK/IL－2 肿瘤过继免疫治疗带来了新的生机。凝集素作为 T 细胞的强激活剂早已引起人们的关注，刘乐琴等用经过植物血凝素（PHA）预刺激后的正常人外周血单个核细胞（PBMC）IL－2诱导的 LAK 细胞（PHA－LAK）与直接 IL－2 诱导的 LAK 细胞后细胞的增殖力、体外存活时间、细胞毒性方面都有明显优势。Kimoto 等研究发现，美洲商陆可以通过与靶细胞的结合作用提高其对 LAK 细胞杀伤作用的敏感性，董海东等研究报告也显示有美洲商陆存在，正常人 LAK 细胞诱导靶细胞凋亡的程度明显高于 LAK 细胞单独使用时。讨论推测：凝集素的作用在于结合和修饰靶细胞表面结构，从而更有利于效应细胞对其识别和杀伤。此外，在增强 LAK 细胞抗肿瘤活性方面，中药中以黄芪的研究较为深入，储大同等应用凝胶柱提取出分子量 20000～25000 的黄芪有效成分 F3，与 IL－2 共同诱导的正常人 LAK 细胞外作用于黑色素瘤细胞株，结果显示不但可以提高 LAK 细胞的活性，而且可以大大减少 IL－2 的用量。总之，在提高 LAK 细胞抗肿瘤活性方面应用 BRM 种类较多，研究也日益深入，其机理复杂多样，有的提高效应细胞表面受体的表达，有的增强靶细胞表面修饰，但目前尚不简明。总之，BRM 使 LAK 细胞抗肿瘤活性得到了显著提高，使肿瘤生物过继免疫更加引人注目。在众多的 BRM 中，中药有广阔的待开发领域。

（5）非特异性细胞免疫刺激疗法：目前研究较多的有 BCG 及其提取物，OK－432 和香菇多糖。德国 Queisser 等经随机分组综合治疗统计，术后辅助化疗加 BCG 可提高 DukesB 及 C 期结直肠癌患者的生存期。朱宏满等于 1990 年应用 BCG 行直肠癌瘤体内注射治疗的同时并用灭活 TS 细胞，灭活抑制性巨噬细胞和阻抑前列腺 E_2 作用的药物使 BCG 治疗直肠癌疗效明显提高，治疗 12 例，结果均有疗效，（CR4 例，PR8 例）。从众多文献看 BCG 治疗直肠癌的疗效各家结论不一致，有报道加用 BCG 的综合治疗组中未见疗效，有的甚至有毒副作用。OK－432 是由脓性链球菌的减毒菌株制备而成，在大肠癌的免疫治疗中取得了明显疗效。1992 年，Takushi 等报道了将制备的 OK－432 溶解于 1mL 抑肽酶中，并与含有 XⅢ因子的纤维蛋白原 80mg 相混合。通过内窥镜对 20 例结直肠癌患者行术前肿瘤体局部注射，在治疗后的第 1～15 日分别行手术切除。病理检查表明：注射部位纤维化并有炎性细胞浸润肿瘤组织缩小等改变。香菇多糖是高纯度、高分子结构的葡聚糖。日本学者田口铁男等于 1985 年对不能手术治疗的以及复发的结直肠癌患者采用香菇多糖进行对比随机治疗试验，香菇多糖与化疗药物（呋喃氟尿嘧啶、5－Fu、MMC）并用，结果表明香菇多糖加化疗药物比单用化疗药物者存活时间明显延长，生存率提高。香菇多糖不直接杀伤细胞或抑制细胞生长或对自体肿瘤和同系肿瘤产生疗效，而是通过调节宿主自身免疫机制而发挥其抗肿瘤作用。

5. 结直肠肿瘤的其他疗法

（1）激光技术在直肠癌中的应用：激光医学是一门新兴的学科，利用激光的热效应及光动力效应可使癌组织汽化或切割达到治疗目的。目前主要应用于 DukesA 期及部分 B_1 期直肠癌的根治性治疗，老年体弱不能承受手术或拒绝外科手术者，对伴有严重并发症和晚期肿瘤所致的肠梗阻病例，激光常作为姑息治疗手段或综合治疗的部分而应用于直肠癌的治疗。具体操作首先辨清肿瘤的大小、性质、活动度及有无中心溃疡，确定治疗范围及深度后，先用低功率辐射肿瘤周边组织，使周边淋巴管和血液循环阻断，而后增大功能，对瘤体组织行汽化治疗。非热力型激光疗法是用卟啉化合物或去血卟啉酚作为肿瘤感光物质静脉注射后，在有氧气存在的情况下，该物质被激活，破坏细胞膜的完整性，有资料证明这种疗法可根除肿瘤，值得学者进行深入研究。总之，激光疗法对隆起型肿瘤效果好，有少数研究报道其能治愈浸润性直肠癌。对于完全性梗阻癌肿疏通的治疗，激光可得到很好的应用，但激光治疗操作应严格把握治疗范围及深度，否则易造成肠壁穿孔，给治疗造成更大的麻烦。

（2）冷冻疗法：该疗法被普遍认为效果不好，因为冷冻治疗很难控制治疗区域，并且有大出血的危险。目前较少应用，但 Orth 等认为，对一般情况差、不能手术、肿瘤复发或拒绝手术者，冷冻疗法可缓解局部梗阻，减少并发症，延长生存时间。

（3）电化学疗法（ECT）：该疗法又称直流电疗法（DCT），就是将直流电施加于肿瘤组织，使之发生一系列电生理、电化学反应，从而破坏肿瘤细胞的生存环境，使肿瘤细胞变性、坏死。该疗法由瑞典科学家 Nordenstrom 在 1966 年设计，1987 年辛育龄将此疗法引进我国，目前该疗法在国内已得到广泛应用。国内应用的直流电治疗仪多为 SY 系列和 WL 系列。治疗操作：对直肠或乙状结肠原发瘤在直肠镜或乙状结肠镜下沿肠管的长轴方向将套有绝缘管的导向针刺入肿瘤，退出导向针，保留绝缘管，将电极插入绝缘管内，尽量使电极贯穿肿瘤；打开治疗键，逐渐缓慢上调电压，达到合适的治疗电压和电流水平后维持治疗，一般治疗电压为 6～12V，电流 50～100mA。目前，电化学疗法治疗结直肠癌的研究结果令人鼓舞。该疗法作为局部疗法尚处于探索阶段，有许多技术问题有待解决，但随着仪器设备的改进，操作技术的提高，临床治疗必将有更好的效果。

（4）腹腔镜直肠癌切除术：腹腔镜胆囊切除术自 1987 年在法国第 1 例手术后，以其创伤轻，痛苦小，恢复快的特点在世界范围内迅速开展，并深受患者的欢迎。利用腹腔镜行直肠癌切除术目前正处于尝试阶段，1997 年曾祥武等报告电子腹腔镜行直肠癌切除术 31 例，其中肿瘤距肛门外口 5cm 以下者 22 例，5～7cm18 例，8～11cm 者 11 例，腺癌者 27 例，黏液腺癌者 4 例，DukesA 期者 21 例，B 期者 6 例，C 期者 4 例。保留原肛门或原位再造肛门，提高了患者术后生存质量。手术创伤轻，出血少，痛苦小，住院时间短，恢复快，疗效满意，术后随访 2 年以上无癌肿复发。腹腔镜行直肠癌切除术属微创术式，利用微小器械操作，大大减少了对癌组织的挤压，并可防止脱落细胞的扩散，有助于提高 5 年生存率。这种术式面临的问题也突出表现出来，例如术中出血、直肠和乙状结肠内容物污染腹腔、淋巴结清除得不彻底等。总之，这种术式改变了人们的观念，随着仪器设备的不断改进，手术操作技术的不断完善，必将在结、直肠手术领域中发挥其独特的优势。

（四）中医专方选介

1. 通幽消坚汤

白花蛇舌草、槐角、槐花各35g，龙葵、仙鹤草、地榆各20g，当归、生黄芪、败酱草各10g，穿山甲、昆布各15g，三七、生大黄各5g，黄药子30g，水煎，分早、中、晚3次口服，治疗直肠癌72例，每日1剂，30日为1疗程。［崔应珉，等．中医名家胃肠疾病论治笔录．第11版．北京：中州古籍出版社，1993：329］

2. 清肠消肿汤

八月札、丹参、红藤、苦参、凤尾草、广木香各15g，土鳖虫、乌梅肉各9g，菝葜、野葡萄藤、薏苡仁、瓜蒌仁、白毛藤、贯众炭、半枝莲、白花蛇舌草各30g，壁虎4.5g（研粉，分3次分服）。水煎服，每日1剂，分早晚2次温服。并将本方煎剂的1/3（约200mL）保留灌肠，每日1～2次，治疗大肠癌50例，按照1978年《全国中西医结合治疗恶性肿瘤疗效评定标准》中的规定进行评估，10年生存率为9.1%，5年生存率为20%，3年生存率为31.7%，2年生存率为43.5%。［刘嘉湘．中医中药治疗大肠癌50例疗效观察．中医杂志．1981，22（12）：973］

3. 抗癌9号

黄芪、鸡血藤、石见穿、山慈菇、八月札各30g，党参、丹参、败酱草各15g，山楂、八角金盘各12g，枳壳10g，大黄6g。水煎服，每日1剂，早晚2次温服，30日为1疗程，主治直肠癌。［马吉福．47例晚期直肠癌证治小结．上海中医药杂志．1988，（9）：7］

4. 抗癌丸1号

半枝莲、蛤蟆粉、山豆根、土茯苓各750g，青黛、厚朴、当归、黄芪、鸡内金、肉桂、赤皮各500g，板蓝根1500g，雄黄12g，附子350g，白花蛇1000g，砂仁、大戟、川楝子各250g。共为细末，蜜制为1000丸，每次1丸，每日2次，1周为1疗程。

5. 绿豆大枣甘草汁

取绿豆、大枣、甘草适量。水煎汁，抗癌1号疗程期间服用，饮用剂量和时间不限。［吴存亮．现代肛门直肠病学．北京：中国人口出版社，1998：350］

第十八章　肛门直肠结肠外伤

大肠肛门损伤在大肠肛门急症中占有重要位置，具有感染率和伤亡率高、并发症的发生率高以及漏诊率高的特点。现将肛门、直肠、结肠外伤的诊治分述如下。

第一节　肛门外伤

一、临床诊断

（一）辨病诊断

1. 病史

无论战伤或平时创伤，肛门部外伤史是获得确诊的首要方法。

2. 临床表现

伤后肛门部疼痛、出血或肛门失禁、狭窄致排便困难、便细。伤后早期检查可见肛门部及其周围组织裂伤、出血，肛管括约肌横断者常有粪便流出、污染，时间较久者局部有严重感染，可见臀大肌深部蜂窝组织炎。

3. 直肠指诊

在严格无菌操作下，用戴有指套的手指做肛门直肠指检。手指进入肛门的动作应轻柔。嘱患者收缩肛门以了解有无肛管括约肌断裂，如有断裂，则肛门失去张力而松弛，如仅有部分撕裂，仍能感到括约肌有张力。通过指检，还可了解低位直肠有无穿破，可从检查的感觉判断，如肠壁光滑则无损伤，如有穿破，则有局部疼痛及空虚感。

（二）辨证诊断

1. 气虚血瘀型

（1）临床表现：多为肛门外伤早期。肛门剧痛如针刺状，血色暗红或紫暗，身倦乏力，少气懒言，或有自汗。舌质暗红或有瘀点，苔薄白，脉弦细而涩或弦滑。

（2）辨证要点：血色暗红或紫暗，肛门疼痛如针刺状，身倦乏力，少气懒言，或有自汗。舌质暗红或有瘀点，脉弦细而涩或弦滑。

2. 气血两虚型

（1）临床表现：多为肛门外伤中后期或失治、误治后。肛门疼痛轻微，出血量少，色淡红，或伤口有稀薄分泌物溢出，少气懒言，头晕目眩，面色淡白。舌质淡红，苔薄白，脉弦细或细数。

（2）辨证要点：肛门疼痛轻微，出血量少，色淡红，或伤口有稀薄分泌物溢出。舌质淡红，苔薄白，脉弦细或细数。

3. 气随血脱型

（1）临床表现：肛门损伤后，大量出血的同时，见面色苍白，四肢厥冷，大汗淋漓，气息微弱，甚至昏厥。舌淡，苔白，脉微细欲绝。

（2）辨证要点：大量出血的同时，见面色苍白，四肢厥冷，大汗淋漓，气息微弱，甚至昏厥。舌淡，苔白，脉微细欲绝。

二、鉴别诊断

肛门损伤的临床症状因致伤原因、损伤部位和合并伤的不同而有很大差异。

（一）出血及休克症状

肛门损伤后肛门出血是最重要的临床表现之一。一般而言，肛门损伤较轻者，很少出现或引起休克。若损伤较重，可出现创伤性出血性休克，但大多为合并其他脏器伤、骨盆骨折、大血管损伤、腹膜后血肿或广泛软组织创伤等严重的肛门损伤。在伤后早期，肛门损伤所引起的出血性休克是比较常见的，有的大出血往往难以控制，尤其是合并腹膜后的大出血和大血管损伤者，一般单独肛门损伤的发生率为1%，而伴有合并伤时，休克的发生率较高，可达31.7%，特别是合并骨盆损伤时更为严重。

（二）合并伤症状

肛门损伤的临床表现由于合并伤的不同可能有很大的差异，甚至可出现以合并伤的症状为主，而肛门损伤本身却被忽视以致误诊。肛门损伤的同时有膀胱或尿道损伤时，除可发生排尿困难外，还可有肛门漏尿或尿中带粪、带血、带气等症状；女性伤员同时有阴道损伤时，粪便可自阴道溢出；肛门损伤合并有肛门括约肌损伤时，可有大便失禁。

三、治疗

（一）提高临床疗效的思路提示

1. 防治休克，当为首务

在肛门损伤的患者中，尽管较少出现休克，但仍应积极防治休克的发生，休克的防治措施主要是应及时控制出血和解决有效血容量不足的问题。在急救时应先采用非手术疗法，包括止痛、加压包扎、快速由上肢静脉插管、大量输血、血浆或代血浆及平衡液等，以补充血容量。

2. 预防感染，治疗关键

肛门损伤以及合并有其他脏器损伤时，常因粪便的排出或漏出污染伤面而发生感染，在积极抢救治疗的同时，应针对性地应用抗生素预防或控制感染。此外，还应重视破伤风和气性坏疽的预防注射。

3. 尽早手术，不失时机

肛门损伤后易引起感染，无论患者病情严重与否，都应尽早施行手术治疗。肛门损伤的处理原则与一般软组织伤相同，在进行清创时，应尽可能地保留肛门周围的健康组织，更不可切除括约肌，以免日后发生肛门狭窄或畸形。如肛门括约肌有缺损者，应做妥善的修补，特别是外括约肌伤口不做缝合，保持引流通畅。在肛管有广泛撕裂伤时，为了避免日后的畸形，应做定位缝合，但引流必须通畅，对严重的肛管伤也可做乙状结肠造口术，使粪便改道，有利于伤口愈合，肛管伤口愈合后必要时要及早做扩肛治疗，以防止肛门过度狭窄的发生。

（二）中医治疗

1. 内治法

（1）气虚血瘀型

治法：益气养血，活血化瘀。

方药：自拟方。

炙黄芪 30～60g，当归、太子参、茯苓各 15g，鸡血藤、丹参各 30g，红花、桃仁各 12g。

伴有出血者，加白及30g，阿胶15g；大便秘结者加肉苁蓉30g。

（2）气血两虚型

治法：益气养血。

方药：八珍汤加减。

黄芪、白芍各30g，党参15g，当归、茯苓、熟地黄、牡丹皮各12g，甘草6g。

气虚较重时，重用黄芪60g，血虚为主时，加用阿胶15g，鸡血藤30g。

（3）气随血脱型

治法：益气固脱。

方药：参附汤加减。

红参15g，附子12g。

大汗淋漓者加红参至20～30g，煅龙骨15g，煅牡蛎12g。

2. 外治法

（1）熏洗法

痔瘘外洗1号。取药液250mL，兑水适量，趁热先熏后洗，每次15分钟。适用于肛门损伤轻微者。

取1∶5000的高锰酸钾溶液适量，外洗患处。用法及适应证同上。

（2）贴敷法

黄连膏或如意金黄膏适量，外敷患处，每日1次。适用于肛门无破损，局部红肿疼痛者。

（三）西医治疗

临床上重点在于对症处理。

1. 止血清创

首先进行结扎止血，或缝扎、加压止血，继之行清创术，局部清创时应珍惜组织，尽可能保存组织，对创缘进行修整缝合，防止畸形愈合；肛管括约肌除一处断裂者外均应缝合，不可切除，先在局部清创后做横向双层缝合，并于肛管周围的骶骨前置放烟卷引流。

2. 近端造口术

为防止肛门、肛管修复后局部感染，于其近端做乙状结肠造口术，使其修复处能得到充分休息而顺利愈合，造口远端乙状结肠和直肠用生理盐水充分灌洗，并用庆大霉素、甲硝唑液清洗。

3. 防治感染

术前、术中、术后全力用抗生素控制和预防感染，可选用妥布霉素24万单位（或其他氨基糖苷类或氟喹诺酮类抗生素）加入5%的葡萄糖500mL，以及甲硝唑250mL，静脉滴注，每日1次。

第二节　结肠直肠损伤

结肠损伤不易早期发现，可引起腹膜后的严重感染。结肠壁薄，血供较差，愈合能力不好，结肠内积存大量细菌和粪便，容易发生感染。破裂后刺激性较小，早期症状可不明显，但感染严重。结肠损伤多发生在横结肠，其次是盲肠、升结肠和降结肠，可合并有其他内脏损伤和骨折。结肠、直肠损伤平时多因工农业生产外伤、交通事故、生活意外及斗殴所致，以腹部闭合性损伤为多见。发生率在腹部内脏伤中次于小肠、脾脏、肝脏、肾脏损伤而居第5位，合计大肠伤占腹部内脏伤的10.07%。结肠、直肠伤的危险性在于伤后肠内容物流入腹腔引起严重的细菌性腹膜炎，时间较久或肠内容物较多者会发生中毒性休克。本病主要用外科方式治疗，故中医治疗略去。

一、临床诊断

早期诊断是降低结肠损伤并发症和伤亡率的关键。对于腹部闭合性损伤务必提高警惕，防止发生漏诊或误诊，尤其在平时更应加以重视。

根据外伤史及临床表现一般比较容易诊断。在野战条件下或是在紧急抢救情况下，往往来不及进行各种辅助检查和等待实验室检查结果。凡有腹部外伤者，主诉有腹痛，体检时有腹膜炎体征，膈下有游离气体时，均应考虑有大肠损伤的可能。

（一）辨病诊断

1. 病史

对神志清楚的伤员应详细询问负伤史和伤后症状，问清腹痛部位和性质，有无休克、下消化道出血等临床表现；并认真了解受伤情况，如负伤时间、体位、姿势、致伤的性质及其投射方向、距离等，结合大体解剖关系，以初步判断有无大肠损伤等腹腔脏器伤的可能。

2. 查体

包括全身检查、腹部检查和直肠指诊，均具有重要诊断价值。

腹部检查时，不仅要观察腹部有无伤口，还要注意腹部附近或下胸部等有无伤口，伤道内有无血性液、混浊液或肠内容物流出。腹部开放伤的诊断一般不困难，如伤口见有大网膜、小肠或结肠等内脏脱出时，即可立即确诊有腹腔脏器伤，而不必再做其他烦琐的检查。腹部压痛，腹肌紧张及反跳痛，肝浊音界消失或缩小，肠鸣音减弱或消失等为大肠损伤的重要体征。移动性浊音阳性结果有助于确定腹膜炎的诊断，但往往因伤后早期腹腔内积血渗液量少，变动体位时流动缓慢而致阳性率较低，故而结果阴性也不可轻易排除大肠损伤。对休克严重的伤员不应做此项检查，以免因变动体位而加重病情。大肠损伤早期的腹膜刺激症状可不明显，故强调反复进行检查对比。平时应将伤员收治入院，严密观察伤情变化，暂时不要轻率地按轻伤处理，以免发生漏诊。

直肠指诊在诊断大肠损伤时应列为常规检查。直肠低位损伤可触及损伤部位呈空洞感觉，指套上带有血迹，结肠损伤仅少数有血迹。

3. 辅助检查

（1）实验室检查

红细胞计数、血红蛋白和红细胞压积可用以判断有无内出血和休克的进展情况，但在急性大出血的早期，往往由于身体尚未来得及代偿稀释而表现为正常值，须加注意。如有时间和条件，应复查对比。伤后早期显示白细胞计数及嗜中性粒细胞增加，对腹内脏器伤往往有一定的诊断意义。结肠损伤后，由于肠内容物进入腹腔引起急性炎症，白细胞计数可有不同程度的增高。严重伤员应暂置导尿管观察每小时尿量，可对了解休克程度和肾功能有所帮助；尿常规检查正常时还能排除泌尿系损伤的可能，具有鉴别诊断的价值。

（2）诊断性腹腔穿刺

这项检查对战时和腹部损伤的诊断都有重要参考价值，准确率高，方法简单易行，其阳性率可高达 90% 以上。当腹腔内有 200mL 以上的积液时，就能经穿刺针吸出腹腔液做检查，故值得推广使用。但应注意，腹腔穿刺表现阴性结果时，也不可轻易排除结肠损伤的可能，对腹部有明显腹胀者和孕妇应列为腹腔穿刺的禁忌证。

（3）X 线检查

结肠损伤后，腹部 X 线检查可发现部分伤员有膈下游离气体，火器性伤引起者还能显示腹腔内有金属异物存留，对确定诊断有重要参考价值。

（4）诊断性剖腹探查术

对伤情复杂而诊断难以确定的伤员，若经细致观察分析后仍不能排除结肠损伤者，应及早进行剖腹探查术以免误诊或漏诊。

（5）其他

B 超、CT、MRI 在经以上检查明确诊断后，可选择性地用其中任何一项或两项检查以助诊断。

二、临床治疗

（一）提高临床疗效的思路提示

1. 防治休克

结肠损伤的治疗，关键是要积极防治休克的发生。休克的防治措施主要是及时控制出血和解决有效血容量不足的问题，在急救时首先止血，加压包扎，快速由上肢静脉插管，大量输血及代血浆或平衡液等，以补充血容量。

2. 预防感染

结肠损伤多造成腹腔感染，在术前、术后应用足量针对革兰阴性杆菌和厌氧菌有效的抗生素。术前、术后应用抗生素时间的长短及用量应视感染程度而定。

3. 不失时机，尽早手术

结肠损伤后，无论腹腔污染程度轻重，都应尽早手术治疗。受伤时间距手术时间 6 小时以内，单纯结肠损伤，无合并其他内脏伤，患者全身情况好，应采用一期缝合修补术或肠切除吻合术。受伤时间距手术时间超过 6 小时，腹腔内污染严重，合并全身多发性伤或腹内多脏器伤，患者全身情况较差，不能耐受较长时间手术，应采用分期手术。主要术式有：

（1）结肠外置术。

（2）损伤肠襻缝合近端外置术。

（3）缝合加外置术。

（4）直肠损伤缝合加乙状结肠造口术。

4. 预防并发症

（1）造瘘口的位置要准确，以防造口处结肠方位的不恰当，术后引起排便困难或梗阻。

（2）结肠游离要充分，以防造瘘口回缩。若游离不充分，皮肤外肠腔较短，血循环差，术后易发生坏死回缩。

（3）切口感染。手术完后，在关腹前用大量等渗盐水冲洗腹腔，并放置抗生素溶液。尽量做好局部及肠道准备。纠正水、电解质平衡，必要时可给予全静脉营养。

（二）西医治疗

1. 抗生素的应用

结肠损伤多造成腹腔感染，在术前、术中和术后应用足量针对革兰阴性杆菌和厌氧菌有效的抗生素是防止发生与感染有关的各种并发症的重要措施。结肠损伤后应用抗生素，最好在术前即开始用药，术中、术后继续使用7～10日，时间长短视感染程度而定。

2. 全身支持疗法

结肠损伤治疗的成功与否，取决于手术处理的成效，而抗休克，抗感染，维持水与电解质平衡以及加强营养等全身疗法也极为重要，所以从术前开始，就应重视全身情况的改善。

3. 一期缝合修补穿孔或肠切除吻合术

随着抗生素、手术、围手术期处理，全静脉营养的进步，结肠、直肠创伤处理近年国内外均有向一期手术方面的改变。优点是一期缝合住院时间短，治愈时间短，一次完成治疗，避免了人工肛门给患者带来精神上、生理上或再次手术的痛苦。

（1）适应证

①受伤距手术时间在6小时以内。

②粪便外溢少，污染腹腔较轻。

③单一结直肠伤，无合并其他内脏伤或合并伤不重。

④患者全身情况好。

⑤年轻。

⑥右半结肠损伤。

（2）手术方法

①穿孔缝合修补术：适用于游离肠段如横结肠、降结肠穿孔；在固定的升、降结肠穿孔缝合修补之前，必须充分游离该段结肠，必要时切断肝结肠韧带或脾结肠韧带，并切开同侧侧腹膜，检查穿孔的前后壁。穿孔部先做全层缝合，再做浆肌层缝合。

②结肠切除对端吻合术：适用于结肠近距离内多个穿孔或完全横断伤、大块毁损伤，在清创后，将断端修剪整齐后行端端吻合术，第一层做全层连续缝合，再做浆肌层间断缝合。

③右半结肠切除，回肠末端与横结肠吻合术：适用于升结肠、盲肠严重毁伤，切开右侧侧腹膜，将盲肠与升结肠游离，切断肝结肠韧带，切除右半结肠与回肠末端，做回肠与横结肠对端吻合术。第一层做全层连续缝合，第二层用丝线做间断伦勃缝合。

（3）并发症的防治：结直肠损伤行手术治疗后最常见的并发症为吻合口裂漏。

①原因：结肠本身血循环差，壁薄，肠腔内含有大量细菌和很多粪便，如术后结肠胀气，吻合口张力大，缝合不够细致，就容易发生吻合口裂漏。

②诊断：一期缝合后，如术后10日内突然发生腹痛、呕吐，有腹膜刺激征，脉率快，体温升高，血压下降，肠鸣音减弱或腹内引流物内有粪便样物溢出，白细胞增高，超声检查有腹内积液，即可确诊。

③治疗：再次手术。进腹后用大量等渗盐水清洗腹腔，将缝（吻）合处结肠外置，将一期缝（吻）合改为二期手术，腹内置双套管引流，术后持续负压吸引。

4. 分期手术

分期手术沿用至今仍为许多外科医师所推荐。

（1）适应证

①受伤距手术时间超过6小时。

②腹腔内粪便污染较严重。

③合并全身多发性伤或腹内多器官伤。

④患者全身情况较差，不能耐受较长时间的手术。

⑤年纪较大。

⑥左半结肠伤。

⑦战时大量伤员，处理后不能留治在该救护站继续留治观察1周以上者。

（2）手术方法

①结肠外置术：适用于结肠的游离部分，如横结肠、乙状结肠多处破裂伤。探查后另做切口，将损伤肠襻提于腹壁外，并在其系膜血管弓下戳一个小孔，用肠线玻璃管作为支撑管，将损伤肠襻固定于腹壁外，以防回缩入腹腔。

②损伤肠襻缝合加近端外置术：适用于升、降结肠和直肠等固定肠襻损伤。术中必须切开其旁的侧腹膜，损伤肠襻游离，创口清创，探查有无多个穿孔后，将伤口做一期双层缝合后放入原位，再在其近端游离结肠作造口术。如直肠伤缝合后取乙状结肠造口，降结肠伤缝合后作横结肠造口。以达到粪流改造，促使伤处愈合。

③缝合加外置术：将损伤的肠襻进行伤口清创，缝合后外置于腹外，术后可从腹壁外观察到伤口愈合情况，如愈合良好，10日左右放回腹腔，如不愈合，拆除缝线，则仍为一期肠襻式造口术，待二期还纳。

④直肠损伤缝合加乙状结肠造口术：直肠损伤多为腹膜外直肠伤，应做直肠损伤处清创、伤口缝合，在其近端乙状结肠造口以使粪流改造。乙状结肠造口远端用生理盐水充分清洗并放入甲硝唑溶液，骶骨前直肠后放置烟卷引流。术后3~4日拔出引流。伤口愈合后4周再做二期手术，将外置乙状结肠切除后吻合。

5. 结肠造口或外置术后并发症

（1）造口近端扭转：因造口处结肠放的方位不恰当，发生扭转，术后粪便排出困难引起梗阻。

预防：

①手术中必须将结肠带置于腹壁侧。

②必须将造口的结肠襻充分游离，外置应无张力。

处理：轻度扭转，可用手指扩张后在造口处置入一粗软橡皮管于近端支撑，使其排出粪便；严重扭转血循环障碍，发生结肠坏死或腹膜炎者应立即再次手术重做造口。

（2）造口回缩

①造口或外置的结肠上下端游离不够充分。

②造口在皮肤外短于3cm。

③造口外露虽然较长，但血循环差，术后发生坏死回缩。

④造口与腹壁各层缝合不牢，缝线脱落。

⑤用肠襻式造口，结肠尚未与周围形成粘连即拔除了支撑的玻璃棒，致使造口退缩。

治疗：轻度回缩，周围已形成粘连，粪便可能会污染伤口，先可观察，如回缩到腹腔内引起腹膜炎，应紧急手术，切除坏死肠襻后在近端活动段结肠上另做造口。

（3）造口旁小肠脱出：造口处如周围肌肉分离过多，结肠未能与腹膜、腹外斜肌腱膜逐层严密缝合，术后肠功能恢复后，小肠有时会从造口旁脱出，此种多见于乙状结肠外置或造口。发生后应立即将小肠还纳于腹腔，重新缝合以固定结肠。

（4）乙状结肠内疝：如乙状结肠外置或造口时，未将乙状结肠与其旁的壁层腹膜缝合固定，遗留一腔隙，术后小肠蠕动恢复后，小肠从乙状结肠外侧间隙脱入盆腔引起内疝，甚至会发生肠梗阻或绞窄性肠坏死。明确诊断后应尽快手术，将小肠复位，小肠如嵌顿坏死者应行肠切除吻合术，术毕应缝补结肠旁间隙，防止再次形成内疝。

（5）造口黏膜脱出

①造口的结肠露于腹壁外过长。

②造口处狭窄，术后部分梗阻，或术后有便秘，以致常要用力排便，时间久后即发生黏膜松弛、脱出，这样并发症是逐渐发生的，久后伤员已成习惯，可在便后用手自行还纳。

（6）造口狭窄

①造口处皮肤或腱膜开口过小。

②造口旁切口感染愈合后瘢痕收缩狭窄。

③造口术后忽视了定时手指扩肛，如轻度狭窄，粪便尚可流出，尽早做二期手术闭合造口，如狭窄引起梗阻，则需手术切开造口处结肠及周围瘢痕组织以扩大造口。

（7）切口感染及切口裂开

结肠伤多有腹腔污染，手术后切口感染率都较高，如手术距受伤时间较长，造口或外置结肠方法不当，特别是在剖腹探查的切口上造口或外置，手术后粪便流入切口后，更易发生切口感染，一旦感染，易发生全层裂开，小肠外露，增加后期处理的困难，甚至威胁生命。

预防：造口或外置结肠时不要放在原切口上，应另做切口，手术完在关腹前用大量等渗盐水冲洗腹腔，并放置抗生素溶液。已发生全腹壁切口裂开，粪便流入腹腔，必须及时手术，在原造口近端另做造口，使粪流改道，不再污染切口与腹腔。

6. 结肠造口闭合术

(1) 闭合条件

①伤员的全身情况是否恢复。

②局部炎症有无控制，如局部有感染，应延迟到感染控制后进行。

③造口远端的结肠缝（吻）合肯定愈合。

④腹部多脏器损伤时，其他伤都已痊愈。

⑤X 线钡餐灌肠确知远端通畅。

⑥闭合前做好肠道的消毒准备。

(2) 闭合时机：一般于造口后 4 ~ 6 周，但如伤员全身情况未恢复或腹腔伤口感染未愈，可延期进行。

(3) 闭合方法：取决于造口或外置的部位与方法，主要目的是恢复肠道正常的连续性和功能，将原造口处结肠及其周围组织切除，游离造口上下端结肠，在完全无张力的情况下做端端吻合，在吻合口附近置双套管引流，术后持续吸引。然后缝合腹壁各层组织，并严密观察，每天扩肛一次，防止吻合口瘘。

(4) 闭合术并发症：常见有吻合口裂漏，发生原因为闭合手术时两断端游离充分，吻合口张力较大；或吻合口血循环不良，加上术后结肠胀气，因而发生吻合口裂开、吻合口瘘致腹膜炎。此时应及时确诊，手术引流，并重做造口。

其次为切口感染，多因为术前全身、局部及肠道准备不充分，造成细菌污染，全身情况差，致使切口感染或裂开。若积极对症治疗，多可痊愈。

第十九章 肛肠急症

肛肠急症是指在肛肠科范围内所有需要紧急处理的病症，临床上常见的主要包括大肠梗阻、大肠穿孔、坏死性结肠炎、大肠肛门急性大出血、粪及异物嵌塞、肛门直肠损伤、直肠内异物等症，在这些疾病中，多数病情严重，变化复杂，甚至可以危及生命，常需及时、迅速地采取治疗措施。

第一节 急性大肠梗阻

急性大肠梗阻是一种较为常见的肛肠急症，指自回盲部到肛门部的梗阻。引起大肠梗阻的原因较多，一旦形成大肠梗阻，常可导致严重的病理变化，死亡率较高。若能早期正确诊断并及时、恰当地治疗，其并发症及死亡率可大大降低，否则将造成严重的后果。目前有许多文献报道称，本病的发病率有逐渐增加的趋势，因此，对此病要引起足够的重视。

一、临床诊断

（一）辨病诊断

1. 症状

（1）腹痛：所有患者都有腹痛。右半结肠梗阻引起的腹痛多位于右上腹，左半结肠梗阻引起的腹痛多位于左下腹。腹痛在机械性肠梗阻多为阵发性，常突然发作，持续数分钟后逐渐消失，间隔一定时间反复发作。绞窄性肠梗阻的腹痛呈持续性，疼痛剧烈，并伴有阵发性加重，急性梗阻时腹痛严重。慢性梗阻时腹痛较轻微。

（2）腹胀：一般出现较晚，较小肠梗阻明显，两侧腹部突出，呈马蹄形分布。麻痹性大肠梗阻的腹胀尤为明显。

（3）肛门停止排便排气：大部分患者梗阻早期仍可有少量气体排出，有些严重的绞窄性肠梗阻患者可经肛门排出血性黏液。

（4）恶心呕吐：出现较晚，甚至可以缺如，由于回盲瓣的作用，大肠内容物不能返流到回肠，故呕吐在大肠梗阻早期并不明显，甚至可以不出现恶心、呕吐，晚期可以出现反射性呕吐。

2. 体征

（1）腹部检查。体检时可见腹胀明显，可呈马蹄形，此外，还应注意有无压痛、包块及肠型，单纯性肠梗阻一般无腹膜刺激征，绞窄性肠梗阻常有腹膜刺激征，腹部叩诊多为鼓音，听诊可闻及气过水音，在腹部听诊时应注意肠鸣音的情况，肠鸣音亢进者多为机械性梗阻，肠鸣音减弱甚至消失者多为麻痹性肠梗阻。

（2）肛肠指诊应作为本病的常规检查手段，部分患者指诊时可触及直肠内肿块，或指套口有脓血性分泌物。

（3）单纯性肠梗阻早期，患者全身情况多无明显变化，随着病情的进展，可出现酸碱、水电解质平衡紊乱，脱水，休克，腹膜炎，败血症等一系列表现。

3. 影像学检查

（1）X线检查：是诊断大肠梗阻的重要手段，大肠梗阻患者腹部透视或平片可见梗阻近端肠有明显扩张，远端肠襻则无气体，立位腹透常可见多个液平面，钡剂灌肠有助于鉴别诊断，同时对确立梗阻部位及病因有重要作用，但应注意，急性大肠梗阻行钡剂灌肠有引起肠穿孔的危险，故应慎重选用。

（2）B超：可提示肠管扩张及其程度。

（二）辨证诊断

1. 实热型

（1）临床表现：发热，口渴，不畏寒，手足温，尿短赤。舌红，苔黄，或焦黄有刺，脉洪大或弦滑有力。

（2）辨证要点：发热，口渴，尿短赤。舌红，苔黄，或焦黄有刺，脉洪大或弦滑有力。

2. 蛔结型

（1）临床表现：有蛔虫史，腹部阵痛，有软包块，面部有白斑，或眼中白睛有黑斑。红花舌，脉忽大忽小。

（2）辨证要点：有蛔虫史，腹部阵痛，面部有白斑，或眼中白睛有黑斑。红花舌，脉忽大忽小。

3. 郁结型

（1）临床表现：不发热，腹中不满或微满，腹部串痛或无定处。舌淡或紫，苔薄白或腻，脉弦细或紧。

（2）辨证要点：腹中窜痛或无定处。舌淡或紫，苔薄白或腻，脉弦细或紧。

4. 虚寒型

（1）临床表现：不发热，反恶寒，手足冷，腹痛喜热，得热则减。舌质淡，苔薄白，脉沉细或沉紧。

（2）辨证要点：腹痛喜热，得热则减。舌质淡，苔薄白，脉沉细或沉紧。

近年来，一些专家主张新增三型分类法：

痞结型：为气机瘀滞，运化障碍，临床上相当于无血液循环障碍的单纯性肠梗阻。

瘀结型：为肠腑因血瘀结聚而胀痛，临床上相当于有轻度血液循环障碍或肠管膨胀加重的肠梗阻。

疽结型：既疽又厥，肠管坏死，并发休克，临床上相当于已有腹膜炎或明显血液循环障碍的肠梗阻。

二、鉴别诊断

急性大肠梗阻的诊断，临床应结合患者病史、年龄、临床表现、腹部X线检查所见以及治疗反应等对病因、病位、病性做出全面的诊断，对婴幼儿患者应注意其有无先天性肛门畸形，儿童患者应注意有无肠套叠、蛔虫及巨结肠症，老年患者应注意有无结肠癌或粪块阻塞，有腹部手术史者应考虑是否存在肠粘连，一般做出有无梗阻的诊断并不十分困难，但进一步辨别梗阻的病位及类型则较为复杂，且有更重要的临床意义，麻痹性梗阻常有典型慢性结肠梗阻的表现，如便秘，腹泻，脓血便，大便习惯和性状改变等病史，右半结肠梗阻的腹痛在右侧面和中上腹部，左侧梗阻则在左下腹，慢性梗阻可逐渐或突然发展为急性梗阻，故有许多文献报道提出：老年人有进行性腹胀和便秘是典型的结肠癌梗阻，乙状结肠扭转常有便秘史或以往有多次腹痛发作，经排气、排便后症状缓解，腹部X线平片可见异常胀气的双襻肠曲，呈马蹄形，几乎占满整个腹腔。可行钡剂灌肠，在梗阻部位呈“鸟嘴状”。

临床上应注意以下鉴别诊断：

（一）小肠梗阻与大肠梗阻

小肠梗阻分高位、低位梗阻，其中高位小肠梗阻与大肠梗阻不难鉴别，低位小肠梗阻与大肠梗阻的临床表现较相似，但二者在治疗方面有很大的区别，故其鉴别有着重要意义。

（二）完全性梗阻与不完全性梗阻

完全性大肠梗阻腹胀明显，排气、排便完全停止，X 线腹部检查见梗阻以上部位肠襻明显充气和扩张，梗阻以下结肠内无气体，晚期可出现呕吐，而不完全性大肠梗阻腹胀较轻，呕吐出现较晚，或无呕吐，可有少量排气或排便，X 线检查见肠襻充气、扩张都不明显，而结肠内仍有气体存在。

（三）机械性大肠梗阻与麻痹性梗阻

机械性大肠梗阻具有阵发性绞痛，有腹胀且呈不对称性，肠鸣音亢进，腹部 X 线平片可见膨胀显著，麻痹性大肠梗阻无阵发性绞痛等肠蠕动亢进的表现，相反为肠蠕动减弱或消失，腹胀显著，而且多继发于腹腔内严重感染、腹腔出血、腹部大手术后等，X 线显示大肠、小肠广泛扩张。

（四）单纯性大肠梗阻与绞窄性大肠梗阻

单纯性大肠梗阻可试行非手术治疗，而绞窄性肠梗阻病情严重，必须及早进行手术，故二者的鉴别极为重要。有下列表现者，应考虑绞窄性大肠梗阻。

（1）腹痛发生急骤，起始即为持续性剧痛或在阵发性加重之间仍有持续性疼痛。

（2）病情进展迅速，全身中毒症状出现较早，早期出现休克，抗休克治疗后改善不明显。

（3）可出现明显的腹膜刺激征，腹胀呈不对称性。

（4）肛门指诊检查时指套常有血迹，腹腔穿刺可抽出血性液体。

（5）腹部 X 线检查见膨胀显著的肠襻，其位置不因时间而改变。

单纯性大肠梗阻与绞窄性大肠梗阻有显著差异，其起病缓，进度慢，腹痛呈阵发性，在间歇期可毫无腹痛，全身情况在早期多无变化，无腹膜刺激征。二者不难鉴别。

三、治疗

（一）提高临床疗效的思路提示

1. 知常达变，以通为用

肠梗阻的病因主要是气血痞结，肠腑不通，然其病势急，变化快，易出现危证，故在治疗中应密切观察病情，急性肠梗阻按脏腑辨证多为阳明腑实证，从本病的痛、胀、吐、闭的四大特征分析，以肠闭为主要治疗，若重疏通肠道，一旦便通气畅，则痛、胀、吐三症自行缓解。因此，当以通里攻下为其治疗基本要素。由于寒热不同，应根据临床症状，分别采用温下、寒下、润下法。对虚中夹实的患者，可用攻补兼施的方法。同时还应根据血瘀、虫积、气滞等病因的不同，在攻的基础上配合活血化瘀、理气止痛、消积杀虫的方法进行辨证施治。

2. 中西医结合，权衡轻重缓急

肠梗阻在发病后应注意病情变化，在用药的同时，可根据病情配合西药治疗。如腹痛、呕吐剧烈且口服中药及灌肠不能缓解病情并逐渐加重者，可采用手术疗法。如有脱水感染、电解质紊乱，还要给予液体以纠正脱水及电解质紊乱，并给予抗生素，以免引起腹膜炎等。

（二）中医治疗

在中医治疗上，肠梗阻应以通里攻下为主，辅以理气开郁及活血化瘀等法。

1. 内治法

（1）实热型

治法：清热泻下。

方剂：复方大承气汤。

方药：炒莱菔子30g，厚朴、枳实各15g，木香9g，生大黄10g，芒硝9g（冲服）。

（2）蛔结型

治法：温脏，补虚，安蛔。

方剂：乌梅丸。

方药：乌梅18g，黄柏、人参、细辛、附子、桂枝各6g，黄连15g，当归、川椒、干姜各5g。

（3）郁结型

治法：理气开郁，活血化瘀。

方剂：肠粘连松解汤。

方药：炒莱菔子 15g，木香、乌药、桃仁、赤芍、番泻叶各 9g，芒硝 9g（冲服）。

（4）虚寒型

治法：温补脾肾，补中益气。

方药：温脾汤或三物备急丸。

①温脾汤：大黄 9g，附子 9g，干姜 6g，人参 6g，甘草 9g。

②三物备急丸：生大黄、生巴豆（去皮）、干姜各等份，共研细末装入胶囊，每次 0.3g，或制成水丸，每次 1～2 丸。

在上述症状基础上，可根据患者的不同情况随症加减。气血虚者加黄芪、当归；津液不足者加沙参、麦冬、石斛；阴虚发热者加地骨皮、牡丹皮、生地黄；湿重者加藿香、佩兰、白术；蛔虫梗阻者加使君子、苦楝根皮、槟榔；呕吐重者加代赭石、半夏、竹茹。

（5）痞结型

治法：散结，行气，止痛。

方药：通结理气汤（实证），通结润肠汤（虚证）。

①实证：大黄 10～30g，枳实 10～15g，莱菔子 15～30g，杭白芍 10～30g，甘草 6～25g。

②虚证：火麻仁 15～30g，当归 10～20g，生地黄 10～20g，肉苁蓉 15～30g，知母 15～30g。

加减：腹痛加木香、川楝子、延胡索、香附；腹胀加厚朴、陈皮、大腹皮；津亏肠燥加柏子仁、郁李仁、石斛、玉竹。

（6）瘀结型

治法：通结行气，化瘀清解。

方剂：通结化瘀汤（实证），通结温化汤（虚证）。

①实证：大黄 10～30g，枳实 10～15g，莱菔子 15～30g，厚朴 10～15g，赤芍 10～15g，五灵脂 10～15g，木香 15～30g，桃仁 9～15g，蒲黄 10～15g，甘草 6～12g。

②虚证：党参 15～30g，川椒 6～15g，赤芍 9～15g，干姜 6～15g，甘草 6～12g。

加减：热盛加金银花、连翘、蒲公英、黄芩、黄连、栀子；便秘加芒硝、甘遂末（冲）、柏子仁、郁李仁、肉苁蓉；腹痛加川楝子、延胡索、广木香、杭白芍；呕吐加法半夏、陈皮、姜竹茹。

（7）疽结型

治法：手术配合针刺治疗。

①手术治疗

局部病变要切除：如肠管坏死或肠管肿瘤切除。

捷径手术：有利于肠管通畅，如肠管侧侧吻合或端侧吻合或造瘘术等。

去除局部原因：如松解粘连、肠扭转复位或回纳套叠肠管等。

减压术：对膨胀的肠管行彻底减压术，有利于改善肠壁血液循环，减少有毒物质的吸收，方便手术操作和腹壁关闭，有利于肠壁和腹壁切口的愈合，避免腹胀。压迫膈肌可预防肺部并发症。

②针刺疗法

主穴：足三里、天枢、中脘、支沟。恶心、呕吐者加内关、内庭；发热者加合谷、曲池、大椎，留针30～60分钟。

2. 外治法

（1）针刺疗法：有增强和调整胃肠道蠕动的功能，一般常作为辅助治疗，但对某些轻型梗阻单独应用也可达到治愈的目的。

取穴：中脘、天枢、足三里、内庭为主穴。呕吐重者加上脘；腹胀重者加次髎、大肠俞；发热者加曲池；上腹痛加内关、章门；小腹痛加气海、关元，用重刺手法，或用电刺激，留针时间为0.5～1小时。

除此之外，针刺疗法还包括体针、耳针或穴位注射，分述如下：

腹痛：选取中脘、天枢、内关、合谷、足三里、腹结、大肠俞、脾俞。

呕吐：选取上脘、中脘、下脘、足三里、曲池、内关透外关。

麻痹性肠梗阻：可用穴位注射，取双侧足三里，注射新斯的明，每侧0.25mg。

（2）推拿疗法：患者仰卧，医者双手涂上滑石粉，轻而有力地紧贴腹壁按摩，先按顺时针或逆时针方向进行，然后按患者乐于接受的方向继续进行。如疼痛反而加重，应立即改变推拿方向，可多次改变体位，亦可左侧卧位或右侧卧进行按摩，这对肠襻的回旋复位可能有帮助。也可将生葱切碎炒热或将粗盐、吴茱萸炒热，用布包好后熨腹壁口，适用于早期腹胀不重，无腹膜刺激征的肠扭转、肠粘连、蛔虫性肠梗阻。

（3）颠簸疗法：取膝肘位使上下肢距离加大，充分暴露腹部，让患者放松腹肌，术者用双掌轻托患者腹部两侧，由上而下反复颠簸或左右震荡，震度由小到大，以患者可能忍受为度，每次进行 5 ~ 10 分钟，根据病情可反复应用。适用于早期腹胀不明显，无腹膜刺激征的肠扭转，对于一般情况不佳、脱水严重、明显血液循环障碍者则忌用。

（三）西医治疗

大肠梗阻的治疗原则是解除梗阻，纠正因大肠梗阻所引起的全身性生理紊乱，治疗原发疾病，具体治疗方法需依据肠梗阻的类型、部位以及患者的全身情况而定。

1. 一般治疗

不论采用非手术治疗还是手术治疗，均需应用基础处理，由于急性大肠梗阻的患者全身情况较差，故应针对患者病情及时给予持续胃肠减压、纠正酸碱及水电解质紊乱、抗感染、抗休克等以改善全身状况，必要时行急诊手术以解除梗阻的根本原因。

2. 解除梗阻

可分为手术治疗和非手术治疗两大类：

（1）手术治疗：各种类型的绞窄性肠梗阻、肿瘤及先天性肠道畸形引起的肠梗阻，以及非手术治疗无效的患者，均适合手术治疗。由于上述急性大肠梗阻患者的全身情况常较严重，所以手术的原则和目的是在最短的手术时间内，以最简单的方法解除梗阻或恢复肠腔的通畅，由于病因、性质、部位及患者全身情况不同，手术方式也有所不同。

1）癌性梗阻的手术方式

大肠癌发生梗阻，其手术治疗的目的主要是解除梗阻，根治癌肿，手术切除癌肿是治疗癌性梗阻最根本的方法，手术方式具体分三种：

①一期切除吻合。

②先结肠造口解决梗阻，二期肿瘤切除吻合或一期切除的同时结肠造口，二期缝合造瘘口。

③完全性梗阻，中毒症状严重并伴有低蛋白血症应选择三期手术，即先做结肠造口减压，2 周后病变肠段结肠切除，吻合并行近端结肠造口，三期缝闭造瘘口，对于右半结肠癌梗阻，多数外科医师同意行一期次全切除吻合术，

对左半结肠癌梗阻，越来越多的医生主张行一期急诊次全切除吻合术。

为了增加一期切除吻合术的安全性，一定要严格选择适应证：①患者无全身严重中毒表现。②无低蛋白血症。③梗阻时间短，近端肠管血供好，肠管扩张，炎症、水肿不严重。

为了提高手术成功率，一定要加强术前、术中的肠道清洁工作。曾有文献报道，用长的气囊管（240mm）治疗结肠癌引起的梗阻，将气囊管送到梗阻部位，术前减压效果较好，减压后腹胀明显好转，并且通过术前、术中减压和冲洗，可大大提高手术成功率，减少术后并发症。他认为长管的作用有以下几点：①术前、术中均可行肠道冲洗和减压。②变急诊手术为择期手术。③可行术前抗生素肠道准备。④通过治疗使部分切除代替全切除。⑤不行远端造口而能安全切除吻合。但长管进入肝曲时间长是其缺点，此外，还有一些文献报道：对梗阻近端肠内容物必须清洗干净，首先游离癌段肠管，于肿瘤远端5～10cm处切断肠管，将肿瘤拖出切口，妥善保护切口，在肿瘤近端打开肠管或插入一较粗的橡皮管，排出肠管积气、积液，开始灌洗结肠，从阑尾根部插入一Foley气囊导管至盲部，气囊越过回盲瓣，气囊充气，阑尾与导管扎紧，然后进行灌洗，灌洗液可选用庆大霉素、生理盐水(800万U/500mL)或生理盐水持续灌洗，直至灌洗液清澈为止，一般用4000～7000mL，最后可用1000mL加入卡那霉素1g和200mL加入甲硝唑0.5g使近端结肠清洗干净，或者将新霉素2g、甲硝唑1g保留在结肠腔内，拔出Foley导管切除阑尾，然后切除肿瘤，行端端双层吻合，并放置腹腔引流管，通过以上处理，不但可以保证一期切除的顺利，还可避免术中污染和术后感染的发生。

在施行左半结肠急诊一期吻合时还应注意做到“上要空，口要正，下要通”9个字，以及“引流要放过危险期”。其中“上要空”系指吻合口近端结肠要空而无物，既要彻底冲洗肠腔内容物，又要以抗生素溶液冲洗，必要时还要做有效的盲肠造口术，以维持吻合口肠腔内没有内容物；“口要正”系指吻合口处于正常状态，包括吻合口肠段无病变，无明显炎症，血运正常，没有张力，吻合口两侧肠腔口径相似，吻合技术操作按常规进行；“下要通”系指吻合口远侧结肠、直肠要通畅无阻，既无功能性障碍，也无机械性狭窄、扭曲，还包括术毕扩肛，使肛门括约肌张力降低，置放肛管以排气，净化肠腔，避免吻合口出现过高压力，此为避免吻合口裂开之关键所在。“引流要放过危险期”是指：①引流要放在吻合口近处，但不能压迫吻合口。②引流管要柔软，但又不致被压瘪。③属于安全引流，平时无渗出物流出，不可用负压吸引。④结肠吻合口破裂危险期可至术后 2 周，故对吻合不理想的患者不可过早拔除引流管。此外，置放引流管时间较长可促进该区形成粘连，即使吻合口破裂感染，也容易局限化并可引导粪液外流，避免引起弥漫性腹膜炎。

另外，行一期结肠切除的患者还应注意术后的全身处理，包括合理有效地应用抗生素，纠正酸碱及水电解质紊乱，以及补充营养等。

总之，不论急症或非急症，应尽量争取一期切除肿瘤，但对于危重患者来说，癌性梗阻的有效治疗仍是近端结肠造口术，对那些不能手术切除或复发的结直肠癌引起的梗阻，为了减轻患者痛苦，有人报道应行肿瘤局部切除，有短期疗效。

2）乙状结肠扭转所致大肠梗阻的手术疗法：乙状结肠扭转是一种较严重的机械性大肠梗阻，常可在短时期内发生肠绞窄坏死，死亡率较高。死亡的主要原因多为就诊过晚或治疗延误。故一般应及时手术治疗、剖腹探查。手术指征：

①经非手术复位失败。

②有肠坏死或腹膜炎征象者。

③插镜时见肠腔内有血性粪水或肠黏膜有坏死或溃疡形成。

依据乙状结肠扭转程度及其局部病变的程度不同，分为扭转复位术和肠切除术。如果肠壁未发生坏死，肠系膜血运恢复情况良好，肠管尚未失去生机，可行单纯性扭转复位术。如果已有局部肠壁坏死，血供障碍，肠管已失去生机，则需先行一期肠切除造口术，以后再行二期肠吻合术，这样较为妥当。

对于早期乙状结肠扭转，可试行直肠插管等非手术治疗，但在操作过程中，一旦发生肠穿孔或发现存在肠坏死，则必须做肠切除，不必先复位，以免细菌和毒素释放入血液，因肠腔内可能存在易爆气体，故在治疗过程中严禁用电灯。坏死肠段切除后常用三种手术方式：一是一期切除吻合术，应严格选择适应证，只适用于扭转结肠水肿与肠扩张不显著之病例，如果患者情况尚可，无严重的腹膜炎，在血供良好的肠管上行切除吻合是较安全的。术中一定要做全结肠彻底灌洗，预防术后吻合口瘘的发生。二是乙状结肠外置造口术（Mikulicz 手术）。三是乙状结肠切除、远端关闭近端造口术（Hartmamn 手术）。造瘘口 8～12 周后还纳。三种术式中以 Hartmamn 手术为首选，其并发症少，死亡率低，且能充分切除已坏死的肠段。

关于乙状结肠切除后仍有复发的问题，多数文献分析最多见于巨结肠合并乙状结肠扭转。复发的主要原因为手术时仅切除乙状结肠，忽略了对扩张的结肠做适当的处理，有关文献中指出："巨结肠合并乙状结肠扭转，非手术复位很少能成功，单纯乙状结肠切除亦常无效。"若全结肠扩张，则结肠切除的范围越长越好。最长全结肠切除、乙状结肠切除后复发的患者有与乙状结肠扭转相似的表现，但手术或钡剂灌肠证实扭转仅有近端结肠弛缓扩张，而切除后症状消失。

3）肠套叠所致大肠梗阻的手术疗法：对于大肠套叠的患者，早期可用空气（或氧气、钡剂）灌肠复位，如套叠不能复位，或病程较长，或疑有肠坏死或空气灌肠复位后出现腹膜刺激征及全身恶化者，应尽早进行手术治疗，手术方法有手术复位和肠切除吻合术。一般在手术中，先探查回盲部，然后，由远及近地检查全部结肠，找到病变部位后，若无肠坏死，可轻柔地由远端挤出套叠部分，切忌用力牵拉，以免发生肠破裂，如果套入部分因水肿不易挤出时，可用手指探入套叠的颈部，将鞘部与套入部之间的黏边分离，然后整复套叠，如果仍不能复位，可在套叠鞘部肠壁对系膜侧做一长约2.5cm之纵形切口，使鞘部扩大，以便于整复，待套叠完全整复，再将肠壁切口横行间断缝合，由于此法易于污染腹腔，非必要时不宜采用，若肠已坏死，则可做一期肠切除吻合术，如果患者全身情况较差，则可先切除坏死肠管，将两断端外置造口，关闭腹腔，等患者一般情况好转后再行二期肠吻合术，对于成人肠套叠，由于一般多有引起套叠的病理因素，主张手术治疗较好。

4）胆石梗阻所致的大肠梗阻，较小的胆道结石（直径小于2.5cm）常可由肠道自行排出，较大的结石（直径大于3cm）可产生肠梗阻，对于结石梗阻的患者，治疗方法一般均为剖腹探查取石。

5）急性假性结肠梗阻：过去多采用保守治疗，如胃肠减压，纠正水电解质失衡，抗感染及肛管排气等，必要时行盲肠造口术。近年来，国内外许多学者报道用纤维结肠镜治疗此病获得成功，还有人认为结肠未行肠道准备也可行纤维结肠镜检查，只需在检查前1小时用1L水灌肠，冲出粪便即可，检查时尽量少充气，不要盲目插管，如果检查中发现肠黏膜缺血或出血，应停止检查，改做手术，以免发生穿孔，急性假性结肠梗阻手术适应证：

①有肠壁坏死及腹膜炎的体征。

②盲肠直径>9cm或12cm者较易穿孔。

③保守治疗失败。

④严重呼吸困难。

⑤诊断有疑问者。

此外，盲肠直径和结肠减压的时机与死亡有直接关系，因此早期诊断、及时减压可降低死亡率。

总之，结肠梗阻的治疗方法多种多样，选用何种手术方式应根据患者全身及局部情况而定，没有固定不变的术式，每个人处理患者的经验和方法也不同，因此要结合自身条件综合考虑，以求最佳疗效，创造条件，争取一期切除吻合，这是当今治疗结肠梗阻的趋势。

（2）非手术治疗：主要适用于单纯性、粘连性、不完全性大肠梗阻、麻痹性或痉挛性大肠梗阻、胆石性或结肠扭转、肠套叠的早期可试用一些药物、窥镜以及手法操作等方法，在治疗期间必须严密观察，如症状、体征不见好转或反有加重，即应立即手术治疗。

（四）中医专方选介

1. 大黄通结汤

大黄、厚朴、白术各9g，枳实、桃仁各12g，莱菔子、川楝子、柏子仁各30g，陈皮、木香各6g，杭白芍15g，甘草3g。水煎服，每日1剂，分早晚2次服。本方调理脾胃，舒通肠腑，攻下闭结。适用于急性肠梗阻患者。

2. 补脾运化汤

党参20g，白术、茯苓、槟榔各15g，香附25g，枳壳、牡丹皮、薏苡仁、当归各10g，芒硝10g（另包，后下），川楝子、丹参各30g，甘草5g。水煎服，每日1剂，分早晚两次服。本方能补脾理气，通津化滞。适用于气虚型肠梗阻。

3. 肠粘连缓解汤

厚朴、桃仁、乌药、番泻叶各10g，炒莱菔子、木香各15g，赤芍20g，芒硝5g（后下）。水煎服，每日1剂，分早晚2次服。本方行气活血，通里攻下。

以上均摘自［李雨农．中华肛肠病学．重庆：科学技术文献出版社重庆分社，1990：601～603］

第二节　大肠穿孔

大肠穿孔是指由于病理或非病理性原因引起大肠肠壁发生穿孔，可发生于病变的肠道，也可发生于正常的肠道中。

一、临床诊断

（一）辨病诊断

1. 症状

（1）腹痛：多为突发性腹痛或者在原有疾病所表现的腹痛基础上的突然加重。由于肠穿孔腹痛的程度不如上消化道穿孔急剧，有时容易延误诊断，肠壁穿孔后，会有大量细菌和毒素的大肠内容物进入腹腔，引起不同程度的全身中毒症状，甚至引起中毒性休克，这是患者死亡的主要因素之一。

（2）恶心、呕吐：发病初期多为由腹痛引起的反射性呕吐，继而形成腹膜炎，麻痹性肠梗阻时也可出现呕吐，此外，在结肠梗阻而致穿孔时，也可出现频繁的呕吐。

2. 体征

腹膜刺激征：肠壁穿孔后，肠内容物进入腹腔可引起腹膜刺激征。但不如上消化道穿孔引起的显著，尤其是老年或伴有休克等症的患者体征则更不明显。

自发性大肠穿孔的临床表现多无特殊性，故不易早期明确诊断。当患者无明显诱因而突然出现腹膜刺激征并有下列情况时，应考虑为本病：

①老年患者有长期便秘史。

②穿孔部位的肠管无肉眼所见的病变。

③肠管内通过障碍无异物存留。

④腹腔内无粘连、腹内疝及腹壁疝。

⑤腹部无外伤或因医疗操作所致的损伤。

⑥腹痛常发生于左下腹，继而遍及全腹部。

⑦其他症状及体征：如直肠自发性穿孔，可伴有膀胱欲裂感等症状，大便化验可有鲜血，经直肠指诊或直肠镜检查可以确诊，但在操作过程中要谨慎，以免扩大损伤。原发疾病若是结肠癌肿或克隆病，可以触及腹部包块或者穿孔较小，是局限性腹膜炎，大网膜包绕也可在穿孔部位触及包块，腹部叩诊可有移动性浊音，听诊肠鸣音多消失。

3. 辅助检查

（1）腹腔穿刺：常可抽出不凝固的血性液体或脓性渗出液及粪便样的肠内容物。

（2）实验室检查：血液中白细胞总数及中性粒细胞常有明显升高。

（3）X 线检查：立位腹部透视，多见膈下有游离气体。但如果穿孔较小、时间较短或已形成局限性腹膜炎者可不出现此征。老年患者有腹膜炎体征，且长期便秘，在用力排便时出现左下腹痛，腹部透视提示有钙化粪块或粪块阴影时，应怀疑本病。

（4）病理检查：对原因不明的大肠穿孔，可在行剖腹探查术时取活组织送病理检查，可见血管扩张、充血、出血及炎性细胞浸润，穿孔超过 74 小时者可见脓细胞，个别可见坏死灶。

（二）辨证诊断

1. 气血骤闭型

（1）临床表现：骤然发生，刀割样剧烈腹痛，迅速涉及全腹，可见腹痛拒按，满腹压痛，反跳痛，腹肌紧张，或成板状腹、舟状腹，肠鸣音减弱或消失，汗出肢冷，呼吸浅快，血压下降。苔薄白，脉弦细数或芤数。

（2）辨证要点：骤然发生，刀割样剧烈腹痛，腹痛拒按，腹肌紧张，肠鸣音减弱或消失，汗出肢冷，呼吸浅快，血压下降。苔薄白，脉弦细数或芤数。

2. 实热型

（1）临床表现：持续剧烈腹痛，腹胀，满腹压痛，反跳痛，肌紧张明显，肠鸣音减弱或消失，伴发热，恶寒，恶心、呕吐，大便秘结，小便黄赤。舌质红绛，舌苔黄腻或黄燥，脉洪数。

（2）辨证要点：持续剧烈腹痛，腹胀，伴发热，恶寒，恶心，呕吐，大便秘结，小便黄赤。舌质红绛，舌苔黄腻或黄燥，脉洪数。

3. 厥脱型

（1）临床表现：腹痛，腹部膨胀，满腹压痛，反跳痛，肌紧张明显，伴精神萎靡，或神昏谵语，呼吸浅促，口干唇燥，手足不温，甚至四肢厥冷，血压下降，小便不利或无尿，或皮肤有斑疹，呕吐，衄血，便血等。舌质红绛，苔黄干厚，或黑起芒刺，脉沉细数，或脉微欲绝。

（2）辨证要点：满腹压痛，反跳痛，肌紧张明显，伴精神萎靡，或神昏谵语，呼吸浅促，口干唇燥，手足不温等。舌质红绛，苔黄干厚或黑起芒刺，脉沉细数，或脉微欲绝。

二、鉴别诊断

继发性大肠穿孔，一般根据其病史、症状、体征，结合辅助检查，不难做出诊断。但对于一些病情危急的病例，尤其是贯通性腹部损伤所致的大肠穿孔，应尽早施行手术探查，以便早期明确诊断，早期积极治疗。对于一些症状不典型的患者，必要时可进行腹腔灌洗或诊断性腹腔穿刺，以协助诊断。

自发性大肠穿孔，临床表现多无特殊性，故不易早期明确诊断。当患者无明显诱因而突然出现腹膜刺激征，并有下列情况时，应考虑为本病。

1. 老年患者，有长期便秘史。
2. 穿孔部位的肠管无肉眼所见的病变。
3. 肠管内通过障碍，无异物存留，腹腔内无粘连、腹内疝及腹壁疝。
4. 腹部无外伤或因医疗操作所致的损伤。
5. 腹痛常发生于右下腹，继而遍及全腹。
6. 其他症状及体征有直肠自发性穿孔，可伴膀胱欲裂感等症状，大便可有鲜血，通过直肠指诊或直肠镜检查可以确诊。

三、治疗

（一）提高临床疗效的思路提示

大肠穿孔一般发病较急，治疗必须及时，延误就诊及治疗时间势必造成较严重的后果。因此，一旦发生本病，要及时明确诊断，及时手术。早期抗感染治疗，积极预防并发症等是提高临床疗效的关键。

（二）中医治疗

1. 内治法

（1）气血骤闭型

治法：活血，行气，止痛。

方药：胃痛煎加减。

蒲公英、五灵脂、白及各 15g，川椒 12g，杭白芍 30g，甘草 10g。

疼痛较甚者加制乳香、制没药、木香、香附、延胡索等；呕吐者加姜竹茹、陈皮、代赭石、半夏、大黄、黄连。

（2）实热型

治法：通里，泻火，解毒。

方药：导泻清热汤加减。

生大黄 10g（后下），芒硝 10g（冲），枳实、黄柏、厚朴各 15g，黄芩 20g，甘草 6g。

大便秘结者重用大黄、芒硝，加莱菔子；疼痛明显者加五灵脂、蒲公英、川楝、延胡索等；热毒较重时，加黄连、蒲公英、栀子等。

（3）厥脱型

治法：清营，凉血，解毒。

方药：犀角清营汤加减。

水牛角、生地黄、赤芍各 15g，牡丹皮 12g，鱼腥草、金银花各 30g，连翘、黄芩各 20g，石菖蒲 10g，甘草 6g。

神昏谵语者加安宫牛黄丸或紫雪丹；四肢厥冷者，加服参附汤。

2. 外治法

急性穿孔早期以针刺为主。选用主穴：中脘、天枢、足三里、内关。配穴：梁丘、支沟、肝俞、脾俞、胃俞。用泻法，每次留针 30 ~ 60 分钟，每日 2 ~ 3 次。

（三）西医治疗

1. 治疗原则

（1）全身治疗，纠正休克、水电解质及酸碱失衡等并发症，增加患者的耐受性和抵抗力，积极做好术前准备。

（2）尽早手术，清除腹腔的肠内容物，以免造成或加重中毒性休克。肠破裂后，中毒性休克的发生率较高，尽早清除腹腔内的污染源和阻止其继续进入腹腔，是防止休克发生、发展和降低死亡率的关键。

（3）选择适宜的手术方式。

2. 术式的选择

目的在于减少并发症，降低死亡率。

（1）目前国内较常用的自发性大肠穿孔的手术方式有以下几种：

①单纯穿孔修补加腹腔引流术：适用于穿孔时间较短，一般情况较好，腹腔感染较轻者，如果患者穿孔时间长（大于 8 小时），全身情况较差或腹腔感染较严重时，仅行单纯穿孔修补术则易形成吻合口不愈合或吻合口破溃。

②穿孔修补加上段肠管造口术：采用该术式可使粪便等大肠内容物暂时不经过穿孔部位的肠管，相对减少了形成吻合口瘘的可能，增加了穿孔修补

愈合的机会，但需在术后3个月左右行二期手术闭合造口肠管。

③穿孔肠段切除加一期肠管端端吻合或端端吻合加近段肠管造口术，或远端肠段闭合加近端肠管造口术：此术式适用于穿孔较大，单纯穿孔修补困难，或术中怀疑肠管穿孔部位有病变者。前者行一期吻合时不加造口术，有引起吻合口瘘的可能，故应慎用，后两者则相对较安全。

（2）继发性大肠穿孔的手术方式选择：传统观点认为选择近端结肠造口，腹腔引流最为安全，但实际中往往得不到满意的效果，原因在于一般横结肠襻式造口功能不全，造口远端肠腔的大量积粪可使修补的穿孔再次破溃，粪汁流入腹腔，引起腹膜炎，一旦发生二次破溃，病情严重，处理十分困难，死亡率极高，所以国内越来越多的学者认为在患者全身情况许可的情况下，根据原发病灶的大小及范围，最好选择一期切除术，右半结肠病变可行一期切除吻合术，左半结肠切除后可做近端结肠造口。目前多数学者主张在术中行结肠灌洗，早期应用甲硝唑等条件下，对左半结肠、乙状结肠、直肠上段病变一期切除吻合术，是比较安全稳妥的方法。对回盲部结核一般选择右半结肠切除，回肠与结肠侧侧吻合，若为结肠癌所致大肠穿孔，位于回盲部、横结肠等处可根据穿孔大小及肿瘤浸润范围，选择较为安全适宜的手术方式，如果瘤体较局限，能够切除，穿孔较小，腹腔污染不重，无腹膜及其他转移，则可做根治性切除术。如果穿孔较大，腹腔污染严重，则可行一期肿瘤切除，双腔造口术，腹腔留置引流管，择期行二期造口还纳术。如为上段直肠癌或直肠、乙状结肠交界处癌肿穿孔者，可选用肿瘤切除，远端直肠缝闭，近端结肠腹壁造口术，腹腔留置引流管以充分引流，择期行二期直肠结肠吻合术，如为腹膜反折部的直肠穿孔，盆腔、腹腔污染不严重，在患者全身情况许可的条件下可行一期直肠癌切除、腹部肠造口或会阴部结肠套叠式肛门重建术，充分冲洗腹腔、盆腔后，注入甲硝唑200mL，会阴、肛门旁留置双腔引流管，术后运用甲硝唑冲洗盆腔。

第三节　坏死性结肠炎

坏死性结肠炎是病变局限于肠段，起始于结肠黏膜，继而累及结肠全层的急性出血性坏死性炎症。任何年龄均可发病，以成年人多见，一年四季均可发生，尤以夏秋季节多发，呈散在性发病，有时可在暴发菌痢的流行中出现。多数患者有不洁饮食史，临床表现主要是：腹痛，便血，发热，呕吐，腹泻，并常可引起腹膜炎和感染性中毒性休克。本病起病急骤，来势凶险，进展迅速，预后不良。轻者可以恢复，重者常休克致死。近年来，由于对本病的认识不断提高，加强了防治，治愈率已大为提高。

一、临床诊断

1. 症状

本病多见于男性青少年，但老年人或女性亦可发生，夏季发病率较高，发病前有饮食不洁或有呼吸道感染病史，起病常较突然。早期临床症状主要是腹泻，程度不一，一般开始以大便次数增多，稀水样便为主，次数多少不定，随后可出现血便，呈鲜红色或暗红色血水样大便，腹痛为阵发性或持续性隐痛，阵发性加剧，多以脐周围或上腹部开始，以后则只限于病变部位，部分患者可伴有恶心、呕吐，早期为反射性呕吐，呕吐物为胃内容物。后期可因肠麻痹而产生充溢性呕吐，呕吐物为有粪臭气味的肠内容物。腹膜炎早期以右下腹疼痛较多见，在发生结肠全层坏死穿孔后，腹痛加重，局部有时可触及有压痛的包块，并可出现腹胀等症，部分患者起病时亦可有发热、畏寒等症，随着病情发展，可出现全身中毒症状，并呈进行性加重，甚至可出现中毒性休克，体温一般呈中度升高，继发肠坏死和穿孔后则显著升高。

2. 体征

患者精神萎靡，烦燥，嗜睡，面色晦暗无光，腹部检查可触及局部压痛，发病早期肠鸣音亢进，发生肠穿孔后出现全腹压痛及反跳痛，肝浊音界消失，肠鸣音减弱或消失。

3. 辅助检查

（1）腹部穿刺：腹穿可抽出混浊脓性或血性液体，有腥臭味。

（2）大便：常规检查可见大量脓球和红细胞，细菌培养可有产气夹膜杆菌、痢疾杆菌、绿脓杆菌等，但多数患者大便培养无特殊致病菌生长。

（3）血液：血常规检查有白细胞总数增高，中性粒细胞增多，并有核左移，可见中毒颗粒，轻度或中度贫血。血培养一般无细菌生长，提示发热原因是毒血症引起。

（4）X 线检查：腹透可见肠管有不同程度积气征象。钡灌肠 X 线检查可见结肠壁不整齐，提示有结肠溃疡存在。

（5）纤维结肠镜检查：可观察到结肠的病变部位、范围及病变程度，但因此操作有引起肠穿孔的危险，故应慎用。

二、鉴别诊断

主要依靠临床症状和体征，以腹泻、血水样大便为主要临床表现，用一般抗生素治疗无效者应考虑有本病的可能。结合腹部X线检查、血常规检查和粪常规、粪培养协助诊断。当患者有血水样大便等症状合并局限性腹膜炎体征时，应果断手术探查以明确诊断。本病应当与下列疾病相鉴别：

（一）中毒性菌痢

急性坏死性结肠炎和中毒性菌痢都有腹泻和血便，毒血症症状均较重，但中毒性菌痢起病更急，早期即可出现高热、惊厥甚至休克，腹痛多不重，腹胀较轻，里急后重，便下脓血，血量不多，主要是黏液和脓液，大便培养呈阳性，用抗痢疾杆菌药物治疗可收到明显效果。

（二）急性出血坏死性肠炎

急性出血坏死性肠炎的主要病变是小肠的急性出血坏死性炎症。病变多发生于空肠和回肠，结肠很少受累，以儿童及青少年多见，临床症状与坏死性结肠炎相似。腹部X线检查可见局限性小肠肠管扩张，肠蠕动减弱。腹部肠间隙增宽，有时可看到大段小肠肠管坏死所形成的一堆致密阴影，有时需要手术探查以明确肠坏死的部位和范围才能做出与坏死性结肠炎的鉴别诊断。

（三）缺血性结肠炎

缺血性结肠炎突出的临床症状是轻度的下腹痛和鲜红色血便。病变结肠的浆膜面可见明显缺血，黏膜表面有水肿和斑片状溃疡，黏膜下层增厚及有明显的炎症反应和出血性坏死。钡剂灌肠X线检查可见肠壁有“指压迹”，此征象是缺血性结肠炎病变部位水肿、增生、息肉样改变。在钡灌肠充盈期所产生的肠壁扇形边缘，少数患者可发生结肠全层坏死及穿孔。缺血性结肠炎病变比较局限，腹泻与血便较少，预后较坏死性结肠炎好。

（四）急性阑尾炎

急性阑尾炎的主要症状是腹痛，典型患者早期腹痛位于腹部中线脐周围或上腹部，为阵发性疼痛，随着病情发展，腹痛转移至右下腹阑尾的所在部位，呈持续性，患者可伴有腹泻及右下腹局限性腹膜炎体征。病变局限在盲肠升结肠的二期坏死性结肠炎，其右下腹局限性腹膜炎症状与急性阑尾炎相似。其实，这些患者往往合并有阑尾的轻度炎症，术中探查可见阑尾充血水肿，盲肠或升结肠浆膜面有散在暗红色点片状病灶，如果仅做阑尾切除，术后仍有持续性腹痛和血水样大便，1～2 日后即可能发生结肠全层坏死、穿孔，出现弥漫性腹膜炎。

（五）肠套叠

肠套叠系指一段肠管套入邻近的肠管腔内，临床表现为腹痛，多为突然发生的剧烈阵发性疼痛，腹痛发作时即可出现呕吐，呕吐物为胃内容物，并可出现黏液性血便。病变早期，腹部柔软且无明显胀气时可触及腹部腊肠形肿块，表面光滑，稍可移动，在疼痛发作时肿块可能变硬，疼痛过去后肿块可变软，肿块部位按套叠的部位和程度而定，多沿着升结肠、横结肠或降结肠的方向，而右下腹扪诊时有空虚感，在 X 线透视下可见钡柱在结肠受阻，其尖端呈杯状形。

（六）急性肠梗阻

急性肠梗阻的临床表现为腹痛、呕吐、腹胀及停止排气排便。腹部 X 线透视显示出气胀肠襻和液面，如是空肠梗阻，腹部 X 线透视则显示梯形排列的大肠空肠襻，主要分布在上腹部，并可见"青鱼骨刺"状黏膜环状襞。总之，除腹痛外，明显腹胀、呕吐、停止排便排气是肠梗阻的独特症状。

（七）腹腔脓肿

腹腔脓肿的腹痛并不明显，有弛张性发热，脉搏增快，盗汗，周身无力，白细胞计数增高及中性粒细胞比例增加。X 线检查可显示膈肌上升，活动受到限制或消失，肋膈角不清，含有气体的脓肿可显示膈下气泡和液平面阴影。左侧膈下脓肿在钡餐 X 线检查时，可发现胃受压迫和向下、向前、向后移位的现象。

三、治疗

在病程早期可采用非手术治疗，治疗原则是抢救休克，纠正水和电解质紊乱，控制感染，减轻消化道负担，改善中毒症状，增强机体抵抗力。如果非手术治疗无效，疾病出现不可逆的病理改变时应及时采取手术治疗。

（一）一般治疗

1. 卧床休息

严重患者均应卧床休息，可减少结肠运动及压力，解除患者情绪紧张和恐惧感，保持环境安静，使患者休养与治疗。

2. 禁食

起病后即应禁食，以利于胃肠道休息，有明显腹胀时应放置胃管，持续胃肠道减压，待症状缓解，肉眼可见的血便消失，腹胀和腹痛减轻后，即可从流质、半流质饮食逐渐恢复到正常饮食，但应避免食用刺激性食物和多维生素及不易消化的食物。此外，恢复饮食宜慎重，若过早、过急可导致病情恶化或延长病情。

（二）药物治疗

1. 抢救休克

坏死性结肠炎患者出现的休克多属于失血性及中毒性的混合型休克，在治疗时应迅速补充血容量，改善微循环及心功能。具体措施包括输液，如低分子右旋糖酐注射液，及输新鲜血液，以补充血容量，吸氧以保持红细胞的组织供氧。在血容量已补足而休克情况仍无明显好转时可加用肾上腺皮质激素和血管活性药物以改善心血管功能。

2. 纠正酸碱及水电解质平衡紊乱

由于腹泻和呕吐引起水及电解质大量丢失，导致脱水、酸碱失衡及电解质紊乱，故在禁食期间要经静脉补给生理需要量以及累积丢失和继续丢失量，纠正酸中毒补充钾盐，此外，营养支持对增强机体抵抗力和疾病的恢复有重要作用，可通过周围静脉供给葡萄糖、胰岛素、复方氨基酸和脂肪乳等，以补充营养物质，减少机体消耗，纠正负氮平衡，如热量仍不能补足，应给予静脉高营养。

3. 控制感染

应用抗生素控制肠内细菌感染对减轻肠道的损伤是有利的，本病可能有混合性细菌感染，故需应用广谱抗生素，可用氨苄青霉素、羧苄青霉素或头孢菌素与氨基糖苷类，或与甲硝唑等联用，在大便培养结果出来后根据药敏试验选用敏感的抗生素。

4. 其他治疗

根据病情的不同进展，采取适宜的对症治疗，如根据便血情况可酌情选用止血芳酸、维生素 K 等止血药物。

（三）手术治疗

若经过积极的非手术治疗，患者全身病情反而加重，或有明显的腹膜刺激征，疑有肠坏死和穿孔，腹腔穿刺抽出血性或脓性渗出物，且有大量不能制止的出血，腹腔脓肿需要引流，这时应立即采取手术治疗。手术探查如无明显肠段坏死，仅见结肠浆膜面局限性点片状暗红色病灶，可做病变肠段切除端端吻合，切除范围应达距病灶边缘至少 5cm 的正常黏膜部位。手术中如果发现结肠浆膜有面散在、多处点片状暗红色病灶，肠壁水肿、增厚时，应果断地行全结肠切除、回肠造瘘，直肠远端关闭，放置腹腔引流，这样既可以彻底切除原发病灶，又可以阻断致病菌和毒素经肠黏膜吸收，如果仅切除病变明显的病灶及遗留部分，则术后残留的病灶有可能进一步发展，甚至引起坏死及穿孔，当结肠已经发生广泛性坏死、穿孔并合并中毒性休克时，则应将病变严重部分的肠段切除，并做肠造口术，而不应一期吻合，因为如果做全结肠切除，创面过大会有助于毒素吸收，易加重休克而导致死亡，而且有些患者由于全身条件较差，不能耐受全结肠切除手术。如果只单纯修补穿孔或仅切除部分坏死的肠段，由于其他部分肠段仍会继续坏死，故预后极差。

第四节　大肠肛门急性大出血

许多大肠肛门疾病皆可引起大肠肛门急性大出血，大出血是指一次出血量 200mL 以上者，因病因繁杂，且出血部位较为隐秘，往往在患者出现腹胀，有大量鲜血便排出，头晕，面色苍白，甚至造成失血性休克时才能被发现，给临床早期诊断、治疗带来很大困难，因出血部位位于回盲部以下且出血量大，故排出便血均为肉眼可见，但因出血部位、出血量和在肠道停留时间不同，可呈现鲜红色、暗红色、果酱色、黑色等表现，血液可与粪便分离或互相混合。随着现代医学的发展，纤维内镜、核素扫描、选择性动脉造影、高频电灼、激光微波等技术的应用，过去常认为必须做急症剖腹探查或结肠次全切除术的，现代之以诊断明确的择期手术，减少了手术的盲目性，降低了手术的死亡率。

一、临床诊断

（一）辨病诊断

1. 病史

围绕血便性质了解色泽变化、量、排便规律、便次、坠胀与粪便的关系，既往排便情况和便血史，有否腹部与肛门直肠的手术，手术距便血时间等，其他部位出血倾向，如呕血、鼻衄、伤口不易止血等情况，有否其他伴发症状，如呕吐、腹痛、腹泻等，了解有无憩室病、炎症性肠病、息肉病、嗜酒史、慢性肝病史、放疗、化疗史、药物史、家庭史等。此外，也需注意患者的年龄，如肠套叠好发于小儿，恶性肿瘤、血管畸形则多发于中年人。

2. 症状

患者下腹部、肛门部坠胀难忍，随后有大量血便排出，或者直肠、肛门部伤口持续大量出血，可伴有头晕、乏力、面色苍白等贫血征象，若失血量达500mL以上，可出现血压下降、脉细速、口渴、尿少、神态改变等急性失血性休克的表现。

3. 体征

（1）全身检查：注意有无淋巴结、肝脾肿大，有无腹部包块压痛，注意血压、脉搏、呼吸等生命体征。

（2）局部检查：观察肛门部伤口出血情况及血便性状，切勿遗漏肛门指检，约有80%左右的直肠癌位于直肠下段，通过指检可获诊断。

4. 辅助检查

（1）直肠镜、乙状结肠镜及左半结肠镜检查：因为肿瘤、息肉、炎症性肠病是引起下消化道出血的三大疾病，发病部位多位于大肠远端，通过上述内镜检查往往可查出出血病灶。

（2）纤维结肠镜检查：因可直接观察整段结肠、直肠，有较高的诊断正确率，从而使因消化道出血而盲目使用探查术大为减少。由于插镜技术的进步，现在能迅速、安全、高质量地完成全结肠的检查，可检出直径1mm的病变，还可以取活组织做病理检查，对部分息肉尚可进行电灼切除，也可对出血部位进行止血。适用于间隙性少量出血的患者、大量出血已停止的患者和正在大量出血的患者。在大量出血的患者中，因肠腔内堆积的血液或血块会妨碍观察，使一些小的和暂时止血的病变被遗漏，还可造成插镜困难，甚至引起穿孔的危险，因此术前应做肠道灌肠以清洁肠腔，如果肠腔内的血块不能清除，宁可推迟检查，也不可冒险。纤维结肠镜检查的禁忌证为肠炎、肠狭窄、腹膜炎、腹水、腹腔内大动脉瘤等。其缺点为：

①有些病变隐藏在黏膜皱襞内或被肠腔内残留粪汁遮盖，或因肠道蠕动跃过镜头而造成漏诊。

②因结肠解剖或技术操作因素或患者不能合作，有时不能送达病变部位做检查。

③肛门直肠部病变的检查不如直肠镜、乙状结肠镜检查方便、直观、准确。

（3）结肠钡剂灌肠或气钡双对比造影检查：多与纤维结肠镜检查相互配合使用，以提高检出率，单独使用易遗漏一些较小的病变，在肠道容易重叠的部位都可发生漏诊，如乙状结肠、肝曲脾曲重叠部，肛门直肠部病变显示不清。适应于下消化道慢性中少量出血。对大量出血的病例有人认为不宜应用，因不能清楚地观察到病灶，主张选用动脉造影等其他方法检查。

（4）选择性动脉造影：适用于正在发生的急性大出血，出血量每分钟不少于0.5mL。肠系膜上动脉造影可发现屈氏韧带以下小肠至结肠脾曲出血灶，肠系膜下动脉造影可发现结肠脾曲至直肠的出血。造影方法绝大多数采用Seldinger法，即经皮穿刺股动脉逆行插管，进入所选择的动脉后，注入血管造影剂，多数主张每秒照1张，共8秒，使动脉及毛细血管相显影，以后每3秒1张，到24秒即可，造影剂浓度在70%～75%，剂量为10mL/s。对急性下消化道出血的确诊率达67%～89%。少量出血或不出血时检查阳性率为45%～65%。常为血管异常、肿瘤、肠道炎症，造影的阳性表现为：

①肠腔内有造影剂停留。

②血管畸形病变。

③肿瘤征象有异常血管影，营养血管及毛细血管的增加或减少，肿瘤实质阴影。

④肠道炎症，如克罗恩病、溃疡性结肠炎等，肠壁小动脉有异常的血管影像，在X线中若见到异常血管影，可同时留置导管，注入止血药物，能控制部分出血，或造影后肠腔内有造影剂或手术中需进一步明确出血部位，可经动脉注入美蓝使该肠段着色，有助于辨别出血部位。动脉造影检查的禁忌证是心血管疾患、凝血机制障碍及碘过敏，其缺点是可引起严重并发症，如造影剂过敏、血栓形成、假性动脉瘤等，其中血栓常发生于穿刺部位，偶可发生于远端，半数以上的患者可因此而截肢，故应引起重视。

（5）核素扫描的应用：比血管造影安全又减少痛苦，感受性高，且出血速度在0.1mL/min即可进行检查，目前使用较多的有两种方法：

①静脉注射锝胶体硫，可检出每分钟有0.05～0.1mL的出血。敏感性为62%，结肠病变位错误为15%，锝胶体硫由体内网状内皮系统将其清除，故

除骨髓外，肝脾亦显示，而肠道一般不显示，当带有同位素的血液流出血管，进入肠腔，不参与循环时，在扫描中，可在出血部位出现“热点”，根据“热点”的部位和运动的方向，可鉴别大肠、小肠的位置，但由于有肝脾同时显像，因此影响对结肠肝曲、脾曲的观察。

②静脉注射^{99m}锝在胃黏膜壁细胞中浓缩，利用美克尔憩室中含有异位胃黏膜，因此用同位素锝酸盐扫描，可诊断憩室出血。其缺点是显影所需时间长，易延误治疗时机。

（6）CT 检查：不能直接发现出血部位，但对盆腔、腹腔肿瘤的诊断有帮助。

（7）实验室检查：粪便中可查到血细胞，潜血试验阳性或者发现大量脓细胞、阿米巴滋养体等，血液中需查血小板计数，出血、凝血时间等。必要时尚需进行骨髓检查以明确出血性疾病的原因。

二、鉴别诊断

（一）内痔

为下消化道便血中最常见的疾病，发病时，大便次数多正常，出血与大便不相混合，便后一般不再出血，大出血主要发生在术后，国内统计痔术后大出血的发生率为0.5%～2%，在术后24小时内发生的出血称为原发性出血，是由于手术操作不当，或手术中对创面止血不完善所致，在术后7～14日痔核坏死，脱落期由于创面修复不同步引起出血称为继发性出血，此外，因术前未做详细体检，患者存在某些易出血疾病，如血小板减少、出凝血时间延长、门静脉高压、高血压、再生障碍性贫血、血友病、白血病等均为术后出血的基础。

（二）直肠癌

好发年龄多在40岁以上，但青壮年直肠癌也并不少见。早期多为鲜血便，易与内痔相混淆，后期因继发感染而多为黏液、脓血便，又可被误诊为菌痢。因80%的直肠癌均可用手指触及，故直肠指诊是重要的检查方法，结合内镜检查、病理活检多可明确诊断。

（三）结肠癌

左半结肠癌主要为少量暗红色黏液、脓血便，有大便习惯改变、腹痛、肠梗阻等症状。右半结肠癌大多伴有大便次数增加，果酱色大便，贫血症状较明显，曾有乙状结肠癌患者的首发症状表现为急性大出血，因混合有内痔，被误诊为痔出血，经结肠镜检查发现乙状结肠肿瘤处出血而被确诊，钡剂灌肠可发现病灶部充盈缺损及狭窄梗阻等，而纤维结肠镜下可见病灶并取活检，二者结合检查有助于提高检出率。

（四）肠息肉

肠息肉中多见腺瘤性息肉，好发年龄在40岁以下，大多位于直肠或乙状结肠部位，一般为少量或中等量多次便血，出血时多附于大便外，少数表现为急性大量便鲜血，长期慢性少量出血可致贫血，低位直肠腺瘤有时脱出肛外，表面糜烂，溃疡面出血。钡灌肠检查可见到球形充盈缺损，且因气泡或粪便形成假阳性。纤维结肠镜既可发现病灶，又可取活组织病理检查鉴别良性或恶性，并可以在镜下做治疗。二者结合可减少因镜下死角造成漏诊，提高检查的阳性率。

（五）结肠憩室病

欧美报道结肠憩室病是老年人便血的常见原因，据统计，结肠憩室发生率60岁以上者为30%～50%，80岁以上者可达60%，但大出血少见，主要症状为腹痛、便秘或腹泻、便血、发热或恶心、呕吐等。因大多数可采取非手术疗法止血，因此诊断结肠憩室出血，必须是凝血机制正常，经内镜、钡灌肠或血管造影排除其他肠道疾病，如血管异常等疾病，经钡灌肠检查证明有结肠憩室者，才可做出因结肠憩室出血的诊断。在急症诊断时，因有钡剂溢出肠腔引起严重的血管性虚脱和死亡的危险，可采用水溶性造影剂灌肠。在急性情况下，内镜检查应十分小心，防止充气过多或穿孔。

（六）肠道炎性疾病

肠道炎性疾病包括急性出血性肠炎或菌痢、溃疡性结肠炎、阿米巴性结肠炎、克罗恩病、肠结核等，临床上都可有脓血便等症状，钡剂灌肠不可能有重要发现，有的与肿瘤难以鉴别，而经纤维结肠镜检查时各有一些特异的表现，有助于鉴别诊断。

（七）动静脉血管畸形

60岁以上老人易发现，好发于盲肠、升结肠，出血前常无症状，初期出血量少，随着动静脉部毛细血管扩大而出血增多，当动脉直接灌注出血部位，可破裂致大量出血。一般认为凡慢性复发性下消化道出血，直肠镜和钡灌肠等常规检查阴性者，应考虑选用肠系膜血管造影检查，阳性表现为：

1. 营养动脉增粗。
2. 有血管池。
3. 静脉回流提前。

纤维结肠镜检查可发现蜘蛛状、半球状、扁平、环形或线状的血管扩张灶，活检发现黏膜下仅有一层内皮扩张和扭曲的薄壁血管，很少有平滑肌，当病情严重时，黏膜可密集，扩张扭曲的血管形成迷路样结构，此时活检可引起危险的大出血。

（八）缺血性结肠炎

缺血性结肠炎是结肠局限性缺血性病变，特指肠系膜下动脉或肠系膜上动脉的分支结肠中动脉供血不足，引起所支配的肠段缺血，主要表现为腹痛、腹泻、便血，常在 24 ~48 小时内症状消失，重症病例则血性腹泻严重，伴腹部压痛、反跳痛、肌紧张，可同时有休克、发热、心率增快、白细胞数增高，可在 1 ~4 日内发展为坏死穿孔，偶尔有大出血发生，半数以上患者伴有其他内科疾病如心血管疾病、糖尿病、肾功能不全和血液疾病，还有一部分患者在大手术后发生，如主动脉重建术后、冠状血管旁路手术、剖腹手术、肾移植手术后，其诊断主要选用纤维结肠镜检查、腹部 X 线摄片及泛影葡胺灌肠造影。

（九）放射性结肠炎

盆腔恶性肿瘤常选用放疗，直肠是最易受损的器官，其他偶可坠入盆腔的肠段如乙状结肠、盲肠、横结肠都有受损的可能，其他部位则很少受损，放射的急性损害从放疗后几小时就可发生，但大多数患者在接受 3000 ~4000cGy 后才出现急性放射线损害的症状，如腹痛、腹泻、里急后重和直肠出血。直肠黏膜呈现充血、水肿而且质脆，伴弥漫性毛细血管扩张，因黏膜下小动脉内皮细胞对辐射极为敏感，出现肿胀、增生、纤维素样变性，形成闭塞性脉管炎，故绝大多数都是慢性失血，急性大出血罕见。

（十）其他

手术外伤引起的大出血，有明确的病史可供诊断参考。

三、治疗

（一）提高临床疗效的思路提示

积极治疗原发疾病，争取早期明确诊断，及时采取相应的治疗措施，避免并发症及后遗症的发生，这是提高临床疗效的关键。临床还要根据出血原因、出血部位和出血量的多少采取不同的处理方法，如血液病、肠道炎性疾病应由内科治疗，肠肿瘤、息肉等则需要手术治疗。

（二）非手术疗法

下消化道出血的患者中，急性大出血者占5%，处理较为困难，原则上对病因不明者应采取禁食、胃肠减压、止血药物、输液、输血等非手术治疗，待休克纠正、出血停止后，再进行详细的检查。

1. 禁食、胃肠减压

主要目的是排除上消化道出血。

2. 输血、输液

目的是纠正血容量不足。

3. 止血药物

止血芳酸、垂体后叶素、立止血等药物可试用，如出血部位比较低，可将导管插入直肠，注入8%肾上腺素生理盐水100mL或5%～10%孟氏液100mL或1%葡萄糖酸钙20mL止血，必要时可重复使用，放射性直肠炎并发直肠大出血时，可用4%甲醛纱条直肠镜直视下接触出血的黏膜而止血，效果良好。

4. 内镜下止血

若经纤维结肠镜检查出现出血部位，可通过内镜喷洒孟氏液或去甲肾上腺素冰盐水反复灌洗，也可通过内窥镜注射针头在出血部位注入硬化剂止血，也可通过电凝止血或切除较小的病灶，微波、激光也有较高的止血效果。但需注意，使用纤维结肠镜止血有造成穿孔的危险，尤其是肠腔内有积存的血液和血块时，更要警惕。此外，结肠憩室出血时，用纤维结肠镜检查止血、取活检都有穿孔的危险。

5. 经动脉导管治疗

选择性动脉造影确定出血部位后可在该动脉导管内注入血管收缩剂或人工栓子止血，在全身状态不佳，不能进行手术的患者中疗效评价较高。收缩药物常使用垂体后叶素，每分钟注入0.2U，15～30分钟后再动脉造影观察效果，无效时药量加倍，有效时维持6～12小时，以后减半药量，维持6小时，若无出血时可停药，观察6h仍无出血即可拔除导管，对有严重心肾功能不佳者需慎重使用。人工栓子是将明胶海绵剪成极细小的颗粒，用注射器将含有栓子的生理盐水注入出血的动脉，使该部动脉栓塞止血，这对结肠多发憩室并发出血是比较安全有效的方法，但应注意肠血管栓塞可引起肠坏死等并发症。

6. 钡灌肠法止血

结肠憩室大量出血时，可尽快进行钡灌肠，硫酸钡有直接止血的作用，有效率为90%，但40%有再出血倾向，多为高龄，伴有心肾功能欠佳的患者。故紧急灌肠止血后应积极进行手术治疗，由于憩室壁薄，有穿孔的可能性，故灌肠时忌用高压。

7. 压迫治疗

对直肠肛门部的严重出血，除可采用电灼、激光、微波治疗外，尚可采用压迫止血，在直肠镜或乙状结肠镜下，使用浸有肾上腺素的纱条加压填塞，或用凝血酸、立止血局部加压填塞，因外伤或手术引起的急性大出血，直接缝扎出血部位可有效止血。

（三）手术治疗

下消化道大出血经非手术治疗：70%～90%可停止出血，约10%～25%属急症，需尽快手术治疗。

1. 手术治疗指征

（1）短时间内出血较多，很快出现休克或24小时内出血超过1000mL，血液动力学仍难维持稳定者。

（2）大出血不止或止血后又复发者。

（3）大出血合并肠梗阻或肠穿孔者。

（4）已明确出血原因和部位，全身情况较好的青壮年。对于原因不明伴有严重全身疾病和肝硬化，严重心、肺、肾功能不全者，应严格掌握手术适应证。

2. 术中出血定位、定性的方法和原则

（1）根据消化道血液停滞的情况来估计出血部位，仔细触摸有无肿瘤、息肉憩室等易出血的病灶，并仔细触膜系膜边缘动脉处有无震颤等，可在出血部位的血管内注入美蓝，若有血液溢入肠腔可使该段肠腔着色而定位。

（2）术中应用肠钳分段钳夹肠段，有出血部位的肠段可有膨隆现象。

（3）术中纤维结肠镜检查：从肛门插镜与术者配合对可疑肠段进行仔细、反复的检查，如有积血和粪便需行吸引或冲洗，以免影响观察效果，还可以把手术室变为暗室，以内镜光源做透光检查，对一些血管病变更易明确诊断。

（4）结肠造口术：做暂时性横结肠双孔或造口，观察是近端还是远端出血，可区别左侧或右侧结肠出血，明确出血部位后，可做左半结肠或右半结肠切除，现已少用。

3. 术式的选择

（1）出血肠段切除肠吻合术：对出血部位局限、病灶可切除者为首选术式。应注意切除的肠段要够长，切除不彻底留下后患会造成再次出血，尤其是血管病变和多发性息肉，结肠广泛出血不止的，可做结肠次全切除，回肠、乙状结肠或直肠吻合。做结肠端端吻合时应做结肠灌洗，以免术后发生吻合口瘘，若术前肠道准备不充分，对吻合部位疑有吻合不全者，可加做近端肠造口，二期造口段闭合还纳。

（2）血管结扎术：对结肠、直肠病变广泛，不易控制的大出血，患者全身情况差，不能耐受大手术者可做肠系膜下动脉、髂内动脉或直肠上动脉结扎术，以控制出血。

（3）肠造口术：肠道弥漫性多发性病变，患者不能耐受彻底手术，可采取病变近端造口术，避免食物对病灶刺激出血，为二期手术创造条件。但止血效果不确切，且当造口段较高时，会由于肠内容物的丢失导致水、电解质和营养障碍，只能作为暂时手段。

第五节　粪嵌塞

粪嵌塞是便秘的一种特殊形式，指大量坚实的粪块积聚在直肠或结肠远端，依靠患者自身能力无法通过肛门排出体外的一种肛门、直肠生理紊乱状态，大多属于并发症，而不是原发性疾病。

一、临床诊断

（一）辨病诊断

1. 病史

大多数患者有便秘史，有些有长期使用泻药和灌肠助排便史，或手术后或长期卧床等，就诊前有一至数日未排便，或有肛门失禁史。

2. 症状

肛管内坠胀不适，腹部胀满，肛门溢液，大多数患者尚有全身性不适、头痛、烦躁、焦虑等。厌食较少见，多为患者因未排出粪便害怕加重肠道负担而有意减少饮食，可引起体重下降、乏力等。若含粪性溃疡引起穿孔，则可出现腹痛、腹肌强直等腹膜刺激症状，若致尿路梗阻，则有小便困难或因尿潴留致泌尿系感染的症状。

3. 体征

腹部可胀满，有明显压痛或触及硬质粪团，膀胱区膨隆，肠鸣音消失，直肠指诊可在肠腔内触及大量坚硬的粪块，肛门括约肌张力增高、正常或松弛。

4. 影像学检查

（1）腹部平片：可见肠腔扩张，充盈的粪块在肠腔内显影不一定十分清晰，可供参考。

（2）粪便嵌塞解除后的检查：包括排粪造影检查、结肠镜检查、钡灌肠造影等检查，以明确引起梗阻的病理原因，防止直肠肿瘤等疾病漏诊。

二、鉴别诊断

需与腹泻、肛门失禁、直肠息肉、直肠肿瘤等相鉴别，通过直肠指诊不难做出正确的判断，直肠内可扪及一光滑而形态不整的肿物，紧压该物即陷落不起，或腹部扪及条索样肿物，按压后可发现形状的变化，息肉、肿瘤则无此种情况。

三、治疗

取液体石蜡 50mL 或甘油 50mL，或用温开水、肥皂水 100～200mL，用导尿管插入直肠送达嵌塞粪便上端，以软化大便，利于排出，或开塞露 20～40mL 注入肛内，约 10 分钟后可排出粪便。若为大块坚硬的粪团，则灌肠难以奏效，可在腰俞穴麻醉或肛周局部麻醉下松弛肛门后，以手指或汤匙伸入肛内，捣碎粪块后挖出，需注意防止穿孔，再以温盐水灌肠，使粪块排净，酌情使用直肠栓剂、膏剂以减轻肛门直肠的炎症反应。嵌顿在乙状结肠或其上方的，可经乙状结肠镜插入一根大孔橡皮管，捣碎粪块，再将该管注入水，轻柔冲洗，水溶性 X 线造影剂（15%～20%）灌肠，因高渗的含碘物质可以透入粪块，通过渗透压平衡作用，可使坚硬的粪块解体。对继发于异搏定的粪便嵌塞患者，采用静脉内注射钙剂的方法，除可逆转异搏定对心血管的毒性作用外，还有助于改善胃肠道平滑肌的蠕动活性。

第六节　异物嵌塞

大肠异物占全消化道异物的3%～5%，其种类较多，大小不等，来源不同，除一些特殊的异物外，大多可自行排出。据研究，物品周径在5cm以下者，均可通过成人消化道管腔及所有肠管之生理狭窄而排出，物品长度在12cm以下者，均可通过消化管的生理弯曲，如十二指肠、结肠肝曲及脾曲等，病理狭窄则难以通过。

一、临床诊断

因异物大小、形状和所在部位深浅及损伤轻重的不同，临床上有不同的表现。异物刺激直肠可引起肠管痉挛或绞痛。异物接近肛管，则肛门内坠胀、疼痛，呈持续性，有会阴部放射痛，大便时加重，可有少量便血甚至大出血，部分可出现排尿障碍，若异物刺破肠壁引起穿孔者，可有便血，下腹部疼痛，板状腹，腹部压痛、反跳痛，肝浊音界缩小或消失，肠鸣音减弱或消失，时间较久则会引起中毒性休克，锐利异物亦可刺破肛管直肠壁，引起肛门直肠周围间隙感染。一些较小异物亦可刺入肠壁，停留较久而引起结肠溃疡，异物较大者可阻塞直肠，出现低位肠梗阻的体征，如腹胀，恶心，呕吐，腹部隐痛，肛门可有少量排气，腹部可见肠型，肠鸣音活跃，下腹部压痛，如异物较大则可在下腹触及，直肠指诊可触及异物下端，应了解异物的形态、大小、性质及其与直肠壁的关系，还可了解下段直肠有无其他病变，如狭窄、肿瘤等，对决定治疗方案有重要价值，其他检查如直肠镜检查可在直视下见到异物下端，明确异物性质及与肠壁关系，且可在明视下，帮助取出某些异物，骨盆部X线透视或摄片可发现不透光异物的定位。

二、治疗

1. 吞下或塞入肛内的一些小而光滑圆钝的异物，不用任何治疗，可以自然排出，有些小的尖锐异物，可因进食大量纤维素食物而增加粪便容积，包裹异物后排出肛门，可服用一些轻泻药如液状石蜡，但不能使用重泻药。

2. 运动疗法。我国古代即有此疗法，令食入异物者不停地走动或跑动，变换不同体位，以促进异物的排出，特别是一些比重大的流体，如水银，若停滞不动，长时间压迫肠壁，可致穿孔而引起腹膜炎，活动后可促进排出。

3. 异物较大且不规则或尖锐异物部分刺入肠壁，不易随粪便排出体外者，可在骶麻或局麻下松弛肛门，术者以肛门扩张器扩张肛门，在直视下或手指引导下，用卵圆钳或组织钳钳住异物，调整异物方向，使其沿肛管直肠纵轴方向被拖出肛外，如为大量瓜子等异物嵌塞，可用手法抠除，取出异物后，可在肛内适当使用痔疮膏等药物以促进肛管直肠局部炎症消退。

4. 一些特殊的大的或较高位异物不易自肛门取出或容易造成肠管损伤或已经引起穿孔者，或原有肠道疾患而又有异物者，如结肠曾做过手术，有肠狭窄、肠粘连或结肠肿瘤者，应经腹以手术取出，同时处理肠道疾患。

5. 应同时处理合并引起肛管直肠间隙的脓肿。

第二十章　肛肠疾病综合征

第一节　肠道易激综合征

肠道易激综合征（IBS）是临床上常见的一种肠功能紊乱性疾病。其特征是肠道壁无器质性疾病，但整个肠道对各种刺激的生理反应有过度或反常现象，为以腹痛、腹泻、便秘或腹泻与便秘交替出现为特征，有时大便可带有大量黏液。WHO 的 CIOMS 提出：IBS 是适应精神紧张和刺激而产生的一种肠功能障碍的肠运动性疾病，有细菌感染病史，检查无器质性疾患，临床表现为腹胀、腹痛，或便秘与腹泻交替。患者发病多有精神因素，心理因素在本病的发生、发展中起着重要作用。本病的命名过去一直比较混乱，曾有过多种名称，如结肠功能紊乱、痉挛性结肠炎、过敏性结肠综合征、激惹性肠综合征、肠应激综合征、过敏性结肠炎等。近年来，国内外学者倾向于“肠道易激综合征”这个名称。在中医学中，本病属于“泄泻”“腹痛”“便秘”的范畴。

IBS 可以发生于任何年龄，以 18～55 岁为多，女性在 18 岁和 55 岁左右呈现高峰，男性在 30 岁呈现高峰；女性多于男性，约占 3/4。

一、临床诊断

（一）辨病诊断

1. 分类

目前尚无统一的分类标准，可简单分为：

（1）痉挛性结肠型：以下腹尤其是左下腹疼痛和便秘为主。

（2）无痛性腹泻型：以腹泻为主，伴有黏液。

（3）混合型：可有腹痛、腹胀、腹泻与便秘，亦可二者或三者交替出现，时轻时重，以二者兼而有之，或以某一型偏重。

2. 症状与体征

（1）消化道症状

①腹痛：IBS 最突出症状为腹痛，多位于左下腹或下腹部，大便前或冷食后加重，可在清晨 4～5 点发生。

②腹泻：常为黏液性腹泻或水样腹泻，可每日数次，甚至十几次，并常有排便不尽的感觉。

③腹胀：发生率是正常人的数倍，并常与便秘或腹泻相伴，以下午或晚上为重，肛门排气或排便后减轻。

④便秘：多见于女性，常有排便费力和紧迫感。

（2）消化道以外症状：IBS 患者 60% 以上有精神因素，对各种外界刺激反应敏感，表现为焦虑、心烦、抑郁、失眠、多梦等。约 50% 的患者合并有尿频、尿急、排便不畅的感觉。有些可能合并有性功能障碍，如阳痿、早泄等。

3. 检查

（1）一般检查：可有腹胀、腹痛、肠鸣音亢进或减弱。

（2）实验室检查：大便常规可无异常。大便隐血试验、血常规、尿常规、甲状腺功能、肝胆胰肾等功能和血沉、电解质、血清酶均无异常。

（3）X 线检查：钡灌肠见结肠充盈迅速及肠易激惹征。

（4）结肠镜检查：仅有轻度黏液分泌，肠腔未发现器质性改变，可见肠易激惹征。

（5）肛肠压力测定：直肠、乙状结肠静息压力与充盈压力反应较正常人群均有不同程度的异常。

（二）辨证分型

1. 脾胃虚弱型

（1）临床表现：大便时溏时泻，餐后而泻，夹有黏液，次数增多，肛门坠胀，轻度隐痛，脘闷不舒，面黄无华，纳差，倦怠。舌淡，苔白，脉细弱缓。

（2）辨证要点：大便时溏时泻，餐后而泻，脘闷不舒，面黄无华，纳差，倦怠。舌淡，苔白，脉细弱缓。

2. 脾胃阴虚型

（1）临床表现：腹痛不甚，便秘难下，粪如鹅卵，大便覆有黏液，数天一次，下腹胀满，可触及肠型，聚散无常，按之胀痛，消瘦，饥不欲食，口干喜饮而量少，尿频色黄，常伴焦虑、心悸、失眠等。舌红，少苔，脉细数。

（2）辨证要点：腹痛不甚，便秘难下，消瘦，饥不欲食，口干喜饮而量少，尿频色黄，常伴焦虑、心悸、失眠等。舌红，少苔，脉细数。

3. 脾胃阳虚型

（1）临床表现：晨起即泄，便下清稀，完谷不化，便后腹痛不减，腰膝酸胀，形寒肢冷。舌苔淡白，脉沉细迟。

（2）辨证要点：晨起即泄，便下清稀，完谷不化，便后腹痛不减，腰膝酸胀，形寒肢冷。舌淡，苔白，脉沉细迟。

4. 肝郁气滞型

（1）临床表现：欲便不畅，腹痛便秘，大便困难，脘腹胀闷，便后窘迫，胁肋胀满，窜痛，排气后胀痛缓解，恼怒忧虑时易发，纳差，嗳气呃逆。舌苔薄，脉弦细。

（2）辨证要点：脘腹胀闷，便后窘迫，胁肋胀满，窜痛，恼怒忧虑时易发，纳差，嗳气呃逆。舌苔薄，脉弦细。

5. 肝脾不和型

（1）临床表现：常因恼怒或精神紧张而发病或加重。症见肠鸣放屁，腹痛即泻，泻后缓解，泻下不多，伴少腹拘急，胸胁胀满，嗳气少食，便下黏液。舌淡红，苔薄白，脉弦细。

（2）辨证要点：腹痛即泻，泻后缓解，胸胁胀满，嗳气少食，便下黏液。舌淡红，苔薄白，脉弦细。

6. 肝脾不和，寒热夹杂型

（1）临床表现：症见久泻，便下黏液呈泡沫状，或腹泻、便秘交替发生，便前腹痛、肠鸣、腹胀，便后减轻，须臾又作。苔白腻，脉细弦滑。

（2）辨证要点：便下黏液呈泡沫状，或腹泻便秘交替发生，便前腹痛、肠鸣、腹胀，便后减轻，须臾又作。苔白腻，脉细弦滑。

7. 瘀阻肠络型

（1）临床表现：症见泄泻日久，大便黏滞或干，或溏泻后不尽，腹部刺痛，痛有定处，按之痛甚，面色灰滞。舌质淡红或紫红，脉弦细涩。

（2）辨证要点：大便黏滞或干，或溏泻后不尽，腹部刺痛，痛有定处，按之痛甚，面色灰滞。舌质淡红或紫红，脉弦细涩。

二、鉴别诊断

（一）吸收不良综合征

本征常有腹泻，但大便常规可见脂肪和未消化的食物。

（二）慢性结肠炎

慢性结肠炎亦可有腹疼、腹泻，但以黏液血便为主，结肠镜下见结肠黏膜充血，水肿，糜烂或溃疡。

（三）慢性痢疾

慢性痢疾腹泻以脓血为主，粪常规可见大量脓血球，或见痢疾杆菌，大便培养可见有痢疾杆菌生长。

（四）克罗恩病

克罗恩病常见贫血、发热、虚弱等全身症状，肠镜检查见“线性溃疡”或肠黏膜呈“卵石样”改变。

（五）肠结核

肠结核有腹泻、腹痛，粪便中可有脓血，并伴全身中毒症状，如低热、消瘦等，或在其他部位发现结核病灶，结核菌素试验强阳性。

（六）肠肿瘤

肠肿瘤以脓血便为主要症状，可伴有腹泻。经肛诊、结肠镜检查可发现阳性体征。

（七）其他疾病

其他疾病有如消化性溃疡、肝胆系统疾病等。

三、治疗

（一）提高临床疗效的思路提示

1. 调和肝脾

肠道易激综合征的病因主要为脾胃虚弱或肝气郁结所致，故健脾养胃，疏肝理气为治疗大法。疏肝理气，肝气和则气机通，升降条达，脾气和则运化正常，水谷精微布散全身，正气充则病情恢复正常有望。

2. 注重兼证

此病患者多有心情急躁、失眠、多梦、腹部拘痛等表现，在中药健脾疏肝的同时，要给予镇静安神、暖胃止痛的炒白芍、干姜、肉桂等。

3. 饮食调理

饮食制订因人而异，每个人都有不同的爱好，并对各种食品有不同的耐受性，但一般主张避免生冷和刺激性食物。个别患者对某些食品的耐受性差，应忌食如鸡蛋、鱼、虾、蟹等水产食品。

（二）中医治疗

1. 内治法

（1）脾胃虚弱

治法：健脾益气，和胃渗湿。

方药：参苓白术散或七味白术散加减。

党参、白术、茯苓、炒山药、陈皮、甘草各1000g，炒薏苡仁、莲子肉、炒白扁豆各750g，桔梗、砂仁各250g。共为细末，每服6g，用大枣煎汤送下或米汤送下。

（2）脾胃阴虚型

治法：养阴滋便。

方药：麻仁丸或增液汤加减。

玄参15g，生地黄、麦冬、当归各20g，火麻仁30g，桃仁10g，甘草6g。

（3）脾胃阳虚型

治法：温补脾胃，固涩止泻。

方药：附子理中汤合四神丸加减。

党参、白术、五味子、补骨脂、肉豆蔻、吴茱萸各10g，附子、炮干姜各5g，甘草6g。

（4）肝郁气滞型

治法：降逆通便，顺气行滞。

方药：六磨汤或柴胡疏肝饮加减。

柴胡、川芎各10g，党参、枳壳、香附各12g，乌药、沉香、木香各6g，甘草5g。

（5）肝脾不和型

治法：疏肝解郁，健脾和胃。

方药：痛泻要方合四逆散加减。

防风6g，白术、陈皮各10g，白芍、枳壳、柴胡各12g，甘草6g。

（6）肝脾不和，寒热夹杂型

治法：泄木安土，平调寒热。

方药：乌梅丸加减。

乌梅480g，人参、细辛、桂枝、附子、黄柏各180g，干姜300g，黄连500g，当归、蜀椒各120g。上药共为细末，制成水丸，每服6g，每日3次。

（7）瘀阻肠络型

治法：化瘀通络，和营止痛。

方药：少腹逐瘀汤加减。

小茴香10g，炮姜1g，川芎、延胡索、肉桂各6g，赤芍、当归、生蒲黄、炒五灵脂各9g。

2. 外治法

（1）针灸：针刺天枢、大肠俞、阳陵泉；灸上脘、天枢、神阙、关元、足三里。

（2）拔火罐：用中型火罐，于肚脐窝处（相当于神阙穴，包括天枢穴处），隔1日或隔4日1次。适用于寒性腹泻。

（三）西医治疗

1. 心理治疗

主要是帮助患者找出引起本征的精神原因，对患者存在的心理障碍进行诱导。医生应以同情和支持的态度与患者接触，使患者消除各种恐怖、疑虑，树立战胜疾病的坚强信念。

2. 饮食调节

一般以容易消化、低脂肪、适量蛋白质的食物为主，多食新鲜蔬菜。避免过冷、过热、高脂、高蛋白及刺激性食物。

3. 药物治疗

（1）对精神障碍严重的患者，可给予口服安定2.5mg，每日3次，亦可选用利眠宁、鲁米那针，适当用些阿米脱林、盐酸丙咪嗪等，同时服用一些调节神经的药物，如谷维素20～50mg、维生素C、维生素B_6等。

（2）以腹痛为主者，除使用阿托品、颠茄合剂外，还可使用钙通道阻滞剂，如异搏定或硝苯吡啶10mg，舌下含化或口服，每日3次，以减轻腹痛和排便次数。

(3) 以腹泻为主者，可用易蒙停2mg，每日3次，口服，或用溴化赛米托品或磷酸可待因、氯苯哌酰胺。

(4) 以便秘为主者，大便干结时可口服通便灵胶囊2粒，每日3次，或口服蓖麻油、石蜡油、番泻叶等，亦可用开塞露、石蜡油、甘油20～50mL，肛内注入。对于便秘时间较长，能排出大便者，可用西沙比利片10mg，每日3次，口服；胃动力不良者可同时加服吗丁啉片10mg，每日3次，口服。

(5) 以黏液便为主者，可口服消炎痛25mg，每日3次。

(6) 对于长期大剂量使用广谱抗生素的患者，可使用促菌生片2.5mg，每日2次，或双歧杆菌制剂（如丽珠肠乐等）。在服用活菌制剂时，停用一切抗菌药物，以免降低疗效。

(四) 中医专方选介

1. 疏肝解郁调理气机方

柴胡12g，当归10g，白芍15g，白术10g，茯苓10g，郁金10g，川楝子10g，甘草3g，生姜5片。本方疏肝理气，适用于肝郁犯脾之证。南京市中医院邹斌用该方治疗此病43例，42例有效，无效1例，有效率为97.7%。[陈振德. 肠道易激综合征. 实用内科杂志. 1991，11（1）：10]

第二节 吸收不良综合征

吸收不良综合征是多种疾病的统称。凡是能导致维生素、碳水化合物、矿物质、水、蛋白质、脂肪等人体需要营养成分的任何一种吸收障碍，均可列入这一综合征的范畴，其主要症状为营养不良、腹泻、腹痛。

一、临床诊断

(一) 辨病诊断

1. 临床分类

(1) 消化不良导致的吸收不良

1) 胰酶缺乏：①慢性胰腺炎；②胰腺纤维囊肿；③胰腺癌；④原发性胰腺萎缩；⑤先天性蛋白低下；⑥胰腺结石；⑦卓－艾综合征。

2）胆盐缺乏：①胆管梗阻；②回肠切除；③胆盐分解。

3）肠黏膜酶缺乏：①乳糖酶缺乏；②蔗糖酶缺乏；③海藻糖酶缺乏。

（2）吸收障碍导致的吸收不良

1）吸收面积不足：①肠切除术后（回肠切除1米以上）；②胃结肠瘘；③不适当的胃肠吻合术。

2）黏膜病变：①热带脂肪泻；②非热带脂肪泻；③寄生虫病（贾第虫病、圆线虫病、球虫病）；④内分泌病（糖尿病、甲亢、甲状腺功能低下、肾上腺皮质功能低下）；⑤药物引起的黏膜变性；⑥原发性低丙种球蛋白血症；⑦匍行疹样皮炎。

3）细胞膜吸收转运障碍：①单糖吸收转运障碍；②β－脂蛋白血症；③胱氨酸尿。

4）肠壁浸润：①Whipple病；②淋巴瘤；③结核病；④淀粉样变性；⑤克罗恩病；⑥空回肠炎；⑦全身肥大细胞病。

（3）淋巴血液循环障碍导致吸收不良：①淋巴发育不良；②淋巴管扩张；③淋巴管梗阻；④血运障碍。

2. 症状和体征

吸收不良综合征，除有引起自身原发病的症状和体征外，还可引起营养不良而发生一系列病理、生理改变。

（1）腹痛、腹泻：大多数患者可伴有腹痛、腹泻症状。腹痛多为胀痛，少有绞痛，常在排便前出现，可伴有轻度压痛及胃肠胀气，腹泻可为经常性或间歇性发作。由于脂肪吸收障碍而导致的脂肪泻，典型的粪便为淡色、量多、油脂状或泡沫状，常漂浮于水面且多有恶臭。胆盐与脂肪酸吸收障碍者的腹泻可为稀便状，临床上也有少许患者无腹泻症状。

（2）维生素及矿物质吸收障碍：可导致各种维生素及矿物缺乏症。铁吸收障碍者可导致缺铁性贫血，维生素B_{12}和叶酸吸收障碍者可导致巨细胞性贫血。维生素K吸收障碍可导致患者有出血倾向，出现瘀斑、黑便和血便，钾、钙、镁、维生素吸收障碍可导致感觉异常，手足搐搦。维生素B族缺乏可导致口角炎、舌炎、口炎、脚气病及皮肤病等。

（3）消瘦乏力，易疲劳：由于水、电解质、脂肪、蛋白质、碳水化合物的吸收障碍致使热量吸收减少所致，但也有脱水、低钾、食欲不振的诱因。严重者可出现恶病质、体重明显减轻。

(4) 水肿、腹水、夜尿及发烧：主要表现为低蛋白血症，可出现周围水肿及腹水，水吸收障碍性夜尿症。由于吸收不良、免疫功能低下，抵抗能力减弱，故易于感染，引起发热。

(5) 牛乳不耐症：由于乳糖耐受不良，出现绞痛、胃胀气和腹泻。此种患者黏膜乳糖酶水平下降，Flut 乳糖耐量试验阳性。

3. 实验室及影像学检查

(1) 血液病学检查：血清铁、钾、钙、镁浓度可降低，可出现巨幼红细胞贫血。血清胡萝卜素含量下降，血浆白蛋白、脂类和凝血酶原均可降低。凝血酶原时间延长。

(2) 大便常规

①肉眼可见脂肪滴，显微镜下检查可得到证实。苏丹Ⅲ染色，中度、重度脂肪泻患者可呈阳性，而每日粪脂量在 6g 以下者为阴性。

②定量试验：正常人饮食情况下，每日类脂排泄量不超过 6g，占所摄入脂肪的 5% 左右。国际上采用摄入 - 排出平衡试验。方法：吃含脂肪量 50 ~ 80g 的试验餐 4 ~5 日，然后留取 3 日的粪便全样，每日用化学方法测定粪脂量，如平均每日粪脂量超过 7g，则可诊断脂肪泻，此方法直观、量化、诊断可靠。也有提出用放射性^{131}I 制剂测定，或用^{13}C 进行测定，但对此放射性物质的稳定性有怀疑。

(3) 小肠吸收功能试验

①2 - 木糖法：口服 25g2 - 木糖后，收集 5 小时尿做定量分析，正常应为 5g 或 5g 以下。此方法可作为弥散性小肠疾病的一种普查试验。

②放射性同位素标志物测试：如用^{131}I 白蛋白、^{131}I PVP（聚乙烯吡咯烷酮）、^{51}Cr 白蛋白和^{67}Cu 血浆铜盐蛋白定量测定蛋白质吸收障碍。此外，还有^{57}Co标记测定维生素 B_{12}吸收，即 Schilling 试验。还可用放射性同位素测定铁、钙、氨基酸、叶酸、吡哆醇、维生素 D 的含量。

(4) X 线检查：包括胃肠道检查及骨骼拍片。有报道吸收不良的阳性率为 80% ~90%。胃肠的钡灌肠可见小肠大多有功能改变，以空肠段最明显。主要 X 线征象有肠腔扩大、积液与钡剂沉淀。肠曲分节呈雪片状分布，黏膜、皱襞增粗或肠襞平滑，呈“蜡管”征。钡餐通过时间延缓。骨骼摄片可见骨质疏松、骨软化征象或病理性骨折征。

(5) 小肠黏膜活组织检查：经口腔途径的小肠黏膜活检可有选择地进行

吸收不良的活组织病理检查。

（二）辨证诊断

1. 湿热泄泻型

（1）临床表现：起病较急，泻下如注，泻出黄色水样便或带腥臭黏液，腹中肠鸣作痛，肛门灼热疼痛，或伴有寒热，口干渴而不多饮，胸脘痞闷，小便赤涩。舌苔黄腻，脉滑数。

（2）辨证要点：起病较急，泻下如注，泻出黄色水样便或带黏液，肛门灼热疼痛，或伴寒热，口干渴而不多饮。舌苔黄腻，脉滑数。

2. 寒湿泄泻型

（1）临床表现：大便清稀，不甚臭秽，腹部疼痛，喜温喜按，脘腹胀满，水谷不化，不思饮食，肢体沉重困倦，小便清白。苔白腻，脉濡或缓。

（2）辨证要点：大便清稀，喜温喜按，脘腹胀满，水谷不化，不思饮食，肢体沉重困倦，小便清白。苔白腻，脉濡或缓。

3. 食积泄泻型

（1）临床表现：腹痛即泻，泻下痛减，食后少顷又作，粪便黏稠或粪水杂下，秽臭难闻，胸脘胀闷，痞塞不舒，嗳腐吞酸，厌食。舌苔垢腻，脉多弦滑。

（2）辨证要点：腹痛即泻，泻下痛减，食后少顷又作，胸脘胀闷，痞塞不舒，嗳腐吞酸，厌食。舌苔垢腻，脉多弦滑。

4. 肝气犯脾泄泻型

（1）临床表现：泻前胃部微胀痛，泻下夹有未完全消化的食物，泻后痛不减或有所加重，每遇精神刺激或情绪紧张而诱发，两胁胀闷或窜痛，同时有食欲不振、吞酸、嗳气、矢气等症。舌质淡红，少苔，脉弦。

（2）辨证要点：每遇精神刺激或情绪紧张而诱发，两胁胀闷或胀痛，同时有食欲不振、吞酸、嗳气、矢气等症。舌质淡红，少苔，脉弦。

5. 热结旁流泄泻型

（1）临床表现：大便泻下黄臭，稀水或纯青稀水，绕脐疼痛，腹部拒按或按之有形，胃脘满闷，食欲不振，小便短赤。舌苔黄腻，脉沉滑。

（2）辨证要点：大便泻下黄臭，稀水或纯青稀水，腹部拒按或按之有形，小便短赤。舌苔黄腻，脉沉滑。

6. 脾虚泄泻型

（1）临床表现：大便稀溏或水泻，每食生冷油腻或较难消化的食物则泄泻加重，甚则完谷不化，或如鸭粪，腹部隐痛，喜热喜按，食欲不振，食后作胀，面色萎黄，体倦神疲。舌质淡胖，苔白，脉沉细。

（2）辨证要点：大便稀溏，或水泻，每食生冷油腻或较难消化食物则泄泻加重，甚则完谷不化，面色萎黄，体倦神疲。舌质淡胖，苔白，脉沉细。

7. 肾虚泄泻型

（1）临床表现：黎明之前，脐周作痛，肠鸣即泻，泻后痛减，大便稀薄，多混有不消化食物。腰腹部畏寒，四肢不温，小便清长，或夜尿增多。舌质淡胖，多有齿痕，脉沉细无力。

（2）辨证要点：黎明之前，脐周作痛，肠鸣即泻，泻后痛减，大便稀薄，多混有不消化食物，或夜尿增多。舌质淡胖，多有齿痕，脉沉细无力。

二、鉴别诊断

首先详细了解病史和进行体检，然后根据化验、X 线、肠镜及活组织检查做出相应的诊断。

对于长期腹泻、体重减轻的患者，特别是脂肪痢的患者，应考虑有吸收不良的可能性。此外，凡接受过迷走神经离断术、小肠切除术等手术的患者，有胰腺功能减退、肝胆疾病、盲攀综合征和其他需要做手术的小肠病变的患者，均可能存在吸收不良。鉴别诊断要点有三：

1. 造成吸收不良的疾病部位和具体病种。

2. 是一种营养素还是多种营养素的吸收不良。

3. 如果是营养素吸收不良，则判断是哪一种或哪几种。临床上对可疑患者，先做粪便脂肪及 X 线检查。如 X 线图像有“吸收不良”表现但粪便脂肪不多者（10 滴/高倍视野或每日 7.0 以下），腹泻原因可能是二糖酶缺乏或胆盐不足。如粪便脂肪过多，再查木糖吸收试验。正常人口服木糖 5g，5 小时后尿中排出木糖 1.5g 以上为消化不良，1.5g 以下为吸收不良，再进一步查出病因。

（1）正常所见：①胰腺功能不良；②胆盐缺乏。

（2）小肠扩张，黏膜正常或皱襞消失：①热带脂肪泻；②非热带脂肪泻；③肠梗阻；④硬皮症；⑤糖尿病；⑥特发性小肠假性梗阻；⑦内脏神经官能症。

（3）肠黏膜皱襞规则但增厚，扩张或不扩张：①水肿；②淋巴管扩张；③淀粉样变性。

（4）肠黏膜皱襞不规则或结节样增厚，伴或不伴扩张：①肉芽肿性疾病：克罗恩病；结肠病；组织胞浆菌病。②Whipple 病。③淋巴瘤。④卓－艾氏综合征。⑤寄生虫。⑥异常球蛋白症及淋巴增生。⑦淀粉样变性。⑧嗜酸细胞胃肠病。⑨系统性红斑狼疮。

三、治疗

（一）提高临床疗效的思路提示

诊断与鉴别诊断是提高临床疗效的基础，只有将诊断与鉴别诊断搞清楚了，才能为以后的治疗打下良好的基础。在治疗过程中应中西医结合应用，强调中医辨证用药治疗，辨证准确是提高临床疗效的关键，必要时配合西医支持疗法。

（二）中医治疗

1. 内治法

（1）湿热泄泻型

治法：清热利湿。

方药：龙胆泻肝汤加减。

龙胆草、茵陈各 20g，车前子 30g（另包），泽泻、牡丹皮、茯苓各 15g，木通、当归、生地黄各 12g，甘草 6g。

（2）寒湿泄泻型

治法：温中散寒。

方药：理中汤加减。

黄芪、太子参各 15g，茯苓、制附子各 12g，肉桂 6g，干姜 5g，大枣 5 枚。

（3）食积泄泻型

治法：消食导滞。

方药：保和丸。

（4）肝气犯脾泄泻型

治法：抑肝扶脾。

方药：痛泻要方加减。

柴胡、香附、青皮各12g，白芍、延胡索各15g，陈皮、防风各10g。

（5）热结旁流泄泻型

治法：泄热通腑。

方药：大承气汤加减。

大黄、芒硝各10g，厚朴、枳壳各12g，陈皮、茯苓各15g，马齿苋、肉苁蓉各30g，甘草、杏仁各6g。

（6）脾虚泄泻型

治法：健脾助运。

方药：参苓白术散。

（7）肾虚泄泻型

治法：温肾健脾，固涩止泻。

方药：附子理中丸合四神丸。

2. 外治法

（1）针刺疗法：可针刺脾俞、大肠俞、天枢、足三里。耳针穴有大肠、小肠、交感。

（2）远红外线疗法：用远红外线照射腹部，每日1次，每次30分钟。

（3）磁疗：目前，有市售磁枕、磁鞋垫等，可有一定的治疗作用。

（三）西医治疗

吸收不良综合征的治疗应因病而异。首先应治疗原发性疾病，如肝、胰、小肠的疾病。一般应遵循下列原则：

1. 饮食控制

最好采用高热量、高蛋白质、高纤维素、易消化、无刺激性的低脂肪饮食。对于脂肪泻的患者，每日脂肪摄入量不应超过40g。

2. 补充治疗

应以缺什么补什么为原则。早期可静点或肌注，且应加大剂量，待病情缓解后可改为口服维持量治疗。如缺铁性贫血，应补充铁剂；有出血倾向者，应补充维生素K和维生素C；有骨质疏松、骨软化病者可补充钙剂和维生素D。国外有些学者提倡使用多种维生素制剂，国内同类产品有高效施尔康胶囊和21－金维他片。

3. 对症处理

对于某些症状特别明显的患者，可在治疗原发疾病、控制饮食和给予补充治疗的基础上，酌情做对症处理以缓解症状。

4. 抗感染治疗

对于伴有感染的患者，可酌情使用抗生素，如口服氟哌酸胶囊，每日3次，每次0.2g，或口服PPA0.5g，每日3次，并加服甲硝唑片0.4g，每日3次。

5. 手术治疗

对盲襻综合征、小肠肿瘤、胰腺肿瘤、胃部肿瘤或恶性溃疡，可选择手术治疗。

6. 激素的应用

肾上腺皮质激素在某些严重感染或其他症状严重时适量使用可起到一定的疗效。它可增加消化道对氮质、脂肪和其他营养物质的吸收，在增强患者食欲方面有一定的非特异疗效，且可诱发轻度的欣快感。也可静脉点滴氢化可的松，剂量在100～300mg/24h。应用激素在停药后有复发倾向，加之长期应用可导致水电解质潴留，从而加重低钾血症，并有引起骨质疏松的危险，所以应谨慎使用，并严格掌握好适应证及禁忌证。

第三节　蛋白丢失胃肠综合征

蛋白丢失胃肠综合征是由于多种原因引起的血浆蛋白（尤其是白蛋白）从胃肠黏膜丢失而导致的一种综合征。临床上又称蛋白丧失综合征、蛋白漏出胃肠病或渗出性胃肠病。

一、临床诊断

（一）辨病诊断

1. 症状和体征

由于血浆蛋白特别是白蛋白的丢失，引起胶体渗透压降低和继发性醛固酮增多，造成水钠潴留，患者可出现全身浮肿，下肢尤为明显；此外可有胸水、腹水、体重减轻、贫血等，儿童则可有发育障碍。消化道症状可有呕吐、腹泻、食欲不振、恶心和腹痛等；钙的丢失可诱发手足搐搦征；小肠蛋白扩张症常有免疫球蛋白丢失和细胞免疫异常，因此易导致肺部感染。

2. 实验室和影像学检查

（1）^{131}Ⅰ－PVP：PVP（聚乙烯吡酮）是一种大分子物质，在消化道很少被吸收。用^{131}Ⅰ－PVP 静脉注射 10～15μCi 后，收集 4 日不含尿液的粪便进行测定：正常人仅排泄 1.5%。有蛋白丢失胃肠综合征者^{131}Ⅰ－PVP 的排泄量可增加 2.9%～32.5%。也可用^{59}Fe－右旋糖酐代替^{131}Ⅰ－PVP 进行测定。

（2）^{51}Cr－白蛋白和^{51}Cr－转铁蛋白：静脉注射 25μCi^{51}Cr 白蛋白，收集其 4 日不含尿的粪便，正常人^{51}Cr 的排泄量为 0.1%～0.7%，而患者为2%～40%。有人报道用静脉注射 10μCi^{51}Cr－白蛋白则更为有效。由于用^{51}Cr 标记的白蛋白或转铁蛋白几乎不从胃肠道吸收，也不从正常的消化液（如：唾液、胃液、胰液、十二指肠液）中分泌，故对了解胃肠蛋白的丢失量很有参考价值。由于^{51}Cr 能从尿液中排泄，所以在收集标本时，一定要大便与尿液分离，否则就会失去参考价值。

（3）X 线胃肠钡餐检查：可以协助诊断肥厚性胃炎、溃疡性结肠炎、Crohn 病等。

（4）淋巴管造影：可以发现淋巴管扩张及淋巴液的丢失。

（5）内窥镜检查

①纤维（电子）胃镜可发现胃部疾病：如肥厚性胃炎、浅表性胃炎、胃溃疡。

②纤维（电子）结肠镜可发现：克罗恩病、溃疡性结肠炎。

（6）生化分析：血浆白蛋白明显低于正常人，可合并有血液其他成分减少。

3. 诊断参考

（1）临床表现：全身浮肿。

（2）实验室检查：低蛋白血症。

（3）放射性同位素检查：以上有前二项即可确认，再结合放射性同位素检查可区别具体疾病。

（二）辨证分型

1. 湿热瘀阻型

（1）临床表现：腹痛，腹泻，大便黄褐秽臭，小便短赤。舌红，苔黄腻，脉弦滑或滑数。

（2）辨证要点：腹痛，腹泻。舌红，苔黄腻，脉弦滑或滑数。

2. 邪滞互结型

（1）临床表现：腹痛，腹胀，胸腹痞满。舌红，苔厚腻而干，脉弦数。

（2）辨证要点：腹痛，腹胀。舌红，苔厚腻而干，脉弦数。

3. 脾肾阳虚型

（1）临床表现：腹痛隐隐，泄泻反复发作，病迁日久。舌淡胖，苔白，脉缓或沉迟。

（2）辨证要点：腹痛隐隐，泄泻反复发作。舌淡胖，苔白，脉缓或沉迟。

二、鉴别诊断

（一）急性阑尾炎

急性阑尾炎很少有腹泻，右下腹肿块多见，压痛明显，白细胞总数显著增加。

（二）出血性肠炎

急性出血性坏死性肠炎病变主要在空肠，呈节段性分布，多发生于儿童，主要表现为急性腹痛、腹泻、发热，与本病相似，但发病前多有不洁饮食史，腹痛多位于左下腹，多见便血，呈水样或暗红色糊状便，腥臭不堪，中毒症状较明显，病程较短，很少复发。

（三）肠结核

肠结核大多继发于肺结核，尤其是开放性肺结核；回盲肠大多同时受累，少有瘘管形成，用抗结核药治疗有效。结核菌素试验有助于鉴别，阴性结果提示局限性肠炎。

三、治疗

（一）提高临床疗效的思路提示

在确定致病原因的情况下，明确诊断情况，做好鉴别诊断，在治疗上以保守治疗与对症治疗相结合。

（二）中医治疗

1. 内治法

（1）湿热瘀阻型

治法：清热利湿。

方药：葛根芩连汤加减。

葛根 10g，黄芩、赤芍、白芍、车前子、泽泻各 6g，黄连 8g，秦皮 7g。

（2）邪滞互结型

治法：清热通腑。

方药：大承气汤加减。

枳实 10g，厚朴、大黄、山楂、神曲各 8g，芒硝、槟榔各 6g，莱菔子 9g。

（3）脾肾阳虚型

治法：温补脾肾。

方药：归脾汤加减。

党参 10g，白术、茯苓、五味子、附子各 6g，炙甘草、吴茱萸各 8g。

2. 外治法

在明确有器质性病变的情况下（含肿瘤），可采用手术矫正或肿瘤切除。

（三）西医治疗

原则：治疗原发病，对症处理，避免并发症。

1. 肠道感染时，可使用对肠道有效的抗生素。如氟哌酸、庆大霉素、甲硝唑等口服；静点可选用丁胺卡那霉素、妥布霉素、氨苄青霉素等。

2. 肠道肿瘤患者应首先选用肿瘤切除术，再结合化疗、放疗进行综合治疗。

3. 对于免疫变态反应性疾病，可用免疫抑制剂或类固醇激素。

4. 对症处理。补充蛋白质，必要时可静点白蛋白，低盐饮食，使用利尿剂，如氢氯噻嗪、速尿等。

（四）中医专方选介

1. 温中健脾汤

吴茱萸、陈皮各 8g，炮姜、附片、莪术、神曲、甘草各 6g，肉桂 7g，白术 5g，半夏 7g。水煎服，日 1 剂，早晚温服。

2. 四逆汤

附子、甘草各6g，干姜8g。水煎服，日1剂，分早晚温服。

3. 四君子汤

人参、甘草、茯苓、白术各8g。水煎服，日1剂，分早晚温服。

4. 参苓白术散

白扁豆、人参、甘草、薏苡仁各6g，山药、莲子肉、桔梗、砂仁各8g，白术5g。水煎服，日1剂，分早晚温服。

5. 附子理中丸

9g，日2次，口服。

6. 归脾汤

白术、茯苓、当归各7g，黄芪、远志各8g，人参、木香、龙眼肉、酸枣仁各6g，甘草5g。水煎服，日1剂，分早晚温服。

7. 山楂丸

1丸，每日2次，口服。

以上方摘自［李雨农．中华肛肠病学．重庆：科学技术出版社重庆分社，1990：587～589.］

第四节　结直肠类癌综合征

结直肠类癌综合征指结直肠类癌经淋巴或血行转移到肝脏，当转移癌增生到一定体积时，由于类癌细胞分泌大量多肽与多肽氨类激素而引起的一系列临床症状。其临床特点是：①往往具有典型的阵发性皮肤血管症状；②有原发病灶；③症状的产生多伴有肝脏转移；④多数患者尿中5－羟吲哚乙酸水平升高。本病的平均发病年龄为45～60岁，无明显的性别差异，男略多于女。

一、临床诊断

（一）辨病诊断

1. 症状与体征

早期无明显症状，有肝转移时可出现下列表现：肝脏有明显转移浸润性增大，阵发性面颊部皮肤潮红，伴有毛细血管扩张与青紫。潮红可因注射肾上腺药物、饮酒或食用奶酪、腌肉等食物，情绪变化，排便或按摩肿瘤而诱发。5－羟色胺能促进肠蠕动并激活小肠黏膜上皮细胞的CAMP系统，促进肠黏膜分泌大量水和电解质，故85%的慢性水样泻患者表现为皮肤潮红，同时伴有肠道易激征如腹泻、腹痛等症状，有的腹泻可达每日20～30次，引起严重脱水及电解质紊乱。手术切除肿瘤和转移病灶后症状可缓解。约有20%的哮喘患者皮肤潮红时可出现换气过度综合征或支气管哮喘，哮喘可能与5－羟色胺有关；晚期患者的心脏损害是由于肝转移的类癌分泌某种物质，促使心内膜与瓣膜上有局灶性或弥漫性纤维素沉着，引起肺动脉瓣狭窄以及三尖瓣狭窄和关闭不全所致，临床上出现可变性心脏杂音与潮红发作。心力衰竭是类癌综合征致死的原因之一。下面对几个主要肛肠类癌进行介绍：

（1）阑尾类癌：是类癌分布最多的部位，阑尾恶性肿瘤80%以上为类癌。综合5万例阑尾手术切除之阑尾标本，发现阑尾类癌占0.03%～0.69%，平均为0.5%。综合5万例尸体解剖资料，发现阑尾类癌者占0.009%～0.17%，平均为0.04%。患者诊断时平均年龄为41岁。发现类癌综合征的病例极为少见。3/4病例的类癌生长于阑尾的远侧端，因此导致阻塞阑尾腔，发生急性阑尾炎或黏液囊肿，引起相似的临床症状。瘤体一般较小，70%的病例其直径小于1cm，因此开腹手术时偶然发现阑尾类癌，亦常被误认为阑尾类癌有自动消失的可能性。

（2）直肠类癌：2/3以上患者并无症状，仅有少数出现大便习惯改变或便血等，大多数病例是在常规肛门指诊或直肠镜检时被发现。指诊时可以触及圆形光滑的小结节，能活动。镜检见黄色或淡黄色小结节，表面黏膜多完整。Quan报道在6万次乙状结肠镜检报告中，发现有0.04%直肠类癌。诊断时患者平均年龄为50岁。85%的肿瘤位于直肠前壁或侧壁，与阑尾类癌相似，多数体积较小，病变局限，也有过类癌发生于直肠绒毛状腺瘤体内的报道，直肠类癌多无类癌综合征出现，但也不排除个案。

（3）结肠类癌：较少见，其发生率与大肠癌发生率之比为1∶60。症状与大肠癌相似，但因位于黏膜下，出血不像大肠癌多见。患者诊断时平均年龄为58岁，分布部位以盲肠较多。由于结肠腔不易梗阻，检查又不似直肠方便，因而发现较晚，半数病例确诊时已发生转移。

（4）Meckel憩室类癌：综合文献中临床及尸体解剖发现40例，其中32例为男性。40例中3例有类癌综合征，均为女性。患者诊断时的平均年龄为

53 岁。86%的患者瘤体直径小于 1cm。

2. 检查

（1）直肠指诊：直肠类癌位于齿线上 4～13cm 处，79.5%见于齿线 8cm 内，多数在前壁、内侧壁及后壁，直径多小于 1cm，呈结节状，多不损伤黏膜。

（2）内窥镜检查：常见的内窥镜有肛门镜、直肠镜、乙状结肠以及结肠镜等，可发现直肠、结肠、阑尾处的类癌结节呈肿块型、息肉型，浸润病变肠段呈僵硬狭窄型、肠梗阻型。

（3）激发潮红试验

①酒精激发潮红试验：嘱患者饮 10mL 酒精加 15mL 橘汁的混合液，约 1/3患者可在 3～4 分钟后出现皮肤潮红并持续较久。

②儿茶酚胺激发潮红试验：一般静滴 5～10mg 肾上腺素可激发潮红。

③利血平激发潮红试验：口服利血平 0.25～0.5mg，2 小时后可激发潮红。

（4）实验室检查：尿中 5－HIAA 在 24 小时内若小于 25mg 属可疑，达到 40mg 可确诊（正常人小于 10mg）；测定血液或血小板中 5－HT、5－HIAA、组织胺、缓激肽等活性物质（正常时血液 5－HT 小于 80mg/mL，血液 5－HIAA小于 20mg/mL，组织胺小于 140mg/mL）也有诊断的参考价值。

（5）X 线钡灌肠检查：可通过 X 线钡餐造影，发现肿块型、息肉型、浸润型、肠梗阻型。

（6）B 超、CT、磁共振检查：借助 B 超可了解类癌的范围，通过 CT 磁共振可给类癌定位。

（7）病理检查：活体组织病理标本仍是目前对类癌确诊的必要手段。检查时首先从光学显微镜下观察典型形态，辅以银染色，对没有类癌综合征而形态又不典型者，多采用电子显微镜下观察内分泌颗粒以帮助诊断。近年来改进染色技术证实，直肠类癌可具嗜银反应，细胞扩大呈圆形，此举有助于对直肠类癌的诊断。一般上消化道类癌在肝脏转移前很少有类癌综合征表现，诊断很不易。

3. 诊断参考

临床症状＋特殊检查（病理）是确诊类癌综合征的两大主要手段。

（二）辨证分型

1. 热入营血型

（1）临床表现：多伴高热不退，可在躯干或四肢出现红色或暗红色瘀点，压之不褪色，抚之不碍手，瘀点之间可见正常皮肤，兼有烦躁、谵语，或并发抽搐、惊厥。舌质红绛，舌苔黄，脉数或细数。

（2）辨证要点：高热不退，可在躯干或四肢出现红色或暗红色瘀点，压之不褪色，抚之不碍手。舌质红绛，舌苔黄，脉数或细数。

2. 风热夹湿型

（1）临床表现：起病多急，皮疹呈红色或淡红色，粒状皮疹，形态大小不一，稠密处可融合成片，瘙痒或奇痒，兼见身热，胸闷，烦躁不安，小便短黄。舌质红绛，苔黄腻，脉浮数。

（2）辨证要点：起病多急，皮疹呈红色或淡红色，粒状皮疹，形态、大小不一，稠密处可融合成片，瘙痒或奇痒。舌质红绛，苔黄腻，脉浮数。

3. 风寒郁闭型

（1）临床表现：发病突然，疹色淡红，遇冷风则症状加重，皮肤瘙痒，此起彼伏，形态大小不一，兼有发热恶风，头痛。舌淡，苔白，脉浮。

（2）辨证要点：发病突然，疹色淡红，遇冷风则症状加重，皮肤瘙痒，此起彼伏，形态大小不一。舌淡，苔白，脉浮。

4. 血虚不荣型

（1）临床表现：疹色淡红或苍白，疹形小如米粒，大如豆瓣，参差不一，反复发作，时隐时现，每以夜晚为甚，经年不退，伴头晕心烦，面色少华。舌质淡，苔白，脉细弱。

（2）辨证要点：疹色淡红或苍白，疹形小如米粒，大如豆瓣，参差不一，反复发作，时隐时现。舌质淡，苔白，脉细弱。

另外，还可以从腹痛、泄泻方面进行辨证。

二、鉴别诊断

结直肠类癌综合征需与各部位的良性、恶性肿瘤相鉴别，还应注意与各种类型内分泌疾病相鉴别。

三、治疗

（一）提高临床疗效的思路提示

临床上以手术为主，在切除原发病灶的情况下再采用对症治疗，用中医学辅之。

（二）中医治疗

1. 内治法

（1）热入营血型

治法：解毒清营凉血。

方药：清瘟败毒饮或清营汤。

生石膏（大剂）180～240克，（中剂）60～120克，（小剂）24～36克，小生地（大剂）18～30克，（中剂）9～15克，（小剂）6～13.5克，乌犀角（大剂）18～24克，（中剂）9～12克，（小剂）6～12克，真川连（大剂）12～18克，（中剂）6～12克，（小剂）3～4.5克，生栀子、桔梗、黄芩、知母、赤芍、玄参、连翘、鲜竹叶、甘草、牡丹皮各6克。

（2）风热夹湿型

治法：疏风清热利湿。

方药：消风散加减。

当归3克，生地黄3克，防风3克，蝉蜕3克，知母3克，苦参3克，胡麻3克，荆芥3克，苍术3克，牛蒡子3克，石膏3克，甘草1.5克，木通1.5克。

（3）风寒郁闭型

治法：祛风散寒透疹。

方药：荆防败毒散加减。

羌活4.5克，柴胡4.5克，前胡4.5克，独活4.5克，枳壳4.5克，茯苓4.5克，荆芥4.5克，防风4.5克，桔梗4.5克，川芎4.5克，甘草1.5克。

（4）血虚不荣型

治法：养血祛风。

方药：当归饮子加减。

当归（去芦），白芍药、川芎各30克，生地黄（洗）、白蒺藜（炒，去尖）、防风、荆芥各30克，何首乌、黄芪（去芦）、甘草（炙）各15克。

2. 外治法

结直肠类癌的特异性治疗包括两方面：其一为针对肿瘤的治疗；其二为针对类癌综合征的治疗。

（1）手术治疗：类癌的手术治疗取决于肿瘤的部位、大小，有无转移和浸润等。一般认为结肠和直肠类癌多为恶性，常转移，多发病灶转移率较高，类癌直径 >2cm 时 85% ~93% 具有浸润性生长和转移，而结肠类癌的瘤体几乎全部在 2cm 以上，故均为恶性肿瘤。所以结肠类癌的手术应按恶性肿瘤的治疗原则，以根治性结肠类癌肿瘤切除术为主。

（2）放疗：一般认为类癌是对放疗不敏感的肿瘤，不列为常规治疗。

（三）西医治疗

胃肠道类癌主要是手术切除病灶，对放疗并不敏感，治疗时要注意类癌具有多中心性，有发生 2 个原发癌灶的可能。手术原则：对于未侵犯肌层或直径小于 2cm 者，可以局部切除；对于已侵犯肌层或直径大于 2cm 者采取癌肿根治手术。

1. 按治疗方法分类

（1）抗癌治疗：类癌的恶性程度较低，但有癌变倾向，故可行抗癌治疗。口服 5－氟尿嘧啶或氨甲蝶呤治疗，可以使转移到肝脏的类癌缩小 50% 左右，而肝动脉灌注 5－氟尿嘧啶等药物是最成功的治疗方法。故手术后常辅以化疗。

（2）对症治疗：针对体液介质进行治疗，可用 5－羟色胺拮抗剂，如羟二甲麦角新碱、赛庚啶和对氯苯丙氯酸（PCPA），能抑制氨酸羟化反应，每日 2 ~4g，对吸收不良腹泻有一定疗效；马来酸甲麦酰胺对控制腹泻尤其有效，每日 1 ~4mg，分 3 次服；氯丙嗪（25mg，每日 3 次）与丙氯丙嗪（5 ~10mg，每日 3 次）能控制潮红。另外，5－氯色氨酸和利血平对类癌综合征也有疗效。

（3）中医治疗：中医学认为治疗应扶正祛邪、活血消结，可选用三棱 15g，莪术 10g，白花蛇舌草 30g，黄药子 5g，当归 15g，白术 5g，黄芪 20g，白芍 8g，丹参 20g，人参 10g，每日 1 剂，水煎，口服。

（4）支持疗法：对类癌综合征患者纠正营养平衡，达到正氮平衡，可改善免疫活性和肿瘤的免疫应答反应，并降低并发症。对于类癌患者，可保持一定营养的摄入，增加患者体内蛋白质和维生素类，避免饮酒及摄入牛奶、蛋类、奶酪及柠檬酸、香蕉、苹果、柑橘类水果食品。

（5）手术治疗：目前对类癌主要强调手术治疗。由于肿瘤的部位、大小及浸润深度不同，手术原则亦不同，结肠类癌85%有浸润性，转移率高达55%～63%，尤其右半肠类癌的转移率更高，国内外学者大部分认为对结肠类癌应采取根治手术。对于直肠类癌直径小于1cm者则主张采取局部切除术，大于1cm以上者采取根治术。

由于类癌综合征患者对麻醉特别敏感，故术前、术中均应给予抗5－羟色胺类药物，一般可给甲基多巴或氯丙嗪。

2. 根据类癌发生部位分类

（1）阑尾类癌：有人观察阑尾类癌之切片检查几乎都有肌层侵犯，2/3的病例可有浆膜浸润，淋巴管浸润也较常见，但发生远端转移者仅占1.4%。因此认为单纯切除阑尾后绝大部分病例已能根治，其手术后转移复发之可能性在20%以下。直径大于2cm或已有系膜淋巴结转移者，应做右半结肠切除术，此种情况约占全部阑尾类癌的20%。近年来有人经研究指出，阑尾类癌中尚有特殊组织学结构的一种类型，具有产生黏液的特征，暂且命名为腺类癌。其组织学结构与生物学行为均与一般阑尾类癌不同，预后比一般阑尾类癌差。一般可分为杯状细胞型与腺管型两种，其中尤以杯状细胞型预后差。因此对于此种类型类癌，不应以2cm作为标准，应当扩大切除范围。

（2）直肠类癌：主张1cm以下者局部切除或电灼，直径2cm以上者，80%有转移，因此2cm以上或肌层有侵犯者，应按直肠癌根治手术处理。直径在1～2cm，其转移的可能性约为10%，因此可以进行包括周围组织在内的黏膜至肌层的局部切除，但如已有肌层侵犯甚至有粘连固定时，应按直肠癌的切除范围处理。

（3）结肠类癌：由于结肠类癌85%有浸润性，转移率可高达55%～63%，所以根治术是必须的，并应配以术后化疗与放疗。

第五节　结肠曲综合征

结肠曲综合征又名肝脾曲综合征，是由于结肠肝曲或脾曲部位积聚了大量气体，从而导致上腹部胀痛不适。Payer于1905年最先报道了一例由于横结肠粘连而出现左上腹明显胀气的病例。Mechella最早提出脾曲综合征，Palmer最早提出肝曲综合征。

一、临床诊断

（一）辨病诊断

结肠曲综合征以腹胀、腹痛为主要临床表现，有时可以表现为乏力、失眠、倦怠、精神抑郁等。可分为以下四种类型：

1. 脾曲综合征

脾曲综合征常有左上腹或左前胸闷胀、膨胀感，甚至有压迫性疼痛，疼痛向剑突下左侧腹部或左肾区放射，夜间症状加重而在睡梦中痛醒。患者有时会被迫采取一定体位后症状才有所缓解。若遇到排气，症状即迅速减轻或消失。

2. 肝曲综合征

肝曲综合征表现为右上腹部有压痛感和膨胀感，严重时可有右上腹痛或右前胸痛，并向背部或右肩部放射，犹如胆囊炎发作。

3. 肝脾曲综合征

肝脾曲综合征兼有肝曲综合征与脾曲综合征两种症状。

4. 胃、结肠、心脏综合征

在腹痛的同时可引起心前区疼痛，形如心绞痛发作。

（二）诊断参考

1. 凡主诉季肋部、心前区、胸部、上腹部有不适感或绞痛、胀痛等症状，尤以夜间为甚，排气后症状暂时好转或完全缓解，并且有时有神经官能症病史。通过体检与实验室检查排除心、肝、肾、胆囊、脾、胰等器官的器质性疾病后，即应考虑有本病的可能。

2. 腹部检查发现有肝区、脾区积气过多的征象，经肛门排气和自行排气后症状、体征明显缓解。

3. 发作时（腹痛明显时）经 X 线腹部透视可见结肠脾曲、肝曲处有明显积气，而在腹痛、腹胀缓解后做腹部 X 线透视示积气减少或消失。

二、鉴别诊断

肝曲综合征与肝胆疾病相鉴别：常见的肝胆疾病有急性肝炎、胆石症、慢性肝炎、慢性胆囊炎。肝脾曲综合征须与间位结肠综合征、结肠器质性病变相鉴别，还应与肝脾曲处肠粘连和结肠狭窄相鉴别。常规需做的辅助检查有十二指肠引流、超声波、X线检查及肝功能化验、纤维或电子结肠镜检查，有时尚须做CT、磁共振以及介入造影检查。

三、治疗

（一）提高临床疗效的思路提示

首先要明确诊断与鉴别诊断，治疗上应采用中西医结合的方法。

（二）中医治疗

1. 内治法

（1）脾胃虚寒型

治法：温脾健胃。

方药：黄芪建中汤加减。

饴糖30克，桂枝9克，芍药18克，生姜9克，大枣6枚，黄芪5克，甘草6克（炙）。

（2）胃阴不足型

治法：和胃养阴。

方药：麦冬汤合一贯煎加减。

麦冬60克，半夏9克，人参6克，北沙参，当归9克，生地黄18克，枸杞子9克，川楝子4.5克，甘草4克，粳米6克，大枣12枚。

（3）寒邪犯胃型

治法：温胃散寒。

方药：良附丸加味。

高良姜500g，香附（醋制）500g。上二味，粉碎成细粉，过筛，混匀，用水泛丸，干燥，即得。

（4）肝郁气滞型

治法：疏肝理气。

方药：柴胡疏肝散加减。

柴胡6克，陈皮6克，川芎4.5克，香附4.5克，枳壳4.5克，芍药4.5克，炙甘草1.5克。

（5）饮食积滞型

治法：消食导滞。

方药：保和丸加减。

山楂 300g（焦），六神曲 100g（炒），半夏 100g（制），茯苓 100g，陈皮 50g，连翘 50g，莱菔子 50g（炒），麦芽 50g（炒）。

2. 外治法

外治法可采用手术切除局部肠管，纠正扭曲，也可采用推拿按摩等方法以疏通肠道。

（三）西医治疗

首先应鼓励患者树立战胜疾病的信心，要耐心解释，消除患者的顾虑，针对患者的心理转移其注意力，在此基础上可采取下述治疗方法：

1. 一般治疗

增强体质，加强锻炼，特别是多做俯卧撑运动，加强腹肌的锻炼，也可做冬季冷水浴或冬泳锻炼。饮食清淡，少食用产气食物。如糖、黄豆、牛乳和猪肉等，多食用萝卜、蔬菜、豆制品、淡水鱼等。

2. 对症治疗

腹痛、腹胀明显时，可使用解痉药物（如颠茄合剂、阿托品、654－2等）和镇静剂（如舒乐安定、鲁米那等）。对于肠蠕动减弱者，可使用抗副交感神经药物（如新斯的明等）。肠腔胀气明显者可口服硅酸盐吸附气体。

（四）中医专方选介

1. 黄芪建中汤

黄芪 20g，桂枝 15g，甘草 6g，大黄 10g，赤芍 20g，生姜 12g，饴糖 30g。水煎服，日 1 剂，分早晚温服。

2. 附子理中汤

附子 9g，人参 15g，干姜 12g，白术 15g，甘草 6g。水煎服，日 1 剂，分早晚温服。

以上二方均摘自［黄乃健．中国肛肠病学．济南：山东科技出版社，1996：969.］

第六节　肠扭转综合征

肠扭转综合征指末端回肠与乙状结肠互相缠绕、扭结而产生的一组肠梗阻综合征，它可引起肠道循环受阻以及肠腔部分或完全性闭合而产生闭襻性肠梗阻。本症以中老年为常见，男性多于女性。盲肠扭转或横结肠扭转则较少见。

一、临床诊断

（一）辨病诊断

1. 症状与体征

本症起病急骤，发展迅速，主要表现为中下腹部阵发性剧烈绞痛、腹胀，排气、排便停止，中期以后可出现恶心、呕吐，呕吐物为胃内容物。如发生肠绞窄可出现穿孔性腹膜炎、中毒性休克和水、电解质紊乱等症状体征。体检可见腹部膨隆或伴肠型，腹部压痛以病变部位为重。叩诊有鼓音，听诊早期可闻及高调肠鸣音及气过水声，中期以后肠鸣音减弱或消失，可有腹膜刺激征。

2. 影像学检查

X 线透视检查可见乙状结肠与小肠硬位，表现为扩大膨胀的结肠襻位于右下腹或右腹部，而左侧腹部是一组积气、胀大之小肠影像。

（二）辨证分型

1. 气滞血瘀型

（1）临床表现：腹胀痛，痛引少腹，得嗳气或矢气则胀痛酌减，或痛势剧烈，痛处不移。舌质青紫，苔薄，脉弦或涩。

（2）辨证要点：腹胀痛，痛引少腹。舌质青紫，苔薄，脉弦或涩。

2. 脉络瘀阻型

（1）临床表现：腹部痛势较剧，痛处固定不移，久之可伴腹胀，排便及排气停止。舌质暗，有瘀点，苔薄，脉弦涩。

（2）辨证要点：腹痛较剧，痛处固定不移。舌质瘀暗，苔薄，脉弦涩。

3. 饮食积滞型

（1）临床表现：腹部胀满疼痛，拒按，恶食，嗳腐吞酸，大便秘结不通。舌红，苔厚腻，脉滑。

（2）辨证要点：腹痛，恶食，嗳腐吞酸。舌红，苔厚腻，脉滑。

二、鉴别诊断

需与胎粪性肠梗阻、先天性巨结肠、肠套叠、肿瘤等相鉴别。方法是除依靠X线检查外，可采用生理盐水灌肠。如能把胎粪排出，则为胎粪梗阻；肛肠压力测定示直肠肠腔压力测不出或充盈无反应，即可诊断为先天性巨结肠（结合临床症状）；结合结肠镜检查可排除肿瘤，否则即为此征。

三、治疗

（一）提高临床疗效的思路提示

提高疗效的基本点在于保守治疗与手术治疗相结合，抓住治疗时机，避免合并症及并发症的发生。本病的治疗以“通”字立法，以“通则不痛”为原则。

（二）中医治疗

1. 内治法

（1）气滞血瘀型

治法：疏肝理气，活血化瘀。

方药：柴胡疏肝散合少腹逐瘀汤加减。

柴胡、香附、陈皮、枳壳各15g，芍药、五灵脂、没药、小茴香各20g，川芎、当归、生蒲黄、肉桂各12g，干姜、甘草各9g。

若术后腹部作痛者，加泽兰、红花以散瘀止痛；若血瘀较重者加三七粉、云南白药以行血破瘀。

（2）脉络瘀阻型

治法：活血化瘀。

方药：少腹逐瘀汤加减。

当归、川芎、肉桂各15g，赤芍、没药各30g，生蒲黄、五灵脂各20g，延胡索、干姜各12g，小茴香9g。

胀甚加陈皮、厚朴以理气解郁。

（3）饮食积滞型

治法：消食导滞。

方药：枳实导滞丸加减。

大黄9g，枳实、黄芩、黄连各12g，泽泻、神曲各20g，白术15g，茯苓30g。

若痛甚可加延胡索、川楝子。

2. 外治法

肠扭转时间过长而发生绞窄、坏死现象时，要抓住时机，立即采用手术治疗。

（三）西医治疗

由于此症有复发倾向，且容易形成肠绞窄、肠坏死、肠穿孔，继而出现弥漫性腹膜炎、中毒性休克及严重代谢紊乱性疾病，因此早期诊断、早期手术是本病的首选方案。手术的同时应用大剂量广谱抗生素，可减少由于肠绞窄等并发症引起的合并症。

（四）中医专方选介

1. 柴胡疏肝散

柴胡、香附、陈皮、枳壳各15g，芍药20g，川芎、当归各12g，甘草各9g。

2. 少腹逐瘀汤

当归、川芎、肉桂、赤芍、没药各30g，生蒲黄、五灵脂各20g，延胡索、干姜各12g，小茴香9g。

3. 枳实导滞丸

大黄9g，枳实、黄芩、黄连各12g，泽泻、神曲各20g，白术15g，茯苓30g。

以上均摘自［李雨农：中华肛肠病学．重庆：科学技术文献出版社重庆分社，1992：592～593.］

第七节　稠奶综合征

稠奶综合征最早是在20世纪60年代由相关学者提出，此病是由于早产儿人工喂养不当，用高渗、高热量的过浓奶粉喂养小儿引起的一系列胃肠功能失调综合征，本病在临床上并不少见。

一、临床诊断

（一）辨病诊断

1. 症状与体征

本病多发于早产儿、人工喂养儿，但足月婴儿中也时有发生。一般小儿出生时正常，能排出正常胎粪，本症状多发于出生后5～14日，以腹胀、便秘、呕吐为主，有时可出现顽固性便秘。查体有时沿结肠方向可触及由于干硬粪便组成的呈条索状排列的包块。

2. 影像学检查

（1）X 线腹部透视（或平片）：可见肠曲充气，但很少有液平面。结肠腔内可发现圆形或卵圆形粪块影，块影内有积气。

（2）钡灌肠或泛影葡胺灌肠造影：非到必要时不做这种检查，通过这种检查能显示结肠较正常稍细，内含许多小圆形充盈缺损。

（二）辨证诊断

稠奶综合征是小儿的一种胃肠疾患，主要因小儿内伤乳食、停聚不化、气滞不行所致。以不思乳食、腹部胀满、大便不调为特征，在中医学上可归属于“积滞”“积证”的范畴。

二、鉴别诊断

（一）胎粪性肠梗阻

可行腹部 X 线相鉴别。

（二）胎粪堵塞综合征

胎粪堵塞综合征的症状发生早，多在出生后 1～2 日以上，无稠奶综合征的 X 线表现。

（三）先天性巨结肠

本症黏膜下层的乙酰胆碱脂酶可增多，直肠黏膜活检发现肠肌内神经丛内神经节细胞缺如，肛肠压力测定充气后无反应。

（四）坏死后小肠结肠炎

此病病情急危，患者有明显的全身中毒症状，肠鸣音消失，腹部 X 线平片可见肠壁积气和气腹。

三、治疗

（一）提高临床疗效的思路提示

首先要科学喂养，保持婴儿肠道疏通，并充分利用中医学进行辨证施治。

（二）中医治疗

1. 内治法

（1）乳食内积型

治法：消乳消食，导滞和中。

方药：消乳丸或木香大安丸。

砂仁、神曲、麦芽、香附、陈皮、山楂、莱菔子、木香、白术等。

（2）脾虚夹积型

治法：健脾助运，消补兼施。

方药：健脾丸。

党参、白术、山楂、神曲、麦芽、枳实、陈皮等。

2. 外治法

针刺疗法：取足三里、中脘、大肠俞、气海、脾俞、胃俞等穴。

（三）西医治疗

西医治疗可用温盐水适量灌肠，使粪块稀释后达到治疗目的，必要时也可采用手术方法取出粪石。

第八节　回盲瓣综合征

回盲瓣综合征也叫回盲括约肌综合征，是由于各种原因导致回盲瓣非特异性水肿。临床表现为反复腹泻、右下腹疼痛及消瘦。多见于青壮年男性及肥胖女性。若回盲瓣与突出的回肠黏膜一起脱入盲肠，又称回盲瓣脱垂综合征，也叫回盲部脂肪过多症。

一、临床诊断

（一）辨病诊断

1. 症状与体征

本病表现为反复发作的腹痛，以右下腹为主，腹泻并伴有消化不良、体重减轻消瘦、可同时伴有食欲差，腹部胀满，有时有反酸、恶心等症状。检查见右下腹压痛，但无反跳痛及肌紧张。本症也可表现为腹泻、便秘交替出现，有时右下腹可触及包块，并伴有大便带血或血便。

2. 实验室及影像学检查

（1）血液化验：各项指标基本正常。

（2）X线检查：气钡双重造影可见回盲部有典型的充盈缺损，呈玫瑰花结状、帽徽状、蕈状、伞状等，并伴有局部压痛。正位片可见比较光滑的圆形缺损。

（3）结肠镜检查：在直视下可直接动态观察回盲部形状。

（二）辨证诊断

依据其临床表现，回盲瓣综合征可归属于“腹满”“腹痛”“泄泻”的范畴。

1. 寒湿内聚型

临床表现：腹痛，腹满，恶心，呕吐，泄泻，食欲不振，口渴不欲饮。舌淡，苔白腻，脉弦缓。

2. 脾胃虚寒型

临床表现：腹痛、腹胀时发时止，时轻时重，厌食，纳呆。舌质淡红，苔薄白，脉迟。

3. 湿热蕴结型

临床表现：腹满而胀，脘痞呕恶，心中烦闷，口渴不欲饮，大便干，小便短赤。舌红，苔黄腻，脉濡数。

4. 宿食停滞型

临床表现：腹满且胀，嗳腐吞酸，口臭，厌食。舌质淡，苔厚腻，脉沉滑。

二、鉴别诊断

此病须与阑尾炎、回盲部肿瘤、阑尾回盲部类癌相鉴别。并注意主要从症状、体征上加以分析判断，充分利用现代仪器及检查手段，就不难加以鉴别。

三、治疗

（一）中医治疗

1. 内治法

（1）寒湿内聚型

治法：温化寒湿。

方药：胃苓汤合厚朴温中汤加减。

苍术10g，厚朴10g，陈皮5g，甘草5g，白术10g，桂枝5g，猪苓10g，茯苓（去皮）、草豆蔻、木香各15g，干姜2g，泽泻10g，生姜10g，红枣10g。

（2）脾胃虚寒型

治法：温补脾胃。

方药：理中汤合厚朴生姜甘草半夏人参汤加减。

人参9克，干姜9克，甘草9克（炙），白术9克，厚朴9克，生姜6克，甘草6克，半夏9克。

（3）湿热蕴结型

治法：清热化湿。

方药：王氏连朴饮加减。

制厚朴6克，川连（姜汁炒）、石菖蒲、制半夏各3克，香豉（炒）、焦山栀、各9克，芦根60克。

（4）宿食停滞型

治法：消食导滞。

方药：保和丸加减。

山楂300g（焦），六神曲100g（炒），半夏100g（制），茯苓100g，陈皮50g，连翘50g，莱菔子50g（炒），麦芽50g（炒）。

2. 外治法

（1）揉中脘3分钟，摩腹5分钟，按脾俞、胃俞各10次，按揉足三里10次，拿合谷10次。

（2）生附子15g，甘遂、甘草各10g，葱汁熬膏和药，加蟾蜍、麝香、鸦片、丁香末堆贴。贴于肚脐处。

（二）西医治疗

症状较轻者可自行缓解。

症状明显者，可给予对症治疗，如使用抗菌消炎药对伴有肠道感染者有明显效果。

对于内科治疗无效，如合并有肠梗阻、肠狭窄、直肠有大量出血或与急慢性阑尾炎不易鉴别时，可考虑外科手术治疗或剖腹探查。在手术中，对于脱入的回肠部位肠管可切开回盲括约肌进行复位。对于轻型患者可采用结肠镜腔内的治疗方法，如腔内复位、诊断、治疗等。

第九节 活动盲肠综合征

在正常生理情况下，盲肠各面均有腹膜覆盖，但有5%的人盲肠上段后面可无腹膜覆盖，且系膜发育欠佳，故有一定程度的活动性，其活动范围一般不超过5cm，在胚胎时期，右侧肠系膜与侧面腹膜未能融合，则可导致盲肠和部分升结肠的活动性加大，尽管解剖位置没有变化，但因其易于发生异常活动，从而引起肠扭转、移位，有时盲肠活动超过中线或到左侧腹部，导致部分肠梗阻的一系列症状，被称为活动盲肠综合征。

一、临床诊断

（一）辨病诊断

1. 症状与体征

患者多表现为右下腹痉挛性腹痛，可间歇发作。有时可向右腰背部放射，甚至上腹部也出现疼痛，可伴有腹泻、便秘，或腹泻与便秘交替出现。严重时可出现假性不完全性肠梗阻的症状，少数患者在服用缓泻剂后可使腹泻加重。

2. 影像学检查

（1）X线检查：气钡双重造影，可见盲肠有异常活动增强甚至移位。

（2）结肠镜检查：有助于发现盲肠扭转或肠梗阻等表现，可助诊断。

（二）辨证诊断

本病在中医学里可归属于“腹痛”“泄泻”的范畴。

二、鉴别诊断

本病患者症状明显时，可因排气而缓解，这是其典型的临床特征。确诊主要是临床表现结合X线检查，但也有少数人在手术时才可发现病因。

三、治疗

（一）提高临床疗效的思路提示

本病在明确诊断后，若反复发作，且症状越加明显，可行手术治疗。

（二）中医治疗

1. 寒邪内阻型

治法：温中散寒。

方药：良附丸加减。

高良姜500g，香附（醋制）500g。上二味，粉碎成细粉，过筛，混匀，用水泛丸，干燥，即得。

2. 湿热壅滞型

治法：泄热通腑。

方药：大承气汤加减。

大黄（12克），厚朴（24克），枳实（12克），芒硝（9克）。

3. 中虚脏寒型

治法：温中补虚，和里缓急。

方药：小建中汤加减。

桂枝9g，甘草6g，大枣6枚，芍药18g，生姜9g，胶饴30g。

4. 气滞血瘀型

治法：疏肝理气，活血化瘀。

方药：柴胡疏肝散合少腹逐瘀汤加减。

柴胡6克，陈皮6克，川芎4.5克，香附4.5克，枳壳4.5克，芍药4.5克，炙甘草1.5克，小茴香（炒）7粒，干姜（炒）0.6克，延胡索3克，没药（研）6克，当归9克，官桂3克，赤芍6克，蒲黄9克，五灵脂（炒）6克。

（三）西医治疗

以手术治疗为主，采用侧腹膜盲肠固定术。手术方式为在腹腔侧壁游离盲肠外切口，做成一带蒂的游离片，然后用纱布球进一步游离盲肠和升结肠，相当于系膜缺损处，再将带蒂腹膜片覆盖于盲肠和升结肠前壁，将盲肠和升结肠部分置于腹膜后。

第十节　尾骨综合征

尾骨综合征是由于尾骨发育异常或位置畸形，从而导致直肠尾骨韧带及其周围皮肤、皮下组织过度增生、牵拉而引起的一系列症状。本综合征在中医学里可归属于“腰痛”的范畴。

一、临床诊断

（一）辨病诊断

1. 症状与体征

患者大便不畅、尾骨疼痛或少数伴有腰骶部酸困不适，个别可合并局部感染。检查见尾骨呈垂直状，体积增大，局部由摩擦而形成增生的脂肪垫，肛门由直肠尾骨韧带牵拉而向后。

2. 实验室及影像学检查

血、尿、粪常规均正常，腰骶椎 X 线无异常，尾骨发育异常，可见与骶$_3$的弧线消失，尾骨呈垂直状。

（二）辨证诊断

尾骨综合征的辨证分型可分为寒湿型、湿热型、瘀血型、肾虚型。

二、鉴别诊断

本综合征可与骶尾部囊肿、骶尾部畸胎瘤相鉴别。

三、治疗

（一）提高临床疗效的思路提示

早期诊断是提高临床疗效的基本要素。

（二）中医治疗

1. 寒湿型

治法：散寒行湿，温经通络。

方药：甘姜苓术汤加味。

甘草、白术各 6 克，干姜、茯苓各 12 克。

2. 湿热型

治法：清热利湿，舒筋活络。

方药：四妙丸加味。

肉豆蔻 30 克，山药 30 克，厚朴 60 克，大半夏 30 克。

3. 瘀血型

治法：活血化瘀，理气止痛。

方药：身痛逐瘀汤加减。

秦艽3克，川芎6克，桃仁9克，红花9克，甘草6克，羌活3克，没药6克，当归9克，五灵脂6克（炒），香附3克，牛膝9克，地龙6克。

4. 肾虚型

治法：温补肾阳或滋补肾阴。

方药：右归丸或左归丸加减。

右归丸：大怀熟地黄250克，山药120克（炒），山茱萸90克（微炒），枸杞120克（微炒），鹿角胶120克（炒珠），菟丝子120克（制），杜仲120克（姜汤炒），当归90克（便溏勿用），肉桂60克（可渐加至120克），制附子60克（可渐加至150~160克）。

左归丸：大怀熟地黄250克，山药120克（炒），枸杞子120克，山茱萸肉120克，川牛膝90克（酒洗，蒸熟，精滑者不用），菟丝子120克（制），鹿角胶120克（敲碎，炒珠），龟甲胶120克（切碎，炒珠）。

（三）西医治疗

轻症患者可采用局部外敷软坚散结的药物。中、重度时可采用手术切除肥大的尾骨，而把直肠尾骨韧带缝合于骶骨下段或使其游离。

第十一节　急性结肠假性梗阻综合征

急性结肠假性梗阻综合征又称Ogilvie综合征，其临床表现酷似机械性结肠梗阻的症状，结肠明显充气、扩张，但无器质性梗阻存在，临床上以腹痛、腹胀、呕吐为主要表现。中老年患者多见，平均年龄58岁，男女之比为1∶1.5。可归属于中医学中“腹痛”“呕吐”的范畴。

一、临床诊断

（一）辨病诊断

1. 症状与体征

患者主要表现为腹痛、腹胀、恶心、呕吐及便秘等肠梗阻的一系列症状，可有腹部压痛，叩诊为鼓音，肠鸣音消失或减弱。在肠穿孔时可伴有腹膜刺激症状，同时伴有原发性疾病的症状或体征。在继发恶性肿瘤时，腹部有时可触及包块。

临床上可把 Ogilvie 综合征分为三类：①病因不明型；②继发于肾功能衰竭、胰腺炎、肺炎、充血性心力衰竭、脊髓损伤或电解质紊乱者；③由持续的低血压或缺氧引起者。

2. 影像学检查

（1）X 线检查：腹部平片可见横结肠、盲肠或全结肠扩张，肠腔宽度在 7.5～17cm 之间。钡灌肠可诱发肠穿孔，应慎用。

（2）结肠镜检查：可查结肠腔有无病变。应由操作技术熟练的医生操作，避免肠穿孔。

（二）辨证诊断

Ogilvie 综合征的辨证诊断可分为寒邪内阻型、湿热壅滞型、中虚脏寒型、气滞血瘀型。

二、治疗

（一）提高临床疗效的思路提示

镇静，减压，休息，补充水、电解质是提高临床疗效的基本要素。

（二）中医治疗

1. 寒邪内阻型

治法：温中散寒。

方药：良附丸加减。

高良姜 500g、香附（醋制）500g。上二味，粉碎成细粉，过筛，混匀，用水泛丸，干燥，即得。

2. 湿热壅滞型

治法：泄热通腑。

方药：大承气汤加减。

大黄（12 克），厚朴（24 克），枳实（12 克），芒硝（9 克）。

3. 中虚脏寒型

治法：温中补虚，和里缓急。

方药：小建中汤加减。

桂枝9g，甘草6g，大枣6枚，芍药18g，生姜9g，胶饴30g。

4. 气滞血瘀型

治法：疏肝理气，活血化瘀。

方药：柴胡疏肝散合少腹逐瘀汤加减。

柴胡6克，陈皮6克，川芎4.5克，香附4.5克，枳壳4.5克，芍药4.5克，炙甘草1.5克，小茴香（炒）7粒，干姜（炒）0.6克，延胡索3克，没药（研）6克，当归9克，官桂3克，赤芍6克，蒲黄9克，五灵脂（炒）6克。

（三）西医治疗

可采用胃肠减压、禁食水、肛管排气等保守治疗措施，同时补充电解质、水分及对症治疗。有时也可借助结肠镜进行胃肠减压。由于肠腔胀气，当肠腔扩张到一定程度时可引起盲肠穿孔，特别是盲肠直径达9~12cm以上时最易穿孔。此症忌用新斯的明等平滑肌兴奋刺激剂。

第十二节　小左结肠综合征

小左结肠综合征是Davis于1974年命名的，其特点为：患者大多为早产儿，患儿母亲中50%左右患有糖尿病；患儿左半结肠肠管细小，呈无力蠕动收缩状态，从而导致胎粪梗阻性便秘和肠梗阻，而横结肠、升结肠、盲肠部位呈现扩张状态；患儿全身其他器官很少有先天畸形。

一、临床诊断

（一）症状与体征

新生儿在出生后24~48小时无胎粪排出，并逐渐出现腹胀、呕吐等肠梗阻症状。肛门检查提示患儿肛门位置、大小均正常，直肠指诊肛管及直肠张力增高，有紧张感，无其他阳性体征发现。

（二）影像学检查

X线气钡双重造影可见对比十分明显的细小左结肠（降结肠）和扩张的横结肠、升结肠与盲肠，脾曲为分界线。

二、鉴别诊断

（一）胎粪梗阻综合征

X线检查无小左结肠的特征，无液平面及脾曲分界面。

（二）先天性巨结肠

X线检查无小左结肠的特征。病理取活组织检查可见狭窄段肠壁肌层神经节细胞缺如。钡剂灌肠X线检查见直肠呈痉挛性狭窄，而小左结肠综合征则提示直肠扩张。

三、治疗

（一）提高临床疗效的思路提示

加强观察，注意是否出现胎粪梗阻或其他梗阻症状，并注意血糖，发现问题及时纠正。

（二）西医治疗

1. 有肠梗阻症状时，可采取持续胃肠减压；有胎粪梗阻时取等渗温生理盐水适量做清洁灌肠清除胎粪梗阻。

2. 及时纠正高血糖。

3. 如果病情持续加重，可采用盲肠造口术以预防盲肠穿孔。

第十三节　黑斑息肉综合征

家族性黏膜皮肤色素沉着胃肠息肉病又称Peutz-Jeghers综合征（PJS），简称黑斑息肉综合征。本征有三大特征：①黏膜、皮肤特定部位有色素斑；②胃肠道多发性息肉；③遗传性。以往认为本病罕见，近年来临床报道的病例较多。本病可发生于任何年龄，多见于儿童和青少年，男女发病率大致相同。

一、临床诊断

（一）辨病诊断

1. 症状与体征

本症临床表现不一，个体差异很大。病情轻者可无自觉症状，严重者可出现腹痛、腹泻、黏液便、便血、便秘、呕血等消化道症状。除以上症状外，本症尚有胃肠道息肉、色素沉着两大特征性表现。

（1）胃肠道息肉：常呈多发性，息肉可发生在整个胃肠道，以小肠多见，在胃、大肠、阑尾腔也有生长，这些息肉大小不定，小者仅为针头般大小的隆起，大者直径可达10cm，多在0.2～0.5cm之间，表面光滑，质硬，蒂的长短、粗细不一，也可无蒂。较大息肉可呈菜花样。

此外，胃肠道息肉所引起的长期腹泻和便血可导致贫血，当息肉发展成大型息肉时，可发生肠梗阻，也可因息肉过多或息肉牵拉引起肠套叠，有时还可并发直肠脱垂。肠套叠大多数可自行复位，如不能及时复位，延误较久可引起肠坏死。

（2）色素沉着

①部位：色素斑主要发生于面部、口唇周围、颊黏膜、指趾及手掌足底部皮肤等处。

②色泽：多数患者发生在上下唇和颊黏膜的色素斑为黑色，其余部分多为棕色或黑褐色。

③出现时间：可发生于任何年龄，斑点多在婴幼儿时发生，至青春期明显，部分患者的斑点在30岁可逐渐减退或消失。

④与息肉的关系：绝大多数病例为两者同时存在，约5%的患者仅有胃肠道多发性息肉或色素沉着。两者在出现顺序上，临床多为先有色素斑点，然后才发生息肉，但色素斑的数目和深浅与息肉的数目无相关性。

⑤色素斑的特征：其外形有圆形、椭圆形、梭形等多种形态，一般界限清楚，以口唇及颊黏膜最明显，下唇尤为突出。色素斑常紧密相连，不高出于皮肤黏膜表面。

2. 检查

（1）视诊：仔细检查口唇、口腔、黏膜、手掌、足底、指趾、肛门周围等部位，观察有无色素斑。

（2）直肠指诊：在食指可及的直肠范围内检查有无息肉。

（3）X线检查：因为本症的息肉可散在分布于整个消化道，所以，对发现皮肤黏膜有色素斑的可疑患者，必须做胃肠钡餐造影和钡灌肠双重对比造影以了解是否有息肉的存在。但应说明，如未发现息肉并不能排除本症的存在，其理由是：

①息肉的出现多晚于色素斑点。

②一些较小的息肉或基底宽且低平的息肉不易被直接观察到。所以还需应用内窥镜检查加以证实。

（4）超声波检查：怀疑并发肠套叠和肠梗阻者可做腹部超声波检查。

（5）组织学检查：本症所发生的肠息肉在镜下多数显示为正常细胞的排列畸形或错构瘤的结构。黏膜肌带有上皮成分的树枝样畸形，在息肉内有平滑肌纤维，上皮细胞虽然有异常排列，但亦为分化正常的杯状细胞而无增生。

（6）内窥镜检查：包括胃镜、直肠镜、乙状结肠镜和纤维或电子结肠镜检查，如发现息肉和可疑组织，应取活组织检查。

（二）辨证诊断

本综合征相当于中医学的“悬珠痔”“悬胆痔”，《外科大成》曰：“悬胆痔，生于脏内，悬于肛外，时流脓水，便痛出血，先枯去痔，不须收口，服血竭内消丸。”对其生长部位、形态与治疗做了精辟的论述。

望诊：面暗消瘦或面部及下肢浮肿，舌红或淡，苔薄白或黄腻。

闻诊：口气臭秽或气味无明显异常。

问诊：大便黏浊带血或肛门灼热不适，或有肿物脱出肛外，或大便清冷。

切诊：可触及肛门肿物脱出肛外，或腹痛喜按。

本综合征的发生多与湿热下迫大肠、肠道气机不利、经络阻滞、瘀血浊气凝聚有关。

二、鉴别诊断

如发现口唇、口腔黏膜等部位有色素斑，结合X线及内窥镜检查发现有消化道息肉存在，经组织学证实为错构瘤即可确认。然而，近年来因不典型患者的报道有所增加，故在直肠中发现腺瘤性息肉或绒毛状息肉亦不能排除本病。

大多数患者有家族史，但必须强调指出，并不是所有患者都有家族史。故有人将具有色素斑、胃肠道多发性息肉及家族遗传这3大特征者称为完全性PJS；仅有黑斑及家族史或仅有黑斑及息肉而无家族史者称为不完全性PJS。本病需和其他胃肠道息肉相鉴别，其鉴别要点见表20－1。

表 20-1 PJS 与其他肠道息肉鉴别

名称	相关基因	遗传方式	胃息肉发生率	息肉数量	组织类别	胃癌风险
（轻型）家族性腺瘤性息肉病（FAP）	APC	AD	>66%	数枚	FGP，胃小凹性腺瘤，PGA	<1%
MUTYH 相关性息肉病	MYH	AR	10%~30%	不明	FGP，腺瘤	不增加
PJS	STK11	AD	25%	数枚至上百枚	错构瘤	29%
幼年息肉综合征（JPS）	SMAD4（30%）BMPR1A（20%）	AD	60%~83%	数枚至上百枚	错构瘤	11%~21%
Cowden 综合征	PTEN	AD	约 100%	数枚至数十枚	错构瘤，增生性息肉	不增加
胃腺癌及近端胃息肉病（GAPPs）	未知	AD	100%	≥100 枚	FGP，少数增生性息肉及腺瘤	未知

三、治疗

（一）提高临床疗效的思路提示

本病有遗传倾向，以对症治疗为主，并结合中西医治疗。

（二）中医治疗

1. 风伤肠络型

治法：清热凉血，祛风止血。

方药：槐角丸加减。

槐角（炒）200g，地榆（炭）100g，黄芩 100g，枳壳（炒）100g，当归 100g，防风 100g。

上六味，粉碎成细粉，过筛，混匀。每 100g 粉末用炼蜜 45~55g 加适量的水泛丸，干燥，制成水蜜丸，或加炼蜜 130~150g 制成小蜜丸或大蜜丸，即得。

2. 气滞血瘀型

治法：活血化瘀，软坚散结。

方药：少腹逐瘀汤加减。

小茴香（炒）7粒，干姜（炒）0.6克，延胡索3克，没药（研）6克，当归9克，官桂3克，赤芍6克，蒲黄9克，五灵脂（炒）6克。

3. 脾气亏虚型

治法：补益脾胃。

方药：参苓白术散加减。

人参100g，茯苓100g，白术（炒）100g，山药100g，白扁豆（炒）75g，莲子50g，薏苡仁（炒）50g，砂仁50g，桔梗50g，甘草100g。

（三）西医治疗

本病的治疗，主要是对胃肠道息肉和其并发症的治疗。若患者感到黑斑有碍美容，且要求治疗时，也可对黑斑治疗。

1. 胃肠道息肉的治疗

（1）有蒂息肉在1cm左右者，可经内窥镜电凝切除，一次可摘除多个息肉。

（2）对息肉较小且临床无症状者，以内科保守治疗为主，并定期随访，每隔1~2年做纤维或电子结肠镜检查1次，但应告知患者，胃肠息肉随时有并发出血及肠套叠、肠梗阻的可能，一旦发作，应及时治疗。

（3）息肉较大（2cm以上）且有症状者，应尽早手术，可行肠切开单纯息肉摘除术，以免发生肠套叠梗阻。

（4）结肠、直肠内息肉较大且密集丛生，无法逐个摘除者，可行全结肠切除术，保留部分直肠，行回肠直肠吻合，保存良好的肛门功能，直肠残留息肉可经内窥镜做电凝或冷冻切除。

华积德报道治疗17例，认为一旦确认，应根据病情缓急和息肉大小及位置、手术治疗以除去病因。他们认为本病的手术适应证是：①有腹痛、贫血者。②癌变或梗阻者。③并发肠套叠者。④位于胃、十二指肠、结肠、直肠等易发生癌变部位者。⑤息肉大于2cm者。

孟荣贵等认为本病的治疗主要是摘除息肉，以防止腹痛、腹泻、出血和肠套叠的发生。他们常采用以下三种方法清除肠道息肉：

①经纤维结肠镜圈套清除大肠息肉：此法无须在术中进行，是对大肠息

肉治疗的一大改进。但应注意摘除息肉前应抽换肠腔内气体3～4次，吸尽粪水。有蒂大息肉行分叶切除，注意每次圈套不宜保留>2.0cm，以防圈套丝陷入切割的组织内进退不能。无蒂息肉>2.0cm者多主张手术切除。门诊患者经纤维结肠镜摘除息肉后留观3～4日。一般认为，一次圈套摘除息肉不应超过8枚，但对于无高血压、心血管疾病的中青年患者，可以适当增加摘除息肉的枚数。

②剖腹术结合纤维结肠镜清除回肠及结肠息肉：肠道及内窥镜准备同前。曾用此法摘除1例回肠末端直径约1.0cm大的息肉6枚，结肠息肉9枚。方法是在患者麻醉成功后取截石位，不污染手术野，对回肠息肉的清除较彻底、安全。缺点是内窥镜进入空肠较困难，故空肠息肉不宜用此法。

③择期剖腹术+小肠切开，纤维结肠镜经小肠切口插入，用PSD清除息肉。肠道准备同一般大肠手术前的肠道准备法。内窥镜可用CF－IBW或（OES）CF－P101型镜，全镜可浸泡于1∶1000的洗必泰溶液中30分钟消毒。若不是防水镜子，只浸泡镜身，操作部及导光束段用酒精擦拭即可。手术方法：患者麻醉后仰卧位。在腹腔探查的情况下，在小肠最大的息肉处（最好在小肠中段）切开，切除息肉后，肠壁切口不缝合，在切口边缘用4号丝线做一荷包缝合，后牵出腹壁切口外，在切口周围加盖无菌治疗巾防止污染。内窥镜医生及插镜者将内窥镜从小肠切口插入后，适当收紧荷包缝合线并打结。由一名术者固定并保护切口处肠管。内窥镜先向小肠近端插入，动作要轻柔，边进镜边仔细观察，同时抽吸内容物，一直插到十二指肠降部，然后退镜。息肉蒂<1.0～1.5cm时，当即用PSD或微波通过内窥镜摘除。大肠息肉不经内窥镜摘除时，用4号丝线在肠壁缝1针当作标记，待镜退出后再行息肉摘除。然后将内窥镜转向小肠切口的远端，镜向远端插入前在距回盲瓣10cm的回肠上夹一把钳，防止气体进入结肠，寻找和处理息肉的方法与近端小肠息肉处理法相同。

2. 黑斑的治疗

对皮肤、黏膜黑斑目前尚无特效治疗方法，一般也不需治疗，如年轻患者有碍美观，可外用密丽瘢痕灵或立得消斑灵，每日早晚各1次外涂，涂后轻轻按摩，有一定效果，或由整容科进行电离、激光、冷冻等多种治疗方式。

第十四节 Klippel－Trenaunary 综合征

Klippel－Trenaunary 综合征（KTS）系一种先天性异常的疾患，其特征是血管痣、静脉曲张和四肢的骨与软组织肥大的三联征。因为有些患者可有直肠出血的症状，故列入肛肠病学讨论的范畴，但这种直肠出血系直肠血管瘤所致，亦有人将本病作为斑痣性错构瘤病的一部分。

一、临床诊断

1. 症状与体征

典型患者除了有血管痣、静脉曲张和四肢骨与软组织肥大三联征外，尚可有大动静脉分路体征。少数病例有结直肠弥漫性海绵状血管瘤。此外，患者可有多汗症、皮肤萎缩、疣状皮炎、血栓性静脉炎和蜂窝组织炎。与 KTS 有关的先天性异常可有并指（趾）、多指（趾）畸形、脊柱裂和马蹄内翻足。直肠出血和血尿均较为罕见，直肠血管瘤可脱出肛门之外。

有时患者腹部和躯干可有多发性血管瘤，有血管瘤的大腿和小腿周径比无血管瘤者大 3～5cm。

2. 实验室和影像学检查

钡灌肠检查侧位观可见骶前间隙增大，内窥镜检查常无其他的结肠病变。

病理检查常显示肛管黏膜和黏膜下组织的鳞状上皮和柱状上皮均正常。黏膜固有层或黏膜下层可无炎性反应，但血管的直径和厚度可呈现一种类似模式的非典型血管结构。

Servelle 建议，为了查明有无损害，例如受累静脉是否存在压力过高，可行静脉造影术。

二、鉴别诊断

有典型的三联征伴有先天性并指（趾）、多指（趾）、脊柱裂和马蹄内翻足，便可做出诊断。如有直肠出血和血尿，且发现血管瘤存在，则更可进一步明确诊断，但需要与单纯性内痔和尿路结石所致的出血相鉴别。

三、治疗

（一）提高临床疗效的思路提示

可结合现代诊疗技术明确诊断，早期手术可纠正畸形。

（二）西医治疗

从原则上讲，KTS 的治疗应因人而异，不同患者的处理方法差异较大，如静脉造影显示髂内静脉有高压征象可考虑做表浅和深层股静脉放血术，作为治疗的第一步，这有助于减轻髂内静脉的循环负荷，以达到病因学治疗的目的。

有些学者建议，对有直肠出血的患者，可直接治疗出血部位，一般是做直肠切除术。Kahn 等人提出，对于有直肠出血的年轻人来讲，行 3/4 痔切除术可能已足够达到目的。若治疗确实无效，只有采取更为有效的切除途径或结肠造口术。

第十五节　遗传性肠息肉综合征

遗传性肠息肉综合征又称 Gardner 综合征，其特征为结肠息肉病合并多发性骨瘤和软组织肿瘤，属常染色体显性遗传，本征结肠息肉的恶变率很高，男女发病率相似。

一、临床诊断

（一）辨病诊断

1. 症状与体征

本征患者的表现主要为消化道外病变和消化道息肉病两大方面。

（1）消化道外病变：主要有骨瘤和软组织肿瘤等。

①骨瘤：本征的骨瘤大多数是良性的，从轻微的皮质增厚到大量的骨质增殖不等，甚至可见有茎性的巨大骨瘤，多发生在颅骨、上颌骨及下颌骨、四肢长骨亦有发生。并有牙齿畸形，如过剩齿、阻生齿、牙源性囊肿、牙源性肿瘤等。Fader 将牙齿畸形称为本征的第四特征。骨瘤及牙齿形成异常往往先于大肠息肉。

②软组织肿瘤：有多发性皮脂囊肿或皮样囊肿及纤维性肿瘤，也可见脂肪瘤和平滑肌瘤等。

上皮样囊肿好发于面部、四肢及躯干，是本征的特征表现，往往在小儿期即已见到。此特点对本征的早期诊断非常重要。纤维瘤常在皮下，表现为硬结或肿块，也有合并纤维肉瘤者。硬纤维瘤通常发生于腹壁外、腹壁及腹腔内，多发生于手术创口处和肠系膜上，与大肠癌鉴别困难，切除后易复发，有时会导致输尿管及肠管狭窄。

③伴随瘤变：如甲状腺瘤、肾上腺瘤及肾上腺癌等，与家族性大肠息肉病相比无特征性表现。最近有报道本征多见视网膜色素斑，且在大肠息肉发生以前出现，为早期诊断的标志之一。

（2）消化道息肉病：息肉广泛存在于整个结肠，数量可达 100 个以上，胃和十二指肠亦较多见，但空肠和回肠中较少见。息肉一般可存在多年而并不引起症状，通常在青壮年后才有症状出现。初起可仅有稀便和便次增多，易被患者忽视；当腹泻严重和出现大量黏液血便时，才引起患者重视，但此时往往已发生恶性病变。

必须注意，临床上尚有一些不典型患者，有些仅有息肉病而无胃肠道外的病变，而另一些仅有胃肠道外的病变而无息肉病。

2. 检查

（1）视诊：检查面部、牙齿、甲状腺、四肢有无异常，特别观察有无皮脂囊肿、上皮样囊肿、色素痣、龋齿、多发性复发性牙瘤、纤维瘤和骨瘤。

（2）粪便检查：粪便类固醇气相色谱法和厌氧菌增减法可显示本征患者中粪便胆固醇和原发性胆汁酸有较高的浓度，这与肠道中梭杆菌、二裂菌属的相对增加有关。

（3）内窥镜检查：最好做纤维结肠镜检查。对疑有胃息肉或其他胃病的患者，可考虑做胃镜检查。

（二）辨证诊断

本综合征可归属于中医学“息肉”的范畴，其最早记载于《黄帝内经》，认为此病是因为寒气与卫气相搏，气不得荣，癖而内着所致。其主要病因、病机为气血、湿热瘀阻下迫大肠，或因先天遗传致肠道气机不利，经络阻滞，瘀浊气凝。

二、治疗

（一）提高临床疗效的思路提示

由于本综合征为遗传性疾病，在治疗上应早诊断，早治疗，防治并发症是提高疗效的基本要素。

（二）中医治疗

1. 湿热下注型

治法：清热利湿，理气止血。

方药：黄连解毒汤加减。

黄连、黄芩、黄柏、地榆炭各10g，栀子、枳壳各8g，茯苓12g。

若便秘加草决明15g。

2. 气滞血瘀型

治法：理气活血，化瘀散结。

方药：补阳还五汤加减。

生黄芪20g，全当归、川芎、牛膝各10g，赤芍15g，桃仁、红花各12g，穿山甲8g，地龙6条。

腹胀、肛门下坠加枳实10g，木香8g。

3. 脾虚气滞型

治法：温中健脾，理气散瘀。

方药：良附丸加减。

高良姜、制黄芪、制香附各15g，炒枳实8g。

便时带血加赤石脂15g，血余炭6g。

4. 寒凝湿滞型

治法：温中散寒，理气化湿。

方药：金匮肾气丸加减。

熟地黄、生地黄各15g，山药、山茱萸、木香各10g，泽泻、桂枝各8g，茯苓12g，制附片6g。

腹痛者加白芍15g，甘草9g。

（三）西医治疗

对大肠病变的治疗同家族性大肠息肉病，以手术为主。Moertel等提倡，对多发性息肉病应做全直肠、结肠切除术，因为其直肠癌的发病率可高达5%~59%，而据圣马克医院Bussy的统计资料显示，患者在做回直肠吻合术后，形成直肠癌的累积性危险仅为3.6%。许多外科医师发现，做永久性回肠造口术的癌变发病率超过3.6%。

有人提出可做预防性结肠切除术和回肠、直肠吻合术，但必须严格掌握手术适应证。重要的是，回肠吻合到直肠，而不是吻合到乙状结肠。因为息肉数量庞大，故不主张采用电灼术。Hubbard 观察到，在行该术式后，直肠节段中的息肉可消退。此外，患者的结肠传输时间可从 19.4 小时减少到 14.2 小时。粪便中的类固醇可完全消失，鹅胆氧胆酸和胆酸浓度明显升高，而石胆酸和脱氧胆酸明显降低。

Decosse 近来观察发现，口服大剂量维生素 C 可有助于直肠残端中息肉的消退。

胃肠道外病变的处理因病而异，有些患者可随访观察，有些患者可做手术。对硬纤维瘤的治疗，虽可完全切除根治，但因肿瘤细胞呈弥漫性、浸润性生长，完全摘除有时很困难，如残留必致复发。对不能完全切除者，可行放射线疗法或给予非激素类消炎药物。本征患者应与医生保持终生的合作，对 40 岁以上的患者均须定期随访检查，主要包括物理检查和直肠镜检查。

第十六节　息肉－色素沉着－脱发－爪甲营养不良综合征

息肉－色素沉着－脱发－爪甲营养不良综合征又名 Cronkhite－Canada 综合征。其临床特征以腹泻为主，全消化道多发性息肉，伴皮肤色素沉着、毛发脱落、爪甲萎缩等。

一、临床诊断

（一）辨病诊断

1. 症状与体征

（1）胃肠道症状

腹痛：严重程度不一，表现为上腹部或下腹部疼痛。许多患者可出现绞痛，多与腹泻同时发生，亦有仅表现为上腹部不适、胀满者。

腹泻：是本征最重要的症状，90% 患者可见，多为水样便，每日数次至十余次，少数患者便中带血，大多数伴有腹痛。1/3 的患者出现食欲不振、味觉异常、易疲劳，数日或数月后才发生腹泻，但可短暂缓解，易复发，也有少数患者只有软便或无腹泻。

味觉异常、口渴、舌麻木等：80%的患者可有味觉消失、口渴等症状，少数患者可有舌麻木、智力低下、手足搐搦等。

（2）皮肤症状

爪甲变化：所有患者均有爪甲变化。表现为爪甲颜色变暗，呈棕色、白色、黄色或黑色，表面出现鳞屑，高低不平或变成匙样。爪甲质地脆弱而薄，软而易裂，可从甲床上部分离，甚至完全脱落。脱甲往往从近端开始，远端仍黏着，一段时间后完全脱离，留下脊状甲床。新生甲的远侧仍高低不平。

色素沉着：大多数患者可见此症，表现为小痣样或浅棕色至深棕色斑，直径从数毫米至10厘米不等。好发于手掌、足、手背、足背和面部等。斑状色素沉着除上述部位外，亦可见于口唇及其周围、口腔黏膜、会阴等。

毛发脱落：90%的患者有毛发脱落，常为泛发性，如头发、眉毛、胡须、腋毛、阴毛、四肢毛发等皆可脱落。多数患者头发呈非常稀疏的状态，甚至可在2～3日内完全脱光，且通常在腹泻等消化症状加剧后发生。

2. 实验室和影像学检查

（1）X线检查：消化道钡餐检查，胃内有多发性结节状息肉样充盈缺损，大小不等，大者可至3cm。胃黏膜襞影广泛粗大，有时可被误诊为Menetrier病，即巨型肥厚性胃炎；小肠则显示广泛性息肉样充盈缺损，或肠黏膜粗厚，其中以十二指肠内最多见。钡剂灌肠或气钡双重造影，结肠、直肠内息肉广泛存在，有时息肉密集丛生，使结直肠腔内无正常黏膜可见。

（2）血液检查：88%的患者呈现低蛋白血症，血清总蛋白在60g/L以下。蛋白漏出试验为1.1%～11%。87%的患者为1.6%以上，血清电解质中，钾、钙、磷和镁均低，但钠和氯在正常范围内。少数患者血中微量元素铁、铜、锌低下。多数患者血中免疫球蛋白IgG、IgM均低于正常。

（3）消化吸收试验：半数患者右旋木糖吸收试验、^{57}Co、维生素B_{12}的Schlling试验可见吸收障碍。^{131}I试验甘油三油酸酯的脂肪吸收试验，70%吸收障碍。经空腹组织胺刺激后的胃液分析发现，多数患者有胃酸缺乏或胃酸过少。

（4）内窥镜检查：纤维镜或电子胃镜检查，胃和十二指肠内均有大量有蒂或无蒂之息肉。纤维镜或电子结肠镜检查见有大量息肉密布于整个结直肠腔内。

（二）辨证诊断

本综合征在中医学中可归于“濡泻”“洞泄”“飧泄”的范畴，《素问·

阴阳应象大论》曰："清气在下，则生飧泄……湿胜则濡泄。"本征的病因病机主要为情志内伤、饮食所伤及脏腑虚弱等。

二、治疗

（一）提高临床疗效的思路提示

本综合征应早期诊断、早期治疗，同时应结合中医中药辨证治疗。

（二）中医治疗

1. 肝气乘脾型

治法：抑肝扶脾。

方药：痛泻要方加减。

炒白术 90 克，白芍（炒）60 克，陈皮（炒）45 克，防风 60 克。

2. 脾胃虚弱型

治法：健脾益胃。

方药：参苓白术散加减。

人参 100g，茯苓 100g，白术（炒）100g，山药 100g，白扁豆（炒）75g，莲子 50g，薏苡仁（炒）50g，砂仁 50g，桔梗 50g，甘草 100g。

3. 肾阳虚衰型

治法：温肾健脾，固肠止泻。

方药：四神丸加减。

肉豆蔻（煨）200g，补骨脂（盐炒）400g，五味子（醋制）200g，吴茱萸（制）100g，大枣（去核）200g。以上五味，粉碎成细粉，过筛，混匀。另取生姜 200g，捣碎，加水适量压榨取汁，与上述粉末泛丸，干燥，即得。

（三）西医治疗

1. 内科治疗

一般采取对症疗法、营养疗法，使用抗生素和糖皮质激素及蛋白同化激素、抗纤维蛋白溶解酶，也可使用血浆制品。近年来有人应用柳氮磺胺吡啶行抗炎治疗。日本学者则采用高能量疗法，取得了一定疗效。

2. 外科治疗

直肠乙状结肠息肉，可经肛门分次结扎切除或电凝，如发现癌变或全身消耗严重或并发肠套叠时，可做结肠、直肠切除术。

第十七节　Fournier综合征

Fournier综合征又称Fournier坏疽，是一种以会阴部为主的严重的急性感染性疾病，其特点是发病急骤，恶寒，高热，发展迅速，病情凶险，局部组织可广泛坏死等。

一、临床诊断

（一）辨病诊断

1. 症状与体征

（1）局部表现：以病变局部广泛肿胀、皮肤灼热、有红斑或起疱、皮色紫暗、组织变硬、疼痛显著为特点。如为肛门直肠感染所致，除有上述表现外，还可出现里急后重，甚至肛门流出带血的臭秽液体，当脓肿被切开或溃破后，多有恶臭色黑的液体流出，感染也可向其他部位扩散。张庆荣将局部病变的扩张分为2型。

①病变侵犯肛门直肠周围组织，此型多见。其症状、体征如上述。

②病变向远处扩展，局部组织坏死较少，可由骨盆直肠间隙扩展到腹膜前间隙，侵及腹壁腹膜，表现为脐周红肿和下腹部脓肿，甚至胸膜亦有炎性渗出。

（2）全身症状：一般初起即可出现较重的全身症状，如恶寒，发热，全身虚弱等，有的可寒战或持续高烧，如毒血症较重时可有休克征象。

2. 检查

局部触诊：触痛明显，拒按，可有波动，但透光试验常为阴性，有时可触到捻发音。

实验室检查：白细胞可有增高，但有的反而减少，与感染的程度常无相关性。

X线检查：可发现坏死区周围骨盆内和侧腹软组织内有气体，可能为类杆菌破裂后释放气体，或菌种自行产气的缘故。如为需氧菌大肠杆菌感染，由于消耗了组织中的氧气，为厌氧菌感染创造了条件。丁义江报道的1例其脓液有恶臭和产气性，他认为是无芽胞厌氧菌感染的一大特征。细菌培养可发现致病菌，如大肠杆菌、拟杆菌、梭状芽胞杆菌等。

（二）诊断参考

由于本病起病急，发展快，早期诊断较困难，往往就诊时即已广泛扩展，病情危重。因此，对本病及时正确的诊断具有重要的临床意义。凡肛周、会阴部肿胀广泛，全身中毒症状重，但局部化脓不明显，疼痛较剧，皮肤紫暗、变硬，X 线检查病变组织周围有气体等，应考虑本病。

二、鉴别诊断

本病应与丹毒、气性坏疽相鉴别。丹毒以小腿、面部发病为多，局部表现为高出皮面的水肿性红斑、发亮，与正常组织界限清楚；气性坏疽病变多发生在下肢、臀部等肌肉丰满处，其发展亦迅速，但肌肉广泛坏死，呈褐红色，失去弹性，病变组织中有大量气体存在。

三、治疗

积极进行全身治疗和早期手术是治疗的关键，此外，配合应用中药治疗常可有助于提高疗效。

（一）全身治疗

由于本病全身中毒症状出现较早且重，因此应及早进行全身治疗，主要包括支持疗法和抗感染等。

1. 支持疗法

支持疗法包括及时补液，纠正水电解质失衡，间断输血。

2. 抗感染治疗

大剂量应用抗生素和抗菌药物，如青霉素类药物、氨基苷类药物和甲硝唑。丁义江等报道应用甲硝唑 0.4g，每日 3 次，口服，静脉滴注 1g，此药对厌氧菌、需氧菌均有效。混合感染者可采用氧哌嗪青霉素，每日 10g，静滴，每晚 1 次，肌注 1g。应用抗生素和抗菌药物应依据细菌增减和药敏试验的结果选择作用。

（二）局部处理

局部处理的主要方法是手术清创。目的在于清除已坏死及濒于坏死的组织，以阻止感染坏死更广泛蔓延，以减轻全身症状，彻底清创。

第十八节　白塞病

白塞病又称 Behcet 综合征，是由土耳其皮肤病学专家 Behcet 首次叙述并以他的名字命名的一种疾病，因有口腔、生殖器溃疡和眼葡萄膜炎，故又称眼－口－生殖器综合征。此外，部分病例可侵犯大血管、中枢神经系统和胃肠道。近年来有人报道不少的结肠炎病例系本病所致。结肠炎的发病率高达 30% 以上。

一、临床诊断

1. 症状与体征

本病以男性为多见，临床上一般为慢性、进行性发展，可呈周期性加剧和缓解。患者可有发热、关节肿痛等全身症状。

（1）消化系统表现：可有食欲减退、嗳气、腹胀、腹痛、腹泻、便秘、便血和消化不良等症状。近年来，有关本病的结肠炎报道甚多，Oshima 报道 85 例，其中 49 人有腹泻、腹痛等症状。消化道如食道、胃、大肠、小肠均可发生溃疡，但以回盲部及右半结肠多见。

（2）眼部表现：眼部受累往往是暴发性的，严重者甚至可导致失明。一般可见角膜炎、眼葡萄膜炎，可伴有眼前房积脓，有时可见视神经炎。

（3）口腔表现：黏膜有单个或多个溃疡，反复发作疼痛，溃疡直径为2～10mm，有时可呈现鹅口疮样溃疡。

（4）外生殖器和皮肤表现：男性阴囊、阴茎、龟头，女性阴唇、宫颈和阴道及肛周可见大小不等的痛性溃疡。皮肤损害有结节性红斑、多形性红斑、毛囊炎或痤疮样皮疹。

（5）关节病变：据 Ephraim 等人报告，大约有 2/3 的患者可发生关节炎，膝关节和踝关节多见。

（6）血管病变：此病可侵及动静脉和毛细血管，有时甚至累及较大的动静脉。一般可有血栓性静脉炎和脉管炎的发生。

（7）中枢神经系统表现：可有颅神经性瘫痪、惊厥、大脑炎，有时可出现精神紊乱和脊髓病变。

2. 实验室及影像学检查

（1）血液：白细胞可正常或增加，发作期血沉加快，血清黏蛋白增高，白蛋白比例减低，丙种蛋白可呈阴性。

（2）脑脊液：如有中枢神经系统受累，可见脑脊液中单核细胞与蛋白量增加。

（3）X线：小肠可显示肠管扩张、气水滞留和蠕动功能障碍。结肠可显示有结肠袋形成。

（4）内窥镜检查：可行纤维结肠镜检查，观察大肠黏膜病变，有无溃疡形成等。

二、鉴别诊断

有眼－口－生殖器三联征即可确诊。如有结肠炎症状，需和溃疡性结肠炎进行鉴别。后者无外生殖器溃疡，不侵及中枢神经系统，亦无血管系统的病变。

三、治疗

（一）提高临床疗效的思路提示

早期诊断，早期治疗，并配合中医学辨证治疗，是提高疗效的基本要素。

（二）中医治疗

1. 中药

黄连解毒汤与四物汤等对本病有一定疗效。

2. 局部对症处理

可用九华膏、青黛散等处理口腔和外生殖器溃疡，对眼睛和皮肤的病变也要做相应的处理。

（三）西医治疗

1. 皮质类固醇激素

皮质类固醇激素曾被认为是主要治疗措施，但其作用仅可改善自觉症状而无根治之效。

2. 免疫抑制药物

免疫抑制药物有硫唑嘌呤、苯丁酸氮芥等，疗效不确切。

3. 免疫增强剂

免疫增强剂有左旋咪唑和转移因子等，疗效亦不确切。

第十九节　胶质瘤息肉病综合征

胶质瘤息肉病综合征又名 Turcot 综合征，其特征为家族性多发性结肠腺瘤伴中枢神经恶性肿瘤。本病临床上非常罕见，男女均可罹患，患病年龄为 2～84 岁，平均 17 岁，年轻人多见。

一、临床诊断

1. 症状

癌变前症状多不明显，可首先出现结肠息肉病引起的不规则腹痛、腹泻、便血或黏液血便，也可先见神经胶质细胞瘤引起的症状，如腹痛、复视、视力障碍、运动意识障碍等。

2. 体征

（1）结肠息肉：①息肉数为 100 个左右（家族结肠腺瘤症平均为 200～1000 个）。②息肉在全结肠呈散在分布，体积较大（最大直径达 3.0cm 以上）。③癌变率高且年龄较轻（20 岁以前）。

（2）中枢神经系统肿瘤：多发于大脑半球，也有发于小脑、脑干部及脊髓者。另有报道，本病可合并脑垂体腺瘤、恶性淋巴瘤等。

（3）伴随病变：可并发胃、十二指肠、小肠的肿瘤，脂肪瘤以及甲状腺癌、卵巢囊肿等，皮肤多见咖啡牛乳色斑及其他异常。

3. 影像学检查

钡灌肠和钡餐 X 线造影及纤维内窥镜检查对结肠腺瘤或消化道其他部位肿瘤的诊断有实际临床价值。CT、MRI 和脑血管造影术则有助于早期发现神经系统肿瘤。

二、鉴别诊断

本病诊断依据：①家族史；②结肠内多发性息肉；③同时并发中枢神经系统肿瘤。Turcot 综合征应与家族性结肠腺瘤症、Gardaner 综合征鉴别，根据各自病变的特点，鉴别并不困难。

三、治疗

Turcot 综合征以手术治疗为主。本病以结肠腺瘤性息肉恶变率高，一经确诊，应立即行单纯息肉切除术或早期行结肠切除术，术后应定期行纤维结肠镜复查。对于手术难以清除的多发性肿瘤，药物和放疗有一定效果。

第二十节　多发性错构瘤综合征

多发性错构瘤综合征又称 Cowden 综合征，是一种常见的遗传性疾病。错构瘤这一术语系 1904 年由 Albrecht 首用，意思是在发育中出现错误而形成的肿瘤。此种息肉可以是正常组织的异构现象，也可以是一种或几种组织过度生长的肿瘤。Thomson 等人认为，错构瘤是非肿瘤性局限性肿瘤样增殖，包括以异常和紊乱方式排列的正常组织。本病为胃肠道多发性息肉伴面部小丘疹、肢端角化病和口腔黏膜乳突样病变。发病年龄为 13 ~ 65 岁，以 25 岁前多见，男女之比为1 : 1.5。本病合并恶性肿瘤的发生率高达 40%，主要为乳腺癌、甲状腺癌等。

一、临床诊断

1. 症状与体征

（1）消化道病变：本病消化道病变的发生率很高，欧美报道为 35% ~ 70%，日本报道为 94%。其发生部位据 1987 年 Chen 报道：胃 36%，小肠 31%，结肠 67%；铃木报道的则更高：食道 67%，胃 89%，小肠 67%，结肠 100%。

①大肠病变：息肉主要分布于直肠、乙状结肠、降结肠，结肠的其余部分亦可发生，呈大小不等的半球状，密集分布，呈群生貌，亦可见到多个结肠孤立性息肉。且常与幼年性息肉、脂肪瘤样息肉、直肠平滑肌瘤、结节样淋巴样增生及肠腺癌等共存。

②食道、胃、小肠病变：食道息肉多为扁平小隆起，类似于糖原的棘皮症；胃内有 1 ~ 30mm 呈丘疹样大小不等的息肉，表面为正常黏膜，多发于幽门至胃底，息肉间黏膜凹凸不平。全小肠可见多发性息肉，以十二指肠为最多。

（2）消化道外病变

①皮肤黏膜病变：发生率极高，好发于面、颈部的口周、鼻孔、耳孔、前额部，为多发性扁平隆起性小丘疹。口腔黏膜、牙龈多见细小的圆石样丘

疹、疣状小丘疹。有时可见舌体肥厚、增大、龟裂或阴囊舌等。四肢末端除见丘疹外，尚有点状半透明的凹形角化性和小圆石样病变。其他皮肤病变有白斑、黄色肿瘤、咖啡牛乳色斑，亦有少数合并恶性黑色素瘤、扁平上皮癌、基底细胞癌、肉瘤等。

②甲状腺病变：约70%的患者可见甲状腺病变，其中以甲状腺肿胀及腺瘤多见，还可有甲状腺炎及甲状舌骨囊肿，偶见青少年发生甲状腺癌。

③乳房病变：女性约80%合并某些乳房病变，以纤维性及囊肿性为主，如纤维肿瘤等。还可有乳头、乳晕畸形。约30%的患者合并乳癌，往往呈双侧性，发病年龄较低。

④其他病变：全身各系统可出现性质各异、程度不等的病变，因而症状和体征更为多样化。如卵巢囊肿、子宫肌瘤、膀胱癌、骨囊肿、病理性骨折、手指畸形、意向震颤、运动协调障碍、思维迟钝、动静脉畸形、房间隔缺损、二尖瓣闭锁不全、视网膜神经胶质瘤、白内障、耳聋、急性骨髓性白血病、糖尿病、甲状旁腺瘤、肾上腺囊肿、自身免疫性溶血、重症肌无力、T淋巴细胞免疫功能系统不全等。

2. 实验室及影像学检查

（1）内窥镜检查：可做纤维结肠镜或乙状结肠镜检查，发现结直肠内有多发性息肉存在。

（2）钡灌肠造影：可发现结肠内有多发性息肉。黏膜线显示为粗糙的波浪形，平面上黏膜残迹的轮廓为一系列杂乱无章的踪迹，或者在黏膜基底部形成特征性的黏膜带。

（3）病理学检查：大肠息肉可证实为错构瘤。除此之外，消化道病变在病理学上还可见炎性及化生性改变，但不是本病的特征。

3. 诊断参考

根据本病的特征，结合钡灌肠造影和内窥镜检查，发现对直肠内的多发性息肉，再经病理活检证实为错构瘤病变，即可确诊。

1983年，Salem在研究了46例患者的皮肤黏膜病变后，提出以皮肤、口腔病变为主，以肢端角化症为次的诊断标准。具体如下：

（1）主要的临床标准

①皮肤表面丘疹。

②口腔黏膜乳头状瘤。

（2）次要的临床标准

①肢端角化症。

②掌趾角化症。

（3）有 Cowden 综合征的家族史。确诊 Cowden 综合征所具备的条件是：主要临床标准中的 2 条均具备；主要临床标准中的任何一条再加上次要临床标准中的任何一条；主要临床标准中的任何一条加上 Cowden 综合征的家族史；次要标准之 2 条加上 Cowden 综合征的家族史。

极有可能为 Cowden 综合征所具备的条件是：具有次要的临床标准或其中的任何一条。

二、鉴别诊断

本病需与化生性息肉、幼年性息肉、炎症性息肉、家族性腺瘤性息肉病相鉴别。

三、治疗

可在纤维结肠镜或乙状结肠镜直视下行息肉摘除或套扎术。个别患者须行结肠部分切除乃至全结肠切除术。

第二十一节　痔前列腺肥大阳痿综合征

人体肛肠系统和泌尿生殖系统存在着有机的联系。痔前列腺肥大阳痿综合征系指 40 岁以上的男性同时存在痔核、前列腺肥大和阳痿的一种三联征。本综合征中，痔疮往往以三期内痔为主，前列腺肥大属于良性增生，故称为 BPH，而阳痿在性质上属于器质性阳痿。

一、临床诊断

1. 症状与体征

Walsh（1986 年）认为，BPH 的临床表现完全与膀胱出口梗塞有关。患者有所谓的“前列腺病态”：排尿犹豫和紧张，尿流变细变弱，时有中断现象，排尿时间延长以及夜尿症。每晚有 2 ~ 3 次以上的夜尿，提示前列腺肿大对尿道的机械性压迫以及每次排尿有膀胱不完全排空的可能性。严重患者甚至可每晚夜尿20余次，明显影响睡眠和休息。

膀胱内的残余尿如果超过1000mL以上时，可在下腹部触及犹如肿块的膨胀膀胱。如果膀胱出口完全梗阻则出现尿潴留。

血尿也是前列腺肥大可出现的症状之一，因为肿大的前列腺中覆盖腺瘤的黏膜小血管明显充血，患者的紧张和用力排尿可使小血管破裂。此外，残余尿进行性存在可导致感染，发生化脓性膀胱炎。尿在膀胱内的瘀滞有可能形成膀胱结石，从而加剧排尿困难和出现痛性尿淋沥的症状。

患者可有明显的直肠内不适和会阴部坠胀，内痔经常外脱，但便血者较少见。有些患者可有排便困难、肛门炎性水肿和疼痛等表现。

性功能障碍的主要表现有性欲减退，勃起不能或不坚，性交困难，会阴部不适等。

2. 检查

（1）直肠指检：可触及肿大程度不等的前列腺，大多数是对称的，前列腺质地如橡胶状。有时因增大的前列腺部分突入膀胱，则指检时不能发现前列腺增大。轻度增大时可发现前列腺中央沟消失，而中间突出明显时则表明前列腺肿大已较显著。

（2）肛门直肠镜检查：可发现齿状线上母痔区内痔黏膜明显突起，但是一般以某个方位为主，右前较多，次为左侧或右后，有时也可三个方位均有明显突起。痔黏膜表面可见明显的纤维化迹象，有时可形成部分白色薄膜状覆盖物。

（3）膀胱镜检查：除可见肥大的前列腺外，有些患者可发现膀胱壁上有小梁、小房甚至憩室形成，通过这一检查还可了解前列腺部尿道闭合的程度。

（4）NPT试验：又称为夜间阴茎胀大试验，可区别心理性阳痿和器质性阳痿。这一试验需在睡眠实验室里进行，主要测定人体在睡眠状态下阴茎勃起的情况。心理性阳痿勃起可正常，而器质性阳痿则可见睡眠时勃起减弱或消失。在生理情况下，青春期男孩一夜平均有6次以上的勃起，青中年人则为4次以上，老人为3次以上。

（5）血液生化测定：主要测定血浆中尿素氮、尿酸和肌酸酐等，用来了解肾功能。为了排除前列腺癌，可测定前列腺血清酸性磷酸酶（PAP），如PAP明显升高，则应怀疑有前列腺癌的可能性，因为前列腺癌患者中50%以上有前列腺肥大。

(6) 免疫学试验：主要测定前列腺特异抗原（PSA）。PSA 是由前列腺组织产生的一种糖蛋白，其血清学浓度的测定被认为是前列腺癌疾病活性的一个重要标记，PSA 测定有助于 BPH 和前列腺癌的鉴别。

二、鉴别诊断

(一) 前列腺癌

直肠指检可触及前列腺质地坚硬，表面有结节，并且与周围组织有明显的粘连。PAP 和 PSA 测定对诊断有决定性意义。近年来，Thomas 等人采用一种 Lowa 吸管，做经直肠前列腺活检术，可获确诊。国内顾方六等认为：针吸细胞学检查可提高前列腺癌早期诊断的准确率，值得推荐。同时指出：经直肠超声检查前列腺病变，其结果远比 CT 可靠，前列腺癌诊断的可靠性可达 74.7% ~86%，并可确定病变的范围。

(二) 前列腺纤维化

前列腺纤维化系慢性前列腺炎所致，一般发病年龄较轻，临床表现与前列腺肥大极相似，但直肠指检常发现前列腺缩小，膀胱镜检查可将其与前列腺肥大相鉴别。

(三) 心理性阳痿

心理性阳痿无前列腺肥大和其他器质性病变，主要与焦虑、抑郁、内疚、缺乏自信等心理性因素有关。NPT 试验可有助于确诊。近年来，动脉造影、阴茎脉搏及血压测量、膀胱压力描记和直接的神经生理学试验新技术均有助于明确阳痿的神经性因素。

(四) 肛乳头状瘤

肛乳头状瘤易被误诊为内痔，但质地坚硬，呈三角形或不规则形，灰白色，在排便时可脱出于肛门之外，但其性质与内痔不同，系以纤维组织为主体的肛乳头慢性肥大的一种结果。国外有些学者称之为“肛管的纤维性息肉”。

三、治疗

(一) 提高临床疗效的思路提示

早发现，早治疗，以免贻误病情，同时要结合中医学，发扬传统医学优势，此为提高临床疗效的基本要素。

（二）中医治疗

本病在中医学可归属于“癃闭”“淋证”的范畴。本病的形成与三焦、肺、脾、肾的关系最为密切。上焦之气不化，当责之于肺，肺失其职，则不能通调水道，下输膀胱；中焦之气不化，当责之于脾，脾土虚弱，则不能升清降浊；下焦之气不化，当责之于肾，肾阳亏虚，气不化水，肾阴不足，湿热凝结，均可引起膀胱气化失常，而形成本病。

（1）膀胱湿热型

治法：清利湿热，通利小便。

方药：八正散加减。

木通、栀子各15g，车前子30g，萹蓄、滑石、瞿麦各20g，甘草9g。

若舌苔厚腻者，加苍术、黄柏。

（2）肺热壅盛型

治法：清肺热，利水道。

方药：清肺饮加减。

黄芩、木通、栀子各15g，桑白皮12g，麦冬20g，车前子、茯苓各30g。

心火旺者加黄连、竹叶；肺阴不足者加沙参、麦冬、白茅根；大便不通者加大黄、杏仁。

（3）肝郁气滞型

治法：疏调气机，通利小便。

方药：沉香散加减。

当归、橘皮、王不留行各15g，石韦、滑石各20g，冬葵子12g，沉香3g。

若气郁化火可加龙胆草、栀子。

（4）肾阳衰惫型

治法：温阳益气，补肾利尿。

方药：济生肾气丸加减。

肉桂、熟地黄、牡丹皮、泽泻各15g，牛膝、茯苓、车前子各20g，山药、山茱萸各12g。

（三）西医治疗

1. 三期内痔可采用结扎、套扎、冷冻或手术切除等方法治疗。一、二期内痔以出血为主，可采用硬化剂注射法。据李润庭报道，痔手术后，有80%的患者可在排尿、性生活等方面出现较为明显的改善。

2. 前列腺肥大的处理包括非手术疗法和手术疗法两种。

（1）非手术疗法：有激素疗法、药物、针灸、按摩、坐浴等。激素主要采用雌激素，可用乙烯雌酚，每日2～5mg，3～4周为1疗程。少数人主张用雄激素，认为它可能会增强膀胱的收缩力，从而使排尿通畅。中成药前列康片，每次4～6片，每日3次，临床应用较为广泛，疗效尚可。杨立革报道用5-FU治疗有较理想的效果。郑汝琪报道用前列通片治疗，有效率为87.09%。针刺：可取关元、中极、命门、三阴交等穴，对BPH和阳痿均有一定疗效。Siegel等人近来采用局部热疗治疗BPH，初步结果令人鼓舞，但作用机制不明。对照研究表明热疗后前列腺纤维组织的容量成分明显减少，占37%，而一般人群则为48%，这种组织学上的良好变化体现出热疗的作用。

（2）手术疗法：如果出现进行性排尿困难，或残留尿超过100mL，或者膀胱出口完全梗塞，出现急性尿潴留，则应行手术治疗，其目的是切除导致梗塞的前列腺肥大部分。

然而，有明显肾功能不全、严重尿路感染或心血管系统疾病者，可考虑留置导尿管解除潴留，当导尿管不能插入时，可做耻骨上膀胱造口术。

（3）国外近年来采用生物反馈技术、阴茎血管再建术和阴茎假体插入术治疗阳痿，取得了一定的进展。中医治疗宜补肾壮阳，可选肉苁蓉、巴戟天、仙灵脾、益智仁、冬虫夏草、枸杞子和龙骨、牡蛎、五味子、桑螵蛸、山茱萸等，亦可收到满意的疗效。

第二十二节　胎粪梗阻综合征

胎粪梗阻综合征是指胎粪集聚于直肠、乙状结肠而引起的新生儿低位肠梗阻，属机械性肠梗阻中的一种特殊类型。从病因学上讲又具有麻痹性肠梗阻的一些特点。此病多见于低体重的新生婴儿，约有25%发生于早产婴儿。

一、临床诊断

新生儿在出生后2日内可无胎粪排出，腹部逐渐膨胀，并可有胆汁性呕吐发生，肠鸣音减弱或消失，表现出一系列低位肠梗阻的症状，如腹胀、腹痛、恶心、呕吐等。

直肠指检可发现肛管紧缩，能触及稠厚的粪块，手指退出可见胎粪污染手指及大量气体随手指退出而排出，如指检不能触及粪块，或手指退出时，极少或无胎粪污染，经用生理盐水适量灌肠后即可清除胎粪堵塞的症状。对新生儿指检宜用右手小指进行，最好不用食指。

腹部X线检查有助于确诊，可见小肠、结肠弥漫性积气，提示有低位结肠梗阻。钡剂低压灌肠造影显示肠道直径正常，结肠内有多个细长的透明区。

二、鉴别诊断

此病需与先天性巨结肠和胎粪性肠梗阻相鉴别。鉴别方法除依靠X线检查外，还可采用生理盐水灌肠，如能解除梗塞使胎粪排出，即为本综合征，反之，则应考虑巨结肠和胎粪性肠梗阻。胎粪中胰蛋白酶正常，汗液氮化物测定无增高，可使本病与胎粪性肠梗阻相鉴别。

三、治疗

（一）提高临床疗效的思路提示

明确诊断，清除胎粪，合理喂养，保持局部清洁。

（二）中医治疗

本综合征可归属于中医学“腑气不通”“大便不通”的范畴，主要病因病机为小儿乃稚阴稚阳之体，脏腑娇嫩，形气未充。小儿脾常不足，腑气不通而致本病。

治法：健脾助运，消补兼施。

方药：健脾丸加减。

党参、白术、山楂、神曲、麦芽、枳实、陈皮，药量酌情加减，若腹胀者，可用香砂六君子汤。

（三）西医治疗

凡早产儿、新生儿出生24小时后不能自行排出胎粪者，可行直肠指检引出胎粪或用生理盐水适量灌肠，使胎粪排出，以解除阻塞，使腹胀消失。本病患儿痊愈后，需随访观察半年。

第二十三节　Muir－Torre综合征

Muir－Torre综合征的临床特点是多发性皮肤肿瘤并发内脏恶性肿瘤。皮肤肿瘤包括皮脂腺瘤、角化棘皮瘤、皮肤癌等。内脏恶性肿瘤有结肠癌、十二指肠癌、子宫内膜癌等。男女均可患病，以男性为多，发病年龄平均为48岁。呈常染色体显性遗传。

一、临床诊断

（一）皮肤病变

皮肤病变以皮脂腺瘤最为常见，呈结节状硬化，Prinigle称此为“腺瘤性皮脂”病变。肉眼观察呈“丘疹腊状病变”表现。皮肤表面为半球状小隆起，多发于面部、头皮和躯干。其次是角化棘皮瘤，皮肤表现为软疣皮脂，开始呈小丘疹状，中央有凹陷，以后病变迅速扩大，中央形成溃疡，有时可自然消失，好发于面部。皮肤癌少见，可为扁平上皮和棘细胞癌。

（二）内脏肿瘤

内脏肿瘤以结肠癌为多见，其特点呈多发性，好发于右半结肠，但恶性程度低。部分患者有结肠息肉。其他内脏癌有子宫内膜癌、十二指肠腺癌、胃癌、泌尿系统癌等。

（三）诊断参考

本病罕见，易被临床医师忽略，若发现多发性皮脂腺瘤、角化棘皮瘤，同时并发内脏恶性肿瘤，尤其是结肠癌或子宫癌，并有家族史者可做出诊断。

二、鉴别诊断

本病应与其他遗传性消化道肿瘤同时伴有皮肤病变者如Gardner综合征、Peutz－Jeghers综合征鉴别。非遗传性消化道肿瘤有Bowen病。根据各自的临床特点，鉴别并不困难。

三、治疗

皮肤肿瘤和内脏恶性肿瘤均需手术切除。

第二十四节　大网膜粘连综合征

大网膜粘连综合征是指因腹腔炎症或阑尾等腹部脏器手术后，大网膜与周围组织粘连而导致横结肠功能紊乱，产生轻重不等的类似肠梗阻的症状。本病于1888年由Howitz首先提出，1941年Mccann又做了较为详尽的报道。

一、临床诊断

1. 症状和体征

可在阑尾切除后及其他腹部手术后2周或数年内发生。主要表现为餐后出现恶心，重者有呕吐，有不同程度的便秘，一般3～7日排便1次，重者可10日1次或更久。躯干伸直时腹部有牵扯痛。多数患者在右腹部可触及饱满的升结肠，光滑而左右移动，排便后则体积缩小。右下腹部手术瘢痕处可有压痛和轻度反跳痛。躯干过伸时可引发瘢痕区或腹部其他部位疼痛。将瘢痕向下牵引时，可引起局部疼痛或腹部疼痛不适。

2. 影像学检查

行钡灌肠X线检查时，70%以上有阳性发现，典型病例可见横结肠下降，呈V字形。横结肠扩张、伸长或成角状改变，呈局限性或分段痉挛，蠕动增强，钡剂排空迟缓。

二、治疗

（一）提高临床疗效的思路提示

早期诊断，早期治疗，并采用中西医结合的方法。

（二）中医治疗

中医学把本综合征归属于“腹胀”“肠结”“便秘”的范畴，认为由气滞血瘀、肠腑不通所致。

1. 内治法

（1）气滞血瘀型

治法：理气活血化瘀。

方药：六磨汤合少腹逐瘀汤加减。

沉香3克，尖槟榔3克，小枳实3克，广木香3克，台乌药3克，生锦纹大黄3克，小茴香（炒）7粒，干姜（炒）0.6克，延胡索3克，没药（研）6克，当归9克，官桂3克，赤芍6克，蒲黄9克，五灵脂（炒）6克。

（2）肠腑不通型

治法：清热润肠通腑。

方药：麻仁丸加减。

火麻仁200g，苦杏仁100g，大黄200g，枳实（炒）200g，厚朴（姜制）100g，白芍（炒）200g。上六味，除火麻仁、苦杏仁外，其余四味粉碎成细粉，再与火麻仁、苦杏仁掺研成细粉，过筛，混匀。每100g粉末用炼蜜30～40g加适量的水泛丸，干燥，制成水蜜丸，或加炼蜜90～110g制成小蜜丸或大蜜丸，即得。

2. 外治法

（1）针刺疗法：取支沟、天枢、阳陵泉、气海、大肠俞、上巨虚、足三里等穴，每日刺5～7穴。

（2）外敷疗法：商陆根10g，研为细末，用凉开水调成糊状，敷鸠尾穴，隔日换药1次。

（三）西医治疗

1. 注射疗法

糜蛋白酶肌肉注射疗法或手术瘢痕区粘连处局部注射治疗。

2. 手术疗法

适用于症状明显，保守治疗无效者，可行粘连松解术，或切除粘连部位的大网膜，以使游离端达不到切口处为度。

第二十五节　巨膀胱小结肠肠蠕动不良综合征

巨膀胱小结肠肠蠕动不良综合征极为少见，主要见于足月新生儿，女性多于男性，1976年，Berdon曾报道过5例，均为女孩。

一、临床诊断

1. 症状与体征

新生儿出生后无胎粪排出，伴有腹胀、反复呕吐胆汁等梗阻症状。下腹部可触及巨大膀胱。腹部膨隆，可见胃肠型并在下腹部可触及巨大膀胱，叩诊呈鼓音。

2. 影像学检查

（1）X线检查：包括腹部平片和钡剂灌肠造影。X线可见结肠细小，蠕动减退，移位或旋转不全，小肠则有短时期的扩张，蠕动减退。膀胱造影可显示膀胱容积增大，但无输尿管反流。泌尿系统和胃肠道均无梗阻病变。

（2）超声波检查：对发现巨大膀胱有较大价值，往往在胎儿期就可做此检查。

二、治疗

（一）内科治疗

因患儿反复呕吐不能饮食，故经口喂养不能维持正常体液平衡，可采用外周静脉高营养输液，或经空肠造瘘管滴入要素饮食。

（二）手术治疗

手术疗法有膀胱及肠造瘘术。

第二十六节　闸门综合征

闸门综合征实际上为先天性巨结肠患儿在行 Duhamel 手术后所出现的一种并发症。Duhamel 手术是 Swenson 手术的改进术式，系 1960 年被提出，形成“闸门”是其手术的缺点之一。为了消除盲囊及“闸门”，近年来国内外学者又进一步提出了改进术式，国外有 Ikerda 术式，而国内广州、上海和北京等地的学者也各自提出了先进的改良术式。

一、临床诊断

患儿主要表现为排便不畅和排便困难，这是因为闸门导致了直肠结肠交通处口径变小，积存的粪便又可使盲囊胀大，并发溃疡，患儿可有便意、排便次数增多、极似大便失禁的表现。

先天性巨结肠患儿有 Duhamel 手术史，出现大便困难或失禁的表现，应首先考虑“闸门”综合征的可能性。

二、治疗

保守治疗效果不太理想，除对症处理外，可考虑手术切除残留盲囊。

第二十七节 膈肌下结肠嵌入综合征

膈肌下结肠嵌入综合征又称 Chilaiditi 综合征、肝膈间结肠间位征、游走肝综合征，系指肝、结肠和横膈的相互关系改变，结肠插入肝和横膈之间引起的一组综合征。发病率为0.025%～0.28%，男女之比为4∶1。临床上分两类，即暂时性和永久性。

一、临床诊断

1. 症状与体征

成人常无症状，儿童则较明显，其特点是腹胀，多于黄昏时加重，可出现腹痛伴呕吐，偶有食欲不振、便秘、吞气。体征有腹部膨胀，肝浊音界消失，触诊肝界明显下移，有时还会出现胆道、尿路和急性间发性肠梗阻症状，随年龄增长临床症状可自行缓解。

2. 影像学检查

X 线检查显示结肠部分或全部居于肝、横膈之间。

二、治疗

以保守治疗为主，包括胃肠道减压和卧床休息。平卧可明显缓解腹痛、腹胀。平时应避免食用产气性食物和频繁吞咽气体，腹带和裤带不宜过紧。严重患者可手术治疗，方法有：①将结肠从异常位置中游离出来，固定于脐平面的壁层；②肝脏固定术，系将切断的镰状韧带缝于右侧肋缘；③结肠次全切除术和回肠乙状结肠吻合术。中医学认为此为先天发育不足，治以补中益气，固本补虚。

第二十八节 胆囊结肠肝曲粘连综合征

胆囊结肠肝曲粘连综合征即 Verbrycke 综合征，系胆囊底与结肠肝曲粘连，引起右上腹钝痛、恶心等一组症候。1930 年，Verbrycke 在评阅胆囊造影片时发现，部分患者胆囊旁始终有恒定的结肠肝曲气体影。经过十余年的观察，认为这是因胆囊与结肠肝曲粘连引起的，是一种新的综合征。

一、临床诊断

Verbrycke 综合征的主要症状有上腹部或右上腹部钝痛、恶心、食欲不振等。长久站立可使症状加重。右上腹可有压痛和轻度保护性肌强直。

结肠 X 线钡剂检查可见结肠肝曲变形，胆囊造影可发现胆囊形态改变，两项联合检查可见胆囊、结肠肝曲影相连或相邻，如做脂肪餐试验则更为明显。

根据临床症状、结合 X 线钡灌肠和胆囊造影检查可做出诊断。

二、治疗

以手术治疗为主。如胆囊正常，仅需做粘连松解术；若胆囊有病变，则可行胆囊切除术。

第二十九节　阑尾切除后第五日综合征

阑尾切除后第五日综合征，是阑尾切除后少见的并发症。

一、临床诊断

1. 症状与体征

本病多发生于小儿急性或慢性阑尾炎阑尾切除后。一般手术过程顺利，术后第 4 ~5 日（少数至 8 日），可突然出现腹痛，体温升高至 39℃；检查手术切口无感染，数小时发展为弥漫性腹膜炎征象，脉率快，有轻度腹胀、压痛和腹壁紧张。

2. 实验室及影像学检查

X 线检查少数显示液平面，可疑为手术后肠梗阻；直肠指检道格拉氏腔有压痛，但不饱满。检验：多数白细胞计数在（7 ~20）$\times 10^{10}$/L。B 超检查有时发现肠曲间脓肿的液性暗区。

小儿阑尾术后第 4 ~5 日突然出现高热、腹痛、腹肌强直等症状，应考虑为本病。

二、治疗

（一）中医治疗

中医治疗 12 ~ 16 小时后如症状不解除或加重，则应考虑手术治疗。

（二）西医治疗

以保守疗法为主，应用抗生素、胃肠减压、静脉输液，并密切观察病情变化。

第三十节　Zanca 综合征

Zanca 综合征的特征为结肠多发息肉伴长管骨多发软骨疣，与遗传有关，极为罕见。关于本病大肠病变与骨病二者之间的关系，尚待进一步探讨。

一、临床诊断

1. 症状与体征

Zanca 综合征的主要症状有全身倦怠，四肢关节疼痛，活动不利。结肠内可有多发性息肉，四肢长管骨可出现多发性软骨畸形。两侧膝、肘、手、足各关节周围可触及骨性突出，有时前腕缺缩、弯曲。

2. 实验室及影像学检查

长管骨 X 线摄片手骨端可见大小不等的多发性软骨疣。结肠镜检查及钡灌肠造影可发现多发性息肉，呈簇状，横结肠可高度狭窄，息肉活检为管状腺瘤。上消化道造影，有时可见胃底部有致密分布的直径为 3 ~ 7mm 的半球形息肉，活检发现腺窝上皮化生。血液学检查可见血沉加快，白细胞计数轻度增加，有时血色素降低。

二、治疗

（一）内科治疗

常由肛肠科医师和骨科医师共同配合进行治疗，由于目前尚无理想方法，故多采用对症治疗。

（二）手术治疗

横结肠高度狭窄者，可行横结肠部分切除术。

第三十一节　Oldfield 综合征

Oldfield 综合征是一种与遗传有关的息肉病综合征，较为罕见，国内外文献报道甚少。

一、临床诊断

1. 症状与体征

患者有结肠息肉及腺癌的各种表现，如大便次数增多，有黏液便或黏液血便，可有便血，同时有多发性皮脂腺囊肿，为家族性。

2. 实验室及影像学检查

X 线检查和结肠镜检查可发现多发性息肉和腺癌，腺癌需经活组织病理检查证实。

二、治疗

一般可对症治疗，必要时手术切除。

第二十一章 其他大肠疾病

第一节 肠道菌群失调症

在正常情况下，健康人的肠道内经常寄生一些细菌，由于人体有一定的抵抗力，与肠内寄生的菌群之间相互适应，保持一种相对稳定的平衡状态。虽然肠道内存在很多细菌，但并不引起疾病。但是，生态平衡是相对的，不是绝对的。一旦机体内外环境发生变化，或机体受到某种因素的影响，例如长期大量使用抗生素，破坏了肠道正常菌群的生理性组合，在新的条件下进行新的组合，就可产生菌群失调，但此时并不引起疾病，只有在机体抵抗力降低时才会出现症状，称为菌群失调症。

一、临床诊断

（一）辨病诊断

1. 症状与体征

凡长期使用放射线、免疫抑制剂、抗生素等，临床突然出现高热、腹痛、腹胀、腹泻等即应考虑有本病的可能。腹泻多为淡黄绿色水样便，有时如蛋花样，真菌感染可呈泡沫样稀便，有腥臭味，为脓血便。葡萄球菌感染可排黄绿色稀便，每日 3～20 次，伴有腹胀，腹痛一般不著。白色念珠菌感染多从上消化道开始，鹅口疮常是白色念珠菌肠炎最早的信号，如小肠黏膜糜烂或溃疡可引起多次的无臭黏液脓性粪便，有时可呈血性，也可呈水泻，伴有消化不良，如治疗不及时，可扩散到呼吸道、泌尿道甚至脑组织。绿脓杆菌感染可产生蓝绿色荧光素，使粪便带绿色，但并不经常引起腹泻，个别病例粪便中有粉红色黏膜样碎片，大小不一，肠道菌群失调者腹泻多数顽固，每日 5～10 次，甚至 20 余次，一般腹痛轻，少数伴恶心、呕吐，重症者可发生休克。

2. 实验室及影像学检查

（1）病原学诊断

菌群分析：为主要检查方法，有定性分析和定量分析。

①定性分析：如葡萄球菌肠炎粪便涂片革兰染色可发现成堆的阳性葡萄球菌及中性多形核细胞，粪便培养可有大量葡萄球菌生长。白色念珠菌性肠炎可取病理材料直接涂片，经氢氧化钾溶液处理并革兰染色，镜检可见成簇的卵圆形白色念珠菌，革兰染色阳性，细胞内着色不均匀，细菌培养可形成奶油色、表面光滑的细菌样菌落，带有酵母气味。

②定量分析：首先需将粪质均质化，并按一定比例稀释，培养后还须计算各类细菌菌落计数以求出细菌总数值。正常菌群分析所用的培养基，要求具有高度选择性，如SS培养基对肠道致病菌。培养方法除需氧培养外，必要时尚需厌氧培养，需氧培养与一般细菌培养相同，厌氧培养则需采用生物厌氧法或厌氧缸法。

（2）结肠镜检查：肠黏膜呈弥漫性充血、水肿，血管分支模糊不清或消失，有散在的糜烂溃疡及出血，有时可见黄色假膜附着。

（二）辨证诊断

1. 脾胃虚弱型

（1）临床表现：长期大便稀溏，次数增多，每食不易消化之食物或生冷刺激食物及气候变冷，则腹泻加重，面色萎黄，形体消瘦，体倦无力，食少及食后脘腹胀满。舌苔白，舌质淡胖，脉缓无力。

（2）辨证要点：食少，食后脘腹胀满。舌苔白，舌质淡胖，脉缓无力。

2. 脾肾阳虚型

（1）临床表现：黎明之前，脐下作痛，肠鸣，继而泄泻，泄后则安，大便稀，少腹畏寒，形寒畏冷，下肢较甚，体倦神疲，食少则胃满，喜热恶寒。舌苔白，舌质淡胖，脉沉细无力。

（2）辨证要点：形寒畏冷，喜热恶寒。舌苔白，舌质淡胖，脉沉细无力。

3. 肝气乘脾型

（1）临床表现：心急，烦躁易怒，怒则腹泻，肠鸣腹痛，矢气多，胸胁胀闷，两胁窜痛。舌质淡红，舌苔薄白，脉弦。

（2）辨证要点：肠鸣腹痛，胸胁胀闷，两胁窜痛。舌质淡红，舌苔薄白，脉弦。

二、鉴别诊断

主要依靠菌群分析鉴别，有定性分析和定量分析两种。定性分析与一般微生物学检查相同，如葡萄球菌性肠炎粪便涂片革兰染色，可发现成堆的阳性葡萄球菌及中性多形核细胞，粪便培养可有大量葡萄球菌生长，应和非特异性结肠炎、直肠癌、细菌性痢疾相鉴别。

三、治疗

（一）提高临床疗效的思路提示

1. 临床上出现高热、腹痛、腹胀、腹泻等，并伴有黄绿色水样便，应考虑有肠道菌群失调的可能。

2. 凡长期接触放射线、免疫抑制剂、激素、抗生素，应考虑有肠道菌群失调的可能。

3. 凡以严重腹泻或有慢性腹泻为主要临床表现的，伴有大便颜色改变的，应想到本症的可能。

4. 诊断一旦确立，立即停用原抗生素。尽早使用菌群促进剂、免疫抑制剂、全身支持等疗法。

5. 中药辨证治疗对本症也有较好的疗效。

（二）中医治疗

1. 内治法

（1）脾胃虚弱型

治法：益气健脾，温中和胃。

方药：健脾止泻汤。

党参12g，白术15g，茯苓15g，白花蛇舌草30g，猪苓30g，灵芝30g，诃子肉12g，炙甘草、生姜各9g，大枣5枚。

如滑泄不止，次数多者，可加赤石脂24g，必要时可暂加炙米壳9g；如脾胃虚寒，腹中绵绵作痛，腹泻如清水者，可加炮姜6g，附子9g。

（2）脾肾阳虚型

治法：温补脾肾，收涩止泻。

方药：加味四神汤。

党参15g，白术9g，茯苓15g，泽泻12g，桂枝6g，白芍12g，砂仁6g，补骨脂、五味子、肉豆蔻各9g，吴茱萸6g，诃子肉、炙甘草、生姜各9g，大枣5枚。

如腹泻下坠，脱肛不收，气短汗出，可加黄芪、柴胡、升麻等益气升阳的药物。

（3）肝气乘脾型

治法：疏肝理气，健脾和胃。

方药：加减四逆散。

柴胡9g，白芍12g，广木香6g，白术9g，茯苓15g，青皮9g，炙甘草6g。

2. 外治法

（1）敷脐：吴茱萸、诃子、五倍子各等分，研成细末，用温开水调和，敷脐，隔日换药1次。

（2）艾灸：上脘、天枢（双侧）、关元、足三里（双侧）。每日1次，每次20分钟。

（3）拔火罐：取神阙穴、中脘穴，每日拔罐1次，每次20分钟。

（4）针灸：中脘、脾俞、章门、天枢、肾俞、足三里，毫针刺，先泻后补，留针20～30分钟。

（5）耳针疗法：大肠、小肠、脾、胃，每次选2～3穴，捻转，中强刺激，留针20～30分钟，亦可用压豆方法。

（三）西医治疗

1. 抗菌药物的应用

一旦确诊，立即停用原抗生素，根据菌群分析以及抗菌药敏感试验，选用合适的抗生素以抑制过多繁殖的细菌。

2. 免疫治疗

免疫治疗是对免疫缺损的原发病积极进行治疗，注射丙种球蛋白以提高机体免疫力。

3. 全身支持疗法

对施行大手术者，手术前注意补充营养。另外也可用注射转移因子、免疫核糖核酸、胸腺肽等。

4. 原因治疗

如由巨结肠、胆囊炎引起的肠球菌过度繁殖，维生素缺乏造成的肠球菌减少或消失，小肠蠕动过快而引起的酵母菌过多等，都必须先除去这些原因，然后再扶持正常菌群方能奏效。

5. 菌群促进剂

口服菌群促进剂亦可达到使菌群正常的目的。

（四）中医专方选介

1. 葛根健脾汤

粉葛根3g，炒山药、茯苓、米壳、谷芽、补中益气丸（包煎）各9g，赤石脂（先煎）12g，米炒荷蒂3枚。本方补中益气，健脾止泻。水煎，日1剂，早晚分服。

2. 苹果止泻方

苹果1～2个，本方涩肠止泻。将苹果烤熟，去皮，蘸红糖少许食之，每次可服1～2个，每日2次。

3. 三味止泻散

山药150g，诃子肉60g，石榴皮60g。本方滋脾胃，涩肠固泻。如兼有腹凉肢冷加肉桂30g，煨肉豆蔻30g。上药共为细面，每次4.5g，日3次，白开水送服。忌食生冷硬食物。

以上方皆摘自［史兆岐，等．中国大肠肛门病学．郑州：河南科技出版社，1985：531～532.］

第二节 伪膜性肠炎

伪膜性肠炎又称难辨梭状厌氧芽胞杆菌性肠炎、手术后肠炎、抗生素肠炎、抗生素诱发的难辨梭状厌氧芽胞杆菌性肠炎，是指在应用抗生素治疗后发生在结肠、直肠及小肠的急性黏膜坏死性炎症，并在坏死的黏膜上有假膜形成。

一、临床诊断

（一）辨病诊断

1. 症状与体征

本病一般发生在应用抗生素治疗后，最早可出现在开始用药后数小时至2

日之内，最晚可于用药后5～10日发病。发病时突感发热不适，腹痛，有的腹痛很剧烈，似急腹症，恶心，腹胀，腹泻。腹泻可分两型：一为大量绿色水样便，可类似霍乱。另一型为黄绿色黏液便，每日3～4次，多达10余次，量少，部分有血便。少数排出斑块状伪膜，即所谓“管型伪膜”或“结肠管型伪膜”。由于细菌毒素的吸收可导致发烧，甚至高烧、心动过速、全身软弱，部分患者有意识模糊、定向力障碍或嗜睡等。个别病例可发生中毒性休克，甚至产生肠麻痹或肠穿孔。

2. 实验室及影像学检查

（1）粪便检查：收集患者的粪便，在显微镜下见脓细胞和白细胞增多，隐血试验呈阳性，粪便涂片做革兰染色，可发现阳性球菌大量增多，而阴性杆菌减少。

（2）血液生化检查：可见电解质紊乱，常有低钾、低钠及低蛋白血症。血清白蛋白可低于30g/L，白细胞计数可明显增高，且以中性粒细胞为主。

（3）肛门镜、乙状结肠镜及纤维结肠镜的检查：可见黏膜充血、水肿、糜烂、溃疡，直肠、乙状结肠有多发性隆起的斑片或融合为大片的灰绿或灰褐色伪膜，是本病的主要征象。严重者互相混合。伪膜邻近的黏膜可呈水肿、充血，触之易出血，也可见散在的溃疡。伪膜性病变主要累及左侧结肠或全结肠，少数累及回盲末端。

（4）X线检查：腹部X线平片无特殊发现，可显示肠麻痹或轻、中度扩张，偶尔可出现自发性巨结肠。钡剂X线在早期无特殊改变，晚期和重病者可见结肠蠕动增快，黏膜增厚，肠曲痉挛，扭曲，黏膜溃疡等。

（二）辨证诊断

1. 毒热炽盛，清浊不分型

（1）临床表现：高热，烦渴，衄血，尿短赤，倾泻暴注，下利色清或蛋花样稀便，甚则热闭于内，耗精灼液，四肢逆冷，神志昏糊。舌质红，脉弦数或细数。

（2）辨证要点：高热，衄血，尿短赤，下利蛋花样稀便。舌质红，脉弦数或细数。

2. 热盛阴耗，清浊不分型

（1）临床表现：高热不退，日晡潮热，口干，颧红，五心烦热，便稀，频作泄泻。舌质红，脉数。

（2）辨证要点：高热不退，便稀，频作泄泻。舌质红，脉数。

3. 脾虚湿盛，清浊不分型

（1）临床表现：面色苍白，神疲懒言，食少纳呆，口渴不欲饮，或见畏寒怕冷，浮肿，腹泻。舌苔白，脉沉细。

（2）辨证要点：面色苍白，食少纳呆，口渴不欲饮，畏寒怕冷，浮肿，腹泻。舌苔白，脉沉细。

4. 脾肾虚衰，阳虚欲脱型

（1）临床表现：形体消瘦，四肢逆冷，畏寒蜷卧，腹胀，腹痛，泄泻直下，肛门外翻。甚者舌下囊缩，脉微欲绝。

（2）辨证要点：四肢逆冷，腹胀，腹痛，泄泻直下。舌下囊缩，脉微欲绝。

二、鉴别诊断

本病应与慢性非特异性肠炎、肠道菌群失调症、急性痢疾、溃疡性结肠炎等加以鉴别。

三、治疗

（一）提高临床疗效的思路提示

1. 对长期使用抗生素的患者，如出现发热、腹痛、恶心、呕吐、腹胀、腹泻等应考虑到伪膜性肠炎的可能。

2. 根据临床表现以及实验室检查、肠镜检查可以明确诊断。

3. 明确诊断后立即停用原抗生素，给予万古霉素和不易吸收的磺胺药，能有效地治疗并预防本病。

4. 中药辨证治疗对本病也有很好的疗效。

（二）中医治疗

1. 辨证施治

（1）毒热炽盛，清浊不分型

治法：分清利浊，清热解毒。

方药：黄连解毒汤加减。

黄连5g，黄柏10g，黄芩10g，薏苡仁30g，茯苓10g，陈皮5g，木香3g。

（2）热盛阴耗，清浊不分型

治法：养阴益气，清热解毒。

方药：养阴清热汤。

沙参 20g，金银花 30g，生地黄 20g，通草 5g，薏苡仁 15g，柴胡 5g，陈皮 3g，车前子 10g。

（3）脾虚湿盛，清浊不分型

治法：健脾利湿，升清降浊，清利分化。

方药：四君子汤加减。

薏苡仁 30g，人参 5g，白术 10g，茯苓 10g，甘草 5g，陈皮 5g，升麻 3g。

（4）脾肾虚衰，阳虚欲脱型

治法：回阳救逆，温补脾肾。

方药：参附汤加减。

附子 50g，人参 10g，龙骨 10g，牡蛎 10g。

（三）西医治疗

1. 一旦确诊，应立即停用原抗生素。

2. 支持疗法。注意休息，输液纠正水电解质紊乱，纠正蛋白血症，对外毒等所致的水泻，可通过口服葡萄糖盐水来补充氯化钠的丢失，同时纠正酸中毒。

3. 扶植肠道正常菌群，抑制难辨梭状芽胞杆菌生长。用正常人粪便 5～10g，用 200mL 生理盐水混匀，过滤后保留灌肠，每日 1～2 次，连续 3～5 日。也可用含乳酸杆菌的牛乳灌肠或口服维生素 C 与维生素 B 族、叶酸、乳酶生、谷氨酸等。

4. 药物治疗。万古霉素和不吸收的磺胺类药物能有效地治疗和预防伪膜性肠炎，可使粪中难辨梭状芽胞及其毒素迅速消失。因此，万古霉素被列为首选药物，口服，每次 250～500mg，每日 4 次，甲硝唑也能有效地治疗伪膜性肠炎，每日 1.2g，10～15 日为 1 疗程。

第三节　大肠憩室

是指大肠壁向壁外囊样突出所引起的疾病。一般有多个憩室存在并有症状出现时称憩室病。憩室可发生在大肠的任何部位，一般以乙状结肠最为多见，其次是降结肠、直肠、横结肠、升结肠、盲肠和阑尾。憩室在形成时，一般要经过憩室前期、憩室症、憩室炎的过程。憩室发生炎症，可形成脓肿或穿孔，波及到邻近脏器可形成粘连。憩室又分为真性和假性两种。真性憩室又称先天性憩室，是指肠壁全层突出，此种憩室以年轻人为多见，一般单发、较大，好发于盲肠或升结肠，由于易引起急性腹膜炎症状，常被误诊为阑尾炎。假性憩室是指结肠黏膜或黏膜下层结肠壁肌层薄弱部分突出形成的囊袋，多见于中、老年人，好发于降结肠和乙状结肠。但大肠憩室有共同的特点，不同于消化道其他部位的憩室，该憩室一般不大，多数如小指头大小，但也有拇指大小的，形态通常呈烧瓶形，由食物残渣、粪便异物等进入憩室后排出困难，机械性刺激和滞留的内容物分解，发生化学刺激，损伤黏膜，再加上细菌感染，常引起憩室炎。由于憩室炎症可形成穿孔或脓肿，波及邻近的脏器和组织，形成粘连及硬性肿块，再加上憩室在形成时，经过憩室前期、憩室症、憩室炎的过程，在临床上又不易鉴别，所以近几年在欧美统称为憩室性疾患。

一、临床诊断

1. 症状及体征

大肠憩室本身无明显症状，临床出现症状多因并发症，但有时也可出现便秘和腹泻，间歇性下腹痛。大肠憩室的并发症主要是憩室炎，急性憩室炎症状似阑尾炎，主要表现为腹痛、腹胀、发热、便秘、恶心、呕吐等，左下腹有明显压痛和腹肌紧张，白细胞计数增高。慢性憩室炎的特征是肠壁水肿、增厚、纤维化，并与周围组织粘连，由于反复感染，常可导致不全性或完全性肠梗阻，或者表现为顽固性便秘。由于肠腔变窄，常有阵发性痉挛疼痛，病变区常可扪及增粗、增厚的肠管。此外，本病还可并发大肠周围脓肿、大肠穿孔、大肠狭窄和梗阻等。

直肠指诊时，因直肠憩室发生率很低，所以直肠指诊的目的不为诊断直肠憩室，而是为了排除乙状结肠憩室炎是否在直肠陷窝形成脓肿，一旦有脓肿形成，指诊时直肠前陷窝有抵抗感和饱满感。

2. 影像学检查

（1）X 线检查：是具有决定意义的诊断大肠憩室的检查方法。

①口服法：口服钡剂 24 ~ 48 小时，X 线检查可见圆形或椭圆形界限分明

的钡残留影，数日后再观察位置不变，指压可见变形或移动或消失。右侧肠憩室易显影，左侧因钡剂的水分被吸收和憩室炎侧钡剂不易进入而不易显影。口服法优于灌肠法，因为在憩室的颈部周围密集着肌纤维，钡灌肠可诱发这些肌纤维紧张，影响造影剂的进入，而口服法因颈口纤维松弛，造影剂容易进入。

②灌肠法：典型的憩室为突出于肠腔外的圆形或烧瓶样阴影，大约1～2cm，与肠腔间有窄颈相连，其底部常可见粪块引起的充盈缺损，致使影像呈杯状，憩室常为多发，多位于乙状结肠，当该肠襻收缩时影像明显，舒张时则可变为不明显甚至消失。钡剂排空时，一些充钡憩室仍清晰可见，有的钡剂可在小囊袋内滞留数日。有时病变肠襻仅呈现毛刺样或锯齿样边缘，是为憩室的前期改变。有时则呈刺激征或痉挛，与结肠激惹综合征相似，这时可静脉注射解痉剂以区别单纯痉挛与病变肠襻的狭窄。后期肠管呈僵直和狭窄。

（2）内窥镜检查：用内窥镜检查，不仅能发现憩室，而且能鉴别其他的大肠疾患。

（3）CT检查：对大肠憩室病患者的结肠壁肥厚程度、脓肿的存在、结肠周围炎症的范围、瘘孔等病变均能做出正确诊断，可列为早期诊断手段之一。

二、鉴别诊断

大肠憩室发生憩室炎有临床表现时，常须与下列疾病相鉴别。

（一）过敏性大肠综合征

本病与大肠憩室有类似的临床症状，气－钡双重造影是憩室与过敏性结肠综合征的主要鉴别手段。

（二）急性阑尾炎

右侧大肠憩室，尤其是憩室炎，其临床症状酷似急性阑尾炎。

（三）溃疡性大肠炎

溃疡性大肠炎和大肠憩室很少并存，依靠乙状结肠镜检及钡剂灌肠X线检查很容易区别。

（四）大肠憩室

X线可见肠黏膜图像正常，肠管的挛缩及齿状病变范围广，狭窄部的上端不显示漏斗状扩张，狭窄的程度和范围有变损的特征。

（五）大肠癌

根据肿瘤的大小，X线可见明显的大小不规则的充盈缺损区和黏膜皱襞的破坏，病变部位比较短而狭窄程度不变，在狭窄的口侧，可见到肠管呈漏斗状扩张。

三、治疗

（一）提高临床疗效的思路提示

1. 临床出现腹痛、腹胀、发热、便秘、恶心、呕吐等，左下腹有明显压痛和腹肌紧张，应考虑有大肠憩室的可能。

2. 实验室检查白细胞计数增高。X线检查、内窥镜检查以及CT检查可以确诊。

3. 本症的预防是避免暴饮暴食和食用刺激性的食物，应多食粗纤维食物，保持大便通畅，应注意泻剂的使用和反复灌肠。

4. 如出现并发症，应禁食、补液、胃肠减压，使用广谱抗生素如大剂量的青霉素或氨苄青霉素、庆大霉素等，并注意水和电解质平衡，适当应用解痉镇痛剂。

5. 经内科保守治疗症状不能缓解以及有合并症者，应手术治疗。

6. 中药治疗疗效肯定。

（二）中医治疗

1. 内治法

（1）血液瘀滞型

治法：活血化瘀。

方药：桃仁承气汤加减。

桃仁3g，大黄、当归、牡丹皮、芒硝各5g，芍药10g。

（2）肝郁血瘀型

治法：疏肝行气，活血止痛。

方药：柴胡疏肝散。

陈皮6g，柴胡6g，川芎4g，枳壳4g，芍药4g，香附4g，甘草9g。

2. 外治法

（1）封闭疗法：取脾俞、大肠俞、足三里，穴位封闭。

(2) 腹痛、腹胀者，艾灸神阙穴。

(三) 西医治疗

1. 一般治疗

对无临床症状、无并发症者，一般无须治疗。但不应加重大肠负担，如避免暴饮暴食和食用刺激性食物。应多食粗纤维食品，保持大便通畅。若伴有急性憩室炎，应禁食、补液、胃肠减压，使用广谱抗生素，并注意水和电解质平衡，适当服普鲁本辛、硫酸阿托品等解痉止痛药。

2. 手术治疗

适应证：

(1) 经内科治疗不能控制的。

(2) 憩室炎合并脓肿、瘘管形成，肠梗阻，憩室穿孔，大出血或反复的慢性出血。

(3) 憩室与癌症合并者。

手术原则：一般应在炎症控制后再行手术，合并腹腔内穿孔、肠梗阻、大量急性出血者应立即手术。

(四) 中医专方选介

可用内疏黄连汤、赤小豆当归散加减，每日 1 剂，分 2 次温服。

[李怀斌，等．消化系病急诊．天津．天津科技翻译出版公司，1993：167～168]

第四节　结肠血管扩张症

结肠血管扩张症又称结肠血管发育不良、结肠动静脉畸形、结肠血管扩张、结肠血管瘤等。1960 年，Margulis 等首次用术中肠道动脉造影证实了结肠血管扩张症，1965 年，Baum 等用选择性血管造影确定了肠道出血源。之后，结肠血管扩张症的报道逐渐增多。本病的特点是多发生在 60 岁以上的老人，不伴有皮肤或内脏血管瘤病变，好发于盲肠或升结肠的近侧段，为多发性，病变的直径小于 5mm，是下消化道出血的常见疾病之一。

一、临床诊断

1. 症状与体征

主要表现为突发、间歇、反复的下消化道出血以及由于慢性出血所致的贫血。大便可呈果酱状，稀薄，每日3～4次，量中等。这种病变常被描述为间断少量肠出血，多数患者可由急性大出血引起休克。出血常呈鲜红色，多数有栗色便，约有20%～25%的患者在出血发作期间有柏油样便。出血的部位不同，由肛门排出血的颜色各异。右侧结肠和回盲部出血的特点是大量出血，暗红色，少量出血为猪肝色，血液停留较久可呈柏油样；左侧结肠出血的特点是血与粪混合不均，大量出血时呈血水样。

2. 影像学检查

（1）动脉血管造影

①早期征象：肠壁内有密度增高、排空延迟的扩张。扭曲的静脉可提示黏膜下静脉有扩张改变。

②动脉相：回肠、结肠动脉分支末端可见有不正常的血管簇集，显影可持续至静脉相，提示病变范围扩展，且累及黏膜小静脉。

③静脉早期充盈（6～8s即出现）：提示有静脉瘘存在。

④造影剂外溢：为持续存在的局限性不定形阴影，是急性出血的表现。

（2）肠镜检查：有的可见局限性不定形阴影，是急性出血的表现。

（3）X线钡剂造影检查：由于病变通常小于1cm，且局限于黏膜下，仅15%的患者有黏膜糜烂和溃疡，故X线钡剂对比造影往往不能显示病变。血管扩张的患者可能伴有胃肠的其他病变，如结肠肿瘤、憩室等。

二、鉴别诊断

主要与几种常见的下消化道出血性疾病鉴别。

（一）大肠息肉

大肠息肉以小儿为多见，常有便血，但一般血量不多，以鲜血或暗红色血为主，经钡剂灌肠和肠镜可确诊。

（二）炎症性肠病

炎症性肠病常有便血、黏液便，有腹痛和排便次数增多，以中青年患者为多见，钡剂灌肠或肠镜可见其病理性改变。

（三）肿瘤

肿瘤常有便血，但以陈旧性血便为主，伴贫血、消瘦，多见于老年人，钡剂灌肠或肠镜可见其占位性病变，经组织活检可确诊。

（四）其他疾病

其他需与下消化道出血鉴别的有大肠憩室、肠重复畸形、肠气囊肿病、肠寄生虫感染、肛门直肠疾病、出血性疾病等。

三、治疗

（一）提高临床疗效的思路提示

1. 对结肠血管扩张症及时的诊断和正确的治疗是提高临床疗效的积极因素。

2. 合理的饮食是预防结肠血管扩张症有效的方法之一。进食易消化、富于营养的食物，不进食辛辣刺激的食物，多饮水，多进食蔬菜、水果等，防止大便干结，以免引起下消化道出血。

（二）非手术治疗

1. 一般治疗

结肠血管扩张出现急性下消化道出血时，可先行非手术治疗。患者卧床休息，给予输血、输液，常规使用止血药。

2. 治疗性动脉造影

患者经一般治疗仍出血不止，可采用治疗性动脉造影，在出血部位放置导管，输注加压素，初剂量为0.2U/min，必要时增至0.4U/min，20～30分钟后进行动脉造影，以证实血管痉挛和出血是否已停止。如治疗成功，24～48小时逐渐减量而停用。

3. 硬化剂注射治疗

硬化剂注射治疗适用于位置较低较小的局限性出血，可通过乙状结肠镜或直肠镜进行，以达到止血和使病变组织萎缩的目的。

4. 微波辐射治疗

对位置较低、出血灶较小的病变也可用微波局部辐射止血治疗。

（三）手术治疗

适应证：

1. 如出血不能控制，血管造影又证实结肠有血管扩张，则需紧急手术。

2. 对反复下消化道出血或有慢性贫血的患者，血管造影检查证实为结肠血管扩张，而这种扩张又是导致出血的原因，需行手术治疗。

手术方法：将可疑的病变肠段的营养动脉剖出一段后，用丝线将其环绕吊起，即可用注射针注入造影剂，一般手术治疗可根据病变范围做肠段切除及吻合术。如果肠血管畸形广泛或患者全身衰弱时，Yague 主张做相应的动脉结扎术，即结扎肠系膜下动脉、髂内动脉。

第五节 肛门直肠神经症

本症是以肛门直肠的幻觉症状为主诉的一种癔病性表现，患者自觉肛门直肠感觉异常，而检查又无器质性改变，称为肛门直肠神经症。

一、临床诊断

（一）辨病诊断

根据患者的主诉和病史进行必要的肛门直肠检查，一般不难诊断。凡患者以肛门直肠疾病的症候为主诉，检查并无器质性病变，肛门直肠部经常有异样感觉，疑虑重重，医生对其异常感觉的解释也无法消除其固有认识，都应考虑本病的可能。

（二）辨证诊断

1. 肝气郁结型

（1）临床表现：多见于女性，起病快，自觉肛门热痛，肛内胀痛，排便不畅，伴有精神抑郁，善疑多虑或胸闷胁痛，脘腹胀闷，口干苦，纳少。舌苔薄白或黄，脉弦细。

（2）辨证要点：肛门热痛胀满，排便不畅，胸闷胁痛，脘腹胀满，口干苦，纳少。舌苔薄白或黄，脉弦细。

2. 忧郁伤神型

（1）临床表现：自觉肛内有物阻塞，解便不畅，心神不宁，精神恍惚，悲忧善哭。舌苔薄白，脉弦细。

（2）辨证要点：自觉肛内有物阻塞，解便不畅，悲忧善哭。舌质淡，苔薄白，脉弦细。

3. 心脾两虚型

（1）临床表现：时感肛门不洁，洗之不去，伴瘙痒或蚁行感等，多思善虑，心悸胆怯，夜不成寐，面色无华，头晕神疲，食欲不振。舌质淡，脉细弱。

（2）辨证要点：时感肛门不洁，洗之不去，伴瘙痒神疲，食欲不振。舌质淡，脉细弱。

4. 心肾阳虚型

（1）临床表现：肛门发冷，似有冷风吹进，病久疲惫，身冷腰酸，头晕耳鸣，遗精，小便清长。舌淡，苔少，脉细无力。

（2）辨证要点：肛门发冷，身冷腰酸，头晕耳鸣，小便清长。舌质淡，苔少，脉细无力。

5. 阴虚火旺型

（1）临床表现：肛门诸多不适，欲说不清，心烦易怒，眩晕，心悸，少寐，或腰酸遗精，月经失调。舌红，苔少而黄，脉弦细而数。

（2）辨证要点：心烦易怒，眩晕，心悸，少寐遗精，月经不调。舌红，苔少而黄，脉弦细而数。

二、鉴别诊断

本症应与下列疾病相鉴别。

（一）阴部神经综合征

阴部神经综合征是由于乙状结肠套入直肠引起的一系列肛门直肠的异常感觉，但排便、排气和休息后可缓解。

（二）肛门瘙痒

肛门瘙痒是以肛周为主的阵发性瘙痒，夜间较重。长期瘙痒可引起局部潮湿及苔藓样变化，亦可见皱襞肥厚及皮肤放射状皲裂。

（三）肛窦炎

肛窦炎经检查时均可发现相关的阳性体征，给予相应的治疗后症状可缓解。

（四）尾骨病

尾骨病为尾骨向前移位，肛门指诊可触及尾骨前屈。

（五）坐骨神经痛及尾骨神经痛

肛门直肠局部检查无阳性体征，可有坐骨神经压痛及尾骨区压痛。

三、治疗

（一）提高临床疗效的思路提示

1. 患者多主诉肛门部有疼痛、坠胀、放射痛，有特殊臭味和小虫爬行感、麻木奇痒等。

2. 全身表现为精神萎靡，悲观，食欲减退，消化不良，失眠，头晕等。

3. 患者的主诉和肛门直肠的检查结果不符。

4. 本病主要应从心理、精神方面予以治疗。

5. 做一些心理暗示，症状可能暂时消失或减轻。

（二）中医治疗

1. 内治法

（1）肝气郁结型

治法：疏肝理气，解郁。

方药：加减四逆散。

柴胡5g，白芍10g，木香4g，白术10g，茯苓10g，麦麸3g，炙甘草3g。

（2）忧郁伤神型

治法：养心安神，调肝理气。

方药：归脾汤加减。

党参10g，白术10g，茯苓10g，炙甘草3g，黄芪15g，酸枣仁10g，远志3g，木香3g，当归10g。

（3）心脾两虚型

治法：健脾养心，益气补血。

方药：健脾止泻汤。

党参10g，白术10g，茯苓10g，炙甘草10g，桂枝5g，白芍10g，砂仁3g，玉米30g，肉豆蔻5g，诃子10g，泽漆10g，生姜3片，大枣3枚。

（4）心肾阳虚型

治法：温补心肾。

方药：四神丸加减。

党参5g，白术5g，茯苓5g，炙甘草5g，补骨脂5g，五味子5g，肉豆蔻3g，吴茱萸4g，生姜3片，大枣3枚。

（5）阴虚火旺型

治法：滋阴清热。

方药：一贯煎加减。

沙参20g，麦冬5g，当归10g，生地黄10g，枸杞子10g，川楝子5g，金银花10g，玉米15g，山药30g。

2. 外治法

（1）针灸治疗：根据患者病症不同而选穴，一般用神门、内关、三阴交、足三里、百会、长强、腰俞等穴。

（2）封闭疗法：对一些具有肛门直肠疼痛、坠胀等症状的患者也可用普鲁卡因和强的松龙做长强穴或骶前封闭注射。

（三）西医治疗

1. 心理治疗

首先要求医生对患者寄予同情、关心和体贴，绝不能厌恶或恶语相伤。坚定地告诉患者，此病有把握治好，以解除患者的思想顾虑。必要时给予暗示治疗，或陪患者找他最信任的医院或医生检查治疗。

2. 加强锻炼

在耐心安慰患者、解除患者顾虑和紧张情绪、树立其治愈信心的同时，鼓励患者加强锻炼，练气功，打太极拳和散步等，以增强体质，稳定情绪，解除大脑皮质过度紧张，调节自主神经。

3. 西药对症治疗

可服用安定、奋乃静等镇静药物，还可用异丙嗪针做长强穴位注射以抑制肛门部神经的传导功能，从而阻断病变对中枢神经的不良刺激，同时由于该药具有对中枢神经的抑制作用，能减轻局部变态反应，使症状消失或缓解。

第六节　缺血性结肠炎

缺血性结肠炎是因心血管疾病和其他一些因素导致肠系膜血管阻塞，造成结肠局限性缺血，致使肠黏膜坏死和溃疡形成。此病可发生于任何年龄，临床上主要表现为腹痛、腹泻、便血和发热等症状。

一、临床诊断

1. 症状与体征

结肠缺血并无特有症状和体征。一般腹痛是最常见的症状，在出现黏膜损伤和坏死时可出现腹泻、便血和偶尔的消化道大出血。此外，还可有厌食、恶心或呕吐、烦躁、出汗、腹胀。肠穿孔时有腹膜炎的典型体征，约有半数人可伴有内科疾病，如心血管疾病、糖尿病等。急性期可有突然腹痛、腹泻，伴有呕吐、呕血或血便。但也有一些患者出现迅速的临床恶化，呈低血压、休克和脓毒症，一旦有这些表现，常提示结肠壁坏死，需紧急手术。还有一部分患者是在大手术后发生结肠缺血，在这种情况下，缺血性结肠炎的诊断是比较困难的，如在术后 2 ~ 10 日发生腹泻、便血和不能解释的白细胞增多、血小板减少、低血压、酸中毒及对液体需要增多，是对诊断的线索，应作内镜检查。

2. 实验室及影像学检查

（1）实验室检查：血液浓缩，周围血白细胞数增加，红细胞压积增加，血清尿素氮升高，出现蛋白尿和血尿，血清淀粉酶、转氨酶、乳酸脱氢酶皆可升高，但无特异性。

（2）X 线检查：应恰当掌握钡灌肠时机，疑有肠坏疽及穿孔时应禁忌此种检查，X 线腹部平片见麻痹性肠梗阻征象，钡剂灌肠发现由于黏膜下水肿、浅表溃疡、皱襞增厚而致的肠襻僵硬，呈栅栏状，肠黏膜轮廓可呈扇状边缘，有拇指印征、多发性息肉状充盈缺损或呈粗糙锯齿状。

（3）肠镜检查：可见区域性分布的蓝黑色黏膜炎性坏死区，多发大小不等的浅表溃疡、肉芽组织或息肉样变。

（4）选择性腹腔动脉造影：可见造影剂由出血处外溢，血管弓充盈不良，终末血管狭窄或不充盈，但需指出，造影阴性者不能否定本病，因本病可为微血管病变，致使动脉造影不能显示。

（5）病理检查：可见管状斑样萎缩或浅表凝固坏死，活检为浅表黏膜碎片，能为累及深层的缺血病变提供诊断信息。

二、鉴别诊断

（一）感染性胃肠炎

本病症状为呕吐、腹痛剧烈，吐泻交作。

（二）急性结肠憩室病

本病主要表现为便秘、腹泻或二者交替出现，便血及排尿障碍，便血是其主要症状。憩室存在的部位一般可摸到条索状的固定块，压痛明显。

（三）左侧肾绞痛

本病表现为阵发性腹部疼痛，腰部为重，向下腹股沟和阴部放射，腰肌软，血尿，尿频，尿痛。

三、治疗

（一）提高临床疗效的思路提示

本病治疗的关键在于早期诊断，早期治疗，经内科保守治疗后能迅速产生疗效。对符合手术指征的应尽快手术。

（二）西医治疗

1. 内科治疗

（1）扩充血容量：可用葡萄糖盐水、低分子右旋糖酐、全血、血浆等。

（2）改善结肠缺血状况：口服或注射扩血管药物以及活血化瘀的中药。

（3）吸氧：有助于肠道血液中氧气的供给，可减轻症状。

（4）抗生素：预防和治疗肠道继发性感染。

2. 外科治疗

对坏疽型缺血性结肠炎应立即手术切除坏死肠襻，非坏疽型的手术适应证为：溃疡持续出血，出现结肠梗阻症状，不能除外结肠癌。

第七节　结肠色素沉着症

结肠色素沉着症是指肠黏膜上有黑色或棕色色素沉着的非炎症性、良性、可逆性的病变。近年来本症一般使用“大肠黑变病”的名称。色素沉着可发生于结肠的任何部位。一般不超过回盲瓣和齿状线，不累及小肠黏膜。结肠以远端为多见，亦可累及全结肠。

一、临床诊断

1. 症状与体征

本症患者多有腹胀、便秘及大便困难，少数患者有腹部隐痛及食欲欠佳。

2. 实验室及影像学检查

（1）肠镜检查：见大肠黏膜有不同的色素沉着，呈虎豹皮样色素沉着斑块，或呈槟榔切片样斑纹。在色素斑块之间可见灰白色、灰黄色黏膜。病变重者，结肠黏膜呈棕色、深褐色豹皮样改变，深褐色斑块间可见乳白色黏膜。病变区肠黏膜色泽暗淡，反应差，但黏膜完整，不增厚。

（2）病理检查：结肠黏膜固有层中含有黑色素颗粒细胞。

（3）化验：血常规一般均正常。少数患者主要出现低钠、低钾、低钙等表现。

（4）特殊染色检查

①普鲁士蓝染色：色素颗粒呈阴性反应，表示颗粒为非含铁血黄素颗粒。

②Lillie 硫酸亚铁染色：色素颗粒呈阳性反应，浅绿色颗粒，表示棕色颗粒为黑色素颗粒。

二、鉴别诊断

本症结合便秘或服用蒽类泻剂的病史，通过肠镜和病理检查即可确诊。本病应与棕色肠道综合征相鉴别。棕色肠道综合征是肠道平滑肌细胞核周围的色素沉着，呈棕褐色，肠黏膜固有层内无色素沉着。还应与缺血性结肠炎及肠黏膜下片状出血鉴别，后两种病变多较局限，并且病变黏膜呈紫红色。如本症同时伴有肠癌时，肠黏膜色素可呈粉红色或白色改变，很容易鉴别。

三、治疗

（一）提高临床疗效的思路提示

本病的预防胜于治疗，应多活动，多进食新鲜蔬菜、水果等，不用或尽量少用泻剂。

（二）治疗

本病一般无须特殊治疗，一般停用蒽醌类泻药后，色素沉着斑块可自行消退。解除便秘及排便困难的原因，对引起排粪困难的直肠前突、直肠内套叠、耻骨直肠肌综合征等病应采取相应的治疗措施，如直肠前突修补术、直肠内套叠固定术、耻骨直肠肌部分切除术，以恢复正常排便。

第八节　子宫内膜异位症

子宫内膜异位症是指子宫内膜组织离开其正常的所在位置，经输卵管逆流或经静脉和淋巴管转移，或直接移植到大肠所引起的病变。一般先侵犯乙状结肠和直肠的浆膜，然后侵犯肠壁肌层，多见于直肠和乙状结肠交接处，小肠和盲肠少见。异位的子宫内膜还可见于身体的其他部位。发病年龄多数在 20 ~50 岁。

一、临床诊断

1. 症状

（1）周期性腹泻。

（2）反复发作的下腹部痉挛性疼痛。

（3）与月经有关的恶心、呕吐。

（4）进行性痛经史及月经不规则。

（5）经前 1 ~2 日下腹部及腰骶部胀痛，不少患者还有进行性的性交痛，部分患者还有肠道的症状，表现为进行性便秘及下腹痉挛性疼痛等部分性肠梗阻症状。少数有带状粪块，排便时腹痛，经期有肠绞痛和腹泻，有的腹胀不适，症状呈周期性，如病变累及肠黏膜，则有经期便血，病程较长的患者可有不同程度的贫血。

2. 体征

病变波及直肠与子宫后壁并发生粘连时，直肠阴道膈增厚并形成包块。直肠指诊可发现狭窄，其环周组织明显增厚、变硬。

3. 实验室检查

细针穿刺吸引细胞检查：对子宫直肠陷凹或直肠阴道膈的肿块，可经阴道用细针穿刺，负压吸引，将抽吸物做涂片，固定染色后做细胞学检查。如见到成团的子宫内膜细胞、陈旧的红细胞和含铁血黄素可帮助诊断。

4. 影像学检查

（1）钡灌肠检查的典型表现

①直肠及乙状结肠有充盈缺损，直肠狭窄，狭窄部边缘清晰而黏膜完整。

②狭窄部肠道有轻度炎症表现，而且固定，有触痛，略不规则。

③在月经中期及月经的第 2 日各做 1 次钡灌肠，观察肠道狭窄部位病变的变化，这一步骤对诊断很有帮助。

（2）肠镜检查：可见肠腔狭窄，黏膜光滑、完整，但有皱缩和充血。

（3）腹腔镜检查：是目前诊断子宫内膜异位症有价值的检查方法。通过腹腔镜检查可直接见到病灶的部位，还可以了解病变的范围及程度，并可借以分离轻度的粘连或电凝异位的病灶。

二、鉴别诊断

本病须与直肠癌、结肠癌及炎症性肠道疾病相鉴别。本症一般多发于生育年龄的妇女，常有不育和月经异常史，经期症状加重。

三、治疗

（一）激素疗法

目的是控制月经周期，造成闭经或抑制排卵，使病灶停止出血，组织不继续纤维化。

1. 假孕疗法

假孕疗法即使用高效孕激素造成人工闭经，适用于病情较轻者及要求生育的年轻患者、手术后症状复发者。

2. 假绝经疗法

假绝经疗法可暂时减少卵巢激素的分泌，使子宫内膜萎缩，是目前治疗子宫内膜异位症较理想的药物。使用药物为丹那唑，每日量为 400～800mg，分 2～4 次口服，当出现闭经后减为每日维持量 200mg。一般从月经的第 5 日开始服药，连服 6 个月。

3. 雄激素治疗

雄激素治疗可对抗雌激素，直接作用于异位的子宫内膜，使之退化，对消除子宫内膜异位症引起的疼痛及痛经有特效。药用甲基睾丸素 5mg，每日 2

次，或丙酸睾丸酮 25mg，每周 2 次，连用 2～3 个月，每月用量不应超过 300mg，防止出现男性化表现。

（二）手术疗法

手术疗法适用于病灶大、范围广、纤维化严重并伴明显盆腔粘连者。对要求生育的年轻患者，如病情较轻，尽可能保留其生育功能、对不需要保留生育功能、异位症病变较严重者宜做根治手术，并做病灶部位肠切除吻合，这是最有效的治疗方法。

（三）微波治疗

微波治疗是目前较新的疗法，在病灶部位直接进行微波辐射，每次 15 分钟，每日 2 次。

第九节　孤立性非特异性大肠溃疡

孤立性非特异性大肠溃疡是一种以血便、黏液便、排粪困难及肛门坠胀疼痛为主要症状的慢性、良性直肠疾病，多见于成人，无性别差异。

一、临床诊断

1. 症状与体征

（1）直肠溃疡：起病缓慢，而且比较顽固。表现为腹痛、腹泻、黏液血便为主，纯血便少见。在距肛缘 7～10cm 处可见浅表溃疡，圆形，不规则，与正常黏膜间有充血带，分界清楚。

（2）盲肠溃疡：表现为右下腹腹痛和恶心。腹痛可以是急性的，也可以是慢性的，可出现发热和白细胞增多，出血不常见，有时在右下腹可扪及一有触痛的炎性肿块。溃疡穿孔是一种常见的并发症。

（3）乙状结肠溃疡：临床表现为慢性左下腹痛，反复血便，并发穿孔，局部可触及炎性包块，在乙状结肠镜下可见鲜血从溃疡面上涌出。

2. 检查

（1）乙状结肠镜检查：可见溃疡，自火柴头大小至数厘米不等，溃疡多较浅表，边界清楚，基底覆有灰白色坏死物，溃疡周围黏膜呈轻度炎症，可呈结节状。直肠腔中有黏液及血液，黏膜充血、水肿。

（2）X 线检查：钡剂灌肠可见壁龛，其边缘呈结节样肿胀。

(3) 直肠指诊：在肛管直肠交界处可触及增厚而活动的黏膜，有压痛，有时硬变区呈结节状或绒毛状，易被误为息肉或癌。

二、鉴别诊断

盲肠溃疡应注意与阑尾炎、盆腔炎、卵巢疾病、肠结核或局限性小肠炎相鉴别，乙状结肠溃疡应和乙状结肠憩室相鉴别。

三、治疗

(一) 内科治疗

1. 卧床休息和全身支持治疗

全身支持治疗包括液体和电解质平衡，尤其是钾的补充，对低血钾者应予纠正。同时要注意蛋白质的补充，改善全身营养状况。

2. 柳氮磺胺吡啶

开始时给 0.25g 柳氮磺胺吡啶，每天分 4 次服，以后增至 1g，每天分 4 次服，在显效后改为 1g，每天分 3 次服，并同时给予甲硝唑 0.2g，每天分 3 次服。

3. 灌肠液保留灌肠

可用肠炎 2 号液加氢化可的松 100mg，每晚 100mL 保留灌肠。

除上术治疗措施外，对腹泻严重且腹痛者，可给予复方苯乙哌啶等解痉止痛药物。

(二) 外科治疗

各种内科治疗失败后，手术可作为最后一种解决疾病的方法。当患者处于急性或慢性严重营养不良和虚弱的情况下，多主张较早施行手术。

手术指征：

1. 大量难以控制的出血。
2. 顽固性久治不愈的溃疡。
3. 肠穿孔。

第二十二章　小儿肛管直肠及结肠疾病

第一节　先天性结肠闭锁和狭窄

先天性结肠闭锁及狭窄是一种较少见的疾病，在肠闭锁中约占 1.8% ~ 15%。结肠闭锁较狭窄多 7 倍左右，男性略多于女性，约 1/3 的病例为早产儿，Benson 等在 209 例小儿肠闭锁中发现 22 例结肠闭锁，在肠闭锁中约占 10%，在 1.5 万 ~2 万个新生儿中有 1 例。结肠狭窄是肠管有一段狭窄区域，呈瓣膜样狭窄、肠腔狭小。Benson（1968）报道 21 例结肠闭锁，其中 10 例在近端结肠，11 例在脾以下结肠。低位肠梗阻严重威胁患儿的生命，一般未经及时处理的患儿多在 7 ~10 日死亡，所以正确判断畸形的位置，对治疗和挽救患儿生命可起到相当重要的作用。

一、临床诊断

1. 症状与体征

结肠闭锁病史中母亲怀孕时可有羊水过多。新生儿出生后 48 小时内无胎粪排出。腹部膨胀明显，且进行性加重，呕吐并有脱水，扩大之肠管可出现坏死、穿孔或弥漫性腹膜炎，往往伴有吸入性肺炎。此时患儿全身情况可极度衰竭、恶化。

结肠狭窄的症状与狭窄的程度有关，重度狭窄的症状和闭锁相同，轻度狭窄的症状缓和，病程较长，出生后数周逐渐出现低位不完全性肠梗阻症状，如喂奶后症状进行性加重，呕吐为间歇性，呕吐物多为奶汁和食物残渣，偶尔呕吐胆汁。全肠膨胀，可见肠型，肠鸣音亢进，排便困难，粪便多呈稀糊状或细长条状。

2. 影像学检查

（1）X 线检查对结肠闭锁及狭窄有重要意义。在肠闭锁病例中，腹部平片可见多数扩张的液平面，扩张肠襻的分布以腹部为主，可见结肠袋，盲肠胀气显著，小肠胀气较轻。闭锁部近端极度扩张的结肠显示为一巨大的液平面或含气肠襻。

（2）钡剂灌肠检查显示为胎儿型结肠时有较高的诊断价值，可显示闭锁部位以及闭锁远端的细小结肠影（胎儿型结肠），可显示狭窄的部位和类型。判断狭窄段近端扩张肠管的功能与范围，钡剂灌肠是诊断狭窄与闭锁的有力依据。

（3）纤维结肠镜或乙状结肠镜检查可排除结肠其他病变引起的结肠狭窄，并观察远端狭窄口情况，计算狭窄部位与肛门距离，为手术提供依据。

3. 诊断依据

患儿出生后出现全腹性腹胀，进行性加重，呕吐粪汁，无正常胎粪排出，应高度怀疑结肠闭锁。腹部平片可见多数扩张的液平面，闭锁部近端极度扩张，显示为结肠梗阻。钡灌肠显示肠腔闭锁即可确诊。如反复出现腹胀，呕吐，时轻时重，虽有胎粪排出，但量较少，有时可见肠型和肠蠕动波等慢性不全性低位性肠梗阻的表现，应考虑结肠狭窄的可能。钡灌肠显示肠腔狭窄的部位和类型，若狭窄近端扩张，远端细小即可确诊。

二、鉴别诊断

（一）新生儿巨结肠

此病表现为新生儿在出生后出现不完全性低位急性或亚急性肠梗阻，如无胎粪排出、腹胀、呕吐，但直肠指诊和灌肠多能诱导大量排粪和排气，钡灌肠也有较高的诊断价值。

（二）小肠闭锁与狭窄

高位空肠闭锁与狭窄表现为高位肠梗阻，呕吐出现早，呕吐物为奶块、胆汁等，腹胀以上腹部为主，呕吐后，腹胀可暂时缓解或减轻。下段空肠和回肠闭锁与狭窄时，表现为低位肠梗阻，与结肠闭锁及狭窄相似，做 X 线平片、钡灌肠可区别。

（三）肠梗阻

若胎粪黏稠，直肠无力排出，可出现胎粪性肠梗阻。一般为低位肠梗阻。它的临床表现与结肠闭锁或狭窄相似，但行直肠指诊、灌肠可排出胎粪，并且症状很快缓解。

（四）肠旋转不良

新生儿肠旋转不良因腹部索带压迫十二指肠并发生肠扭转，表现为急性高位肠梗阻，典型症状是先后有过正常胎粪排出。X 线平片可以鉴别，胃及十二指肠扩张，显示“双泡征”，即左上腹和右上腹各有一个液平面，右侧略低较窄。

（五）肛门直肠闭锁与狭窄

本病临床表现为新生儿低位肠梗阻。肛门部外观诊视及直肠指检可发现闭锁或狭窄带，鉴别一般不困难。直肠高位闭锁和狭窄需钡灌肠才能确诊鉴别。

（六）左小肠综合征

本病表现为出生后 24～48 小时不排胎粪，出现呕吐和腹胀。钡灌肠可见直肠无异常，乙状结肠和降结肠直到脾曲有明显狭窄，其近端的横结肠突然扩张，界限明显。但多数患儿在数日内恢复肠蠕动，可以自愈。

三、治疗

（一）提高临床疗效的思路提示

手术是治疗结肠闭锁与狭窄的唯一有效方法。对此病应早期诊断后立即手术。目前获得早期治疗的患儿越来越多，治愈率已达到 70% 左右。死亡病例多因就诊过晚延迟诊治或有严重合并症造成。因此就诊及手术早晚与治疗效果有明显关系。

（二）中医治疗

患者手术后，虽肠腑已通，但因先天不足，脏腑未成，术后气血虚弱，治疗仍需补脾健胃，益气养血，方用十全大补汤加减。脾胃健，气血充，利于伤口愈合。本病主要见于小儿，口服中药比较困难，故多不主张中药辨证治疗。

（三）西医治疗

本病一经确诊，就应及时手术治疗，尤其是伴有明显临床症状者，其手术方式根据具体情况而定。

1. 术前准备

（1）胃肠减压：持续减压。尽量吸尽胃肠道内的积滞物，防止呕吐时吸入，引起吸入性肺炎。

（2）纠正脱水和电解质失衡：因患儿持续呕吐，多伴有脱水、酸中毒等，应根据脱水程度给予补液，纠正酸中毒，必要时可输入少量全血或血浆。

（3）应用抗生素：选用肠道消毒剂，如合并其他感染者应选用强力有效的广谱抗生素。

（4）维生素的补充：为防止术中、术后的出血倾向，可应用维生素 K 和维生素 C。

（5）备血：防止术中出血，应备新鲜全血。

2. 手术治疗

手术方案应根据患儿全身情况、有无并发畸形、闭锁部位和性质来制订，脾曲以上结肠闭锁，尤其是右侧结肠闭锁患儿情况良好者，切除闭锁和近端扩张肠管后，一期进行回结肠或结肠端端或端侧吻合术。晚期病例并发有严重畸形以及脾曲以下之结肠闭锁者先做结肠造瘘术、肠外置造瘘术，到 6 ~ 12 个月后进行结肠吻合术，恢复肠道畅通。

结肠狭窄者应根据狭窄程度选择不同的手术方法。严重的结肠狭窄治疗原则与结肠闭锁相同；中度狭窄通常采用一期切除吻合术；轻度狭窄多采用肠壁纵切横缝术。如在盆腔内操作困难，可做直肠内结肠拖出吻合术或直肠后结肠拖出侧侧吻合术。膈膜型闭锁或狭窄的患儿应采用膈膜切除成形术。

3. 术后处理

（1）注意保暖，将患儿置温箱内，必要时间段给氧。保持胃肠减压，防止呕吐及误吸。

（2）禁食期补液，维持水、电解质的平衡，必要时可少量输血。

（3）术后一般 3 ~ 5 日胃肠功能恢复，以后可经口进食。先喂水，如患儿无呕吐，可予母乳或牛乳，逐渐增加进食量，经过 4 ~ 5 日恢复后，可以正常喂养。

（4）继续使用抗生素，防止感染，补充维生素 C、B、K，促进伤口愈合。

第二节　结肠重复畸形

结肠重复畸形为消化道重复畸形的一部分，约占消化道重复畸形的 5% ~

25%，河北医科大学第二附属医院统计消化道重复畸形 48 例，其中结肠重复畸形 5 例（占 10.4%）。重复之结肠可附着于任何部位，多发生在盲肠和升结肠，多为囊肿样，占 80%，多伴有直肠重复及肛门泌尿生殖系畸形。重复肠管具有结肠结构并与主肠管有共同的血液供应，可发病于任何年龄，新生儿及婴幼儿发病率占 2/3 左右。

一、临床诊断

1. 症状与体征

由于重复畸形在临床上的表现不典型，随其类型、大小、部位以及有无并发症等不同因素，临床症状变异很大，可出现于任何年龄，但以 1 岁以内发病最为多见。大多以肠梗阻、便血、腹痛、腹部包块等就诊。极少数病例终生无症状，而在施行其他剖腹术时被发现。

2. 分类

根据结肠重复畸形的形态，可以分为六个类型：

（1）肠腔外囊肿型：临床上以腹内肿物的表现为主，囊肿小者临床上往往无症状，如囊肿不断增大，体检时腹部可触及肿块，表面光滑，肿物有张力，有时可触及附于肿物上的肠管，易与肠系膜囊肿相混，一般生长慢、活动，如肿物巨大可伴有低位肠梗阻的症状。

（2）肠腔内囊肿：多位于回盲部，突出于肠腔内，最容易阻塞肠腔而形成低位小肠梗阻，多见于新生儿期，容易引起肠套叠。

（3）憩室型：由于憩室一端为盲端，粪便不断进入憩室，因而肿块越来越大，憩室小者可作为肠套叠的起始点，临床上可发生肠套叠，主要表现为腹部肿块。憩室壁的结构与邻近肠道相似，但有小部分病例移行至远处消化道黏膜，可形成溃疡出血，有时还可引起大出血。极少数憩室内可发生恶性肿瘤。

（4）长管型：这种类型可在出生时被发现，如表现为两个肛门，另一个肛门开口于阴道、会阴、舟状窝部或泌尿系等，或伴有膀胱外翻，有些病例的症状延缓出现。由于盲闭端结肠内充满粪便，腹部逐渐膨隆，可触及包块，或异位瘘口排便不畅引起粪便性阻塞。积存在远端瘘口上的直肠粪块压迫直肠引起排便困难，患儿用力排便时，有的可看到正常肛门内侧壁有突出的肿物，色泽似直肠黏膜。腹压降低时肿物可缩小或消失，尤其是末端呈盲闭者肿物表现更明显。但若为平行结肠，排空都很通畅，可至成年时未被发现。

（5）全结肠型：本型极少见。与全结肠平行的长管型重复生长，常在回肠末端一分为二，成为两根具有各自系膜和血液供应的独立肠管。也有结肠部分为同壁，重复结肠两根肠管发育相似，难以区别正常肠管和重复肠管。重复肠管末端可能盲闭，也可能与正常肠管相通，或在会阴、阴道、后尿道形成瘘口。本型还常合并直肠重复及泌尿和生殖器官的重复畸形。

（6）多发型：较少见，表现为两处或两处以上的同一类型的重复畸形发生。在重复畸形发生的各类中，囊肿型最多，约占80%，其他各型均少见。

3. 影像学检查

（1）X线检查：是临床上常用的检查手段，腹部平片可显示重复畸形的大小和位置。在急诊时摄直立腹部平片，可了解肠梗阻和腹膜炎的情况。慢性患者可做钡灌肠检查。若全结肠重复畸形者两个结肠肠管相互沟通，可显示两段并行结肠，若为肠腔内囊肿型，可显示肠腔内钡剂充盈缺损或肠壁压迹阴影，可见半球形充盈缺损。较大的重复畸形能使正常肠管移位。如果钡剂流入与主肠管相通的重复囊腔，可以显示囊腔的形态，能清楚地看到重复肠管。

（2）同位素锝腹部扫描：结肠重复畸形中含有胃黏膜组织者，经静脉注射同位素锝后进行腹部扫描，可在荧光下显示有异常浓集区，可提示重复的部位与重复的大小。而肠重复畸形的浓集区特点为形态不规则且面积大，在不同时期放射性浓集区的形态与面积均可有变化，这与肠重复畸形范围大、肠蠕动时位置和形态变化有关，借此可与美克尔憩室相鉴别。

（3）B型超声扫描：对腹部包块能显示其系囊性或实质性，以及部位、大小与消化道的关系。

4. 诊断依据

结肠重复畸形的症状不很典型，临床上少见，检查也缺乏特异性，术前诊断极其困难。即便有并发症出现，其真实原因往往也难以确定。临床上若有腹部囊性包块、肠梗阻、下消化道出血、间歇性腹痛伴有腹部球形或长条形包块时应考虑到肠重复畸形，应用上述检查将有助于提高诊断率，但是多数病例要依赖于剖腹探查才能确诊。

二、鉴别诊断

结肠重复畸形的表现常与急性阑尾炎、肠套叠、肠系膜囊肿、美克尔憩室病相似，一般都需手术探查才能鉴别。手术时迅速进行鉴别，确立诊断非常重要。

（一）急性阑尾炎

急性阑尾炎的临床症状为转移性右下腹痛且发病急并有发热，麦氏点压痛明显。

（二）肠系膜囊肿

肠系膜囊肿与肠腔外型囊肿相鉴别，肠系膜囊肿为淋巴源性肿物，囊内含有淡黄色清亮液体，壁薄，可与正常消化道分离。

（三）巨大憩室

巨大憩室多位于肠系膜对侧，是正常肠壁的局限性突出，一般肿物较小，基底较宽。

（四）先天性肛门直肠畸形

结肠、直肠管状并行重复畸形，在外阴、肛门部有异常开口或同时合并肛门闭锁时，往往易被误诊为先天性直肠肛门畸形，重复畸形患儿排便时有圆形或椭圆形肿物，由肛门部脱出，便后肿物缩回。

三、治疗

（一）提高临床疗效的思路提示

结肠重复畸形属先天性疾病，临床表现极不典型，检查也常缺乏特异性，术前检查比较困难。但多以肠梗阻、便血、腹痛、腹部包块等就诊，多数病例仍依赖剖腹探查才能确诊。手术及时，术中探查清晰，能够明确诊断，是保证临床疗效的重要环节，术后保持大便通畅，早期下床活动锻炼，可预防肠吻合瘘或肠梗阻、肠粘连等后遗症，也是提高临床疗效的重要因素。

（二）西医治疗

结肠重复畸形的治疗原则：一经发现，无论有无症状都必须手术治疗。因结肠重复畸形常引起严重并发症和成年后有发生癌变的危险。手术方法的选择可根据重复的范围、形态而确定。

1. 重复肠管与附着肠管一并切除术

右侧腹直肌切口入腹，探查重复肠管畸形的位置，将有重复畸形的肠襻提出切口外。在预定切除的肠襻上，将肠系膜血管仔细结扎、分离、切断，然后切除重复肠管与附着肠管的肠段，做双层开放式或单层闭合式端端吻合，缝合肠系膜，逐层关腹。

2. 重复畸形黏膜剥离术

右腹直肌切口入腹，如是囊肿型，将囊肿肠襻提出切口外，切开囊壁，吸尽囊液。用加有肾上腺素的盐水注入黏膜下层，使黏膜与浆肌层分离，还可减少出血。然后钝锐结合，完整剥离囊内黏膜，切除多余的囊壁，注意保留与之邻近肠管的血液供应，缝合残留囊壁，消除囊腔。如结肠重复畸形范围广，切除肠管有困难的全结肠管状重复畸形，可采用黏膜剥离术。在重复的肠管的肌壁一处或两处以上切开浆肌层，小心将黏膜剥离、切除，也可将畸形肌壁做部分切除后剥离黏膜，切缘做间断或连续缝合，逐层关腹。

3. 重复畸形开窗或间隔切除术

对无法切除的重复畸形可采用开窗术。经右腹直肌切口入腹，将重复畸形与主肠管间的共壁开窗引流，窗洞的部位应在畸形囊肿的最低部位，窗口不小于4cm。间隔切除适用于双管重复畸形，开窗经主肠管将间隔行部分切除，使双腔变为单腔。但在盆腔的结肠直肠重复畸形的切除术操作复杂且易损伤肛门括约肌，可在直肠远端、正常直肠与重复畸形的共同壁做钳夹开窗术。即经肛门在直肠壁最隆起部位横行切开约2cm直达重复畸形腔内，然后用两把Kocher钳经切开处做“V”形钳夹，使重复肠管与正常肠管交通，缝合切缘，逐层关腹，效果较好。

第三节　肠旋转不良

肠旋转不良是指胚胎期中肠发育过程中，以肠系膜上动脉为轴心的正常旋转运动发生障碍，使肠道位置发生变异和肠系膜的附着异常，导致十二指肠受压、中肠扭转等病变，新生儿发生率在1/6000，多数在新生儿期出现症状，少数在婴儿或儿童期发病，是婴儿先天性肠梗阻的主要病因，男性多于女性一倍。

一、临床诊断

1. 症状与体征

肠旋转不良可发生于任何年龄，症状随年龄而异，约75%的病例在出生后1个月内出现症状，部分在儿童时期或成年后发病，有极少数病例终生无症状。

新生儿肠旋转不良往往因腹部系带压迫十二指肠和并发中肠扭转，均表现为急性高位肠梗阻，典型症状是先后有胎粪排出，出生后2~5日突然发生大量胆汁性呕吐，有时发病一段时间后症状可以暂时缓解，但过数小时后又发生呕吐，如此反复发作，排便量减少或便秘。少数患儿在1次喂奶后发生呕吐，这主要是喂奶后肠蠕动增强，引起肠梗阻所致。随着病程延长，可出现慢性失水和营养不良，一般患儿腹部体征不明显。由于梗阻不完全，从胃及十二指肠近端潴留、充气、扩张，因此可见到上腹部局限膨胀，少数病例可见从左到右的胃蠕动波。呕吐后上腹部胀满减轻，甚至完全平坦。肛门指诊多有大便。

在十二指肠完全性梗阻的病例中，大多数是由于盲肠、升结肠异位，合并小肠系膜短窄而致扭转。完全性肠梗阻可以在新生儿期一发病即出现，也可在长期间歇性不完全性肠梗阻的基础上突然加重而成，还有少数患儿出生后一直无任何症状，直到几个月或几岁时才突发剧烈腹痛和呕吐而就诊。临床主要表现为频繁的喷射状呕吐，呕吐物含有胆汁，持续性腹痛，阵发性加剧，上腹部胀满，但也可不明显，可有高亢的肠鸣音，偶可扪及扭转的肠段，多数病例呈持续性加重，很快出现水、电解质平衡严重失调。肠扭转的晚期，两端孤立的肠腔内细菌大量繁殖，产生气体，肠管因血循环障碍而引发炎症，出现腹膜刺激征、高热、休克等。患儿出现便血或肛门指诊有暗红色血液是一个极其严重的征象，表明肠扭转已发展到绞窄性坏死阶段，预后不良。

其他类型的肠旋转不良极其少见，可以终生无症状，也可能产生不同部位的不完全性肠梗阻、绞窄性肠梗阻、异位阑尾炎等，但临床症状和体征极不典型。

2. 影像学检查

（1）X线腹部平片：典型病例显示胃和十二指肠扩大，且有液平面，小肠内仅有少量气体。平片上可表现“双泡征”，即左上腹和右上腹各有一个液平，右侧略低较窄。有时十二指肠内仅充满液体而无气体，只表现为胃胀大积气，肠壁因炎症和循环障碍而分泌大量液体。此时片子上可见到多个小肠液平。

（2）钡餐造影：可见胃扩张，排空缓慢，有逆蠕动。十二指肠近端也有一定程度的扩张，并有钡剂潴留或通过缓慢，可直接显示梗阻部位。十二指肠位置异常或十二指肠空肠襻位于右侧腹部垂直下行时即可确诊。新生儿做钡餐后，应将胃内钡剂抽净，以防引起吸入性肺炎。

（3）钡灌肠检查：显示盲肠位置异常，对肠旋转不良的诊断有决定性意义。异常位置的盲肠可位于右上腹、中上腹，或大部分结肠在左侧腹部互相重叠等。因少数病例盲肠、升结肠十分游离，钡灌肠时有过多钡剂灌入，致使盲肠处于右下腹的位置。且肠旋转不良畸形也可局限于十二指肠空肠襻，而盲肠旋转正常。

Rickham 建议对新生儿病例，应于直肠内置橡皮管，注入适量气后做 X 线拍片，可显示全部结肠的形态和位置，其图像较钡灌肠更清楚。

3. 诊断依据

肠旋转不良的主要诊断依据临床症状和 X 线检查。新生儿有高位肠梗阻的表现，呕吐物内含有大量胆汁的乳块，已经正常排便者应考虑肠扭转不良的诊断。结合腹部 X 线平片显示上腹部“双泡征”，中下腹部有少量气体或无气体基本可以确诊。婴儿和儿童期的患儿有反复发作的高位肠梗阻症状，含胆汁的间歇性呕吐，需考虑为本病，结合钡餐或钡灌肠可以确诊。非典型的肠旋转不良的病理类型，临床表现极不规则，手术前诊断困难，常需剖腹探查才能确诊。

二、鉴别诊断

新生儿期先天性旋转不良、十二指肠闭锁或狭窄、环状胰腺的临床表现非常相似，均为高位肠梗阻，有胆汁呕吐。在 X 线腹部平片显示有上腹部“双泡征”，中下腹少气或无气。一般肠旋转不良患儿出生体重多在 2500 ~ 3000g，而十二指肠闭锁或狭窄多在 2500g 以下，十二指肠闭锁为完全梗阻，呕吐发生早而重。十二指肠狭窄和环状胰腺为程度不同的肠梗阻，梗阻症状无十二指肠闭锁重。十二指肠闭锁或狭窄的患儿出现呕吐的时间在出生后 3 ~ 4 日，肠旋转不良患儿的呕吐发生时间较迟，且多呈间歇性。钡餐检查时肠旋转不良和肠扭转的病变多局限于十二指肠第三段，而十二指肠本身的畸形则见于该肠的第二段。

发生肠扭转的新生儿当发生肠绞窄、肠坏死，出现便血和腹膜炎征象时，需与新生儿坏死性小肠、结肠炎鉴别。后者发病急骤，病势凶猛，起病伴有高热或体温不升、腹泻、腹胀，很快出现重度中毒症状。

腹膜系带压迫十二指肠壶腹部的上部时，呕吐物不含胆汁，应与肥厚性幽门狭窄鉴别。幽门狭窄多在生后2～3周才出现进行性呕吐，呕吐物含大量奶块。上腹部有明显的胃型及蠕动波，右上腹部可扪及幽门肿块。钡餐检查显示细长的幽门管即可确诊鉴别。

三、治疗

（一）提高临床疗效的思路提示

因本病系先天性疾病，经药物保守治疗，疗效欠佳，患儿一般不配合用药，治疗当以手术为先。术前纠正水、电解质紊乱和贫血，预防术后并发症的发生是提高临床疗效的基本要素。

（二）西医治疗

肠旋转不良的患儿如有症状，原则上应尽早手术治疗，对不伴发肠扭转的十二指肠不完全性梗阻，采用禁食、补液及静脉营养等非手术治疗，虽能部分或完全缓解，但绝大多数病例可在短期内复发，甚至因肠扭转而行急诊手术。如发生肠坏死再手术，预后极差。

1. 非手术治疗

少数未成熟患儿和病程缓慢的轻型病例可在密切观察下，采用禁食、补液、静脉营养、持续胃肠减压、纠正水和电解质平衡失调等保守治疗。

2. 手术治疗

（1）术前准备：禁食、胃肠减压、补充维生素C、维生素K、静脉营养、备血、纠正水和电解质紊乱、检查肝肾功能等，如并发肠扭转，以上准备应根据病情简化，争取时间尽早手术。

（2）手术方法：传统的Ladd术式，治疗效果满意。常采用右上腹正中旁切口或右上腹横切口。

①扭转肠曲复位：打开腹膜后，如发现暗红色或紫红色肠曲，排列不整齐，提示有肠扭转。应首先将全部小肠用手托到切口外，并用温盐水纱布保护。仔细检查肠系膜根部的扭转情况，一般肠扭转多为顺时针方向扭转360°，但有时可扭转二三圈不等。一般情况下扭转的肠曲仅累及部分小肠曲，少数情况为全部小肠扭转，甚至部分十二指肠、盲肠及升结肠也被卷入。复位后小肠系膜根部完全平坦，用温盐水纱布湿敷肠管，观察肠管的颜色变化，如

小肠色泽逐渐转为红润，肠腔逐渐扩大充气，肠壁血管恢复搏动，预后较好。如肠襻已绞窄坏死，应予以切除，进行小肠端端吻合术。有时绞窄时间很长，难以判断能否成活，可给患儿吸氧，以0.5%普鲁卡因封闭肠系膜及用温盐水热敷，改善局部血液循环。总之，要尽量避免切除有活力的肠管，但也决不能保留有问题的肠曲。吻合两端的血循环必须良好。如小肠切除超过60%以上，则预后极差，易引起营养不良症。

②松解十二指肠前腹膜系带：肠旋转不良病例均存在腹膜系带，术中应彻底切除及松解，肠扭转复位后，即可见到盲肠、升结肠回到右侧后腹壁间。有一层膜状组织连接，即腹膜系带，它跨越并压迫十二指肠降部、下部的前方，有时却是盲肠、升结肠直接粘连于十二指肠前面，造成十二指肠梗阻，近端十二指肠明显扩张，用剪刀剪开该膜状组织，然后用剥离子或纱布钝性分离腹膜系带的附着点。十二指肠前面、十二指肠与升结肠间所有的粘连组织使盲肠、升结肠、十二指肠完全分开。但在解剖分离粘连时，应暴露肠系膜上动脉，避免其受损伤。然后将盲肠推到左上腹部，使全部结肠置于左侧腹部，小肠置于右侧腹部。为避免日后发生阑尾炎时诊断困难，如患儿一般情况好，应切除阑尾。

③松解空肠上段膜状组织压迫和屈曲：在松解游离十二指肠和盲肠后，探查十二指肠空肠襻与肠系膜上动脉的关系，如发现该肠襻位于动脉前面，见到空肠上段被膜组织粘连压迫、牵拉屈曲，应剪开覆盖在空肠上段的粘连组织，解除肠管的扭曲，将空肠第一段推移到脊柱右侧，使它与十二指肠呈直线状连接，方可解除梗阻。

④肠反向旋转的处理：由于肠系膜上动脉跨越并压迫横结肠，造成右结肠梗阻，可做升结肠与左侧横结肠的侧侧吻合、回肠横结肠吻合术。也有人主张行右半结肠切除或回肠横结肠吻合术。

⑤并发畸形的处理：术中除掌握病理改变外，尚需排除其他并发畸形。最常见的并发畸形为十二指肠闭锁与狭窄，为排除这些畸形，可用一导管经口入胃和空肠上段，或做胃切开术，将导管插入胃和空肠进行探查，均可明确有无畸形并存，如发现有威胁生命的畸形并存时，应同时予以矫治。

（3）术后处理：由于手术操作范围较广泛，术后常发生肠麻痹，一般应持续胃肠减压，补充液体，待3～4日肠蠕动恢复后，才能少量进食，逐渐过渡为正常喂养。

第四节　先天性巨结肠

先天性巨结肠是一种常见的肠道发育畸形，仅次于先天性肛门直肠畸形而居于第2位。根据国际上的统计，一般认为在5000例新生儿中有1例先天性巨结肠病，或为人群的0.02%。Burnand报道此病发病率为1∶1000，Ricknan报道此病发病率为1∶10000，国内同济医科大学附属同济医院报道先天性巨结肠病的发病率为1∶4237。由于地区及环境因素不同，其发病率也不相同。男性多于女性，其比例为4∶1。本病有家族发生倾向，有报道家族性巨结肠为4%。

近年来多数学者认识到先天性巨结肠病的主要病理改变不在扩张肠段，而在狭窄的结肠远端及直肠，由于肠壁间神经丛内缺乏神经节细胞，引起肠管痉挛狭窄，失去蠕动。至此，才算基本上认识到疾病的实质，随后国内外众多学者在此基础上不断改进及完善手术方式，使本病的治疗大大进步了。

一、临床诊断

（一）辨病诊断

1. 症状与体征

（1）不排胎粪或胎粪排出延迟：多数患儿出生后36小时不排胎粪或延迟。正常新生儿均于生后24小时内排出黑色黏稠胎粪。由于胎粪不能排出，发生不同程度的梗阻症状，往往需经过扩肛灌肠或其他处理方可排便。也有的患儿出生后每日仅有少量胎粪排出，持续3～5日尚未排净，同时出现腹胀并伴有呕吐；若做直肠指检时，当在取出手指时有较多的胎粪和气体喷射样冲出；如放置肛管，用生理盐水灌肠，又可排出大量胎粪和气体，腹胀改善，症状得到暂时缓解，但以后经常便秘，3～6日排便1次或不能自解，必须依靠灌肠，否则出现腹胀、呕吐等急性肠梗阻的现象。部分患儿在新生儿期曾有上述症状，以后数周或数日内情况尚属正常，继而开始大便秘结，数日不解，需要塞肛栓、服泻剂或灌肠，症状逐渐加重，便秘越来越顽固，但不能解除腹胀和结肠内积粪的现象。有的腹泻与便秘交替发生。

（2）腹胀：患儿均有不同程度的腹胀，腹胀的轻重程度根据病情的发展及家庭护理是否有效而定。患儿呈蛙状腹，早期突向两侧，继而全腹胀大，腹围明显大于胸围，腹部长度亦大于胸部。腹部可见并能触及扩大的肠曲，有时左下腹可以扪及粪块，听诊肠鸣音亢进，部分患儿极度腹胀，可见肠型及肠蠕动波。腹胀和便秘一样呈进行性加重，大量肠内容物、气体滞留于结肠。腹胀严重时膈肌上升，影响呼吸。

（3）呕吐：约60%的病例出现呕吐。呕吐的量及严重程度与便秘、腹胀的轻重程度成正比。轻者呕吐物为胃内容物、胆汁，重者呕吐物为粪质样物或含血物，与低位完全性肠梗阻的呕吐物相同。

（4）腹泻：为晚期巨结肠症状，表明已出现严重合并症，即小肠炎、结肠炎。

（5）胃纳差：小儿长期处于慢性部分性肠梗阻状态，出现厌食、长期营养不良、消瘦，导致抵抗力差，易引起其他疾病，如肺炎、肠炎，加之大量毒素吸收，心、肺、肾功能均可受损，重时患儿全身水肿，以下肢及阴囊最为明显。

（6）肠梗阻：无神经细胞肠段持续性痉挛狭窄，使患儿长期处于不完全性低位梗阻状态。随着便秘的加重，病情可能转化为完全性肠梗阻。个别患儿虽平时能排出少量稀便，但肠腔内积存大量粪便，长期积存使大便硬结，形成巨大粪石，造成完全性肠梗阻，灌肠效果不好，常需行肠道造瘘，以便解除梗阻。

2. 实验室及影像学检查

（1）X线腹部平片：适宜新生儿期。先不做灌肠，平片可见肠腔普遍扩张、充气，伴少数小液平面。有时能见到扩张的弧形肠襻，大多数表现为直肠内无气体，盆腔空白，具有诊断价值。

（2）钡灌肠：对先天性巨结肠症的诊断很有价值，可查明痉挛性狭窄段的范围、移行到扩张肠管的部位、肠蠕动张力的变化。主要X线征象是无神经节细胞肠段与其近端结肠口径的差别，尤其是侧位片，可见直肠、乙状结肠远端细狭僵直，乙状结肠近端及降结肠明显扩张。肠炎时出现锯齿状改变。

（3）肛管直肠压力测定：在正常情况下，直肠内压力为1.71kPa左右，当直肠受到直肠内容物膨胀刺激时产生肛内括约肌反射性松弛，肛管内压力随之下降。而先天性巨结肠患儿，在直肠壁受扩张刺激时，内括约肌仍然处于痉挛状态，并不会出现肛管、直肠松弛反射。有无此反射是区别先天性巨结肠与其他便秘性疾病的重要标志。特别是特发性巨结肠和超短段型巨结肠症（肛门内括约肌失弛缓症），两者用其他方法难以鉴别时，只能采用测压法加以鉴别。经过长期观察发现用气囊管或开孔管测量内括约肌反射较好。在直肠气囊中注入气体后立即抽出，正常时内括约肌出现松弛反射，压力下降。而巨结肠患者因缺乏神经细胞，这一松弛反射消失，内括约肌反而收缩，压力上升。

（4）肌电图：Marin（1976）通过对38例先天性巨结肠患者的肌电图检查发现肠管组织异常与肌电图波形之间有一定的关系，与无神经节细胞之间有一定关系，从而可以为无神经节细胞肠管提供客观的诊断依据。先天性巨结肠患儿波形低矮、光滑，出现次数少而不规则，缺乏峰电位，以峰波消失作为先天性巨结肠症的主要诊断依据，不仅为诊断的辅助方法之一，而且还可以用来了解无神经节细胞肠段的范围，此法简单、无痛苦，可反复检查。

（5）组织化学检查：乙酰胆碱酯酶组织化学诊断方法是利用无神经节细胞肠段黏膜层内胆碱能神经纤维增生、乙酰胆碱酯酶活性增强的特征，在齿线上2～3cm直肠及结肠的不同部位，用吸引法切取黏膜标本，做冰冻切片，经乙酰胆碱酯酶组化法染色，然后观察胆碱酯酶的反应情况，正常肠黏膜内的神经酶反应阴性。无神经节细胞段的黏膜肌层和黏膜固有层内可见到大量的胆碱能神经纤维增生，沿着肠腺之间向上延伸，表现为黏膜层内神经酶反应增强，神经纤维增多、变粗、染色变深，本法确诊率高达95%。

（6）直肠活组织检查：包括通过直肠黏膜吸引活检或者直肠后壁全层组织活检检查有无神经节细胞。病理检查是先天性巨结肠症的唯一确诊方法。

（7）红细胞乙酰胆碱酯酶和血清胆碱酯酶测定：患儿测定值比正常儿明显增高。

（8）直肠黏膜胆碱酯酶的比色测定法：检查肠黏膜组织中的胆碱酯酶水解乙酰胆碱的数值，用比色法测定。患者测定值增高。

（9）血管活性肠肽和P物质测定：用免疫组织化学法测定。可对肠运动功能做出评价，在患儿中减少或缺乏。

3. 诊断依据

婴儿出生后发生便秘并逐渐加重，数月或数年后排粪正常，以后发生顽固性便秘，反复发生肠梗阻。脐孔外翻突出，扩张的结肠有粪块，指诊直肠空虚，无器质性病变。结合典型病史和症状及其他检查，一般即可确诊。

（二）辨证诊断

1. 气机不畅，腑气不通型

（1）临床表现：腹部高度膨隆，大便秘结不通，时或呕吐，小便正常。

舌质红，苔黄厚而腻。

（2）辨证要点：腹胀明显，大便秘结不通。舌质红，苔黄厚而腻。

2. 中气不足，宿食停滞型

（1）临床表现：腹胀，大便数日一行，质干或便软，厌食或消瘦。舌质红，苔白腻或厚腻。

（2）辨证要点：腹胀，大便数日一行，厌食或消瘦。舌质红，苔白腻或厚腻。

3. 气血两虚，津枯肠燥型

（1）临床表现：腹部微胀，大便数日一行，大便先干后稀，纳呆，消瘦，或全身不同程度水肿，小便清长或正常。舌质淡，苔白腻。

（2）辨证要点：腹部微胀，大便先干后稀，纳呆，消瘦，或水肿。舌质淡，苔白腻。

二、鉴别诊断

本病应与先天性肛门直肠闭锁和狭窄相鉴别，还应与新生儿器质性肠梗阻等疾病进行鉴别。

（一）先天性回肠闭锁

新生儿期巨结肠应与先天性回肠闭锁做鉴别。回肠闭锁病例经灌肠后没有胎便排出，或只有少量灰白色分泌物，做钡灌肠可见远端结肠细小，不扩张，呈胎儿型结肠改变。

（二）胎粪填塞综合征及左小结肠综合征

经灌肠洗出较稠厚的胎粪后即能排便，不再发生便秘。

（三）先天性结肠闭锁

先天性结肠闭锁较少见。患儿出生后就出现低位肠梗阻症状，灌肠后无胎粪排出，只有少量灰色分泌物。钡灌肠见结肠远端细小、不发育，钡剂不能前进而中断。盲肠部见有扩大及充气。

（四）继发性巨结肠

先天性直肠肛门畸形术后引起排便不畅，均可继发巨结肠，这些患儿存在神经节细胞，病史中有肛门直肠畸形及手术史，结合其他检查诊断并不困难。

（五）神经节性巨结肠

神经节性巨结肠系大脑发育不全，小头畸形，腰脊柱裂等神经系统发育缺陷。其便秘症状不严重，多为间歇性。必要时进行检查，确诊后对症治疗。

（六）内分泌紊乱引起的便秘

内分泌紊乱引起的便秘常见于克汀病或甲状腺功能低下者。甲状腺功能低下可导致胃肠蠕动减弱。其主要特点为便秘、腹胀进行性加重，新生儿期亦可出现症状，常伴有智力发育障碍、鼻梁宽平、面部臃肿、肌张力低下等表现。

（七）先天性肠旋转不良

先天性肠旋转不良系中肠发育旋转不完全或异常引起的肠梗阻，主要症状是胆汁物呕吐；较低位肠段受压迫、扭转可出现腹胀，易与巨结肠症相混淆；本病胎便多正常；钡灌肠发现回盲部位置变化可资鉴别。

（八）乙状结肠狭窄或直肠狭窄继发的巨结肠

乙状结肠狭窄或直肠狭窄继发的巨结肠有明显的器质性狭窄，肠套叠表现为急性梗阻，多发生在6~18个月的儿童。

（九）特发性巨结肠

特发性巨结肠多见于儿童，患儿出生后排便正常，后来由于某些尚未明确的原因造成顽固性便秘、习惯性便秘或便秘合并污粪。本病的临床特点是饮食正常，腹胀明显，直肠扩大明显，但无狭窄，肛门指诊可触到巨大粪石，直肠活检或组织化学检查均可鉴别。

（十）先天性长结肠

先天性长结肠常见横结肠和乙状结肠过长。乙状结肠因肠道潴留大量粪便而发生便秘，一般不引起症状，但乙状结肠因粪便潴留引起扩张后，钡灌肠表现征象不易与先天性巨结肠鉴别。可依据病史及肛管直肠测压来区别。

三、治疗

（一）提高临床疗效的思路提示

中西医结合疗法是中国从70年代以来开展的治疗先天性巨结肠的新疗法。单纯采用手术治疗或中医药治疗，疗效不甚满意。近年来同济医科大学同济医院对 181 例短段型巨结肠应用了中西医结合治疗，取得了良好效果。大多数患儿通过治疗，可以改善症状、维持营养、生长发育并顺利度过危险期，也获取了一个较好的手术条件。有些病例，尤其是超短段型的病例，可获得永久性的疗效。通常采用针灸、中药内服、灌肠、扩肛等疗法，取得了较好的疗效。除避免手术并发症、后遗症，术前纠正水、电解质紊乱外，中西医结合治疗也是提高临床疗效的一个重要因素。

（二）中医治疗

1. 内治法

（1）气机不畅，腑气不通型

治法：行气导滞。

方药：自拟方。

牵牛子、郁李仁各 6g，厚朴、枳壳各 10g。前 2 味药半岁以上即可加倍。

（2）中气不足，宿食停滞型

治法：补气助阳，行气导滞。

方药：自拟方。

黄芪、党参、广木香各 6g，九香虫 3g，巴戟天、厚朴、枳实各 10g。

（3）气血两虚，津枯肠燥型

治法：补气养血，润肠通便。

方药：自拟方。

党参、生地黄、熟地黄、肉苁蓉、厚朴、枳实、红花各 10g，当归、桃仁各 6g。

以上方药可根据辨证选择应用，每日 1 剂，水煎温服，但仅适用于短段型巨结肠症，临床疗效尚需进一步验证，也可根据具体情况适当延长治疗时间以巩固疗效。如有病情反复或发生肠炎应及时治疗。

2. 外治法

（1）耳针：肾、交感、皮质下、直肠上段等穴位，留针 30 分钟。

（2）穴位封闭：从肾俞、大肠俞注射人参液、ATP 或新斯的明，每日 1 次，交替注射。

（3）扩张直肠肛管：用 15cm 长的金属或塑料扩肛器。新生儿可从 9 号开始，逐渐增大。患儿侧卧，缓慢入肛，每次持续 30 分钟，每日 1 次，扩张痉挛肛管段。1 月为 1 疗程，坚持 2～3 个疗程。3 个月的婴儿即可用 20～22 号扩张器，效果巩固。

（三）西医治疗

先天性巨结肠的治疗方法和手术时间尚无统一意见，我们的体会是应根据病变的范围、症状的轻重程度、全身状况等选择具体的方法和顺序。多数学者认为大多数新生儿采用保守治疗能度过婴儿期，待 6 个月以后再行根治术。

1. 保守治疗

此法的目的是用各种方法达到每日或隔日排便 1 次，解除低位肠梗阻症状，但是由于先天性巨结肠患儿的症状顽固，使用单一方法往往很快就会失败，常需要多种方法交替或联合使用。即使如此，有时也很难维持正常排便。

（1）口服润滑剂或缓泻剂：如石蜡油、果导片、番泻叶、大黄等，用药剂量可以根据粪便性状及次数酌情加减。保持每日或隔日排便。

（2）塞肛：用开塞露、甘油栓及肥皂条塞肛，引起排便反射，每日或隔日 1 次。

（3）回流灌肠法：用 0.9% 盐水灌肠是有效的治疗方法，具体操作方法如下：灌肠前阅读 X 线钡灌肠片，了解病变范围及痉挛段长短，然后将肛管头部涂上石蜡油润滑，轻柔地插入肛管，缓慢通过痉挛段抵达扩张段。一般抵达痉挛段与扩张段交界处时阻力较大，可稍用力插入，达扩张段，再插时应无阻力，同时有大量奇臭气体及粪便由肛管冲出。此时，用冲洗器或 50mL 注射器抽吸生理盐水反复注入、抽回进行冲洗，应注意注入量与抽出量要大致相等。每日灌洗 1 次或隔日 1 次，每次用量 100mL/kg 左右。切勿使用清水、低渗盐水或高渗盐水灌肠，前者可造成水中毒，发生脑水肿、昏迷、抽搐，后者可造成盐中毒。两者均有文献报道，操作者应注意避免发生水中毒或盐中毒。

灌肠应注意的事项：

①肛管要软。不宜过粗过硬，插管动作要轻柔，避免发生肠穿孔。

②一般肛管插入 15cm 为宜。

③灌入量与排出量应大致相等。防止过多液体滞留在结肠内。

④灌肠时，有血性液体流出时，应立即停止操作，如灌肠后患儿腹胀加剧或有其他不适，可进行 X 线腹部透视，了解有无气腹，排除肠穿孔。

⑤并发小肠结肠炎时，肠壁水肿，易受损伤，灌肠时更应轻柔，不要一

次洗净积粪，可保留肛管排气引流。

（4）对灌肠确有困难者，可用30%硫酸镁30mL、甘油15mL、生理盐水45mL配制混合溶液，按30mL/kg体重于2～3小时内灌肠，注入结肠，刺激排便。

2. 手术疗法

近30年多采用手术治疗，切除有病变的肠管，将近端结肠拉出，与肛管吻合。要求由齿状线上方1～2cm开始切除狭窄段肠管和近侧明显肥厚扩张的结肠。兹将常用手术方式分述如下。

（1）结肠造瘘术：国外学者普遍主张确诊后立即造瘘，其造瘘部位一般主张在乙状结肠神经节细胞正常肠段较好，因在该段造瘘可以保留最大的结肠吸收范围，而且第2次手术时，关瘘与根治术可一次完成。如长段不能行乙状结肠造瘘，而行横结肠造瘘时，其部位应在肝靠近肝曲，这样可以避免损伤脾区，不致影响根治手术下拖结肠的长度。无论在何处造瘘，其瘘口必须有正常的神经节细胞，否则术后仍不能排便，症状不能缓解。

结肠造瘘术适用于新生儿巨结肠保守治疗无效，难以维持正常生活和营养；或因痉挛段较长，采用保守疗法治疗后，排便极其困难，而全身情况又很差，不能耐受一期手术者。巨结肠合并急性肠梗阻、巨结肠危象、结肠穿孔等也必须紧急行结肠造瘘术以挽救患儿生命。

结肠造瘘术有双腔造瘘术和单腔造瘘术。双腔造瘘术造瘘最常选在横结肠或回肠末端，距回盲部10cm左右。但一般多采用单口造瘘，但需注意要给以后根治术中游离，拖出吻合的正常肠段留有余地。造瘘位置不能选在扩张段，因为扩张肠管收缩无力，造瘘后仍导致大便潴留。理论上讲应选择在有神经节细胞与无神经节细胞的交界部，但实际上术中很难明确，一般应尽量靠近扩张段做单口造瘘，以后根治术时，在造瘘口之近端做松解游离，拖出肛门吻合。

（2）根治术：在诊断明确后，充分做好术前准备，排空肠腔内潴留的大便，常规肠道准备。若新生儿期行根治术死亡率略高，一般在婴儿2个月后体重4kg以上时施行手术较为安全。手术的目的是要达到排便通畅，而又不致大便失禁，应以齿状线上1～2cm开始切除狭窄段肠管和近端有明显肥厚扩张的结肠，再将近端拖出，与肛管齿线以上及以下段直肠吻合。其基本手术方法有4种。

①拖出型直肠、乙状结肠切除术（Swenson术）

A. 麻醉：采用骶管或全身麻醉。

B. 取仰卧位，头低，两腿和膝弯曲外展的截石位放置导尿管。腹部及会阴部手术野1次消毒铺巾。

C. 切口：取左下腹旁正中切口，上端自脐上2～3cm下达耻骨上缘。

D. 探查腹腔及游离直肠与结肠：进腹后仔细探查病变肠段（扩张、狭窄及移行段）。根据病变的情况及血管分布情况来判断切除范围，并将切除肠管的部位用缝线结扎做标记，将小肠完全拉至右上腹，暴露骨盆，并打开两侧盆腔腹膜显示输尿管，然后打开直肠膀胱或直肠子宫陷凹。分离直肠采用钝性和锐性相结合的方法。要紧靠肠壁进行，以免损伤盆丛神经。应分离到接近肛门区域。如分离不够充分，会给直肠外翻、切除和吻合造成困难。然后向上游离乙状结肠系膜和降结肠至脾曲，使正常结肠能在没有张力的情况下被拉至肛门。

E. 直肠外翻、结肠脱出：当直肠分离完毕后，使正常结肠在无张力的情况下能拖出肛门，切断乙状结肠及左结肠动脉，结扎前应轻轻试夹动脉，仔细观察保留的结肠末端的细小动脉有无搏动。经查明确有搏动后，方可切除肥大结肠，两断端用丝线缝合。以长弯血管钳将直肠外翻出肛门外。在直肠前壁靠近肛管处做一横切口，插入血管钳，夹住近端结肠残端的缝线，牵引结肠至肛门外。

F. 结肠直肠吻合：将结肠与直肠对合整齐，如不整齐应切除多余的结肠和直肠，然后将结肠与直肠的浆肌层间断缝合。要求吻合缘越低越好，一般距肛缘不超过2cm。前壁略高，使结肠与直肠吻合口呈斜形，对术后防止吻合口狭窄有一定意义。吻合完成后将结肠送还盆腔。Swenson（1975）曾报道438例，术后随访5～28年者282例，90%排便正常，并发症吻合口漏占3%，手术死亡占3.3%。

此术式的特点是经腹会阴联合操作，腹腔内切除扩大肠段，盆腔内直肠完全游离。在盆腔内分离广泛，损伤大，出血多，容易损伤盆底神经丛，手术死亡率高。术后发生感染、吻合口瘘、大小便失禁、吻合口狭窄等并发症也较多。目前国内已很少采用，常应用的术式是在此基础上改良的术式，很多方面仍可借鉴。

②切除直肠后结肠拖出术（Duhamel术）

此术系Duhamel在Swenson术式的基础上改进之术式，为先天性巨结肠基本术式。以后国内外在此术式的基础上又做了许多改良，克服了缺点，减少了并发症的发生。

A. 切口及腹腔探查：同Swenson术式。

B. 结肠切除：在腹膜返折处切开直肠两侧的腹膜，暴露两侧输尿管，充分游离乙状结肠和直肠上段。在腹膜返折2cm处切断直肠残端，用缝线内翻缝合两层关闭，继而向上游离降结肠至脾曲，切断乙状结肠动脉。必要时切断左结肠动脉及静脉，在结肠形态和外观正常部位切除扩大的结肠，至少距痉挛段15～25cm，必要时游离脾曲以达足够切除的范围。残端缝合两层关闭，保留缝线。

C. 分离直肠后壁：用手指或纱布球在直肠后正中线分离骶前疏松结缔组织间隙，直至盆腔底部的肛门部，直肠的两侧壁亦要游离。手术者转至会阴部，先行扩肛，在肛门两侧约0.5cm处各缝1针牵引线，距皮肤1cm处切开肛管后半环，然后用血管钳沿肛管分离外括约肌，并向上分至直肠后间隙与手指相遇，用手指钝性分离扩大隧道至肛门，使下段结肠通畅无阻，后将血管钳伸入盆腔内，夹住结肠残端暂时闭合的缝线，将结肠缓慢牵出至肛门后方切口，注意结肠系膜向后，一定注意勿将肠管旋转。

D. 结肠肛门后半部缝合建立新直肠：将结肠后半部浆肌层均匀地与后半部肛门皮下组织缝合，打开结肠残端缝线，将结肠后壁与结肠前半部对齐紧贴，用两把Kacher钳夹呈“人”字或“入”字，放入深度为3～4cm。1周左右钳子可自行脱落，形成了一个新的直肠腔。其前壁为原直肠前壁，该肠段无神经节细胞，其后壁是具有正常功能的结肠，可以推动粪便排出。会阴部操作完成后，更换手套及原部分器械，使直肠盲端与下拖结肠前壁固定于后腹壁以防形成内疝。修补盆腹膜、后腹膜，冲洗腹腔后逐层关腹。

该术式的优点在于手术比较简单，不做广泛解剖分离，创伤小而且保留了直肠前壁的感觉区。既避免了膀胱生殖器神经损伤引起的功能紊乱，又保留了直肠排便反射，减少了吻合口破裂的危险，降低了死亡率及尿潴留等并发症的出现。

但由于钳夹过低而出现“盲袋”及“闸门综合征”，腹腔内切除结肠增加了污染机会。近年来，国内外许多学者针对Duhamel术式的缺点做了许多改进，国外较典型的改良术式如Lkerda术。改良术式的主要目的在于消除“盲袋”及“闸门综合征”。国内如广州、上海、北京等地的学者进行了一系列技术及器械改进，在原术式的基础上发展了许多改良术式。

③直肠黏膜剥离结肠直肠鞘内拉出术（Sodve术）

A. 切口开腹探查，显露结肠、直肠，如Duhamel术式。

B. 在直肠、乙状结肠狭窄段，用0.5%普鲁卡因溶液环形注入直肠浆肌层与黏膜层，将黏膜分开，在膀胱顶部水平约8～10cm纵形切开直肠浆肌层，慎勿损伤痔上动脉，保持黏膜完整，用小纱布球及手指仔细推开黏膜，以海绵钳拉开肌鞘，将整个黏膜完全游离。切开浆肌层，以纱布球剪刀在肌鞘内将黏膜分开，直达肛门皮肤黏膜线上约1.5cm。

C. 会阴部手术时先进行扩肛，顺直肠放入一橄榄头，在其颈部结扎黏膜，然后将黏膜管呈套叠状拉出，于皮肤黏膜上方1cm处环形切断黏膜，将结肠拉出至正常肠段为止，周围固定数针。

D. 经腹腔将直肠上端浆肌层与结肠壁缝合，逐层关闭腹腔。结肠留一段外置，10日后用电刀切除。术后半月开始扩肛，每日1次，扩张3个月。目前多切除多余肠段立即吻合，而不需外置后再切除。

此手术的优点是不须游离盆腔，结肠由直肠鞘内拉出，不易发生吻合口漏，对神经、血管损伤较少，因此新生儿也可以采用；但是保留了直肠的无神经节细胞肠管浆肌层，该段为双层肠壁，术后要进行较长时间的扩肛，否则肠肌收缩，仍可发生便秘及肠炎。此外，如果直肠黏膜分离不完全，术后可造成夹层内分泌黏液，并引起感染等并发症。

④经腹结肠直肠切除术（Rehbein术）

A. 扩肛达到内括约肌松弛，开腹后在腹膜返折处沿直肠周围切开腹膜，并向远端分离，分离至肛门3～5cm以下，切断直肠，直肠端四方各缝一丝线作牵引。

B. 游离乙状结肠、降结肠至脾曲，切除肥大结肠，将正常的结肠在无张力的情况下拉至盆腔，与直肠对准连接，结肠亦相应缝合4针，向左右前后牵引。

C. 用丝线全层缝合一层，由后向右及左缝合，然后，用上述方式做浆肌层间断缝合，在直视下放入软橡皮肛管，肛管向上放入肠内5～8cm。

D. 缝合前壁，注意两侧角应缝合牢靠，以免泄漏，修补盆腔腹膜，放置引流。

此术式的特点是在腹腔内操作，盆腔基本未分离，因此无肛门失禁、污粪等并发症，但是，此术式保留了5～7cm长的无神经节细胞肠段，未能解除内括约肌失弛缓性痉挛所引起的便秘症状。术后需坚持扩肛数月，一旦扩肛仍不能奏效时，可采用直肠后壁内括约肌切断术。

以上4种是治疗先天性巨结肠的主要根治手术方法，目前国内外大多数学者采用 Duhamel 术式。现在国内外学者做了许多改良，均取得了较好的效果。

3. 术后并发症及处理

（1）感染：可引起腹部切口感染、腹膜炎、盆腔内感染、直肠周围腹膜外感染及鞘内囊肿，严重的可发展为败血症。应注意术前肠道准备，术中要注意无菌操作，避免损伤肠壁，必要时可放置骶前盆腔引流或腹腔引流，积极应用有效抗生素。如发生感染，根据具体情况采用骶后切除尾骨，行开放引流或腹腔引流，必要时可行盲肠造瘘术。同时应配合全身支持疗法。

（2）吻合口裂漏：术后吻合口漏多见于盆腔感染或结肠末端血液供应不足及吻合口张力过大而回缩撕裂，盆腔被污染，造成感染。吻合口浸于脓液中，最后导致吻合口裂开。为避免发生以上的情况，术中结肠游离应有足够长度，末端要有良好的血液供应，钳夹时尖端不宜过高，距残端缝线的距离在 1cm 左右为宜，钳夹张力不应过大，以防脱钳过早。关腹前应用庆大霉素或甲硝唑液冲洗腹腔。术中使用有效抗生素以防感染。如发生吻合口裂漏，应立即行结肠造瘘术，待 3 ~6 个月后吻合口愈合再行关瘘术。

（3）污粪及大便失禁：多因术中损伤肛门外括约肌、神经以及肛门隐窝被破坏而导致无排便知觉，经常有少量大便由肛门排出或大便稀时不易控制。严重时可并发肠外翻。故手术时一定注意保留括约肌并要保护好肛门隐窝，以便足够钳夹直肠、结肠壁，避免直肠结肠间隔所致的狭窄及盲袋。术后 2 周开始扩肛，以防狭窄，训练定时排便，每日用温盐水坐浴，清洁肛门。并应查清失禁原因，采取相应措施。如有瘢痕则应扩肛；如直肠、结肠间隔过长，应再用钳夹去除；黏膜外翻过多，可手术切除以修复；如肛门松弛，应做括约肌修补或成形术。

（4）便秘：术后产生便秘者占 10% 左右，其原因主要是由于病变肠管切除不够或保留无神经节细胞肠管过长，以及狭窄所引起的继发性巨结肠等。为防止便秘，手术时除肉眼观察确定结肠病变外，最好应同时做快速切片检查，以便检查保留结肠段的神经节细胞是否正常。即使病理检查神经节细胞正常，个别病例亦可能出现术后便秘，这主要是手术损伤引起的保留肠管暂时性缺血继发神经变性所致，这些患者均经病理检查所证实。因此分离结肠时操作应轻盈细致，切勿过度牵拉或损伤。Rehbein Soave 术式可保留无神经节细胞肠段，必要时做直肠后侧内括约肌切除术（Thomas 术）效果更满意。

（5）闸门综合征：肛门部拉出的结肠前壁及直肠后壁如钳夹过低或不够，坏死脱落的范围过小或过低，引起排便不畅或困难、腹胀、便意频繁、大便带血、排便次数增多、低热及慢性中毒症状者称为“闸门综合征”。指诊检查可发现结肠隔膜过长和直肠盲端扩大或大便潴留。一般应在洗肠、清洁直肠盲袋后再次用齿钳夹住，使隔膜扩大，以解除“闸门”。

第五节　先天性短结肠畸形

先天性短结肠属于小儿肠道发育中罕见的畸形。国内文献报道 13 例，可为单纯性短结肠畸形，但更多的是合并有其他畸形，如先天性肛门闭锁合并泌尿生殖系瘘、先天性巨结肠等。李振东等先后 2 次报道 11 例，于 1964 年曾报道 1 例先天性巨结肠合并短结肠畸形，又于 1981 年报道 10 例先天性肛门闭锁伴发短结肠畸形，国外 Spencer 在 1965 年收集文献报道 10 例，命名为不典型内脏外翻，1972 年 Sinqn 又报道 6 例。李振东根据此病特点命名为“短结肠畸形”，概念已较清楚，并符合病理改变。

一、临床诊断

1. 症状与体征

此病临床表现为腹胀、便秘，如合并肛门闭锁时，与一般先天性肛门闭锁无明显区别，表现为低位肠梗阻，梗阻程度与是否有瘘及瘘口的大小有关，瘘口小时出生后即有肠梗阻症状，瘘口较大者，发病稍晚，不出现间歇性肠梗阻，灌肠后不缓解，但反复发作，由于此病常伴有直肠发育不良，其会阴部肛凹亦不饱满，患儿哭闹时无冲击感。

若合并有先天性巨结肠者，胎便有排出延迟、腹胀、呕吐等先天性巨结肠的表现，需扩肛、灌肠后才能排出大量粪便，缓解症状，但以后反复发作，直至手术前。

2. 影像学检查

腹部平片检查可表现有肠管胀气，除伴有液平面外，不见明显扩张的巨大囊状结肠影像或呈巨大液平影横贯腹腔。Sinqn 认为扩张巨大囊状的短结肠横径超过腹腔最大横径的一半是本病的特殊 X 线表现，对本病的诊断有决定性意义。在诸多病例中 X 线平片均可见到巨大气液平面横贯腹腔，均符合此病的 X 线表现。倒立位 X 线平片显示直肠发育不良，结肠与肛门部金属标记之距离增宽。

二、鉴别诊断

根据病史，应注意与单纯性肛门闭锁及先天性巨结肠进行鉴别，更重要的是对此症患儿应进行全面仔细的检查，以免遗漏其他并发畸形。通过 X 线检查一般能做出诊断，钡灌肠检查可鉴别其他畸形。

三、治疗

（一）提高临床疗效的思路提示

多数学者主张手术治疗先天性短结肠畸形，因扩张肥厚的巨大囊状结肠保守治疗不能恢复其正常形态和功能，根据病情应尽量多保留结肠，以便增加水分的吸收，使大便成形，减少排便次数。

（二）西医治疗

1. 手术治疗

（1）腹会阴肛门成型术：对其盲肠及部分升结肠有病变的患儿应行腹会阴肛门一期成形术，保留盲肠并将其拖出至肛门部，与其周围皮下及皮肤缝合，完成肛门成形术。此方法的优点是减轻对小儿生理功能的干扰，增加水分的吸收，使大便成形，减少排便次数。

对保留盲肠、升结肠者，应同时切除阑尾以防结肠拖出后阑尾扭曲或受压，形成阑尾腔梗阻，发生炎症。同时也可避免术后因阑尾位置改变，一旦发生炎症，不易诊断。

（2）全结肠切除回肠拖出肛门成形术：此术或适用于全结肠甚短、呈袋状、远端有通至膀胱、尿道或阴道的瘘，扩张的结肠肥厚，蠕动差，减压后仍无蠕动功能，由于病程较长，其黏膜炎症较明显，不易保留，常规将扩张、肥厚的短结肠切除，将回肠下拖至肛门位置，完成会阴部肛门成形术。

（3）结肠造瘘术：新生儿及小婴儿或伴有先天性心脏病患儿的一般情况差，暂行结肠造瘘术，由于结肠呈囊状无法行肠襻造瘘术，仅能行下列两种造瘘。

①单端造瘘：将结肠远端通向瘘口处切断后提出，行单端造瘘，此法可以避免结肠外翻、回肠脱垂。但行肠造瘘的患儿多为新生儿，对手术耐受性

差，同时在扩张的结肠又充满粪便，占据大部分腹腔，远端瘘管不易寻找，单端造瘘实有困难，如强行单端造瘘会延长手术时间，增加手术损伤及死亡率。

②结肠侧壁造瘘术：为先天性短结肠畸形多采用的造瘘术式，但在实践中曾遇有术后发生结肠外翻、回肠脱垂的病例。因此我们认为行扩张结肠侧壁造瘘，瘘口不宜过大，这样既能保持排便通畅，又可防止结肠外翻及回肠脱垂，可取得较好的效果。

2. 术后治疗

回肠拖出后频频稀便，刺激肛门周围皮肤造成局部发红、糜烂，对此可用萝卜汁加适当的抗生素，少量、多次保留灌肠，能减少大便次数，减轻肠液对肛周皮肤的刺激。

第六节　先天性肛门直肠畸形

先天性肛门直肠畸形是小儿常见的消化道畸形，据一般文献报道发病率约为1∶5000。男女发病率大致相同，男性略偏多。此病往往伴有其他畸形，如消化系、泌尿系、生殖系、心血管、骨骼神经系等发育畸形。手术治疗虽能使大多数患儿的生命得以挽救，但其术后并发症仍然较多，尤其是大便失禁仍然是治疗肛门直肠畸形的难题。

一、临床诊断

（一）辨病诊断

1. 症状和体征

肛门直肠畸形临床上主要表现为完全性或不完全性低位肠梗阻，其体征随类型不同而异。

（1）肛门直肠闭锁

①出生后无胎便排出。

②频繁呕吐，呕吐物初为胃内容物，或混有胎粪，数日后呕吐粪便样物。

③腹胀，早期全腹膨隆，可闻及肠鸣音，数日后因肠梗阻而肠道积气，扩张肥厚，且有大量液体渗入腹腔，故腹鼓，腹壁红肿，并向会阴部扩散，且伴有腹壁静脉怒张。

④全腹叩诊呈鼓音，可有移动性浊音，肠鸣音消失。

⑤脱水、电解质紊乱，表现为前囟凹陷，眼窝下陷，皮肤干燥而有皱褶，可伴酸中毒，很快进入中毒性休克而死亡。

⑥无肛，肛穴处有色素沉着，有陷窝，窝中必有小嵴，肛窝大小不一，大者可容一指尖。周围皮肤有皱纹，当刺激臀部或会阴部皮肤时，肛穴部皮肤收缩，内陷或出现皱褶。

（2）肛门直肠畸形并瘘：此类患儿表现为部分性肠梗阻。如瘘口宽大，则早期无特殊表现，亦可有胎便排出延迟或偶尔有排便困难，常被家长忽视。待患儿加辅食后，大便性状改变，偶食入豆类、枣核时，难以从狭窄的瘘口中排出，有异物嵌顿时才被家长发现而就诊，有些患儿有排便困难，需灌肠或服用泻药，便时哭闹，面部胀红。

（3）肛门直肠狭窄：肛门存在，但直径仅2～3mm，无法进行肛指检查。

（4）膜式闭锁：无肛，肛穴处有肛膜，呈紫黑色（因胎便贮存在肛膜上），加腹压时，可见肛膜向外突出，且有冲动感。

（5）直肠闭锁：肛门外面正常，无胎便，检查时能触及肛门上数厘米处通过受阻。

（6）直肠会阴瘘：瘘口宽大者会阴的瘘口似肛门，但仔细检查，瘘口位置偏离肛穴，无正常的肛柱及肛窦，若瘘口小而细长，则可通向阴囊部，并可见串珠状黑色物，此即胎便存留于瘘管中，可将探针插入瘘口，再以手指触摸肛穴部探针，以此估计直肠盲端与皮肤的距离。此外，会阴瘘又可分为两种，一种是瘘口距肛穴1cm以上，称远位瘘；若距肛穴0.5～1cm，则为近位瘘。

（7）异位肛门：肛门位置虽偏离肛穴，但肛柱、肛窦俱全，此类肛门开口往往偏离肛穴、括约肌中心。

（8）直肠舟状窝瘘：无肛，大便由处女膜外舟状窝处排出，存在肛穴，无冲动感，探针探入时直肠盲端距离皮肤有相当长的距离。

（9）直肠阴道瘘：无肛亦无瘘口，大便自处女膜内阴道排出，肛穴存在，无冲动。

（10）直肠泌尿系瘘：无肛，亦无瘘口，尿液混有胎便或见尿道口污染胎便。若为尿道瘘，则先排混有胎便的混浊尿，后排清亮尿；若为膀胱瘘，则全程液均混有粪便。肛穴存在色素沉着，刺激臀部时肛穴部有收缩，但腹压增加时局部无冲动感。

2. 检查

（1）肛指检查：以手指触肛浅窝，患儿哭闹时随腹压增加，局部隆起，可有冲动感，则直肠盲端距肛穴皮肤较近，否则相反。

（2）直肠穿刺：用注射器自肛穴中心穿刺，一面推进，一面抽吸，以吸出粪便为度，记录此时刺入注射器针的深度，即为直肠盲端距肛穴皮肤的距离，但高位闭锁时为避免危险而禁用，另外当胎便黏稠时，不易成功。

（3）X 线平片检查：对于有瘘的肛门直肠畸形患儿，欲了解直肠盲端距肛门皮肤的确切距离，较科学的根据是倒立位腹部侧位 X 线平片。其方法是在会阴部相当于正常肛门位置的皮肤上固定一金属不透光标记物，再提起病儿双腿倒置 3 分钟，X 线中心与腹片垂直，吸气时曝光，摄倒置腹部及内骨盆侧位片。由于结肠内气体上升至直肠盲端，从摄片中可测量气影与金属标记物的距离，所得之数即为直肠盲端距离肛门皮肤间的距离。以此了解病变是高位、中位还是低位，以便决定治疗方案，需说明的是，此种方法亦不十分准确，存在一定的误差，其原因为：

①未到出生后 24 小时，患儿吞咽的气体尚未到达直肠。

②倒置时间过短。

③盲端由黏稠胎粪充盈，空气不易到达，因此倒立位片所示距离大于实际距离。

④由于地心吸力，倒置时直肠盲端向腹腔移位，增加了直肠盲端与皮肤间的距离。

⑤X 线射入角度不合适或在婴儿呼气时曝光等，亦难使平片清晰满意。

在 X 线平片上同时发现膀胱内气体或液平面是诊断泌尿系瘘简便可靠的方法。其他如瘘管造影、尿道膀胱造影术也常应用于诊断。Krasna 等（1988）认为，X 线倒置侧位片已延用 50 多年，其正确率仅为 72%，遂改用 CT 扫描，因无肛畸形中直肠盲袋的位置，其正确率更高，不受时间与体位的影响，X 线中骨性标志清晰。

（4）B 型超声检查：主要适用于各种类型的诊断，特别是伴瘘者。

①方法：自瘘口注入生理盐水 20～40mL，头高足低 30°，使水流向盲端，再以 B 超探查盲端位置，若为膀胱瘘则膀胱内有细小强回声和较强的光点游动。

②设立 PC 线：将探头置于耻骨联合上缘切面，并与躯干纵轴保持平行，

向左右移动，即可在一个切面上显示耻骨、膀胱、直肠盲端和骶尾骨呈串珠状强回声光团，因第1骶椎宽，向前的倾斜沟成骶曲的起始，易于辨认，向下数第5光团处即为骶骨末端，在此点与切面近处的耻骨间设一连线，即PC线。

正常直肠在骶前穿过盆隔提肛肌与外括约肌，使肛门开口于体外。直肠闭锁时盲端与肛穴皮肤间有软组织相隔，在B超中显示为均质强回声，若直肠盲端充满胎便，则示低回声。

因B超检查是无损伤检查，故患者可仰卧而不必倒置，其盲端回声显示不受时间限制，同时可进行各种不同角度的观察。当小儿哭闹，盲端上升时，有助于盲端的辨认，所以误差较少。

综上所述，诊断依据有：根据病史，生后无胎便，或胎便排出延迟，有呕吐、腹胀等完全性或不完全性肠梗阻表现；查体可见腹隆似球，腹壁静脉怒张，或腹壁红肿等肠梗阻的表现；患儿无肛或有瘘口，但位置偏离肛穴，若为阴道瘘或泌尿系瘘则患儿能排出胎便，但排出部位不详，此类患儿可无腹胀；根据X线倒立位平片及B超检查，诊断并不困难，但要明确类型，充分了解直肠盲端距肛门皮肤的距离，根据患儿的一般情况及肛门直肠畸形的类型、分类，制订具体的治疗方案。

3. 肛门直肠畸形的分类

(1) Ladd氏分类法：以解剖形态学为基础的分类法可分四型。

Ⅰ型：肛门已成形，但肛门或直肠下端有狭窄（肛门或直肠狭窄），此型约占直肠畸形的6%。

Ⅱ型：肛门闭锁，只有一层薄膜覆盖肛门（膜式闭锁），约占3%。

Ⅲ型：肛门闭锁，直肠闭锁，肠盲端距肛门部皮肤有相当长的距离，此型多见，约占总数的88%。

Ⅳ型：肛门及肛管均正常存在，但直肠下端盲闭，直肠盲端与肛管间的距离不等（直肠闭锁），此型约占3%。

但是无论哪一类肛门直肠畸形，都可以并发泌尿生殖系统瘘或会阴瘘，其发生率约为5%，女性多于男性。

(2) 国际分类法（1970）

Secphans Smien于1970年在澳大利亚开国际小儿外科，按照直肠盲端与提肛肌的关系而分类。

①低位畸形（直肠在肛提肌以下）

A. 肛门位置正常，肛门狭窄，肛门隔膜。

B. 肛门位于会阴，肛门皮肤瘘，会阴为肛门。

C. 肛门位于外阴（女性），肛门外阴瘘；肛门前庭瘘；前庭肛门。

②中间位畸形（直肠为耻骨直肠肌所包绕）

A. 肛门闭锁：肛门无瘘管或肛门有瘘管的肛门前庭瘘；直肠阴道瘘（低位）；直肠尿道瘘（球部）。

B. 肛门直肠狭窄。

③高位畸形（直肠末端在肛提肌以上者）

A. 肛门直肠闭锁：无瘘管；有瘘管：直肠膀胱瘘，直肠子宫瘘，直肠阴道瘘（高位）。

B. 直肠闭锁缺如。

④其他畸形：无论哪种肛门直肠畸形，都可能并发直肠泌尿生殖瘘和会阴瘘，发生率约占50%，女性更多见。据有关资料报道，男性直肠膀胱瘘占3%，尿道瘘占6%，会阴瘘占9%。女性直肠阴道瘘占6%，前庭瘘占16%，会阴瘘占10%，同时并发其他脏器或部位先天畸形的发病率约占30%~50%。

（3）Winq Spread（1984）分类法

①女性

A. 高位：肛门直肠发育不全，无瘘；肛门直肠发育不全，并直肠阴道上2/3瘘；直肠闭锁。

B. 中位：直肠前庭瘘；肠阴道下1/3瘘；无瘘的肛门发育不全。

C. 低位：肛管前庭瘘；肛门皮下瘘；肛门狭窄；一穴肛畸形；少见畸形。

②男性

A. 高位：肛门直肠发育不全，无瘘；肛门直肠发育不全，伴直肠、尿道或前列腺瘘；直肠闭锁。

B. 中位：肛门发育不全，无瘘；肛门闭锁，直肠尿道球部瘘。

C. 低位：肛管皮下瘘；肛门狭窄。

D. 少见畸形。

（4）Gross分类法

Ⅰ型：肛门狭窄。

Ⅱ型：膜式闭锁。

Ⅲ型：肛门闭锁。

Ⅳ型：直肠闭锁。

（5）余亚雄二组八型分类法

第一组：高位畸形。

Ⅰ型：肛门直肠高位闭锁，极少数病例有较长的瘘管。

Ⅱ型：直肠闭锁，肛门和肛管位置正常。

Ⅲ型：肛门闭锁，有直肠膀胱瘘或直肠阴道瘘。

Ⅳ型：肛门闭锁，直肠阴道上部瘘或直肠子宫瘘。

第二组：低位畸形。

Ⅰ型：肛门直肠低位畸形闭锁，半数以上患儿有会阴小瘘管。

Ⅱ型：肛门膜状闭锁。

Ⅲ型：肛门狭窄或肛管直肠交界处狭窄。

Ⅳ型：肛门闭锁，直肠阴道瘘或直肠舟状窝瘘口。

（二）辨证诊断

本病在中医学中属于“肛门内合”“无谷道”“肛门皮包”等范畴，患儿多表现为面赤腹胀、拒乳、多啼等。因属先天畸形，必须手术才能根治，加之患儿无法服药，临床各家多不进行辨证分型，也没必要。

二、鉴别诊断

（一）先天性巨结肠症

本病示有胎便排出延迟或排便不畅，但肛门位置正常，无异常开口，但遇此类患儿应行肛指检查，或用温盐水灌肠即可鉴别。

（二）胎便黏稠症

胎便黏稠症患者的肛门位置正常，无异常开口，如用双氧水灌肠即可解除排便困难。

（三）其他原因导致的肠梗阻

其他原因的肠梗阻有小肠闭锁或狭窄、胎便性腹膜炎、新生儿胃肠道穿孔、弥漫性腹膜炎等。

三、治疗

（一）提高临床疗效的思路提示

根据 X 线倒立位平片及 B 超检查明确诊断后，分清肛门直肠畸形的类型，分类制订具体的治疗方案，主要是行外科手术治疗，根据类型及畸形的高低拟定不同的手术方式。1976 年 Kiesewetter 总结提出了治疗肛门直肠畸形的原则，如下所示。

1. 最大限度应用耻骨直肠肌。
2. 有效利用外括约肌。
3. 最低程度地破坏盆底，尽量维持盆底的作用。
4. 最好地使用肛门皮肤。

（二）中医治疗

本病在中医学中以外治为主。《医门补要》说："初生婴儿，肛门有薄皮包裹，无孔，用剪刀剪开薄皮，以药速止其血则肛自通。"《古今医统》又说："小儿初生无谷道者，逾旬日必不可救，至腹胀不食乳，则成内伤，虽通谷道似不胜其治矣，必须早用刀刺之，用棉帛如榆钱大，卷如指，以香油浸透之，使其再不合缝，四旁用生肌散搽之自愈。"以上论述，详细地说明了肛门直肠先天性畸形，因小儿用药困难或无药可治，必须采用外治疗法。

（三）西医治疗

先天性肛门直肠畸形的治疗原则是手术矫治。其术式应根据畸形的类型而制订，现分别介绍外科处理的手术方式。

1. 低位病损的外科处理

（1）肛门后切术：对低位无肛伴瘘管形成的，男性、女性均适合。如肛门闭锁伴会阴瘘，肛门前庭瘘等，自瘘口向后切开，缝合切开处的肛门黏膜和皮肤，国外又称 CutBack 手术，至今流行于欧洲。女性随年龄增长，观察到成形后的肛门与阴道开口间形成嵴，距离明显分隔。后切术后形成的新肛门直径不宜过大，此方法简便，术后第 5 日开始扩肛，能容纳术者的食指即可，手术中注意别误伤外括约肌。

（2）会阴肛门成形术：在正常肛门位置做十字或 X 形切口，各长 1.5～2cm，切开皮肤及皮下组织，从外括约肌中心处插入血管钳，向上分离寻找到直肠盲端，并紧贴肠壁分离，注意别误伤尿道，否则会造成医源性损伤。游离直肠需充分，这样直肠黏膜与皮肤间断缝合才无张力。缝合时注意皮肤切口的四个皮瓣尖端插入到盲端十字形切口的间隙中，准确缝合直肠黏膜与皮肤边缘如下。

（3）直肠舟状窝瘘经会阴肛门成形术：对女性低位直肠舟状窝瘘除肛门后切术外，还可行经会阴肛门成形术。此手术适用于瘘口较大者，在一段时间内尚能维持正常大便，可于6～8月以后施行手术。手术步骤如下。

①相当于肛门部切开，暴露瘘管。

②分离瘘管周围组织，结扎、切断瘘管。

③拖出直肠，做肛门成形术。

做此手术时须术前插入导尿管，另外要充分游离直肠盲端及其周围组织，使直肠盲端拖出至会阴不发生张力，否则伤口裂开，直肠回缩，造成瘢痕性狭窄。

2. 中间位病损的外科处理

经骶会阴肛门成形术：主要适用于只经会阴，不能达到的中间位的直肠畸形，如直肠阴道瘘、直肠尿道瘘等。

患儿取俯卧位，自骶后入路，切除或劈开尾骨切开骶后各骨层，找到直肠盲端，分离直肠周围，结扎并切断瘘管，充分游离直肠并自耻骨直肠肌环中拖出，固定直肠四壁，将直肠盲端与肛穴部皮肤做两层缝合，然后将切断的肌层重新按解剖关系组合，可用神经电刺激器探及各肌块的走行及相互关系，缝合骶后皮肤。此手术的优点在于对中间位型的畸形拖出到耻骨直肠环内，对术后排便控制起到相当重要的作用。

3. 高位病损的外科处理

早在20世纪50年代推行的一期经腹会阴成形术现已被淘汰，因此手术虽可挽救生命，建立排便，但大多数形成术后肛门失禁。近20年来随小儿肛肠外科的发展，特别是对发育畸形的解剖、病理、生理研究的深入，提出对高位无肛畸形的治疗是要使其建立排便功能，故现通常做二期手术。

（1）结肠造瘘术：新生儿高位病损一般临床上表现低位梗阻明显，即使有瘘管形成也往往排便不畅，故需做紧急结肠造口术，挽救生命，建立排便出口通道。待6个月以后做腹骶会阴肛门成形术。结肠造口术是小儿肛肠外科的一项常用而又简单的手术，但在小儿还需强调以下几个问题。

①结肠造口的部位：高位病损临床上结肠造瘘部位可选择在横结肠右半部或乙状结肠。大多数人选横结肠右半部造瘘。因为对高位畸形做二期腹骶会阴手术时，特别在做下面所说到的 Pena 手术时，为了促进创面愈合，减少感染，往往术后再关瘘；加之二期腹部切口又以左下腹直肌切口多用，且同时在新生儿结肠造口。

②新生儿结肠造口术：可因造口术操作技术不当而出现并发症。如结肠坏死造口回缩，造口肠管脱垂或套叠、狭窄、周围感染等。大多数与手术操作有关。故手术中一定要注意结肠造口部的血供，游离要充分，牵出结肠要无张力，缝合近端肠管的浆肌层与切口侧腹膜以防脱垂，减少术后并发症的发生。

③结肠造口的护理：甚为重要，新生儿特别需要给予全身支持，术后同时胃肠减压，以便逐步恢复饮食，切口周围皮肤应敷以凡士林纱布或涂复方安息香酊，以防糜烂。术后 1 ~2 周腹壁创口完全愈合，肠管已与腹壁紧密黏着，此时造口周围皮肤应保持清洁、干燥，如因粪便刺激发生皮肤湿疹，可以涂氧化锌、鞣酸蛋白软膏、鸡蛋清，或撒以青黛散。在护理中应尽量减少粪便与皮肤的接触，除及时清洗瘘口大便外，可采用俯卧位，造口处与床保持一定距离，大便因重力直接掉在预置的弯盘内，也可使用新生儿结肠造口袋。

（2）后矢状切口肛门直肠成形术（Pena 手术）：利用后矢状切口使结肠和直肠游离到足够的长度，甚至在大多数情况下不需剖腹、修补直肠尿道瘘或直肠阴道瘘，甚至可采用此术式处理其他肛门直肠手术后的并发症，重建肛门并尽力保存其排便控制能力。

手术切口经骶矢状纵切口，直接暴露“横纹肌复合体”，此上有肛提肌，下有外括约肌构成的复合肌群，在解剖时不易分离，另外，在近皮下的括约肌的纤维和近肛门开口处的部分耻骨尾骨肌，将这些肌群在直肠后壁及瘘口周围仔细分隔，纵行切开，然后切断结扎瘘管。直肠常因粗大，难以从这横纹肌复合体中拖出，故常需要对膨大的直肠盲端行剪，整形成圆锥体，一般大约切除其肠周径的 30% ~70%，再把直肠拖到新设置的肛门开口部，同时仔细缝合横纹肌复合体纤维及直肠远端和皮肤。

术后处理：术后 2 周拆线，同时教会家长行肛门扩张术，每日 2 次，每周到医院门诊，由医师指导，每次加大扩张器号，一直达到所规定的直径方可关闭结肠造瘘口。

第七节　小儿直肠、结肠息肉

小儿直肠、结肠息肉又称幼年性息肉或少年息肉，它主要发生于10岁以下的儿童，是儿童肛肠外科最常见的疾病。2～8岁为最多见，平均发病年龄4岁，无恶性病变倾向，多为单发，而且青春期之后有自行消失的趋向。临床上往往是以便血为主要症状，发病部位以直肠多见，约占80%左右，男性发病率高于女性，男女之比为3∶2。

中医学早有记载，此病在痔科中属“息肉痔”或“樱桃痔”等范畴。《说文解字》说：“息，寄肉也。”进一步说明了息肉是良性肿瘤的一种。

一、临床诊断

（一）辨病诊断

1. 症状与体征

小儿息肉多以便血为主要症状，还有相当一部分患儿无任何症状，有的息肉诱发肠套叠，以急腹症就诊。最常见的临床症状简述如下：

（1）便血：是最常见的症状，出血的特点是排便时或便后有出血，为鲜血，可附着于粪便表面，不与粪便混杂，量较少，一般不滴血，直肠下端的息肉可观察到便条外有染血的沟状痕迹。当息肉发生感染时，由于对周围黏膜的刺激，分泌物增多，可出现黏液血便，一般无里急后重的表现。

（2）息肉脱出于肛门外：息肉位置较低，蒂较长时，大便后息肉多易脱出肛门外，被患儿或家长发现肛门有向外脱出肿物，可自行还纳或须用手托纳入肛内。息肉外观如樱桃大小，肿物凹凸不平，有时可自行脱落，但一般不会引起大出血。

（3）肠道刺激症状：肠道继发感染，形成溃疡，表面坏死时或由于肠蠕动牵拉息肉时，个别患儿可出现肠道刺激症状，如腹部不适、腹痛、腹泻、脓血黏液便、里急后重、便次增多等。如为乳头状息肉则以腹泻为主要症状，瘤体分泌大量黏液，自肛门排出，长期可导致低蛋白血症和水电解质平衡失调。

（4）直肠指诊检查对诊断直肠下段息肉十分重要，经查，大部分患儿在直肠远端可触及圆形、光滑、能活动的肿物，有蒂与肠壁相连。小的为黄豆大小的结节样息肉，长在黏膜上，推之随黏膜一块活动，不像淋巴结，肿物位于黏膜下。指套上可有血或血性黏液。

2. 实验室及影像学检查

（1）直肠镜、乙状结肠镜或纤维结肠镜检查：根据不同部位，用不同型号的肠镜检查。直肠镜可窥视15cm以内之肠腔状况。乙状结肠镜可窥视距肛门30cm之内肠腔之状况。纤维结肠镜可窥视整个全结肠肠腔之状况。肠镜可明确息肉的数目与位置、大小、性质，为治疗提供确切依据。

（2）X线检查：双重对比钡灌肠，对大肠息肉有较高的诊断价值，不管位置高低皆可行钡灌肠检查。息肉部位出现钡剂缺损即可诊断。

（3）病理检查：大肠息肉切除后均应常规送病理切片检查，做出病理组织学诊断，多为错构瘤。

3. 分类

（1）错构瘤：错构瘤是正常组织的异常混合，为异位的黏膜上皮通过黏膜肌层在黏膜下层生长而成；好发于直肠，病变局限，略突起，呈息肉样；表面黏膜常完整或有表浅小溃疡病，呈结节状，质硬，切面可有含黏液之小囊。镜检：病变在黏膜下层，不累及肌层，黏膜被推向肠腔，较为局限，其中为扭曲的肠黏膜腺体，可相对正常或呈明显扩张，分泌黏液，形成“黏液湖”。上皮细胞形态多正常，有时呈轻度不典型增生和分裂相，常见于幼年息肉和幼年息肉病、黑斑息肉或黑斑息肉病。

（2）炎性息肉：是一种炎性病变。由于肠黏膜溃疡而引起，常见于幼年息肉和幼年性息肉病。带蒂息肉直径多为1～2cm，无蒂息肉直径为0.3～0.6cm，色暗红或者棕红。镜检：炎性息肉黏膜稍有突起，黏膜层血管扩张，有炎性细胞浸润，黏膜腺体略扩张，腺腔内充以黏液及少许中性粒细胞，随着病变的发展，有肉芽组织形成。腺管扩张成囊，囊内有黏液。如失去衬覆上皮，则可见“黏液湖”，息肉深部有不同程度的炎性细胞浸润及纤维组织增生。在炎症的基础上发生，表面为肉芽组织，深部有炎性反应及纤维组织增生，是本病之特征。

（二）辨证分型

1. 血热瘀结型

（1）临床表现：症见肛门发热，大便秘结，便后下鲜红色血，肿物色红，出血或有瘀点，小便深黄。舌质稍红，苔薄黄，脉数或滑。

（2）辨证要点：肛门发热，大便秘结，便后下鲜红血，小便深黄。舌质稍红，苔薄黄，脉数或滑。

2. 湿热瘀浊型

（1）临床表现：症见大便次数增多，便软或溏，大便带脓血，肿块糜烂，滋水，呈暗红色，气味腥臭，有时下腹隐隐作痛，食少纳呆，口渴不欲饮，舌质淡红，有瘀点，苔厚腻，脉象滑数。

（2）辨证要点：大便带脓血，肿块糜烂，滋水，呈暗红色，气味腥臭，有时下腹隐隐作痛，食少，纳呆，口渴不欲饮。舌质淡红，有瘀点，苔厚腻，脉象滑数。

3. 寒湿瘀浊型

（1）临床表现：症见大便有脓血或黏液，粪多稀溏，喜温恶凉，每遇气候变化或进食生凉而加重，肿块紫暗，或色淡出血，形弱畏寒。舌质淡红，苔薄白，脉沉细或虚弱无力。

（2）辨证要点：粪多稀溏，喜温恶凉，每遇气候变化或进食生凉而加重，肿块紫暗，或色淡出血，形弱畏寒。舌质淡红，苔薄白，脉象沉细或虚弱无力。

4. 气血亏虚瘀浊型

（1）临床表现：症见肛门坠胀或里急后重，便后有肿物脱出，糜烂出血，大便脓血或兼有黏液，面色㿠白，身困乏力，精神倦怠，少气懒言，不思饮食。舌质淡，苔白，脉象沉细无力。

（2）辨证要点：便后有肿物脱出，糜烂出血，大便脓血或兼有黏液，面色㿠白，身困乏力，精神倦怠，少气懒言，不思饮食。舌质淡，苔白，脉沉细无力。

二、鉴别诊断

（一）肿瘤性疾病

小儿直肠、结肠息肉应与直肠癌、直肠平滑肌瘤、血管瘤、肛乳头状纤维瘤等鉴别。

（二）炎症性疾病

小儿直肠、结肠息肉应与放射性直肠炎、急性细菌性痢疾、慢性特异性溃疡性结肠炎、结核性直肠溃疡、局限性大肠炎（克罗恩病）等鉴别。

（三）其他

其他如痔、肛裂、肠套叠、直肠子宫内膜异位症等。

三、治疗

（一）提高临床疗效的思路提示

小儿大肠息肉一经确诊，应及早予以手术切除以避免癌变的发生。对暂时不能切除的患儿，可给予中西医保守治疗，辨证施治也可取得较好疗效。关键是要说服患儿配合药物治疗，同时还要注意饮食治疗，预防便秘或腹泻的发生，以减少对息肉的摩擦和刺激。

（二）中医治疗

1. 内治法

（1）血热瘀结型

治法：清热通便，化瘀散结。

方药：清热化瘀汤加减。

槐角、黄芩、地榆、穿山甲各12g，大黄、红花、桃仁各8g，白矾4g，荆芥炭20g，陈皮10g，甘草6g。

水煎服，每日2次。大便秘结改用大黄15g，加芒硝9g；便血加地榆炭20g，大黄炭15g；舌质瘀暗可酌加活血化瘀药，如丹参、赤芍、三棱、莪术、僵蚕等。

（2）湿热瘀浊型

治法：清热燥湿，化痰除瘀。

方药：湿热行化汤加减。

黄柏、土茯苓、赤芍、白术、牡蛎各12g，当归、桃仁、穿山甲各8g，车前子、白花蛇舌草各20g，僵蚕25g，甘草6g。

水煎服，每日2次。大便脓血加椿根白皮、荆芥炭；气滞血瘀加三棱、莪术、五灵脂、蒲黄。

（3）寒湿瘀浊型

治法：温化寒湿，活血散结。

方药：温中化瘀汤加减。

苍术15g，厚朴、陈皮、丹参、赤芍各12g，肉桂5g，桃仁、红花各10g，乌梅、僵蚕20g，甘草6g。

水煎服，每日2次。畏寒怕凉加制附子、炮姜；软坚化瘀加乌梅、三棱、莪术、穿山甲；便血加三七、血余炭、鸦胆子、石榴皮。

（4）气血亏虚瘀浊型

治法：补气举脱，养血祛瘀。

方药：双补祛瘀汤加减。

党参、黄芪各25g，柴胡、升麻各10g，熟地黄、赤芍、丹参、乌梅、桃仁、僵蚕、阿胶各12g，甘草8g。

脾虚加白术、山药、扁豆；便秘加升麻、郁李仁、杏仁、柏子仁；便血加荆芥炭、血余炭、茜草、旱莲草；举脱加枳壳、金樱子，重用人参、黄芪。

2. 外治法

（1）用6%明矾液50mL，保留灌肠，每晚1次。

（2）乌梅120g，五倍子6g，五味子6g，紫草5g，夏枯草30g，贯众15g。水煎浓缩至200mL，每次50mL，保留灌肠，每日1次。

（3）乌梅12g，贯众15g，五倍子9g，槐角10g，夏枯草30g，半枝莲30g。水煎至80～100mL。每晚临睡前保留灌肠，10日为1疗程。

（4）地肤子、明矾、鸦胆子各20g。水煎至50～100mL。每晚保留灌肠。

（5）乌梅15g，五倍子9g，枯矾10g，夏枯草30g，白头翁30g，半枝莲15g。水煎，浓缩至80～100mL，每晚睡前保留灌肠，10日为1疗程。

（三）西医治疗

1. 息肉结扎切除术

低位息肉：患儿取截石位或侧卧位，如带蒂息肉能自行脱出，可用组织钳夹住息肉，用血管钳夹住息肉蒂。在蒂的根部用丝线贯穿结扎，再切除息肉。如息肉不能脱出肛外，可在局麻或骶麻下用手指扩肛后，将手指伸入直肠内，触及息肉并将其拉出，用止血钳夹住息肉蒂部，用丝线在息肉根部贯穿结扎并切除之。

2. 息肉经肛门胶圈套扎术

对于距肛门25cm以内的息肉，可用套扎器把弹力较强的乳胶圈套扎在息肉的根部，阻断其血液供应，造成缺血性坏死而使其脱落。

3. 息肉蒂根部硬化剂注射术

适用于直肠镜或乙状结肠镜能显露的息肉。采用的硬化剂多为消痔灵注射液、痔全息、消痔液、复方柯子液。操作要点：患者取胸膝位，用内窥镜显露息肉后，用注射器接长注射针头，或用注射器抽药后接小儿头皮静脉针，并将其固定于乙状结肠镜活检钳上，术者在内窥镜内用针头穿刺息肉蒂部，令助手推注硬化剂至息肉蒂根部发白为止。10 日后，息肉蒂根部可逐渐萎缩并脱落。

4. 肠镜下摘除息肉

本法适用于高位息肉，其他方法无效时。术前需给予肠道准备，多采用内腔微波治疗仪、激光、电灼等。在息肉的蒂根部，接通电源开关，烧灼息肉蒂部，将息肉取下。若息肉小而无蒂，应注意不可烧灼肠壁过深，以免引起肠穿孔。

5. 剖腹探查术

本术式适用于位置较高，肠镜下摘除有困难的。按层次切开腹壁，找到息肉后，切开结肠壁，取出息肉切除，缝合结肠壁，逐层关腹。目前由于新型治疗设备的临床应用，如微波治疗仪、激光治疗仪等，使剖腹摘除息肉的方法基本废弃。

6. 直肠后方切开摘除术

本术式适用于直肠腔内息肉较大而基底广阔，经肛门路摘除困难者。操作要点是肠道准备后，在合适的麻醉下，取俯卧位，在臀部正中线上自骶骨下端至肛门后上方 2cm 处做纵切口，切开皮肤、筋膜，切除尾骨，结扎骶中动脉，切开提肛肌和直肠后壁，显露息肉并切除之。止血后，依次缝合各层组织，局部放置引流条。

术后 24 小时拔出引流条，予流质饮食 3 日，控制大便，全身应用抗生素防止感染，术后 8 日拆线。

（四）中医专方选介

1. 活血消息汤

丹参 20g，地榆 15g，凌霄花 10g，半枝莲 25g，桃仁 10g，赤芍 15g，炮穿山甲 12g，皂角刺 15g，三棱 10g，牡丹皮 15g，槐米 10g，山慈菇 15g，牛膝 20g。水煎服，每日 2 次，10 日为 1 疗程。本方可活血化瘀消坚。适用于小儿直肠息肉暂不手术者。治疗 23 例，最长时间 8 个疗程，最短时间 4 个疗程。治愈率为 93% 以上。

2. 健脾益康汤

黄芪20g，白花蛇舌草15g，儿茶10g，地肤子10g，五味子15g，白鲜皮15g，炒乌梅10g，三七粉8g，三棱15g，莪术10g，甘草6g。水煎服，每日2次。本方健脾，清热利湿，软坚散结。适用于治疗小儿大肠息肉。结果：治疗14例，显效6例，好转8例，无效2例。总有效率为95%。治疗时间最长4个月，最短40日。

3. 清热活化汤

紫花地丁15g，蒲公英15g，半枝莲30g，生地榆9g，白花蛇舌草30g，桃仁9g，石见穿12g，黄药子12g，白术12g，炙甘草6g，干蟾皮粉3g。水煎服，每日3次。治疗16例，治愈10例，有效4例，无效2例。有效率为90%。治疗最长时间70日，最短时间40日。

以上均摘自［石吉风，等．肛肠病独特秘方绝招．北京：中国医药科技出版社，1996：92～98.］

第八节　小儿直肠脱垂

直肠脱垂又称脱肛。脱肛可发生在任何年龄，但常见于儿童和老年人，1～5岁儿童发病率高。小儿多为直肠黏膜脱垂，据我国资料统计，男性多于女性，但国外Beahrs及Moopn报道，脱肛者女性多于男性。小儿营养不良、有慢性疾病者多发。

中医学称此病为“人州出”，是指肛管直肠甚至乙状结肠向下移位，脱出肛门外，我国是世界上最早记述直肠脱垂的国家。早在汉代《五十二病方》中就有“人州出不可入者……倒悬其人，以寒水溅其心腹，入矣。”“人州出”就是直肠脱垂，这是世界上最早对直肠脱垂及其还纳方法的记载。《针灸甲乙经》中记载：“脱肛气于生也。”《外台秘要》中记载：“病源于脱肛者，肛门脱出也。”《诸病源候论》对其病因、病机的描述较为详细，有“脱肛者，肛门脱出也，大肠虚而伤于寒痢，而为气郾，其气下冲，则肛门脱出。因谓脱肛也。”《景岳全书》《医宗金鉴》中都记载脱肛的病因为气虚下陷，失固而脱，还有《疮疡经验全书》《古今医鉴》《诸病源候论》《医学入门》等书中所记载和描述的“脱肛痔”“截肠”“重叠痔”的病因、症状与现代医学对脱肛的认识基本相似。

一、临床诊断

（一）辨病诊断

1. 症状

本病起病缓慢，无明显全身症状，排便时有柔软的肿物自肛门内脱出为本病的主要症状。初期，大便时有肿物（直肠、黏膜）脱出，便后能自行回纳肛内，但随着病程的延长，脱出的肿物在便后逐渐不能自行回纳，必须用手托帮助还纳。

患者常感肛门内有少量黏液流出，刺激肛门周围发痒，若身体虚弱，日久失治，随着病情加重，不仅在排便时有肿物自肛内脱出，而且在任何增加腹压动作（如咳嗽、喷嚏、行走、下蹲、登高等）的情况下，均可有脱出现象。

由于直肠黏膜经常脱出在外，受衣裤的摩擦而表现为充血、肿胀、黏膜糜烂、分泌物增多及少量出血。当复位困难时，患者肛门部有坠痛感，当发生嵌顿时，则疼痛剧烈。

2. 体征

本病可见直肠脱垂，轻者肛门外部无明显异常，重者可见肛门有粪迹，肛门括约肌松弛。指检时肛门括约肌收缩无力，肠腔扩大，并可触及松弛的肠黏膜，若有糜烂，溃疡指套上有血迹。若脱出肛外，可见直肠黏膜脱垂，常有较多的肠黏液，如感染发炎、肠黏膜充血水肿、糜烂出血或有溃疡等。若系内脱者，镜检可见松弛的直肠皱襞充满镜口，推之可以活动等，并可根据脱出组织的长度等进行分类、分型、分度。

3. 分类

直肠脱垂有多种分类法，其中有代表性的有 Tuttle（1903）的二型三度分类法，Altemeir（1971）提出的三型法，Beahrs（1972）提出二型三度法，Ripstein（1972）提出的四期法，Nigro（1972）提出的三型法，1979 年日本的荒川又提出五型法等。我国 1975 年在衡水召开的全国肛肠会议上对直肠脱垂进行了充分讨论，为了统一标准，将直肠脱垂分为三度。虽然也同意小儿直肠脱垂与成年人直肠脱垂的病因不同，但大量资料表明，许多成人直肠脱垂都是由小儿直肠脱垂发展而来，中国中医科学研究院广安门医院 1959 ~ 1975 年治疗的 158 例直肠脱垂中，有 41% 的患者是由小儿直肠脱垂发展而来，病程达 20～40 年以上。河南中医学院一附院，从 1981～1992 年收治的 20 例患者来看，由小儿发展而来的直肠脱垂也占 40% 左右。新乡肛肠病医院从 1985～1999 年收治的直肠脱垂患者 176 例中，小儿占 82%，成人占 18%，其中成人由小儿直肠脱垂发展而来的患者占 46%。

因此笔者认为，直肠脱垂的发展过程，一般可以理解为：黏膜脱垂与肠内套叠的全层脱垂应视为Ⅰ度，因二者处理相同，Ⅱ度、Ⅲ度脱垂也是由此发展而来。故三度分类法较为适用。

1975 年全国首次（衡水）肛肠学术会议上对直肠脱垂的分型分度问题进行了充分讨论。将直肠脱垂分为三度。

Ⅰ度：排便或增加腹压时直肠黏膜脱出肛外，便后自行还纳，脱出长度为 3～6cm。

Ⅱ度：排便时长期反复脱出，且直肠黏膜充血、水肿、溃疡、糜烂，因此常有黏液流出肛门外，直肠全层脱垂需用手还纳，脱出长度为 8cm 左右。

Ⅲ度：不仅在排便时脱出，而且在咳嗽、排气、行走时均可脱出，此时肛管直肠及部分乙状结肠脱出，长度可在 12cm 以上。

1994 年，国家中医药管理局制订了直肠脱垂的全国统一标准如下。

不完全性脱垂：多见于排便或努挣时，直肠黏膜脱出，色淡红，长度小于 4cm，不出血，便后能自行回纳，肛门括约功能良好。

完全性脱垂：排便或腹压增加时，直肠全层脱出，色红，长度在 4～8cm，圆锥形，质软，表面为环状而有层次的黏膜皱襞，便后需手法复位，肛门括约功能下降。

重度脱垂：排便或增加腹压时，直肠全层及部分乙状结肠脱出，长度大于 8cm，圆柱形，表面有较浅的环状皱襞，触之很厚，需手法复位，肛门松弛，括约肌功能明显下降。

4. 诊断参考

显性直肠脱垂的诊断较容易，依据对脱出进行视诊即可确诊。在全身体检的基础上，重点查清直肠脱出的长度、形状、肛门括约肌功能，以及有无合并其他疾病。在分度上可标示病灶的程度；长度能说明直肠下移的距离和判断治疗的难易；形状分为环状脱出和呈牛角状向尾骨侧面脱出，前者表示以肠套叠向外脱出，后者表示以滑动疝（直肠前腹膜）向外后方脱出。隐性直肠脱垂则需进行肛门镜、直肠镜、乙状结肠镜检查和 X 线等才能发现。如患者主诉有排便困难，即排便时出现排便不畅感和肛门堵塞感、下腹坠痛不适等，即应考虑内有套叠的可能，应采用乙状结肠镜检查。

（二）辨证诊断

便后直肠黏膜或直肠不同程度地脱出肛外，呈球形或环形多层次的皱襞。轻者便后可自行还纳，重者需休息或用外力和用手挤压方可还纳。若感染发炎，便后带血，肠黏膜可见水肿、糜烂、出血和分泌肠黏液，甚至发生溃疡、坏死等。轻者无明显全身症状，重者身困乏力、气短懒言、饮食减少、肛门坠胀、排便困难，舌淡，苔白，脉弱无力等。

二、鉴别诊断

（一）小肠滑动疝

脱出的直肠前壁有显著而巨大的疝囊，可听到肠鸣音，叩诊为鼓音，触诊可摸到脱出的囊状物中有肠曲、粪块，光滑可移动。

（二）肠套叠

发生在结肠与乙状结肠的套叠，部位较高，有剧烈的腹痛和酱红色血液。直肠脱垂发生在直肠与乙状结肠，部位较低，且无腹痛，无溃疡时很少便血。

（三）内痔

直肠脱垂，特别是直肠黏膜脱垂，从古至今易与内痔脱出混为一谈，被统称为脱肛。实则二者是完全不同的疾病，内痔脱出呈结节状隆起，表面充血，可见出血，痔核之间凹陷，和直肠脱垂不难鉴别。肛管皮肤缺损或环切术后引起黏膜外翻，易与直肠黏膜脱垂混淆，前者有痔瘘手术史，脱出的黏膜为片状或环状，可明显充血、水肿和分泌物增多，用手推之不易还纳，而直肠黏膜脱垂可还纳肛内，色淡红，二者不难鉴别。

（四）肛管直肠癌

肛管直肠癌可出现肿块隆突，脱出肛外，但有明显恶臭，形如菜花，坚硬不平，有大量脓血性分泌物，剧痛，与直肠脱垂完全不同。

（五）直肠息肉

直肠息肉脱出物为肉红色，有蒂，质坚实，多为单个，容易出血，常混有黏液。

（六）会阴下降综合征

会阴下降综合征与直肠内脱垂相似，由于盆底肌肉的紧张减退，肌肉下降，引起排便功能紊乱，常有梗阻的感觉，会阴部疼痛，排便频繁，排出气体困难，指诊肌肉紧张减低，用力时耻骨直肠肌下降，排粪造影可见肛管上部呈漏斗形，直肠前壁向下突出，肌电图可见肌肉异常紧张。

三、治疗

（一）提高临床疗效的思路提示

小儿直肠脱垂多为体质虚弱、中气下陷或小儿脏腑娇嫩所致，应要求患儿锻炼身体，增强体质，平时多食营养、易消化的食物，忌辛辣食物，防止泄泻、便秘，切忌排便努挣，以免脱出加重。以辨证施治治疗脱肛常可取得满意疗效，配合熏洗、外用药物、针刺法等综合治疗方法，如效果不佳，再采用注射疗法，严格掌握药物的浓度、用法及用量，才能取得满意的疗效。以上疗法95%以上的患儿均可治愈，如不愈，应采用手术疗法。

（二）中医治疗

1. 内治法

（1）气虚下陷

治法：健脾益气，升阳举脱。

方药：补气升举汤加减。

黄芪、党参、枳壳、金樱子各10g，柴胡、升麻各5g，炙甘草6g。

若黏液多者加牡蛎、龙骨；血虚加当归、阿胶；腹胀，腹痛，喜按者加制附子、肉桂、干姜；心悸加酸枣仁、柏子仁、夜交藤。

（2）脾肾两虚型

治法：健脾益肾。

方药：大补元煎加减。

人参、山药（炒）、肉苁蓉各10g，熟地黄、山茱萸、枸杞子、杜仲、菟丝子、五味子各5g，当归3g。

若滑脱不收者，加金樱子、赤石脂、乌梅。

（3）湿热下注型

治法：清热利湿，举脱。

方药：清热利湿举脱汤加减。

黄芪、黄柏、茯苓各10g，升麻、柴胡各3g，黄连、枳实、薏苡仁、孩儿参各5g，甘草6g。

若热毒盛加蒲公英、连翘、板蓝根；黏液便者加白术、牡蛎；便血者加槐米、黑地榆、大黄炭；里急后重者加木香、槟榔、陈皮。

2. 外治法

（1）手法复位法：肛门脱出后，不能自动回缩时，用棉花或纱布蘸食油少许，轻轻将脱出的直肠托回，并嘱其仰卧，双下肢并拢，稍休息后再下床活动。

（2）棉垫法：适用于小儿直肠脱垂，回纳后用宝塔形敷料塞入肛门，再用橡皮胶布固定成“井”字形，也可采用吊带将纱布固定在肛门两侧，防止肛门下移（经试验和临床观察，发现小儿直肠脱垂患儿在排便时，首先出现肛管下移，然后肠黏膜才逐渐脱出。如果用吊带不能使肛门下移，则直肠黏膜不能脱出），可使部分患者痊愈。

（3）外用药物

①外敷法

A. 五倍子10g，煅龙骨、木贼炭各60g。上药共研细末，撒在直肠黏膜脱出处，还纳复位。

B. 石决明100g，制炉甘石50g，人中白20g，冰片25g。上药共研细末，撒在直肠黏膜脱出处，还纳复位。

C. 五倍子5g，枯矾2.5g，冰片0.25g。上药研细末，撒在直肠黏膜脱出处，还纳复位，外盖敷料固定。

D. 用黄连消炎膏、金黄散膏、顽疮膏等外敷。

E. 蓖麻仁50g，吴茱萸、生附子各20g，生姜、冰片各100g，碾细和匀，加黄酒适量，调如膏状，外敷头顶部（百会、囟门）为主，包扎固定。

②熏洗法

A. 生香附、荆芥、五倍子各10g，水煎至1000mL，熏洗。如有炎症加金银花10g，黄柏10g。

B. 皂荚、枳壳各6g，荔枝草、徐长卿各60g，水煎1500mL熏洗。

C. 石榴皮100g，枯矾10g，五倍子50g，苦参25g，水煎，熏洗坐浴。

D. 老枣树皮、石榴皮各6g，明矾4g，上药煎至300mL，用棉球蘸药水洗脱出部分。

E. 赤石脂50g，五倍子、白矾各30g，米壳15g。研末，每次30g，加开水中，熏洗坐浴。

（4）针灸疗法

①选穴百会、气海、关元、肛门四周。方法为于肛门四周呈45°角各刺3～5分针，速刺不留针；其他穴用补法，留针40分钟，出针后加灸15分钟。

②选穴长强、承山（双）。方法：用补法，留针10分钟。

③电热针法：选提肛为主穴，配穴长强、命门、大肠俞、承山、委中。

④电针法：主穴取长强、会阴。方法：进针1.5寸，然后连接针麻仪导线的正负极，连续频率升到18～26mA，各频率持续刺激5分钟，隔日1次。配穴取双侧承山，进针后快速提插，强刺激，不留针。百会留针15分钟，隔日1次。

⑤选百会、长强、大肠俞、足三里为主穴，三阴交为配穴。快速刺入穴位，行补法得气后即出针。注意刺长强穴时，针尖方向沿尾骶骨，切勿刺入直肠，否则会引起感染。

（5）穴位封闭疗法：选长强穴。方法：患儿膝胸位，常规消毒，采用以下注射液的一种：1%盐酸普鲁卡因注射液20mL、维生素$B_1$100mg、维生素B_{12}500μg或黄芪注射液10mL，术者将左手食指插入肛门直肠内，置于12点位，然后将上述四种药物中的任何一种，抽入注射器，接7号针头，刺入长强穴，针与尾骨角度平行，进针后抽无回血，将针尖轻轻移动位置，将药液呈扇面状注射。7日为1疗程。未愈者可间隔10日再封闭1个疗程。

（6）熨灸法：此法简便易行，多用于小儿脱肛。现多以砖块烧热后外包毛巾或布，热敷局部，每次约30分钟，每日2次。

（7）推拿、按摩法

①按揉二马穴，补脾经，清补大肠各20分钟，运水入土10分钟，坚持推拿60次。

②捏脊疗法：自长强至大椎推5遍，再在背部膀胱经两侧线由上到下各用捏脊法3遍。

③患儿俯卧位，医生用左手食指点按患儿百会穴，右手食指点长强穴，同时适度用力，以意引气自长强穴至大椎2分钟。

④指点双侧承山穴2分钟。每日1次，7次为1疗程。

⑤压腹部，清晨起床在床上取仰卧位，两手除拇指外，其余四指并拢，

指尖朝下，由胸窝开始向下对整个腹部依次反复挤压。挤压时心平气和，不凹腹，不鼓气，轻揉轻按，舒适为度。在能听见咕噜杂音和指尖感觉有包、条、块活动的部位上更要反复进行挤压，直至杂音或包块消失。此法能有效清除腹内停滞的积气，减轻腹压，有时频频矢气，快意顿生；还可以防治慢性胃肠疾病，保持大便通畅。

⑥压肛门采用侧卧位，用一手的中指尖在肛门周围反复向上挤压，不必循方向和定点穴位，然后放开手指，反复缩肛、提肛数次。

（三）西医治疗

1. 注射疗法

（1）黏膜下注射疗法

术前准备：局麻药过敏试验，清洁灌肠和治疗前1日，少渣或无渣饮食。

操作方法：将5%盐酸奎宁注射液、尿素水溶液或复方明矾注射液或消痔灵注射液等注入直肠黏膜下层，产生无菌性炎症，使黏膜与肌层粘连固定。

①直肠内注射：将直肠镜伸入直肠，在齿线上1cm为起点，于直肠下段黏膜下层内注入药液2～4处，每处1～2mL，注射点应由上向下，止于齿线上方。

②点状注射：将脱垂牵出肛门，常规消毒，用细针将药液注入黏膜下层，每处注入0.5～1mL，由脱垂最高处向下到齿线上方。注射各点距离1.5cm，将脱出部注入药液。脱垂的大小不同，注射点多少也不同，常注射数十处，注射完毕后将脱垂的肠管慢慢送入肛门，卧床休息，应用抗生素预防感染。

③直肠黏膜下柱状注射：患者取侧卧位，常规消毒，局麻下分别于3、6、9点距肛缘0.5～1cm处进针，在左手食指插入肛门的引导下，使针尖进入直肠下段的黏膜下层6～7cm后，边退针边注药，至齿线上平面为限，每条“药柱”注入3～4mL，包扎术毕。

（2）直肠周围注射：取截石位，肛周常规消毒后，分别于肛门左右两侧及后正中距离肛门缘2cm处穿刺，局麻。然后用腰麻穿刺针先右侧正中垂直刺入皮肤、皮下、坐骨直肠窝及提肛肌，达提肛肌水平时有一定阻力，通过该肌有落空感，此时即达骨盆直肠间隙。术者应把食指插入直肠作引导以触摸针尖部位，证实针尖部位于直肠外侧，抽吸无回血时，将药液呈扇形缓慢注入。注射另一侧时，要另换穿刺针及手套，同法注射。后正中注射时也要换针及手套。刺入4～5cm即达直肠后间隙，缓慢注药3～4mL，3处用药总量不能超过15mL。注意事项：直肠周围注射必须严格遵守无菌要求，并按操作规程进行，并必须证实针尖在直肠外侧，以免损伤肠壁或穿破腹膜，避免损伤直肠及骶前筋膜而造成不良后果。

2. 手术疗法

（1）黏膜切除缝合术：适用于直肠下端脱垂和肛管脱出。由齿线上方到脱出部分用钳夹起黏膜，切除黏膜后，再连续缝合，一般可切除3~4处脱出之黏膜，效果较好，切除缝合后直肠内放置凡士林纱布条以压迫止血。

（2）黏膜短缩术：适用于直肠黏膜脱垂3cm以上者。术前准备，除清洁灌肠外，术前3日使用肠道消毒剂。在局麻下，从齿线上1cm处，分别选定3个等距点，但不可在一个水平面上，用止血钳沿直肠壁纵行垂直夹住直肠黏膜2~3cm，肠黏膜下注入枯痔液或消痔灵液，使之充盈饱胀，在止血钳下贯穿一针，做“8”字结扎。其他部位同样操作，术后肛门内置凡士林纱布卷，肛门外用敷料固定，保持大便通畅。

（3）纵切横缝术：在齿线上3cm处将直肠黏膜纵行切开，切除多余的黏膜，再横行缝合，使直肠缩短，肠腔增大。此术适用于不完全性脱垂，局麻或骶麻后，常规消毒，将脱垂部分牵出肛门，在其前面切开长5~6cm的纵切口，超于齿线上方2.5cm，切除少许黏膜；将黏膜和肌层分离，注意止血，将切口向两侧牵开，使纵切口变为横口，切除多余的黏膜，再将黏膜下层与肌层缝合，以免黏膜收缩，然后缝合黏膜切口，脱垂的后面用同一方法处理。然后将脱垂部分推入直肠，创面放置凡士林纱布条，压迫止血。术后防止便秘，应用抗生素。

（4）肛门紧缩术：是治疗直肠脱垂较简单的方法之一。适用于重度直肠脱垂，小儿效果良好。

术前清洁灌肠，应用肠道消毒剂。采用局麻或腰俞麻醉，沿肛门前后做一小口，用腰穿粗针从肛门后侧的切口刺入，沿所设计标绘的线路，通过肛门一侧的皮下，至前方切口处穿出，通过针芯，将银丝从针尖穿入，从后端穿出。用同样的方法处理对侧，将针全部拔出，留置银丝于肛门周围，于肛门后方伤口内打结，以食指插入肛门为度。前后两伤口各缝合1针。亦可用涤纶材料替代银丝，但放置时间短，一般放置2~5个月，放置银丝后无反应可长期放置，症状改善后可以取出。

（5）Pemberton氏术式：适用于直肠全层脱垂。术前准备：腹部备皮，术前3日给少渣半流质饮食，术前晚上和当日早晨清洁灌肠。采用硬膜外麻醉。患者取仰卧位，腹壁常规消毒，取下腹部腹直肌左旁切口，按层次切开腹壁。将小肠托向上方，女性患者将子宫牵向耻骨，暴露出直肠和乙状结肠。将直肠向上提至最高处，用7号丝线将直肠左侧壁或右侧壁与骶骨前韧带做结节缝合3~5针，使直肠固定在骶前韧带上，但注意不能穿透直肠壁。腹壁切口逐层缝合完毕，用灭菌纱布包扎伤口。

3. 烧灼疗法

此法适用于小儿黏膜脱垂。可用高频电刀、电子痔疮治疗机、激光、微波治疗机等。其目的是利用化学或物理方法烧灼黏膜，使黏膜形成创面而与肌层发生粘连，黏膜缩短，以达到治愈之目的。用血管钳夹住脱垂黏膜边沿，用烧灼器沿直肠的长轴烧烙成数条纵行线，直肠前正中线不宜烧灼，以免损伤腹膜，因为腹膜反折面所形成的盆腔陷凹可能下移。另外，齿线以下的皮肤严禁烧灼，以免引起剧痛。

（四）中医专方选介

1. 乌蛇汤

乌梅5g，蛇床子30g，枳实20g。水煎后去渣，坐浴熏洗，每日1~2次，5日为1疗程。观察1周后可进行第2疗程。治疗41例，年龄在2~7岁。结果：1个疗程治愈21例；2个疗程治愈12例；3个疗程后治愈4例。治愈率为90%。［田洪秀．中药外用治疗小儿直肠脱垂41例．中国肛肠病杂志．1999，14（1）：41.］

2. 长强穴药物注射法

取俯卧位，长强穴常规消毒。用5mL注射器抽取维生素B_{12}250μg、胎盘组织液1mL，使针头与皮肤呈45°角，向上刺入1.5cm，抽吸无回血，缓缓注药。隔2日1次，至直肠不再脱出为止。治疗15例，年龄在1~7岁。结果3~6次治愈12例，明显好转3例。随访2年无复发。［高必顺．长强穴药物注射法治疗小儿脱肛．中国肛肠病杂志．1999，19（1）：37.］

3. 吴茱萸汤

吴茱萸15g，煎汤50mL，每次3~4mL，每日2次，用红糖水送服。再用10mL药汤加50mL温水浸湿纱布做肛门热敷，每日2次。治疗2例，用药3~5日，均治愈。［陈吉风，等．吴茱萸汤治疗脱肛2例．中国肛肠病杂志．

1998，18（1）：28.］

4. 加味麻黄汤

麻黄6g，桂枝9g，杏仁5g，党参10g，黄芪10g，当归5g，熟地黄6g，甘草3g。武火水煎30分钟，倒出头煎药液后，再煎1次。再次煎出液约200mL，分2次口服，每日1剂。治疗40例，显效33例，有效7例。［牛明星，等．加味麻黄汤治疗直肠脱垂40例．中国肛肠病杂志．1996，16（5）：49.］

5. 蝉蜕散

蝉蜕20g，研为细末，用香油调和。患儿大便后，将脱出之肠洗净，涂药手托复位，每日或隔日1次，一般治疗3～5次痊愈。［孙风华，等．蝉蜕散外敷治疗小儿脱肛．中国肛肠病杂志．1996，16（5）：49.］

6. 乌龟头散

将乌龟头剁下后，先用湿透的干净纸包裹一层，再用胶泥包封约五分钱硬币厚度，纳入文火，烧存性，取出待凉，除去泥和纸，研细末备用。以1∶5000的PP粉液或温盐水洗净脱出之直肠黏膜，周围撒上药粉，然后托上即可。治疗284例。一般上药2～4次，严重者5～6次。［左吉照．乌龟头散治疗脱肛．中国肛肠病杂志．1996，16（5）：51.］

7. 中药饼剂

炙黄芪20g，升麻10g，枳壳10g，五倍子10g。共研为细末，过80目筛，瓶储备用。取药粉10g，加米醋适量，制成饼状，置患儿脐窝，外盖纱布、橡皮膏，贴紧固定。每日换药1次，10日为1疗程，必要时配合针刺。治疗120例，痊愈107例，好转10例，无效3例。治疗最短1疗程，最长3疗程，总有效率为97.5%。［龙志，等．中药贴脐法为主治疗小儿脱肛．中国肛肠病杂志．1996，16（5）：50.］

第九节　小儿肛裂

肛裂是小儿常见的外科急症，小儿肛裂多是由于大便干燥、硬结，在排便时引起肛管皮肤的撕裂。排大便时哭闹或剧烈疼痛是小儿肛裂的典型症状。

一、临床诊断

（一）辨病诊断

1. 症状与体征

根据典型的临床表现及体征检查，确诊小儿肛裂并不困难。

肛裂是由于粪便通过时使肛管扩张，溃疡内的神经末梢受到刺激，患儿常因惧怕排便疼痛而不愿排便，以致大便更加干燥、硬结，当不得不排便时，则疼痛更加厉害，除排便疼痛外，还可伴有肛门出血，出血是由于粪便摩擦肛裂的溃疡创面引起的，每次出血量少，呈鲜红色，覆盖在粪便表面或在便纸上带有血迹，有的患儿在便末滴鲜血。排便时哭闹或剧烈疼痛是小儿肛裂的典型症状。

2. 病原学诊断

组织病理学诊断，肛裂的病理改变基本上是随病情的发展而发展，其皮肤、血管、纤维组织等病理改变都是由不明显变明显，皮肤由缺损、溃疡发展到明显溃疡、缺损，血管由扩张充血发展到高度扩张淤血，纤维结缔组织增生增粗，炎性细胞浸润出现在肛裂的全过程中。

（二）辨证诊断

1. 胃肠燥热型

（1）临床表现：燥火结于胃肠，灼津伤液，肠道不能滋润，可见粪质坚硬，难以排出，强努则损伤肛门，造成肛裂，患儿有时面红身热，腹胀，口干，哭闹。舌质红，苔黄厚，脉弦数。

（2）辨证要点：粪质坚硬，面红身热，可伴见肛裂。舌质红，苔黄厚，脉弦数。

2. 湿热蕴结型

（1）临床表现：外感湿热致湿热蕴积胃肠，下注肛门，肛门疼痛，裂口久溃不愈，大便稍干，小便黄，便时费力，便后疲乏，时有汗出，面白神疲。舌质红，苔黄腻，脉滑数。

（2）辨证要点：肛门疼痛，裂口久溃不愈，大便稍干，小便黄，便时费力。舌质红，苔黄腻，脉滑数。

二、鉴别诊断

一般认为小儿肛裂的诊断并不困难，患儿有典型的临床表现和体征，再加上组织病理学检查阳性即可确诊，但需与下列疾病相鉴别。

（一）肛门皮肤皲裂

皲裂可发生于肛缘的任何部位，裂口表浅不一，多是因为长期肛门潮湿、湿疹、皮炎、排便后大便未擦净而引起，局部可见到丘疹、角质化和增生等皮肤病变。

（二）肛管损伤

肛管损伤常见于小儿玩耍时异物损伤及外伤，造成肛裂，但其特点为创面新鲜表浅，有出血，可发生于肛管的任何部位，但有其病史，一般很快自愈。

三、临床治疗

（一）提高临床疗效的思路提示

1. 养成良好的卫生习惯，保持肛门局部清洁。
2. 不要长时间坐在潮湿的地方。
3. 防治便秘的发生，可口服轻泻剂。
4. 应用补中益气药物。
5. 灵活运用消炎祛腐生肌的药物。

（二）中医治疗

1. 内治法

（1）胃肠燥热型

治法：清热润肠。

方药：调味承气汤加减。

大黄8g，芒硝、甘草各5g。水煎服，每日1剂。

注意，此药大便畅通即停，不可久服。对婴幼儿可酌情减量。

（2）湿热蕴结型

治法：清热，益气，润肠。

方药：黄芪汤加减。

黄芪、陈皮各3g，白蜜适量，火麻仁、党参、甘草、柴胡各3g。水煎服，每日1次。

2. 外治法

（1）针刺治疗：主穴取长强；配穴取白环俞，个别可加承山。每次留针1~3分钟，夜间强刺激1次。

（2）外敷法：用中药川乌尖、草乌、生半夏各1.5g，蟾酥、生天南星各1g，细辛0.2g。共研细末，用酒调成糊状，极少量外用。

（3）贴敷法

①蛋黄油贴敷：先将鸡蛋煮熟，取出熟蛋黄，在文火下加香油（熟蛋黄10个，香油30g）煎炼，约10~15分钟，蛋黄被炼至完全炭化，即可得黑红色蛋黄油，装瓶备用。将此药油用棉签敷布于肛裂创面，干燥后可形成一层薄保护膜，治疗新鲜肛裂有良好的效果。另外，蜂蜜、鱼肝油软膏也常可用于创面，促进愈合。

②3%地卡因软膏或5%利多卡因软膏，便前或便后敷布于肛管，中药生肌玉红膏、九华膏、马应龙麝香痔疮膏也有较好的作用。

（4）外洗法

中药坐浴：方用芒硝15g，牡丹皮7g，红花、川乌各5g，水煎熏洗。

外洗1号：草乌、荆芥各5g，金银花、马齿苋各10g。煎水坐浴，瘙痒时可加花椒5g，苦参10g，白矾5g，对早期肛裂有止痛收敛止痒的作用。

痔瘘外洗液：蜀羊泉、马齿苋、黄芩、红花、芒硝各10g，蒲公英、地榆各20g。水煎外洗，每日1次。

坐浴散：荆芥、防风各30g，苦参20g。将上药水煎，坐浴熏洗。

（三）西医治疗

临床上首先针对病因进行治疗。

1. 重点是必须保持大便排泄通畅，可口服轻泻剂，如液状石蜡、蓖麻油、蜂蜜等以缓解便秘，常可减轻疼痛。

2. 小儿哭闹或烦躁不安时，亦可适当应用镇静剂或解痉剂来减轻便时的疼痛。

3. 便前用温热水或1∶4000的高锰酸钾液坐浴，肛门括约肌可暂时松弛，也可暂时减轻排便时的疼痛。

4. 对局部有溃疡及炎症严重者，可在局部涂抗生素软膏或中药生肌玉红膏，这对感染的创面有消炎祛腐生肌的作用，可促进肛裂的愈合。

5. 局部封闭疗法：根据患儿年龄大小，在肛裂两侧的肛门括约肌内，隔天注射 2～5mL 0.25% 的普鲁卡因，3～5 次为 1 疗程。这种局部封闭治疗，一方面止痛，另一方面有利于局部血液循环，疗效较好。

6. 肛裂切除术：在小儿病例中很少采用这种手术，只对个别反复出现症状的慢性肛裂才适用。手术要求在骶管麻醉下施行。术时先扩肛，然后在肛裂边缘做一内小外大的三角形切口，切口应深达溃疡肉芽创面的基底层，将溃疡连同边缘 1～2cm 的正常黏膜及皮肤一并切除，使之变成一平坦创面，有利于引流。要特别注意的是，若决定切断部分内括约肌以减轻排便的痛苦时，其切断方向必须与肌纤维保持垂直，上端深部切口不应太深，否则有损伤耻骨直肠肌的危险，易导致大便失禁，肛裂切除后的创面可用油纱布覆盖。术后坐浴、换药。

7. 肛管扩张术：此方法操作简便，疗效好，但要在骶管麻醉下进行，扩肛时先用一手食指，循序渐进到两手食指同时伸入肛门，向两侧反复撑开，但不能用力过猛，以免肛门撕裂，每次扩肛维持 4～5 分钟，术后口服适量轻泻剂，保持大便通畅，同时用痔瘘外洗液坐浴。

（四）中医专方选介

1. 运肠汤

肉苁蓉 7g，怀牛膝 5g，熟地黄 5g，当归 5g，白术 5g，威灵仙 10g。本方双补脾肾，宣导运化。每日 1 剂，适量饮服，适用于便秘引起的肛裂。

2. 消炎止痛膏

朱砂莲 10g，紫草 10g，龙骨 10g，滑石 10g，煅牡蛎 10g，虎杖 10g，延胡索 10g，冰片 0.5g。本方清热解毒，生肌止痛。将以上药物共研细末，取药末与凡士林按 2∶3 的比例调匀，制成软膏，外敷患处，治疗各期肛裂。

3. 六磨汤

沉香 3g，木香 2g，槟榔 3g，乌药 2g，枳实 2g，大黄 2g。此方理气通滞，每日 1 剂，水煎服，用于气滞腹胀，大便秘结引起的肛裂。

4. 麻仁丸

麻子仁 3g，炒枳实 3g，厚朴 2g，杏仁 2g，白芍 2g，大黄 1g。此方润肠通便，将上药共研为细末，炼蜜为丸，睡前适量服用。用于胃肠干燥型大便秘结、肛裂。

以上方均摘自［安珂玥．肛肠病学．北京：人民卫生出版社，1998：274～275.］

第十节　小儿痔疮

痔多见于成年人，一般小儿发病率极低，尤其是婴幼儿患者，由于症状较轻，不易被发现和诊断，小儿一般以内痔为多发，外痔很少见。其主要症状表现为大便时肛门出现局限性蓝紫色豆样突起包块，大便后可逐渐消失，有少数患儿自诉大便时肛门疼痛或发现大便带血。

一、临床诊断

（一）辨病诊断

根据患儿的临床表现及症状、体征一般不难诊断。

1. 症状

患儿诉欲解大便，但蹲下后并未排出大便，并反复做此动作，说明有下坠的感觉，或排大便带有少量鲜血。

2. 体征

大便时肛门部可发现局限性蓝紫色豆样突起的包块，大便后可逐渐自行消失。

（二）辨证诊断

1. 血热风燥型

（1）临床表现：症见便血，色鲜红，时作时止，或内痔脱出，糜烂渗血，有触痛，或伴口渴喜饮，大便秘结，小便短赤等。舌质红，苔黄，脉洪数。

（2）辨证要点：便血色鲜红，口渴喜饮，大便干结。舌质红，苔黄，脉洪数。

2. 气血两虚型

（1）临床表现：患者面色苍白或萎黄无华，神疲乏力，纳呆食少，内痔脱出而色淡。舌质淡，苔薄，脉细弱。

（2）辨证要点：面色苍白，纳呆食少，内痔脱出而色淡。舌质淡，苔薄，脉细弱。

3. 气虚下陷型

(1) 临床表现：症见内痔脱出，肛门松弛，肛周皮下静脉曲张团隆起明显，患儿少气懒言，肛门坠胀，面色萎黄无华。舌质淡，苔薄，脉缓无力或细弱。

(2) 辨证要点：内痔脱出，肛周皮下静脉曲张团隆起明显，少气懒言，面色无华。舌质淡，苔薄，脉缓无力或细弱。

4. 阴虚肠燥型

(1) 临床表现：症见便血色鲜，量少，大便干结难解，形体瘦弱或伴口咽干燥，潮热盗汗。舌质红，苔薄，脉细数。

(2) 辨证要点：便血色鲜，大便干结，口咽干燥，潮热盗汗。舌质红，苔薄，脉细数。

二、鉴别诊断

根据患儿的主要临床表现和典型体征，须与下列疾病相鉴别。

(一) 直肠息肉

直肠息肉多生于直肠下段，质硬，表面红嫩，易于出血，根蒂细长，可脱出。

(二) 直肠黏膜脱垂

直肠黏膜脱垂有螺旋状或环状皱褶和无痔的高突颗粒，色淡红，一般无出血。

(三) 肛乳头肥大

肛乳头起于齿状线、肛管直肠柱之连接端，为黄白色乳头状物，突起肿大，质稍硬，大的有根蒂，如过于肥大，大便时可脱出于肛外。

(四) 肛裂

肛裂表现为大便时疼痛带血，局部检查多见肛门后正中位或前方肛管皮肤有纵形裂口溃疡。

(五) 下消化道出血

家族性息肉病等常有不同程度的便血，需行乙状结肠镜、纤维结肠镜和X光钡肠造影才能鉴别诊断。

三、治疗

（一）提高临床疗效的思路提示

1. 注意饮食调节，预防便秘和腹泻的发生。

2. 还在母乳喂养的婴幼儿，其母应避免食生冷及辛辣刺激的食物。

3. 保持肛门局部清洁。

4. 教导患儿养成良好的饮食习惯，不可偏食，以免缺乏某种微量元素。

5. 先用有效方法进行治疗，可取得满意效果。

（二）中医治疗

1. 内治法

（1）血热风燥型

治法：清热凉血，祛风润燥。

方药：凉血地黄汤加减。

当归、地榆、枳壳、黄芩各5g，生地黄、槐花、天花粉各10g，甘草2g。

（2）气血两虚型

治法：益气养血。

方药：益气养血汤。

党参、白术、云苓各5g，陈皮、川芎各3g，黄精、何首乌、香附各8g，当归4g。

（3）气虚下陷型

治法：补中益气，升阳举陷。

方药：补中益气汤加减。

黄芪、炒白芍各10g，白术、党参、升麻、当归、柴胡、枳壳各5g，甘草3g。

（4）阴虚肠燥型

治法：滋阴，清热，润肠。

方药：润肠汤。

生地黄、郁李仁、肉苁蓉、白芍各6g，黄芩、当归、杏仁各5g，火麻仁10g，胖大海4g。

2. 外治法

（1）熏洗法：以痔瘘外洗液或坐浴散加开水，先熏后洗，或用毛巾蘸药液趁热敷于患处，这种熏洗法具有活血消肿、止痛收敛的作用。

（2）外敷法：以痔痛消或马应龙膏于便后清洗肛门后敷于患处，具有消肿止痛等作用。

（3）塞药法：以马应龙痔疮栓或痔疮宁栓于便后塞入肛门内以达到消炎、消肿、活血、止痛的目的。

（4）枯痔法：分为枯痔散和枯痔钉两种。是将含有腐蚀性、有收敛作用的药物直接涂于痔的表面，或插入痔核内，使其逐渐干枯、坏死、脱落，以达到治愈的目的。因此种方法毒副作用较大，小儿如采取此种疗法，应严密观察病情变化，并严格掌握适当剂量及操作方法。

（三）西医治疗

1. 保持患儿大便通畅，如大便干结，可适当给予缓泻剂，并食易消化、含粗纤维较高的食物。

2. 注意饮食卫生，严防腹泻，如患儿长期慢性腹泻，可给予乳酶生、次硝酸铋等助消化、收敛的药物，并食易消化，高蛋白的食物。

3. 如患儿肛门局部出血、疼痛，可用痔瘘外洗液兑 1/2 开水坐浴，并局部及肛管内涂抹马应龙膏，口服消痔 2 号。

4. 挑治疗法是近年来我国医务工作者发掘整理出来的民间疗法，此法安全有效，无副作用，不影响正常生活。具体方法如下：患者取侧卧位，上在第 7 颈椎棘突平面，下至第 2 骶椎平面，两侧至腋后线的范围内寻找痔点。其特点是形似丘疹，稍突起于皮面，如针头或小米粒大，圆形，略带光泽，颜色可灰白、棕褐或淡红色不等，压之褪色。痔点应与痣、毛囊炎、色素斑相鉴别。有时背部可有 2～3 个痔点，应选其中最明显的一个痔点，越靠近脊椎，越靠下越好。消毒后，用 2% 普鲁卡因局麻，用普通手术刀片，像种痘般快速剔开皮肤，伤口与脊柱平行，长约 0.5cm，深 0.2～0.3cm。挑治时针尖与脊柱平行，从浅部向深部挑，一般可挑出白色纤维物二三十条，把每条纤维挑断，太长的可剪去，挑尽为止，伤口一般无出血或稍有出血。最后用碘酒、酒精消毒，外盖敷料，效果差者可在 1 周后再挑 1 次。

5. 注射法一般分单纯注射法、二重注射法、四步注射法。因小儿痔的症状多较轻，故常规选用单纯注射法。现常规注射药物选用 1∶1 消痔灵注射液。具体做法如下：将患儿以膀胱截石位固定，用两空针吸取 1∶1 消痔灵注射液，每次 1～2mL，用 4 号针头行扩张静脉内分点注射。注射时回抽到暗红静脉血液后缓慢推药至扩张静脉之蓝色变淡，变白，使药液暂时潴留于扩张静脉内数分钟，以利药物与静脉内壁充分接触，注射后嘱其痔瘘外洗液坐浴并局部涂马应龙膏。

6. 套扎法手术方法操作简单，痛苦小，适用于二、三期内痔，小儿内痔的症状一般较轻，无须采用此种方法。

（四）中医专方选介

1. 黄连汤

槐花 15g，枳壳 6g，贯众 6g，黄连 6g，地榆 6g。每日 1 剂，分 2 ~ 3 次服。主治内痔出血、脱出、下坠。

2. 清热通便丸

生地黄 3g，炒槐实 10g，炒枳壳 3g，当归尾 3g，川大黄、栀子 3g，黄连 3g，焦地榆 3g，粉甘草 3g，黄芩 3g，黑牵牛子、白牵牛子各 0.3g。水煎，每日 1 剂，分 2 ~ 3 次服。

3. 猪胆导法

猪苦胆 1 枚，醋少许。取猪胆汁与食醋混匀，灌入直肠。主治肠胃燥热之便秘症。

4. 清热利湿汤

金银花 3g，黄柏 2g，板蓝根 5g，连翘 3g，牛膝 2g，牡丹皮 3g，赤芍 3g，泽泻 3g，车前草 5g，紫花地丁 2g。水煎，每日 1 剂，分 2 次服。

以上均摘自［吴存亮，等．现代肛门直肠病学．北京：中国人口出版社，1998：181 ~ 182.］

第十一节　小儿肛门直肠周围脓肿

小儿肛门直肠周围间隙发生急性或慢性化脓性感染所形成的脓肿，称为肛门直肠周围脓肿。中医学称之为“脏毒”“肛痈”等，统称为肛门痈疽。由于发生部位不同，中医学和现代医学有不同的名称，中医称生于肛门、内外的痈疽为“脏毒”，生于肛门会阴之间的为“悬痈”，生于尾骨略靠上的为“坐马痈”，生于阴囊两旁、大腿根部近股缝的称“跨马痈”。现代医学称生于肛门旁皮下的为肛旁皮下脓肿，生于坐骨直肠窝的为坐骨直肠窝脓肿，生于骨盆直肠间隙的为骨盆直肠间隙脓肿等。肛门直肠周围脓肿在小儿比较多见，尤以新生儿、婴幼儿更为常见。如果处理不当或延误治疗，日后可形成各式各样的瘘管，引起污粪，严重者可造成大便失禁。

一、临床诊断

（一）辨病诊断

1. 症状与体征

肛周脓肿的临床表现与一般软组织感染相同。全身症状表现为发热、萎顿、胃纳不佳、呕吐，婴幼儿则表现为哭闹、拒食、呕吐。局部表现为肛门周围皮肤有红、肿、热、痛，晚期可有波动感。就诊较晚者，可见肛周皮肤破溃、流脓。凡发生在提肛肌以下者，局部症状明显，全身症状不明显。

2. 局部检查

发生于提肛肌以下的肛周脓肿，可见肛门部不对称性肿大、隆起，界限清楚，触之疼痛、焮热。若已成脓，按之有波动感。若发生于提肛肌以上，肛门外无明显异常，指诊时疼痛加剧，可触及肛管或直肠腔变小，患侧浸润、隆起、饱满，直肠内温度较正常为高。如肿势波及肛管上端，指诊疼痛加剧，按之发软且应指，为脓已成，溃后不仅有脓液可见，还可触及溃烂口。对于高深脓肿，外表不能观察到，指诊不能确诊，但全身症状及下坠感明显。疼痛较剧者（如骨盆直肠间隙脓肿、直肠后间隙脓肿），可用 20mL 注射器，9 号针头，对已成脓肿的可疑处（疼痛明显）进行穿刺，若能抽出脓液可确诊。

3. 实验室及影像学检查

（1）内窥镜检查：观察黏膜是否充血、水肿，有无内口，肠腔可见患处饱满，有无脓血及其他病变。

（2）B 超检查：可见局部有液性暗区，中间有强回声光点，对诊断肛周脓肿的位置和判断预后都有十分重要的意义。

（3）血常规检验：白细胞计数和中性粒细胞计数增高，应考虑为葡萄球菌感染，如淋巴细胞增高，应考虑结核杆菌感染或并发有混合感染。

（4）脓液细菌培养：取脓液做细菌培养，查出致病菌和其对抗生素的敏感程度，选用敏感药物。

4. 分类

（1）六类法：根据脓肿形成的部位，分为六个类型。

①皮下脓肿：指在肛门周围皮肤下面形成的脓肿，局部红、肿、热、痛，脓已形成，按之有波动感，全身症状不明显。

②黏膜下脓肿：在直肠黏膜下形成脓肿，疼痛及全身症状不明显，仅有下坠感，便意频繁。指诊直肠黏膜隆起，可带有黏液，局部有波动感。

③坐骨直肠窝脓肿：在坐骨直肠间隙形成，形成的脓肿（位于肛门与坐骨结节之间）感染区域比肛门皮下脓肿广泛且深。初期只感肛门不适及微痛，逐渐伴有发热、畏寒、头痛、食欲不振等全身症状，随着局部症状加重，肛门有灼痛或跳痛，在排便、咳嗽、行走时加剧。肛门指诊示患侧丰满，局部有波动感。

④骨盆直肠窝脓肿：位于提肛肌以上，腹膜以下，位置深隐，局部症状不明显，仅有直肠下坠感，但全身症状明显。肛门指诊可触到患侧直肠壁处有浸润，变硬且有压痛，隆起或有波动感。

⑤肛门后脓肿：在肛门后间隙内形成的脓肿，症状与肛门皮下脓肿相似。

⑥直肠后脓肿：在直肠后间隙内形成的脓肿，症状与骨盆间隙脓肿相同，直肠内有明显坠胀感，骶尾部可产生钝痛，并可放射至下肢，在尾骨与肛门之间有明显的深部压痛。肛门指诊直肠后壁有触痛、隆起和波动感。

（2）二类法

①高位脓肿：位置在提肛肌以上的脓肿，如骨盆直肠窝脓肿、高位肌层脓肿、高位黏膜下脓肿。

②低位脓肿：位置在提肛肌以下的脓肿，如坐骨直肠窝脓肿、皮下脓肿等。

（3）急慢分类法

①急性化脓性脓肿：多为金黄色葡萄球菌或大肠杆菌等感染所引起。

②慢性化脓性脓肿：多为结核杆菌引起。

（4）Eisennammer 分类法：1978 年，Eisennammer 发现少数肛周脓肿经一般切开引流后也可不形成肛瘘，他将肛管直肠周围脓肿分为两大类，一类与肛隐窝及肛瘘有关，称为“原发性急性隐窝性肌间瘘管性脓肿”，简称“瘘管性脓肿”。一类与肛隐窝及肛瘘无关，称为“急性非隐窝性非瘘管性脓肿”，简称“非瘘管性脓肿”。

5. 诊断参考

根据局部与全身症状，肛门直肠周围脓肿不难诊断，但对于肛提肌以上的间隙脓肿，由于部位深隐，有时容易漏诊。因此结合病史和必要的检查，如直肠指诊、B超、穿刺抽脓、实验室检查等即可确诊。

（二）辨证诊断

1. 实证

（1）临床表现：局部红、肿、热、痛、拒按，病情发展迅速，溃后脓液黄色稠厚而带粪臭味，伴有全身不适，寒热交作，大便秘结，小便短赤。舌苔黄腻，脉滑数。

（2）辨证要点：局部红、肿、热、痛，溃后脓液黄色稠厚而带粪臭味，大便秘结，小便短赤。苔黄腻，脉滑数。

2. 虚证

（1）临床表现：局部红、肿、热、痛不明显，成脓较慢，溃后脓液淡白稀薄，不臭或微带粪臭味，溃口凹陷，全身倦怠无力，一般不发热或有虚热，舌苔薄腻，脉弦细或濡缓；如属肺虚，可兼见咳嗽，咯血，骨蒸盗汗，属脾虚者，兼见神倦纳呆，大便溏薄。

（2）辨证要点：局部红、肿、热、痛不明显，溃后脓液淡白稀薄，溃口凹陷，全身倦怠无力。舌苔薄腻，脉弦细或濡缓。

二、鉴别诊断

（一）化脓性汗腺炎

化脓性汗腺炎多在肛周皮下，脓肿浅在而病变范围广，皮肤增厚，急性炎症与慢性窦道并存，脓液黏稠，呈白粉粥样，有臭味。

（二）毛囊炎

毛囊炎病变在肛门周围皮下，脓肿中心与毛囊开口是一致的，中央有脓粉，与肛窦无关，多数自行破溃，不遗肛瘘。

（三）结核性脓肿

结核性脓肿发病缓慢，病程长，局部无急性炎症，无明显疼痛，常与全身其他部位的结核并存，破溃后流出脓液稀薄，呈淘米水样，其中混有干酪样坏死组织。

（四）骶骨前畸胎瘤

骶骨前畸胎瘤临床有时与直肠后脓肿相似，特点是直肠后肿块光滑，无明显压痛，有囊性感及分叶。X 线检查可见骶骨前有肿物，将直肠推向前方或一侧，可见散在的牙齿等钙化阴影。

（五）平滑肌瘤

平滑肌瘤的肿物呈圆形或椭圆形，表面光滑，质地坚硬，无急性炎症，与肛窦无关，全身无症状，确诊前后先做病理检查。

三、治疗

（一）提高临床疗效的思路提示

1. 肛门直肠周围脓肿一旦形成，应及时切开排脓，千万不要“包脓养疮”，致使脓肿向深部和周围组织蔓延扩散。

2. 切口要大，位置要低，使引流通畅，脓汁易于流出，脓腔应充分打开，不要留下死腔致以后复发。

3. 对提肛肌以下的脓肿，要争取找到原发病灶，也就是内口，1 次手术处理彻底，以免引起肛瘘，以后再次手术。

4. 对提肛肌以上的脓肿，处理要慎重，不能轻易一次切开，如果切断了肛门括约肌深部或提肛肌，就会引起肛门失禁。最好先切开排脓或穿刺排脓，待炎症消退，病灶局部纤维化而位置固定后再做手术，一般须 3～6 个月再行第 2 次手术。

5. 为了控制感染扩散，减轻患者的痛苦，发现肛门直肠周围脓肿后还需要进行积极的全身和局部治疗。

（二）中医治疗

1. 内治法

（1）实证：即实热证，相当于急性化脓性肛门直肠周围脓肿，具有易成、易脓、易溃、易敛、预后好的特点，属阳痈的范畴。

①肿疡期：相当于初起未成脓阶段。

治法：疏风，清热，解毒。

方药：清热解毒祛湿汤加减。

荆芥、薄荷、金银花、连翘各 10g，蒲公英 15g，紫花地丁、黄柏、荆芥各 5g，大青叶 12g，薄荷、赤芍、甘草各 5g。

②脓疡期：相当于中期，为脓成未溃之前。

治法：清解，祛湿，透托。

方药：清热解毒祛湿汤加减。

金银花、大青叶各15g，蒲公英20g，连翘、紫花地丁、黄柏、赤芍、车前子、穿山甲、皂角刺各10g，甘草6g。水煎服，每日1剂。

加减：高热口渴加生石膏、寒水石、知母、天花粉；热毒内盛加黄芩、生地黄、牡丹皮、玄参、黄连、半边莲、半枝莲；偏湿加黄柏、赤小豆、茯苓、白茅根、泽泻；气虚加黄芪、党参等。

③溃疡期：相当于脓肿溃后期，为脓疡破溃之后。

治法：轻者，可不药而愈；气血虚衰者当调补气血；诸症不减者，当遵以上两期之治法。

方药：益气养血汤加减。

黄柏、蒲公英、党参、黄芪各10g，当归、白术各6g，川芎、茯苓、赤芍、熟地黄各5g，陈皮、甘草各3g。

加减：偏于气虚者重用人参、黄芪、白术，加山药；偏于血虚者重用黄芪、当归、熟地黄，加阿胶、鹿角胶；脓水淋漓不断者加薏苡仁、牡蛎、车前子；疮面充血，发红，触之易出血者，加生地黄、玄参、牡丹皮；胃纳不香者加鸡内金、神曲、麦芽等。

（2）虚证：属阴疽范畴，相当于慢性化脓性肛门直肠周围脓肿，具有难成、难脓、难溃、难敛、预后较差的特点，多见于体质较弱的患儿。

①肿疡期

治法：温阳，扶阴，解毒。

方药：益气养阴解毒汤加减。

百部、制附子、肉桂、白芥子各4g，黄芪、党参、薏苡仁各10g，黄柏、泽泻各5g，甘草3g。水煎服，每日1剂。

②脓疡期

治法：益气养阴，解毒透托。

方药：益气养阴解毒汤加减。

黄芪、党参、麦冬各10g，玄参6g，玉竹、山药、黄柏、穿山甲、皂角刺各5g，薏苡仁8g，泽泻、甘草各3g。水煎服，每日1剂。

加减：加百部、黄连可解毒消肿；潮热加银柴胡、胡黄连、地骨皮、黄芩；心烦不眠加酸枣仁、夜交藤、牡蛎；便秘尿黄加生地黄、知母。

③溃疡期

治法：养阴解毒，清热除蒸。

方药：益气养阴解毒汤加减。

黄芪、党参、知母各6g，麦冬、玄参、生地黄各10g，玉竹8g，山药、黄柏各5g，甘草3g，青蒿4g，鳖甲12g。水煎服，每日1剂。

加减：盗汗加浮小麦、麻黄根、牡蛎；咳痰加百部、白及、阿胶；阴虚火旺，配服六味地黄丸；气血两虚配服十全大补丸等。

2. 外治法

（1）保留灌肠：用于治疗肛门直肠内痈疽，如直肠黏膜下脓肿、直肠后脓肿及骨盆直肠窝脓肿。灌肠多用。用三黄液15～30mL，灌肠前可让患儿先排便，再将三黄液缓慢灌入肛内，每日1～2次，在肠内保留2～4小时或更长时间，可达清热解毒，消肿止痛之目的；或用金黄散等。

（2）实证：初期可用金黄散或黄连消炎膏，也可用大黄、马齿苋、芒硝各30g，水煎，坐浴外洗，脓成须手术切开排脓，溃后可根据创面的具体情况，选用红升丹、九一丹、生肌散等。

（3）虚证：初期外用冲和膏、顽疮膏，或用当归、生川乌、生草乌各10g，肉桂10g，红花15g，乳香10g，没药10g，甘草5g。水煎，外洗坐浴，也可先洗后敷药膏，脓成可穿刺抽脓，外敷药膏或手术切开排脓，溃后可根据情况选用红升丹、九一丹、一白散、二白散、三白散或生肌散等。

（三）西医治疗

1. 西药治疗

西药主要控制感染，调整水、电解质平衡。根据药敏试验，选用庆大霉素、青霉素、磺胺类、卡那霉素等治疗，采用静脉点滴，肌注或口服，并适当应用维生素等增加机体的抵抗力。

2. 局部治疗

未成脓时，应选用如意金黄膏、玉露膏、肿痛消、鱼石脂软膏、消炎止痛膏等外敷，脓已成熟，切开排脓后用痔瘘洗剂、坐浴散或1:5000的高锰酸钾溶液，每日便后坐浴，用黄连膏、生肌膏纱条、甲硝唑纱条等换药引流。

一般脓液未净时，宜化腐提脓，用二味拔毒散、二八丹或五五丹纱条，待5～10日脓净后改用生肌散、九华膏或利凡诺纱条，对较大的脓腔应用生理盐水或利凡诺液冲洗，有脓时还可用双氧水冲洗。

3. 手术治疗

小儿肛门直肠周围脓肿，由于原发感染在肛窦或肛门腺，以及解剖学原因，很少能避免手术。往往病变中期或就诊时已化脓，脓肿形成后又易扩散、蔓延。因此，不应依赖抗生素而过分地采用保守治疗，更不应等硬节变软，或局部红肿，出现波动感，这样会延缓切开排脓的时机，致使病变进一步恶化。

（1）切开排脓法：这是一种治疗脓肿最悠久的方法，原则是切开排脓后不致形成肛瘘的后遗症。术中仔细寻找内口，彻底清除感染的肛门腺，争取一次性根治。如寻找原发内口困难，为防止脓肿扩散，病情恶化，则应先切开排脓。方法：采用局麻或腰俞麻醉，在脓肿中心部位做环状或放射切口，将脓液排出，先以食指伸入脓腔，分开有结缔组织和血管分隔的死腔，注意勿用暴力撕断血管，以防出血，再行扩创处理，不可过多地切除正常皮肤和皮下组织，以防术后肛门畸形，脓液排出后，切开留置凡士林纱条或九华膏纱条引流，术后每日行肛门坐浴及创口换药，待创腔修复，肛瘘形成，再治疗肛瘘。

①高位黏膜下脓肿切开法：宜在肛门镜下首先查清直肠内脓肿区最隆起的部位，用手术刀沿直肠纵轴在脓肿隆起处平行切开，但注意不要损伤血管，如有出血，应寻找出血点，然后结扎，并留置引流条。

②骨盆直肠窝脓肿切开法：宜在骶麻或腰麻下进行。切口应选择在患侧坐骨直肠窝，外括约肌外侧，即在肛门外距肛门2～3cm处，由前向后做一切口，分离达坐骨直肠窝，然后将左手食指放入骨盆直肠窝，使脓液由坐骨直肠窝顺刀口流出，再用手指通过肛提肌伸入探查，扩大切口，脓液流净后，用生理盐水冲洗脓腔，切去切口少许皮肤，放置引流条。如已发现内口，可由内口经脓腔留一标志线，待脓净炎症控制后再行二次手术。对骨盆直肠窝脓肿不能一次切开，这样会造成肛门失禁。处理方法有两种：一种是能找到内口的可行切开挂线术或留线作标志，等待二次手术；另一种是找不到内口，切开引流，以后按高位肛瘘处理。

（2）一次性根治术：适应证及治疗原则如下。凡肛门直肠周围脓肿无严重的全身疾病和并发症者适宜本手术，肛门周围脓肿、肛管后脓肿采用放射状切口，一次切开引流。脓腔位于肛管直肠环以上，则切开脓腔及感染肛窦肛管直肠环，做挂线处理，使其缓慢切开，防止肛门失禁。脓腔范围广泛，如坐骨直肠窝脓肿、前后铁蹄形脓肿，做弧形切口切开脓腔，内口做放射状切口引流。

①一次性切开引流术：采用腰俞麻醉或局部麻醉。指诊确定脓肿范围和内口位置，有时将可疑肛窦做手术处理，于脓肿的明显突起处，做放射状切口。切开皮肤及皮下组织，放尽脓液，将一手食指放于肛管内指引，另一手持探针由切口插入脓腔轻轻探查，寻找感染的肛窦或内口，使探针自内口探出。在不损伤肛管直肠环的原则下，沿探针切开脓腔与内口之间的表层组织，肛窦处向上扩创0.5cm，在两侧相邻肛窦做结扎处理，修剪创沿，使之平坦，有利于引流。让创口开放，然后在创口放置凡士林或九华膏纱条引流，加盖敷料并加压固定。

②一次切开挂线术：本法适用于脓腔通过肛管、直肠环的病例。采用腰俞穴麻醉，检查脓肿范围和确定内口位置，若内口和脓肿在同一方位，做放射状切口，先做小切口放出脓液，再行脓腔和内口染色处理，如内口明显，即会着色。然后以一手食指伸入肛管内口处，另一手持探针自脓腔切口深入，自内口探出，注意勿施暴力，以免造成假道。有时则需自可疑肛窦探查，沿探针切开肛管直肠以下之浅表组织，对肛管直肠环做挂线处理。对内口或可疑肛窦做扩创处理，创口置凡士林纱条引流，加盖敷料，再加压包扎固定。

若为后蹄铁形脓肿，内口多在后正中肛窦处。所以在后正中做放射状切口，对延及坐骨直肠窝的脓肿则由前向后做弧形切口，对正后内口做同前处理后挂线，对弧形切口可在彻底清创后做全层缝合，只留后正中切口让其开放引流即可。

4. 肛门直肠周围脓肿原发病灶的定位方法

（1）压迫排脓：用双叶肛门镜或扩张器暴露脓肿部位的肛隐窝，然后压迫脓肿，仔细观察脓液排出的部位，即内口所在，该法是确定原发病灶的最简便可靠的手段。

（2）肛门镜检查：一般原发病灶处有肛隐窝炎，局部充血明显，隐窝加深，形成凹陷，可有脓性分泌物或乳头炎。

（3）探针检查：一般采用有钩圆头探针，在双叶肛门镜下探查脓肿部位的肛隐窝，感染隐窝的凹陷加深，探头进入容易。如有脓液流出即是内口，也可切开脓腔后做脓腔内探查，用食指在肛管内触摸，探针头下最薄，只隔一层黏膜处即内口。但切忌乱戳，人为造成假内口，使手术失败。

(4) 双合诊：用食指插入肛管，拇指触摸脓肿波动最明显，皮肤最薄区即内口及外口的位置。

5. 肛门直肠周围脓肿手术前后的注意事项

(1) 定位要准确，一般在脓肿切开引流前应先行穿刺，抽出脓液后再做切开引流。

(2) 肛门直肠周围的血管、神经很丰富，手术切开皮肤后，就改用止血钳钝性分离皮下组织、肛门括约肌、提肛肌和肛尾韧带等，以免损伤肌纤维，影响肛门功能，同时避免损伤较大的神经和血管，尤其是骨盆直肠间隙脓肿切开引流时，手指应伸入直肠，引导止血钳插入脓腔，以防刺破直肠壁。

(3) 对于肛缘近处脓肿，手术切开时必须做纵切口，切忌横切，以免在肛缘形成环状疤痕，影响排便。

(4) 切开脓肿后，要用手指探查脓腔，分开脓腔内的纤维间隙，以利于引流，同时引流纱条不宜填塞过紧，防止厌氧菌感染，必要时用双氧水冲洗脓腔。

(四) 中医专方选介

1. 银翘散

金银花 5g，桔梗 3g，牛蒡子 3g，连翘 5g，薄荷 3g，淡豆豉 6g，荆芥 3g，生甘草 2g，鲜芦根 4g。适用于肛周脓肿。水煎服，每日 1 剂，分 2 次口服。

2. 清热解毒汤

蒲公英 10g，紫花地丁 10g，大黄 2g，黄柏 3g，黄连 15g，黄芩 5g，没药 3g，延胡索 5g，木香 3g，陈皮 3g，薏苡仁 9g，茵陈 9g，甘草 3g。适用于肛周脓肿初期，水煎服，每日 1 剂。

3. 痔疮 1 号洗剂

芒硝 10g，大黄 3g，蒲公英 5g，黄柏 5g，红花 15g，陈皮 5g，槐花 4g。水煎去渣，坐浴熏洗术后创面。

以上方均摘自［中国民间中医医药研究开发协会．肛肠病独特秘方绝招．北京：中国医药科技出版社，1996：65.］

第十二节　小儿肛瘘

小儿肛瘘是肛周脓肿的后遗症，是肛门直肠物与肛周皮肤表面之间一种异常的通道，亦可为外伤或脱肛行注射疗法的并发症。小儿肛瘘既有后天的肛腺管感染梗阻，又有先天异常因素，为小儿多见的疾病。

小儿肛瘘临床表现为患儿排便时有疼痛感，肛瘘区域红、肿、热、痛。可见皮外瘘口，部分患儿肛瘘口有脓血溢出。中医学虽无“肛瘘”的病名，但根据其临床表现及病理变化，肛瘘属于“瘘疮”的范畴。

一、临床诊断

（一）辨病诊断

1. 症状与体征

小儿肛瘘的诊断一般依据病史、症状、体征及检查便可确诊。患儿曾有肛周脓肿的病史或外伤史。排便时有疼痛感，肛瘘区域红肿、触痛、瘘口有异物溢出。患儿肛门周围外观可见皮肤外瘘口，较正常肤色深暗，直肠指检常可扪及一条索状瘘管。

2. 辅助检查

小儿肛瘘可参考下列辅助检查方法来明确诊断。

（1）探针检查：探查瘘管的走行及分布情况。

（2）肛门镜检查：可直视肛瘘内口位置、形态、炎症表现及分泌物性状等。

（3）血常规：一般无异常改变，肛瘘感染时白细胞计数增高，中性粒细胞增多。

（4）美蓝检查法：可准确判断内口的位置。

（5）X 线摄片：即瘘管碘油造影，可见瘘管深浅分类与邻近器官的关系，多用于复杂性肛瘘。

（二）辨证诊断

1. 气血两虚型

（1）临床表现：多见于久治不愈的肛瘘，症见肛门局部红、肿、热、痛，均较轻，脓黄而不稠，皮色暗而不鲜，脓液较多，患儿精神较差。舌质淡，苔少，脉沉细无力。

（2）辨证要点：可见肛门局部红、肿、热、痛，皮肤暗而不鲜。舌质淡，苔少，脉沉细无力。

2. 湿热下注型

（1）临床表现：多见于肛瘘早期，症见肛门局部色红、肿胀，发热疼痛，脓液黄稠，全身时有发热，口渴。舌苔黄腻，脉滑数。

（2）辨证要点：肛门局部色红肿胀，发热疼痛，脓黄稠，全身发热，口渴。苔黄腻，脉滑数。

3. 肝肾阴虚型

（1）临床表现：多见于身体较弱的患儿，可见局部漫肿平塌，溃流稀薄脓液，不热不痛，或微热隐痛，肉芽不鲜，伴面色潮红，低热盗汗。舌质红或绛，苔少，脉细数。

（2）辨证要点：肛门局部漫肿平塌，溃流稀薄脓液，不热不痛，肉芽不鲜，面色潮红，低热，盗汗。舌质红，苔少，脉细数。

二、鉴别诊断

小儿肛瘘根据病史及临床症状比较容易确诊，但需与下列疾病相鉴别：

（一）肛门部化脓性汗腺炎

由于化脓性汗腺炎多形成皮下多发复杂性窦道，故易被误诊为肛瘘。其临床特征是病变在肛门皮肤和皮下层，可见汗腺、毛囊有化脓性炎症，皮肤呈暗褐色大面积慢性炎症。切开排脓可加速治愈，如有窦道，常较表浅。

（二）会阴尿道瘘

此病患者常有尿道损伤和尿道狭窄的病史，瘘在尿道球部，与皮肤相通，排尿时有尿液从外口流出。若尿液从外口流出量少时，很难与其鉴别，再加上合并感染，从外口流脓时就很难鉴别，有时在手术时方得到确诊，故检查时更应仔细。

（三）骶尾部瘘

此病常因臀部损伤，毛囊感染，在骶骨部生成脓肿，以后形成瘘管，瘘管常在臀部上端，骶尾关节附近，一般无内口。

（四）骶尾部畸胎瘤

此病是胚胎发育异常的先天性疾病，多在青年时期发病，婴幼儿发病较少，肛门后尾骨前有外口管道沿直肠后骶前走行，常无内口。指诊常可触及骶前有光滑肿物，或有饱满样感觉，手术可见腔内有毛发、牙齿、骨质，如为皮样囊肿，有时可见黏液。

三、治疗

（一）提高临床疗效的思路提示

1. 知常达变，活用清热利湿药物。

2. 扶正固本，增强抗病防病的能力。

3. 保持肛门部清洁，避免肛腺发炎。

4. 抗生素、坐浴药物及对症治疗。

5. 中西医内外治疗，加快愈合速度。

（二）中医治疗

1. 辨证施治

（1）气血两虚型

治法：益气养血。

方药：八珍汤加减。

党参、白术、茯苓、炙甘草、当归、熟地黄、赤芍、川芎各5g，黄芪2g，陈皮3g。

脾虚有湿，脓液淋漓，应加党参20g，白术10g，云苓8g，薏苡仁10g，扁豆衣5g；热盛肿痛者加蒲公英10g，黄柏5g；中气不足者重用黄芪10g，党参10g，加升麻5g，柴胡5g；心悸、气短者配服天王补心丹或柏子养心丸。

（2）湿热下注型

治法：清热利湿。

方药：萆薢渗湿汤，二妙散加减。

萆薢、黄柏、苍术、茯苓、泽泻各5g，薏苡仁、牡丹皮、赤芍、槐角各6g，车前草10g，生甘草、金银花、连翘各3g。

加减：恶寒发热加荆芥5g，薄荷2g；热毒盛加黄芪5g，黄连2g；大便干结加大黄3g，芒硝3g。

（3）肝肾阴虚型

治法：滋补肝肾。

方药：六味地黄汤加减。

生地黄、熟地黄、山茱萸、牡丹皮、麦冬、玉竹各5g，黄芪、山药各10g，知母4g，甘草3g。

加减：骨蒸潮热加银柴胡5g，胡黄连2g，青蒿5g；盗汗加浮小麦5g，牡蛎10g；咳嗽、痰中带血加沙参5g，贝母5g，百部5g，白及2g，阿胶珠2g。

2. 外治法

（1）针刺法

①在局麻下用加热器将火针烧红，迅速刺入瘘管。

②术前常规备皮，清洗肠道，在局麻下以3%过氧化氢溶液从外口注入，继以探针从外口探至内口，沿探针用热铍、鍉针烙刺，直至开放，先用热铍、鍉针点灼出血点止血，再交替使用鍉、铍针，使创面轻度脱水至干燥，重点灼内口周围邻近组织的管壁，如有两个内口或三条以上的瘘管，一并灼刺至开放，术后放置京万红纱条，每日便后清创换药，一般15日左右痊愈。

（2）药捻法：将枯矾50g研为面，与黄蜡50g和匀，做成药条，纳入化脓之瘘管深处，再涂生肌软膏。

（3）浸洗法

①将中药当归、赤芍、蒲公英、大黄、芒硝、马齿苋、花椒，各适量，水煎坐浴洗患处，适用于肛瘘炎症期，可以消炎止痛。

②用制乳香、制没药、黄连、芒硝、蒲公英、金银花、连翘等，水煎坐浴，每日1次，或用1∶5000高锰酸钾溶液坐浴。

（4）注射法：用3%～4%碘酊溶液或30%盐酸奎宁装入5mL的注射器中，接上输液用的塑料管，从瘘管外口伸入瘘管至接近内口处，将药液缓慢注入，边注药边退出至瘘管外口，外口敷盖纱布。每次注药1～2mL，隔3～4日注射1次，5次为1疗程。注意：注药时切勿将药液注至瘘管外，以免造成坏死。

（5）药棒法：先将脱管药棒从瘘管外口沿瘘管走行插入，直至内口，但不能超过内口，以外口与内口相平为宜。用胶布固定，以防药棒脱出，隔日换药1次，至瘘管壁坏死、脱落为止。而后换生肌药棒，其用法与脱管药棒相同。隔日1次，直至瘘管内口闭合为止。

生肌药棒：由赤石脂15g，乳香5g，白丁香5g，象皮5g，轻粉0.2g，麝香0.2g组成，具有生肌除腐的作用。用法：研细末，和淀粉制成药条，阴干，备用。

脱管药棒：皂角刺10g，蟾酥2g，轻粉0.5g，砒霜0.2g，黄丹0.5g，地榆粉10g，麝香0.1g。具有化腐、软坚、脱管的作用。用法：研细末，调成糊状，制成条，阴干，备用。

（6）药物外用法：根据肛瘘的辨证分型，选用适当的药物和剂型，敷于患处，达到消炎止痛，促进局部肿痛消散或穿破引流、祛腐生肌的目的。常用的方法如下。

①油膏：适用于肛瘘闭合或引流不畅，局部红肿热痛者，常用方药有：九华膏、如意金黄散、黄连膏、鱼石脂软膏等。

②箍围药：是将药粉调制成糊状，外敷局部，可选用醋或酒、茶汁、蜂蜜、鸡蛋清、葱汁、姜汁、韭菜汁等调制。适用于肛瘘局部红肿热痛者，常用方药如活血散等。

③掺药：将各种不同的药物研成粉末，根据制方规则配伍成方，直接撒布于患处，或撒布于油膏上敷贴，或黏附于纸捻上，再插入瘘口内。掺药种类很多，作用各不相同，治疗肛瘘常用的有以下几种：

A. 提脓化腐药：适用于脓肿溃后，脓水未净，腐肉未脱，或瘘管引流不畅者。常用方药如渴龙奔江丹。

B. 生肌收口药：适用于肛瘘术后腐肉已脱，脓水将尽时，能促进肉芽和上皮生长，常用方药如生肌散、皮黏散。

使用掺药时应注意：

a. 药物直接用棉纸包裹，保持湿润以充分发挥药效，并可防止干落。

b. 如患者涂敷药物后皮肤发痒、发红、起疹、起泡，多为皮肤过敏，应立即停药，改用其他治疗方法。

（三）西医治疗

小儿肛瘘在临床治疗上有保守治疗和手术治疗两种方法。有炎症感染时，应先用抗生素对症治疗。主张保守治疗者认为婴儿肛瘘有自愈倾向，一般应先通过坐浴、药物外敷和瘘管内注射弱腐蚀剂等对症处理，待 5 ~ 10 岁不能自愈时再手术治疗。主张手术治疗者认为，一旦形成肛门脓肿，应立即切开排脓，切开或切除瘘管，加以根治。笔者认为，对 5 岁以下的小儿肛瘘，应以保守治疗为主，不必急于手术，待 5 岁不能自愈时再手术治疗。

（1）冲洗法：冲洗的目的在于将创腔或瘘道中的脓液或异物冲洗干净，并使其引流通畅，冲洗后还可将抗生素等药物注入创腔或瘘道，起到抑菌、消炎、促进肉芽生长、闭合管腔的作用。适用于肛瘘局部肿胀、疼痛、外口分泌物多者，或在肛瘘手术后应用。常用的冲洗剂如过氧化氢溶液、生理盐水、中药液等。

①瘘道冲洗法：患者取侧卧位或截石位，取冲洗药液装入 20mL 的注射器中，接上球头输液针头或输液用塑料管，从外口插入，伸入瘘管内冲洗。须灌注药物者，再抽取灌注药物 5mL。同法，将针头插入瘘管内至接近内口处，将药液缓慢注入 1～2mL，边注药边退至外口，覆盖纱布，用胶布固定。可酌情每日或隔日进行冲洗，灌注药物每间隔 3～4 日进行 1 次。

②创腔冲洗法：患者取侧卧位，用细导管连接在注射器针筒上，将导管前部插入创腔进行冲洗，并在臀下方放置一弯盘，接纳流出的冲洗液，每次应冲洗干净创腔，填以引流条。

（2）手术疗法：小儿肛瘘一般多采用保守疗法，但在此方法疗效不佳的情况下，应考虑手术治疗。手术治疗是根治小儿肛瘘的最佳办法，由于小儿高位肛瘘较少，临床多采用一次切开法治疗。

①肛瘘切开术：适合于有肛周皮下瘘管的患者。操作方法：骶管麻醉后，先行扩肛，然后用探针自外口插入，从内口穿出，沿探针将内外口之间的皮肤及瘘管切开，敞开伤口，创面用油纱条填塞，以后创面可见新生肉芽组织生长，换药直至痊愈。

②直肠舟状窝瘘及低位阴道瘘的手术治疗：骶管麻醉，截石卧位，消毒手术野后，用扩肛器扩肛，小直角拉钩，暴露及外翻肛管，在瘘管内口上缘先做一弧形切口，两端线朝直肠上方，切口两边各长 2～3cm，在距瘘管内口下缘 0.5cm 处再做一弧形切口，使之与瘘管内口上缘弧形切口的两端点相交，剪除两切口之间的黏膜，但不剪除瘘管壁的黏膜，游离瘘管内口上缘切口的黏膜，游离时切勿造成直肠壁的贯通性损伤。游离的长度要保证黏膜下移后既能遮盖瘘管内口，又能毫无张力地与瘘管内口下缘的切开处对位缝合。用这种方法修补瘘管损伤少，保留的瘘管有利于术后引流，感染、复发的机会少。

（四）中医专方选介

1. 仙方活命饮

穿山甲 3g，天花粉 3g，甘草 3g，乳香 3g，白芷 3g，赤芍 3g，贝母 3g，防风 3g，皂角刺 3g，没药 3g，当归尾 3g，陈皮 9g，金银花 9g。本方清热祛腐，生肌长肉。适用于小儿肛瘘的各个时期。将上药装入罐内，加低浓度白酒浸泡 24 小时，用 4～6 层纱布将浸出液蘸湿后敷在患处，外用热水袋或热水瓶覆盖在蘸有浸出液的纱布上，待药布干后再更换。如此反复，用药次数不限。治疗小儿肛瘘 13 例，男 10 例，女 3 例，年龄 3 个月到 3 岁，病程在 1 个月至 1 年以上。用此方后全部治愈，有效率为 100%。［李树梅，等．仙方活命饮治疗小儿肛瘘 13 例．中国肛肠病杂志．1999，19（5）：4］

2. 消管药物

采用消管药物治疗肛瘘疗效较好。药物组成与方法：

（1）消管钉：由红砒、水银、官粉、轻粉、麝香组成。将上药研成细面，同山羊脂调匀，搓成管状，装瓶，备用。

（2）消管丸：由川黄连、穿山甲、无花果、铁扫帚、阿胶珠、皂角刺等中药组成。上药研末，炼蜜为丸。每丸 5g，每次 1 丸，用淘米水冲服，每日 1 次。首先用注射色素法查找瘘管走行，再用过氧化氢溶液彻底清洗管道。然后将硫酸卡那霉素或 5% 维生素 C 注射液注入管内，反复揉按管壁或管腔，最后用消管钉插入瘘管主管，管口用乳膏外敷，每日换药 1 次，直至肉芽组织为表皮所覆盖。以此法治疗 178 例肛瘘，均痊愈。疗程最短 7 日，最长 15 日，平均 11 日。此法用于肛瘘炎症期及疼痛比较明显的患者。［夏立军，等．河北省巨鹿县痔瘘专科学校第一届肛肠学术交流会优秀论文选编．1992：18 ~ 20.］

第二十三章　肛肠性传播疾病

肛肠性传播疾病是传染病，主要通过不洁性交传播或感染各种性病原而得。以往称为性病或花柳病。意指因寻花问柳、嫖宿娼妓、乱搞男女关系得来的病。目前国际公认的有：由细菌感染造成的淋病、软下疳、腹股沟肉芽肿，由真菌感染引起的股癣、念珠菌病，由病毒引起的生殖器疱疹、尖锐湿疣，由寄生虫所致的阴虱、滴虫病，由螺旋体引起的梅毒，由衣原体引发的性病淋巴肉芽肿以及多种因素所致的非淋巴性尿道炎等，还有目前尚无药可救的艾滋病也是病毒感染。

性病不仅侵犯性器官，还侵犯淋巴、血液、神经和内分泌系统，而且可以传给胎儿，贻害后代。严重的性病可造成不育、失明、残疾乃至死亡。性病的危害性不仅在于患者的肿瘤发生率远高于正常人，如子宫癌、淋巴癌、尖锐湿疣的恶变等，还在于患者“脏病怕见人”的负面心理，讳疾忌医，从而使病情更顽固，传染更隐蔽。由于肛门、直肠紧邻生殖器官，在生理、病理上互相影响，所以肛门周围又是性病常见的发病部位。在普及性知识、研究性科学、防治性病、消灭性病的社会大环境中，肛肠学科占有其特殊地位，应当引起足够的重视。下面介绍几种与肛门、直肠有关的性病。

第一节　肛门尖锐湿疣

肛门尖锐湿疣是由病毒引起，发生于肛门的疣状赘生物，又名“尖锐湿疣”“尖锐疣”“性病疣”“肛门生殖器疣”“肛门周围乳头状瘤”等。

肛门尖锐湿疣的主要临床表现为肛门周围皮肤黏膜呈米粒样增生，根部带蒂，表面易腐烂，逐渐增大，形成乳头状或菜花状突起，有时可增至鸡蛋大。分泌物恶臭，可有肛门瘙痒。中国医学称之为“千日疮”“晦气疮”“痂疮”“疣目”“鼠乳”“枯筋箭”等。

一、临床诊断

（一）辨病诊断

1. 症状与体征

肛门尖锐湿疣初起发病，肛门皮肤有淡红色针头大的小丘疹，圆形，柔软，以后丘疹逐渐增大，数目增多，有的孤立散在，有的呈簇状排列，邻近者互相融合。表面凹凸不平，呈乳头状、菜花样或蕈样，有的根部有蒂，有的尖锐湿疣受肛腺液外溢的浸渍而湿润糜烂，疣乳头间有脓液、渗液，有时出血、恶臭，常因搔抓而引起继发感染。尖锐湿疣患者自觉瘙痒，瘙痒多呈局限性发生，多因摩擦、温度变化而引起发作，有烧灼、蚁行感，持续时间长，可造成衰弱。

总之，根据以上表现对肛门尖锐湿疣诊断并不困难，根据肛周有散在性或聚集成团状的乳头状、菜花样、柔软、有蒂的增生物即可明确临床诊断，但确诊需要病理检查证实。

2. 实验室及影像学检查

（1）肛门镜检查：齿线上下和直肠末端可见淡红色乳头或菜花状柔软赘生物，质脆，触之易出血。

（2）病理组织学检查：疣状赘生物角化不全，棘细胞层高度肥厚，呈乳头瘤样增生，表皮突延长、分支，形成假性上皮瘤样。棘层及基底层细胞可见有较多核分裂现象，颇似癌瘤，但细胞排列规则。真皮与表皮间境界清楚。电镜下观察有病毒颗粒。真皮毛细血管扩张，管周有致密的慢性炎性细胞浸润。

（3）免疫学检查：外周血淋巴细胞形成 E 花环状的 T 细胞显著降低，提示淋巴细胞功能缺陷，与本病发生的病程有关。病程超过 1 年者，白细胞移动抑制试验、结核菌素纯蛋白衍化物及二硝基氯苯皮肤试验结果均降低。

（二）辨证诊断

1. 湿热下注型

（1）临床表现：肛门潮湿不适，疣表面糜烂，有渗液，并有臭味，疣基底潮红。舌红，苔白，脉濡数。

（2）辨证要点：肛门潮湿，疣基底潮红。舌红，苔白，脉濡数。

2. 风热邪毒型

（1）临床表现：肛门痒痛，乳头暗红，疣底潮红，或乳头间隙腐肉糜烂，因继发感染而有脓性分泌物，恶臭。舌红，苔黄，脉数。

（2）辨证要点：肛门痒痛，乳头暗红，乳头间隙腐肉糜烂而继发感染，有脓性分泌物，恶臭。舌红，苔黄，脉数。

3. 肝虚血燥型

（1）临床表现：肛门干涩，疣面浅灰色，常伴有两胁胀闷，耳鸣目涩，或肢麻筋急。舌淡，脉细。

（2）辨证要点：肛门干涩，疣面浅灰色，两胁胀闷。舌淡，脉细。

4. 肝肾阴虚型

（1）临床表现：肛门及其周围干涩不适，疣色浅灰或淡黄干瘪，大者如卵，常伴有头晕目眩和健忘失眠，口咽干燥，腰膝酸软，五心烦热，男子遗精，女子月经量少，色淡。舌红，少苔，脉细数。

（2）辨证要点：肛门周围干涩不适，疣色浅灰或淡黄，头晕目眩，健忘失眠，口咽干燥，五心烦热，男子遗精，女子月经量少。舌红，苔少，脉细数。

5. 气滞血瘀型

（1）临床表现：肛周疣物丛生，时痛时痒，或有刺痛，常伴有烦躁易怒，胸胁胀满，妇女月经闭止、痛经或经色紫暗有块，乳房胀痛等。舌暗红，或舌有瘀斑，脉涩。

（2）辨证要点：肛周疣物丛生，有刺痛，妇女月经闭止，痛经，乳房胀痛。舌暗红，或有瘀斑，脉涩。

6. 肝虚血燥，筋气不荣型

（1）临床表现：肛周瘙痒，干涩，呈局限性，湿热较盛时，瘙痒加剧，呈阵发性，有烧灼、蚁走感，持续时间长，影响睡眠，可造成神经衰弱等。舌暗红，脉细数。

（2）辨证要点：肛周瘙痒，干涩，呈局限性。舌暗红，脉细数。

7. 肝胆湿热型

（1）临床表现：外生殖器及肛周可见乳头样疣状增生，质软脆，易出血，糜烂，渗液，有恶臭，小便黄，大便秘结。舌红，苔黄腻，脉弦数。

（2）辨证要点：肛周可见乳头样疣状增生，大便秘结，小便黄。舌红，苔黄腻，脉弦数。

8. 热毒蕴结型

（1）临床表现：外生殖器或肛周疣状增生，呈菜花或鸡冠状，自觉微痒，疼痛，口渴。舌红，苔黄腻，脉滑数。

（2）辨证要点：疣体微痒，疼痛。舌质红，脉滑数。

二、鉴别诊断

（一）扁平湿疣

扁平湿疣系二期梅毒皮损，形状扁平，表面分泌物中有大量梅毒螺旋体。临床上常表现为无蒂而呈扁平样隆起，大小不等，疣面潮湿，疣底灰黄色，边缘整齐，界限清楚，有单生或群生，质软，表面多有破溃，分泌物有臭味，常见于女性外阴或会阴部及男性阴茎冠状沟处，好发于肛周，有性病史，梅毒血清检查华康氏反应呈强阳性。

（二）增殖型肛门结核

本病之结核呈疣状或乳头状结节增殖，形成片状，周围有炎症红晕，界限清楚，中央呈乳头状瘤样突起，有脓性分泌物，呈污秽状，分泌物培养可查到结核菌，病理组织检查可找到结核结节。

（三）生殖器癌

本病包括宫颈癌、阴茎癌及肛门癌等，多见于中年以后，单发，有明显浸润，质地坚硬，常形成溃疡，易出血，病理组织检查易于鉴别。

（四）肛门生殖器鲍文样丘疹病

本病是近年来才被认识的疾病，为多发性小丘疹，淡红色或棕红色，直径在4mm左右，多见于青壮年，可以自行消退，皮损位于龟头、阴茎、肛门周围等处，临床上很像尖锐湿疣，容易被误诊，但组织学上类似鲍文样病改变，活检可以鉴别。

（五）假性湿疣

本病发生在20～30岁的女性外阴，特别是小阴唇内侧和阴道前庭，为1～2mm大小的白色或淡红色小丘疹，表面光滑如鱼子状，群集分布，无自觉症状。

三、治疗

（一）提高临床疗效的思路提示

1. 切断一切传播途径，控制传染原。

2. 加强法制教育，制止混乱性行为。

3. 灵活运用清热、利湿、解毒药物。

4. 中西医药物合用，权衡祛邪与扶正。

（二）中医治疗

1. 内治法

（1）湿热下注型

治法：清热利湿。

方药：萆薢渗湿汤加减。

萆薢、薏苡仁、黄柏、赤茯苓、牡丹皮、泽泻各10g，滑石、通草各5g。

热重于湿者可加紫草、大青叶、板蓝根、土茯苓、马齿苋等以清热解毒；湿重于热者可加龙胆草、车前子、木贼等；若瘙痒较甚，可加苦参、蛇床子、土茯苓等。

（2）风热邪毒型

治法：疏风清热解毒。

方药：疏风解毒汤加减。

当归、生地黄、蝉蜕各12g，金银花、连翘各30g，马齿苋、板蓝根各20g，荆芥、防风各15g，甘草、桔梗各6g。

肛门潮湿者，加黄柏12g，龙胆草30g；便下鲜血者，加牡丹皮12g，槐花炭30g；舌边尖红，口干咽燥者，加黄连12g，桔梗20g。

（3）肝虚血燥型

治法：养肝活血。

方药：补肝汤加减。

当归、川芎、白芍各12g，熟地黄、酸枣仁、土茯苓、马齿苋、大青叶各30g，木瓜、麦冬、紫草各15g，甘草10g。

（4）肝肾阴虚型

治法：滋补肝肾。

方药：杞菊地黄丸加减。

枸杞子、菊花各12g，熟地黄30g，山茱萸、干山药各15g，泽泻、牡丹皮、茯苓各10g，紫草、板蓝根、苦参各20g。

少气乏力者，加黄芪30～60g；面色无华时，再加当归15g；腰酸腿软者，加杜仲15g，淫羊藿30g。

（5）气滞血瘀型

治法：理气活血。

方药：逍遥散合桃红四物汤加减。

当归、白芍、桃仁、红花各12g，生地黄、茯苓各15g，柴胡、甘草各6g，延胡索、香附各20g。

疣体坚硬，加三棱、莪术各15g；渗水淋漓者，加黄柏、苦参各30g。

（6）肝虚血燥、筋气不荣型

治法：滋肾水，生肝血，润风燥，荣筋气。

方药：归芍地黄汤加减。

当归、赤芍、白芍各15g，熟地黄、山茱萸各30g，阿胶18g（烊化），牛膝、川芎各10g。

（7）肝胆湿热型

治法：清热，利湿，解毒。

方药：龙胆泻肝汤加减。

龙胆草、板蓝根、大青叶、茵陈各30g，生地黄15g，柴胡、黄芩、栀子、木通各10g，车前子15g，甘草6g。

（8）热毒蕴结型

治法：清热解毒。

方药：黄连解毒汤加减。

黄连、黄柏、黄芩、栀子各12g，金银花、蒲公英各30g，防己、牛膝、木瓜各10g，秦艽、当归尾、牡丹皮各15g。

小便短赤者，加车前子30g，木通12g；大便干结者，加槟榔15g，生大黄6g（后下）。

2. 外治法

（1）针刺治疗：局部消毒，以50mm的银针从疣体顶端正中垂直进针，直至底部，快速捻转30次，同时提插，施行“泻针”手法，出针后放血2~3滴，再沿疣体长轴进针，施行同样手法，每2周1次。

（2）熏洗法

①木贼、白头翁各30g，黄柏、苦参各20g。水煎，待温后先熏后洗，每次20~30分钟，每日2~3次。

②板蓝根、白花蛇舌草各30g。水煎，待温后先熏后洗，每次20~30分钟，每日2~3次。

③五倍子、乌梅、田基黄、马齿苋、木贼各等分。水煎，待温后先熏后洗，每次20~30分钟，每日2~3次。

（3）涂擦法

①苦参、蛇床子、百部、马齿苋、鹤虱各等分。水煎取汁，涂擦疣体，每日3~5次。

②用酞丁安涂擦局部，每日3~4次，有抗病毒的作用。

③碳酸、三氯醋酸、雷锁辛、鸦胆子油任选一种，点涂于患处，有强腐蚀作用。

（4）外敷法

①一效散（朱砂、炉甘石、滑石粉、冰片）。撒敷患处，每日2~3次。以燥湿收敛、止痛止痒。

②用五妙水仙膏外敷患处，3~5分钟后擦净，局部用无菌纱布包扎，3日后即可用中药熏洗。

③蜂胶敷贴。将蜂胶加热呈糊状后贴敷于患处，6日即可痊愈。

（5）结扎疗法：用丝线在湿疣根部结扎，使其坏死脱落，但易复发，应同时配合药物治疗。

（三）西医治疗

1. 抗感染治疗

在临床上，一般以局部治疗为主，在治疗中，为预防继发细菌感染，可给予抗生素。

（1）聚肌胞 2mL，肌肉注射，每 2 日 1 次，3 个月为 1 疗程。

（2）胸腺素 5mg，肌肉注射，隔日 1 次，10 日为 1 疗程，反复发作者，可试用干扰素。

（3）10% 水杨酸铋油 2mL，肌肉注射，1 周注射 1 次。

（4）争光霉素 15mg，肌肉注射，3 日 1 次，或争光霉素 125mg，患部注射，每周 2 次。

（5）无环鸟苷 5mg/kg，静脉注射，每日 1 次，5 日为 1 疗程。

（6）转移因子 2mL，肌肉注射，每 1 ~2 周 1 次，3 个月为 1 疗程。

（7）左旋咪唑 150mg，口服，每 3 日 1 次，10 日为 1 疗程。

（8）干扰素：100 万 U 肌肉注射，每日 1 次，10 日为 1 疗程。

2. 外涂药物治疗

对于疣体较小者，可给予下列药物外涂。

（1）足叶草脂：用 20% 足叶草脂液直接涂于患处，但必须十分小心，要注意保护周围正常皮肤，以免烧伤。第 1 次涂药后 2 ~4 小时，用肥皂洗掉，每周 1 次，一般 1 ~3 周即可治愈。用此药后疼痛较重，大面积损害者及孕妇禁用，也不可用于阴道、宫颈及肛管内湿疣。该药可以吸收，用量大时，毒副作用较大，故不能让患者自己使用。

（2）疣瘤液：外擦皮损部位，每日 1 ~2 次，治疗中患者无任何痛苦，疗程短，治愈率高。配制方法为①疣瘤 1 号：以 95% 酒精配成 25% 三氮醋酸溶液。②疣瘤 2 号：以 75% 酒精配成 50% 三氯醋酸溶液，主要用于肛门周围，但须注意保护周围健康皮肤，对多发者须分次治疗。

（3）疣敌：用 0.5% Wartec 溶液点滴于疣体上，并使药液慢慢浸透到湿疣的基底部，待其自干，每日 2 次，点药后 4 小时用水冲洗，注意女性月经期不宜治疗，3 日为 1 疗程。如未全消，7 日后再做 1 疗程，点药方法同上。点药时用单孔和多孔的塑料小棒。

（4）制汗药水点涂：40% 甲醛溶液 5mL，石炭酸 2mL，75% 乙醇 50mL，蒸溜水加至 100mL 配制而成。用时以棉签浸透药液点涂病损处，每日 3 ~5 次。用于肛周、外阴时可加入 1% 达克罗宁，以减轻局部刺激。制汗药水对尖锐湿疣疗效较好，其作用原理可能是甲醛与病毒腺嘌呤、鸟嘌呤及胞嘧啶的氨基群发生反应，也可与蛋白质的氨基群发生反应，故对病毒有强大的灭活作用。

（5）3%福尔马林，10%硝酸银溶液，5%~10%新洁尔灭，50%碘溶液，2%戊二醛，液体碳酸，5%5－氟尿嘧啶软膏，2%水杨酸，冰醋酸，95%酒精溶液等药物，任选一种涂擦疣体，亦可取得一定疗效。

（6）干扰素的应用：人白细胞干扰素是采用特定的诱生剂，诱导健康人产生的具有多种生物活性的一组糖蛋白制剂，主要用于抗病毒、抗肿瘤，并有调节宿主防御机制与增强机体免疫功能的作用；无细胞毒性等副作用，在妊娠期使用也十分安全，对母子均无影响。以干扰素喷洒局部病灶，隔日1次，在湿疣基底部或肌肉注射，每周1次；一般需多次注射方可治愈，亦可配合激光或手术后应用，激光气化或切除病灶后2日开始用干扰素治疗，局部喷洒干扰素1.5mL，每周2次；病灶基底部注射或肌肉注射，每周1次，每次2~5mL，无论单独使用或联合运用，疗效均较满意。

3. 手术摘除

在临床上，对于疣体较大以及局部治疗效果不满意者，可采用下列仪器和手术治疗。

（1）激光：CO_2激光治疗尖锐湿疣，可直接将疣体烧掉或切除，疗效显著，有效率可达100%，特别对女性阴部、肛周和男性阴茎等处的湿疣最适用，但使用时应注意保护皮肤，术后中药坐浴。

（2）冷冻：适用于小而分散者，用棉签蘸－196℃液氮外涂疣体，以其尖部直接接触皮损，以病变表面形成薄霜膜为度，接触时间为：皮损部位20秒，经1~2分钟，待薄霜消失后再重复1次，冷冻范围不超过皮损部位，以免冻伤周围健康皮肤黏膜，每隔1周治疗1次，对损害范围大的呈团块型、菜花型皮损需分批治疗。

（3）烧灼

①对小型疣可用硝酸银棒灼烙。

②切除烧灼：用于疣体较大者，方法是常规消毒后，局麻，助手将烧灼用金属棒置酒精灯上，术者用手术剪将疣体剪去，创面略低于皮肤，紧接着将烧红的烙铁烧灼创面，随即止血，创面呈微白色，外用生肌散敷贴，术毕将切除组织送病理检查。

(4) 手术治疗：巨大湿疣需手术治疗，可在局麻下行广泛切除。对个小有蒂者可用丝线在湿疣根部结扎，使其坏死脱落，但易复发，需同时配合药物治疗。

(四) 中医专方选介

1. 解毒除疣外洗方

马齿苋45g，板蓝根30g，白芷10g，木贼15g，细辛12g，桃仁10g，露蜂房10g，甘草10g。每天1剂，水煎至2000mL，坐浴，趁热熏洗患处。本方清热解毒，收湿止痒，祛除赘疣。以本方治疗36例患者，结果平均用药9次，全部治愈。

2. 平疣散

大黄60g，苍术60g，黄柏60g，硼砂60g，木贼15g，红花15g，青黛9g，冰片9g，大青叶30g，板蓝根30g，鸦胆子30g。水煎待温后洗浴。每次20~30分钟，每日2~3次。本方具有清热解毒、辟秽除湿、消肿散结、克削除疣之功。利用本方治疗肛门尖锐湿疣75例，治愈64例，有效9例，无效2例，有效率为97%。

以上方均摘自［吴存亮，等．现代肛门直肠病学．北京：中国人口出版社，1989：416.］

第二节　艾滋病

艾滋病即获得性免疫缺陷综合征（AIDS），是一种由人类免疫缺陷病毒（HIV）引起的人体细胞免疫缺陷的病毒性传染病，可通过性传播及血液传染。其特点是辅助性T细胞免疫功能被HIV严重破坏，以传播迅速、发病缓慢、抵抗力下降而易致条件性感染和并发恶性肿瘤为临床特征。主要经性接触、输入污染的血和血液制品、共用污染的注射器及针头传播，也可经破损的皮肤、黏膜或母婴传递等方式传播，男性同性恋及静脉吸毒者发病率较高。本病预后不佳，死亡率极高。

艾滋病于1978年首先在非洲发生，后迅速向世界各地传播，病原体于1983年分离成功，1985年传入我国。既往中医学中无记载，近年来开展了对本病的研究，认为属于“疫毒”“虚劳”的范畴。对本病的治疗与西医一样，仍在探索中。

艾滋病被称为“超级癌症”，艾滋病的流行被称为人类历史上第四次传染病大浩劫，对本病的防治已引起全世界的高度重视。

一、临床诊断

（一）辨病诊断

凡是获得性免疫缺陷病毒特异性检查分离检测阳性，及 HIV 抗体确证试验阳性者，结合临床症状与体征，诊断艾滋病并不困难。

1. 症状

发热、出汗、嗜睡、厌食、肌痛、关节痛、腹泻等以及精神萎靡或抑郁、幻觉、头痛、头晕等。

2. 体征

疼痛或无疼痛，肿瘤或无肿瘤，条件性感染或无感染。

3. 实验室检查

（1）血白细胞减少，主要淋巴细胞减少。

（2）血清抗 HIV 阳性。

（3）HIV 特异性检查分离检测阳性。

4. 病原学诊断

艾滋病病毒诊断可参考下列动态指标，具有重要的诊断意义：

（1）血清 HIV 抗体阳性（常用酶联免疫吸附试验筛选，并用蛋白印迹法或细胞培养分离出 HIV 证实）。

（2）TH 细胞减少（$<0.4\times10^9/L$），T_4/T_8 比例降低（正常为 1.75～2.1）<1.0。

（3）血白细胞减少，主要是淋巴细胞减少。辅助性 T 淋巴细胞明显减少而 TH/TS（致抑制性 T 淋巴细胞）$\leqslant1$，不同程度的贫血、血小板减少，血沉增快，血清免疫球蛋白增加。

5. 世界卫生组织发布的艾滋病诊断标准

本诊断适用于成人及年龄大于 12 岁的青少年。如果 HIV 抗体检查阳性，有一个或更多的下列症状出现，就可诊断为艾滋病：

（1）体重减轻≥10%，或恶病质伴有腹泻或发烧，或两者均有，并持续或间歇热超过1个月以上（排除其他疾病）。

（2）脑膜炎隐球菌感染。

（3）肺结核或肺外结核。

（4）卡波齐氏肉瘤。

（5）神经系统症状，如不能独立进行日常活动（排除其他疾病）。

（6）食管念珠菌感染。

（7）临床诊断有威胁生命的疾病或复发性肺炎（病因明确或不明确）。

（8）侵袭性子宫颈癌。

（二）辨证诊断

1. 气阴两虚型

（1）临床表现：疫毒久羁，阴津暗耗，正气受损。本证见于艾滋病前期，主要表现为潮热，盗汗，咽干，口燥，干咳少痰，神疲乏力，形瘦气怯。舌质淡红，苔薄白，脉细弱。

（2）辨证要点：疫毒久羁，阴津暗耗，正气受损，潮热，盗汗，神疲乏力。舌质淡红，脉细弱。

2. 气血亏损型

（1）临床表现：疫毒久羁，耗损阴血，消耗正气，以致气血亏损。本证见于艾滋病前期。主要表现为气短，自汗，倦怠乏力，心悸怔忡，失眠，面色萎黄。舌淡，苔薄白，脉细缓。

（2）辨证要点：气短，自汗。舌淡，苔薄白，脉细缓。

3. 脾胃虚弱型

（1）临床表现：疫毒侵入，内攻脏腑，其在中焦者，常致脾胃气机升降失职，日久致脾胃虚弱。本证见于艾滋病前期，主要表现为厌食，纳差，胃脘或腹部胀满，神疲肢倦，形瘦乏力，大便溏或腹泻。舌苔薄白或薄腻，脉细缓。

（2）辨证要点：纳差，厌食，神疲乏力。舌苔薄白或薄腻，脉细缓。

4. 肝肾阴虚型

（1）临床表现：恣情纵欲，肾精先亏，淫秽疫毒，深入下焦，损伤肝肾之阴，阴不制阳而致虚火上炎。本证见于艾滋病前期及艾滋病活动期。主症为头痛，头晕，耳鸣，目干畏光，急躁易怒，潮热盗汗，腰酸，两足痿弱，毛发脱落。舌红少津，脉细弦。

(2) 辨证要点：头痛，头晕，耳鸣，潮热盗汗，腰酸，两足痿弱，毛发脱落。舌红少津，脉细弦。

5. 肺肾阴虚型

(1) 临床表现：疫毒久羁，耗损真阴，肺失肾水濡润而燥热内生。本证多见于艾滋病活动期。主症为干咳少痰，口干咽燥，潮热盗汗，面色潮红，耳鸣，耳聋，腰酸遗精，两足痿软。舌红少津，脉细数。

(2) 辨证要点：干咳少痰，口干咽燥，潮热盗汗，面色潮红，耳鸣，耳聋，腰酸遗精。舌红少津，脉细数。

6. 肝气郁结型

(1) 临床表现：疫毒内侵，脏腑气机升降失调，肝郁气结。本证见于艾滋病各期。主症为精神抑郁，沉默寡言，胸闷，胁肋胀痛，脘胀嗳气，不思饮食，大便不调，肢倦乏力。苔薄白或薄腻，脉弦。

(2) 辨证要点：精神抑郁，沉默寡言，胸闷，胁肋胀痛，脘胀嗳气，不思饮食。舌苔薄白或薄腻，脉弦。

7. 湿热内蕴型

(1) 临床表现：疫毒内攻，脏腑失调，气机阻滞，气不布津，津液酿成痰湿。本证多见于艾滋病活动期。主症为高热缠绵，汗出而黏，头痛如裹，胸闷纳呆，口舌溃腐，大便黏滞臭秽，解而不畅，肛门灼热，舌苔黄腻或如积粉，脉濡数。

(2) 辨证要点：疫毒内攻，脏腑失调，气机阻滞，气不布津，津液酿成痰湿。舌苔黄腻，脉濡数。

8. 热毒炽盛型

(1) 临床表现：疫毒久羁，正气受损，再遭他邪，邪毒侵入血络，以致气血俱热。重者可有闭窍动风之变。本证多见于艾滋病活动期伴感染或卡波希氏肉瘤者。主症为高热，昼轻夜重，多汗，心烦躁扰。舌红，脉细数。热盛动血者，可见皮肤黏膜有紫褐色斑块，或皮肤有多发性出血点；热盛动风，内闭心包者，则神昏谵语，惊厥抽搐。

（2）辨证要点：高热，昼轻夜重，多汗，心烦躁扰，舌红，脉细数。热盛动血者，皮肤黏膜有紫褐色斑块，或皮肤有多发性出血点；热盛动风，见神昏谵语，惊厥抽搐。

9. 痰蒙清窍型

（1）临床表现：疫毒侵犯三焦，直扰营血，内攻脏腑，致肝肾阴虚，虚阳上扰，疫毒化火，灼津成痰，痰热蒙蔽清窍。本证多见于艾滋病活动期并有神经系统感染者。主症为神思恍惚，健忘痴呆，时而癫痫，头晕目眩，腰酸腿软，舌红，苔腻，脉细数或濡数。

（2）辨证要点：神思恍惚，健忘痴呆，时而癫痫，头晕目眩，腰酸腿软。舌红，苔腻，脉细数或濡数。

10. 痰凝血瘀型

（1）临床表现：疫毒久羁，正气虚衰，气血运行无力而成瘀，水湿运化失调而成痰，以致痰瘀互结。本证多见于艾滋病活动期并发卡波希氏肉瘤或其他肿瘤者。主症为胁下痞块、肿瘤，形体消瘦，面色萎黄或黧黑，神疲乏力。舌质紫暗或有瘀斑，脉细涩。

（2）辨证要点：胁下痞块，形体消瘦，面色萎黄或黧黑，神疲乏力。舌质紫暗或有瘀斑，脉细涩。

二、鉴别诊断

（一）原发性免疫缺陷及继发性免疫缺陷病

本病因皮质类固醇激素、化疗、放疗，或原先已经存在的恶性肿瘤，以及严重的蛋白质热能性营养不良所引起，可通过血液学和免疫学改变进行鉴别。

（二）血液病

血液病可通过骨髓穿刺或淋巴结活检进行鉴别。

（三）传染性单核细胞增多症

当艾滋病高危人群出现传染性单核细胞增多症的症状时，应立即进行 HIV 抗体检测。

（四）肺部真菌感染

肺部真菌感染可根据病史及有关的艾滋病实验室检查进行鉴别。

（五）中枢神经系统病变

艾滋病患者中枢神经系统病变较多。由于患者常隐瞒不洁性交史，症状又不十分典型，所以诊断比较困难，必须通过详细询问病史及进行艾滋病的实验室检查来鉴别。

三、治疗

（一）提高临床疗效的思路提示

1. 洁身自爱，切断一切传染源及传播途径。
2. 知常达变，活用滋养五脏六腑的药物。
3. 根据病程运用清热、凉血、解毒药物。
4. 注意活血化瘀、解毒养阴、涤痰开窍药物的应用。
5. 中西医结合，权衡祛邪与扶正。
6. 早期诊断，早期治疗。

（二）中医治疗

1. 内治法

（1）气阴两虚型

治法：补气养阴。

方药：黄芪生脉饮。

炙黄芪15g，炒党参、麦冬、五味子、知母、地骨皮、天冬、玄参、石斛各10g，甘草5g。

（2）气血亏损型

治法：益气养血。

方药：八珍散加减。

黄芪、茯神、当归、大枣各15g，党参、白术、熟地黄、白芍、炙甘草各10g。

（3）脾胃虚弱型

治法：健脾养胃。

方药：补中益气汤加减。

党参、黄芪、茯苓各15g，白术、山药、柴胡、升麻、白扁豆、薏苡仁各10g。

（4）肝肾阴虚型

治法：滋补肝肾。

方药：六味地黄丸合二至丸。

生地黄、山茱萸、茯苓、牡丹皮各10g，白芍15g，女贞子12g，旱莲草、枸杞子各20g。

（5）肺肾阴虚型

治法：滋补肺肾。

方药：沙参麦冬汤合大补阴丸加减。

北沙参、麦冬、玉竹、天花粉各15g，生地黄、知母、枸杞子各12g，女贞子10g。

（6）肝气郁结型

治法：疏肝理气。

方药：柴胡疏肝散加减。

柴胡、白芍、川芎、青皮各12g，佛手、郁金、枳壳各10g，香附6g，甘草5g。

（7）湿热内蕴型

治法：芳香化浊，清热解毒。

方药：甘露消毒丹。

藿香、茵陈、白豆蔻各15g，滑石、射干各10g，大青叶20g，黄柏、赤芍各10g，菖蒲12g，黄连6g。

（8）热毒炽盛型

治法：清热凉血解毒。

方药：清瘟败毒饮加减。

生地黄、连翘、金银花各15g，牡丹皮12g，赤芍、黄芩、玄参各10g，犀角、黄连各6g。

若抽搐者，加钩藤10g，羚羊角6g；神昏者，加紫雪丹或安宫牛黄丸、至宝丹。

（9）痰蒙清窍型

治法：清热养阴，涤痰开窍。

方药：大补元煎合涤痰汤加减。

生地黄、山药、山茱萸各15g，枸杞子、郁金、牡蛎各12g，鳖甲、石菖蒲各10g，半夏、胆南星、枳实、陈皮各6g。

（10）痰凝血瘀型

治法：活血化瘀，解毒散结。

方药：桃红四物汤合消瘰丸。

熟地黄15g，牡蛎、川芎、赤芍各12g，桃仁、红花、山慈菇、贝母各10g，半夏、莪术、天南星各5g。

2. 外治法

针刺治疗：对艾滋病采用针灸治疗，国内外都屡有报道，大多数学者认为取穴的原则是循经取穴与局部取穴相结合，或针或灸，或补或泻，或留针或不留针，完全根据患者的情况而定。

常用穴位有足三里、三阴交、肺俞、膈俞、神门、关元、气海、命门、外关、列缺、合谷、曲池、大椎等。

（三）西医治疗

1. 一般治疗

最好住院隔离治疗。给予高蛋白、高维生素饮食，保证维生素A、C和类脂、氨基酸、葡萄糖及锌的供应，适当休息。

2. 抗病毒治疗

（1）苏拉明，150mg，静脉滴注，每日1次，连续用药6周。

（2）叠氮胸苷，每日每kg体重5mg，口服，每日6次，或100～150毫克/次，静脉滴注，每日6次。

（3）三氮唑核苷，每次200mg，口服，每日4次。

（4）双脱氧肌苷，体重>75kg者，每次300mg，口服，每日2次。体重50～75kg者，每次200mg，口服，每日2次。体重35～49kg者，每次125mg，口服，每日2次。儿童25～100毫克/次，口服，每日2次。

（5）双脱氧胞苷，每次0.375～0.75mg，口服，每日3次。

（6）其他抗人类免疫缺陷病毒药物，3－脱氧胸腺嘧啶、脱氧氟胸腺嘧啶等，但这些药物目前仍处于临床验证阶段。

3. 免疫疗法

（1）α－干扰素：每次1000万～10000万U，静脉注射，每日1次，3～6个月为1疗程。

（2）胸腺素：每次2～10mg，肌肉注射，每日1次，3个月为1疗程。

（3）转移因子：每次2mL，皮下注射，每1～2周1次，3个月为1疗程。

（4）白细胞介素－2：每次50～2000U，静脉注射，或每次1000U，肌肉注射。

4. 继发感染的治疗

（1）细菌感染的治疗：对于合并非条件或条件性致病菌感染者，应针对细菌培养加药物敏感试验结果选用敏感的抗生素。无条件者可选用青霉素、链霉素、利福平、红霉素、四环素、复方新诺明等。

（2）卡氏肺囊虫肺炎的治疗

①乙胺嘧啶：每次25mg，肌内注射，每日4次。或磺胺嘧啶，每次1～1.5g，肌内注射，每日4次。同时，肌内注射四氢叶酸，每次6mg，每日3次，2～4周为1疗程。

②戊双咪：每日每kg体重4mg，分1～2次肌内注射，12～14日为1疗程。

③复方新诺明：每次2片，口服，每日2次，15日为1疗程。

（3）其他感染的治疗：依病原体选择抗生素，如白色念珠菌感染，可用氟康唑酮康唑、制菌霉素；隐孢子虫感染可用螺旋霉素；鸟型分支杆菌感染，可用襻霉素及氯苯噻酚联合治疗；巨细胞病毒、单纯疱疹病毒感染，可用无环鸟苷、阿糖腺苷；弓形虫病可用乙胺嘧啶和磺胺嘧啶治疗。

5. 抗肿瘤的治疗

抗肿瘤的治疗目前尚无特效方法，一般采用手术疗法、放射疗法、免疫疗法、化学疗法相结合的综合治疗。常用药物有长春新碱、博莱霉素、阿霉素、鬼臼霉素等。

（四）中医专方选介

1. 健脾养胃汤

黄芪 20g，甘草 10g，人参 10g（另煎），当归 12g，陈皮 5g，升麻 12g，柴胡 10g，白术 15g。本方清热解毒，健脾和胃，适用于脾胃虚损型。水煎，每日 1 剂，早晚分服。以本方治疗 30 例艾滋病患者，结果临床症状和实验室检查均有不同程度的改变，治愈率占 50%。

2. 钩藤汤

钩藤 15g，羚羊角、全蝎、人参各 10g，天麻 12g，甘草 5g。本方清热育阴，涤痰开窍，适用于热盛痰蒙型。水煎，每日 1 剂，早晚分服。以本方治疗艾滋病患者 10 例，症状均较以前有所改善。

3. 补阴肝肾汤

莲子肉 15g，薏苡仁 15g，砂仁 5g，桔梗 12g，白扁豆 20g，茯苓 20g，人参 10g（另煎），甘草 5g，白术 15g，怀山药 20g。本方可清热，凉血，解毒。每日 1 剂，早晚分服。用本方治疗 3 例艾滋病患者，症状均较以前有所改善。

以上均摘自［王同寅，等．中国临床医生．北京：人民卫生出版社，1999：259.］

第三节　梅　毒

梅毒是由苍白螺旋体感染的慢性、系统性传染病。据中医学书籍记载，梅毒是 16 世纪后由欧洲传到我国广东，以后逐渐蔓延全国，在此之前，未见类似梅毒症状的描述。

梅毒俗称花柳病，90% 以上是通过直接性交或间接胎传而引起的性传播疾病，它可以侵入人体任何器官和组织。此病初起时，即是全身性感染，病程缓慢，在肛肠方面多表现为肛周梅毒疹、肛门部下疳、肛门扁平湿疣、梅毒性直肠炎和直肠梅毒瘤等。

一、临床诊断

（一）辨病诊断

梅毒的诊断应根据病史、起病缓慢、相应的临床症状及体征，做出诊断并不困难。

1. 病史

问病史应着重询问性接触史（包括时间、性伴侣及配偶的性病情况，患者既往是否有传染性疾病及现病史，有无抗梅毒治疗、所用药物及剂量）。

2. 症状

本病症状表现为硬下疳及特异性梅毒疹等。

3. 体征

根据各期的临床表现不同，体征也不尽相同。

（1）一期梅毒：潜伏期平均 3～4 周，在螺旋体侵入处出现初疮，称硬下疳。

（2）二期梅毒：梅毒螺旋体经淋巴管及血管进入血液，在体内大量繁殖，出现广泛皮肤黏膜损害。

（3）三期梅毒：这期病程缓慢，除皮肤黏膜损害外，内脏（尤其是心血管系统）、骨骼以及中枢神经系统均可受累（如脊髓痨、麻痹性痴呆）。

（4）胎传梅毒：因胚胎期血行感染，故不发生硬下疳，出生后已进入二期感染阶段，心血管系统受侵少，而眼、耳、鼻等感官系统被累及者多见。影响发育，骨骼损害亦较多见。

4. 病原学诊断

梅毒的病原学诊断可根据梅毒螺旋体检查及血清学检查的指标，具有重要的病原学诊断意义。

（1）暗视野镜检：一般凡在性接触过的地方，可见到活的梅毒螺旋体的形态和运动特征。螺旋形态固定不变，有 6～12 螺旋，其运动缓慢而速度均匀，能旋转、波动及前后移动。

（2）免疫荧光染色：用异硫氰酸荧光素标记的抗梅毒螺旋体抗血清，待检早期梅毒损害分泌物在免疫荧光显微镜下观察，可见梅毒螺旋体呈亮绿色荧光，敏感性差。

（3）梅毒血清学试验：可分为非特异性抗原（脂类抗原）血清试验和螺旋体抗原血清试验。

①非特异性抗原梅毒血清试验：由于其抗原是非特异性的，易出现假阳

性反应。

②特异性梅毒血清试验：准确率高，假阳性率低，故临床常用。

（二）辨证诊断

1. 毒热内蕴型

（1）临床表现：起病较急，患处焮红肿胀，溃烂成疮，脓汁臊臭，大便秘结，小便淋涩。舌质红，苔薄黄，脉弦数。

（2）辨证要点：起病急，患处溃烂成疮，大便秘结。舌质红，苔薄黄，脉弦数。

2. 毒发肤腠型

（1）临床表现：周身可见多形性皮损，如斑丘疹、玫瑰疹、溃疡疹等，伴有全身不适，微痒，乏力，咽痛，头痛，骨节酸痛等，舌质淡红，苔少，脉细数。

（2）辨证要点：周身可见多形性皮损，伴有全身不适。舌质淡红，苔少，脉细数。

3. 毒腐肌骨型

（1）临床表现：树胶样肿，肤生大小不一的杨梅结毒，唇缺，鼻塌，腭穿，破溃则腐臭不堪。舌质淡，苔少，脉虚细。

（2）辨证要点：树胶样肿，肤生大小不一的杨梅结毒，破溃则腐臭不堪。舌质淡，苔少，脉虚细。

4. 毒犯心脾型

（1）临床表现：心悸不安，怔忡，健忘，失眠，面色无华，神疲气短，食少倦怠，头晕目眩。舌质淡红，苔薄白，脉细缓无力。

（2）辨证要点：心悸不安，失眠，健忘，神疲气短，头晕目眩。舌质淡红，苔薄白，脉细缓无力。

5. 毒侵经络型

（1）临床表现：头痛，颈背强直，肢体酸重，或见手足挛急，甚则角弓反张。舌质暗红，苔黄微腻，脉弦数。

（2）辨证要点：头痛，颈背强直，手足挛急，甚则角弓反张。舌质暗红，苔黄微腻，脉弦数。

6. 肝肾亏损型

（1）临床表现：病程旷久，肢体痿软无力，腰背酸软，不能久立，目眩发落，咽干耳鸣。舌质红，少苔或无苔，脉细数。

（2）辨证要点：病程旷久，肢体痿软无力，腰背酸软。舌质红，少苔或无苔，脉细数。

7. 肝经湿热型

（1）临床表现：淫秽疫毒之邪并湿热外感，浸淫肝经，下注阴器，气机阻滞，湿热疫毒之邪凝聚，发为疳疮（硬下疳）横痃。主症为外生殖器及肛门等处皮疹如粟或有硬块，或腹股沟淋巴结肿大坚硬，胁肋胀痛，纳呆，厌食油腻，尿短赤，大便秘结。舌苔黄腻，脉弦数。

（2）辨证要点：肛门及外生殖器皮疹如粟或有硬块，腹股沟淋巴结肿大，尿短赤，大便秘结。舌苔黄腻，脉弦数。

8. 气郁痰结型

（1）临床表现：淫秽疫毒循肝经下注并凝集于阴器，气血壅阻，痰瘀互结成横痃。主症为腹股沟一侧或两侧淋巴结肿大，坚硬不疼，微热不红，胸闷不舒，口苦，舌红，脉数。

（2）辨证要点：腹股沟淋巴结肿大，坚硬不痛，微热不红，口苦，舌红，脉数。

9. 正虚邪陷型

（1）临床表现：淫秽疫毒蕴结，横痃溃破，日久气血受损，正虚无力托邪外达。主症为腹股沟一侧或两侧肿大的淋巴结破溃，口大日久不敛，时有臭脓，面色黄而少华，神疲乏力。舌质淡，苔薄白，脉虚细，见于一期梅毒淋巴结肿大合并感染。

（2）辨证要点：腹股沟淋巴结溃破，久不愈合，时有臭脓。舌质淡，苔薄白，脉虚细。

10. 风热壅盛型

（1）临床表现：病程日久，卫外失固，风邪趁势而入，风热相搏，以致热壅于里，风热疫毒郁于肌肤，发为杨梅疮，见于二期梅毒疹。主症为胸、腰、腹、四肢屈侧、颜面、颈部等处出现鲜红皮疹或斑块，伴恶寒，发热，头痛，口苦咽干，便秘尿黄。苔黄干燥，脉数。

（2）辨证要点：全身各部出现鲜红色皮疹或斑块，伴恶寒发热，口苦咽干，便秘尿黄。苔黄干燥，脉数。

11. 湿热蕴结型

（1）临床表现：淫秽疫毒并湿热外感，邪郁于里，气机受阻，邪郁肌肤，发为杨梅疮，见于二期梅毒疹。主症为胸、腹、四肢屈侧、颜面、颈等处先后出现红中透白的杨梅疹、杨梅痘或杨梅斑，腹胀纳差，便溏，渴不欲饮。舌苔白腻，脉濡或滑。

（2）辨证要点：身体四肢各部出现红中透白的杨梅疹、杨梅痘或杨梅斑，便溏。舌苔白腻，脉濡或滑。

12. 风毒蕴结型

（1）临床表现：疫毒内蕴日久，沉于骨髓，自里外发，并与风邪郁于肌肤，随处结为杨梅结毒，见于三期梅毒。主症为筋骨疼痛，日轻夜重，随处结肿，溃后其色暗红，溃后黄水泛溢而腐臭，口渴，心烦。舌红，苔黄，脉数。

（2）辨证要点：筋骨疼痛，随处结肿，溃不愈合而腐臭。舌红，苔黄，脉数。

13. 脾虚湿困型

（1）临床表现：素体脾虚湿盛，淫秽疫毒久羁，自里外发而为杨梅结毒，见于第三期梅毒。主症为毒肿小如豌豆，大如胡桃，其色褐，无压痛，溃后难收敛，疮口凹陷，边界整齐，腐肉败臭，筋骨疼痛，胸闷不饥，食少便溏，肢体困倦。舌苔黄，脉濡数。

（2）辨证要点：毒肿溃后难以敛口，腐肉败臭，筋骨疼痛，食少便溏，肢体困倦。舌苔黄，脉濡数。

14. 气血两虚型

（1）临床表现：杨梅结毒溃破，大泄脓血，气血受损，见于三期梅毒。主症为结毒溃疡面肉芽苍白，脓水清稀，久而不敛，面色苍白或萎黄，头晕眼花，少气懒言。舌淡，苔白，脉虚细。

（2）辨证要点：结毒溃疡面肉芽苍白，脓水清稀，久而不敛，少气懒言。舌淡，苔白，脉虚细。

二、鉴别诊断

梅毒在临床上根据在人体内潜伏期长短的不同，表现也不尽相同。根据各期临床表现不同，鉴别诊断也不一样，现就各期的临床症状与以下疾病加以鉴别。

梅毒是由一种病毒微生物螺旋体经过性交或血液感染进入人体，经3～4周后，实验室梅毒血清反应呈现阳性，即可诊断为此病。

（一）一期梅毒

本病主要表现为硬下疳有性病传染史和特异性皮损（单发，质地坚韧，周边坚硬隆起，溃疡基底平坦，无脓液），症状轻微，可自愈，可查见梅毒螺旋体，梅毒血清学检查阳性，易于诊断。一期梅毒应与下列疾病相鉴别。

1. 生殖器疱疹

本病初起呈微凸起红斑，1～2日后成为簇集性水疱，患者自觉疼痛，基底不硬，1～2周可消退，常可复发，组织培养为单纯疱疹病毒，Tzanck涂片检查阳性。

2. 下疳样脓皮症

本病病原菌为链球菌，皮损与下疳极相似，但无典型硬度，无暗红色浸润，无不洁性交史，附近淋巴结早期肿大，疼痛，但病愈后即可消失。

3. 软下疳

本病亦为性病之一，由Ducrey链杆菌引起，潜伏期短，发病急，炎症显著，基底柔软，溃疡较深，表面有脓性分泌物，疼痛剧烈，常易复发。

4. 结核性溃疡

本病皮损亦为单个孤立浅在性圆形溃疡，表面常覆有结痂，常可伴有内脏器官结核，自觉症状轻微，可查见结核杆菌。

5. Behcet's综合征

本病可在外生殖部位发生溃疡，有时较深，自觉疼痛，易复发，常伴有眼及口腔症状。

6. 固定性药疹

本病可见于阴茎包皮内叶及冠状沟等处，为局限性红斑及糜烂，无硬下疳的特征，患者自觉痒，有服药史。

（二）二期梅毒

根据感染后 9 ~ 12 周全身出现特异皮疹，缺乏自觉症状，可以自愈，有一期梅毒史，梅毒血清反应强阳性等可以诊断，它应与下列疾病鉴别。

1. 药疹

本病患者有服药史，发病迅速，皮损颜色鲜红，伴有显著瘙痒，无性接触史及硬下疳史，梅毒血清反应阴性。

2. 玫瑰糠疹

本病皮疹椭圆形，长轴皱纹一致，附有糠状藓，常可见有较大母斑，患者自觉瘙痒，淋巴结不大，梅毒血清反应阴性。

3. 扁平苔藓

本病为紫红色多角型扁平丘疹，有蜡样光泽，但瘙痒剧烈，且泛发者少，发于阴囊者常呈环状，易与环状梅毒疹相混，检查梅毒螺旋体及梅毒血清反应即可鉴别。

4. 尖锐湿疣

本病呈菜花状或乳头状隆起，基底较细，呈淡红色，为性传播疾病之一，由病毒引起，梅毒血清反应阴性。

（三）三期梅毒

此期皮损较为严重，可出现结节性梅毒疹及树胶样肿，根据皮损特点，参考病史，可以诊断，应与下列各病鉴别。

1. 慢性小腿溃疡

本病多见于小腿静脉曲张的患者，形状多与梅毒性溃疡类似，但无暗红色硬性浸润，溃疡不呈马蹄形，常继发静脉炎，梅毒血清反应阴性，梅毒治疗无效。

2. 瘰疬性皮肤结核

本病亦发自皮下，以颈部多见，溃疡边缘菲薄，呈潜蚀状，发展较梅毒缓慢，常形成瘘管，分泌的脓液稀薄，治愈后瘢痕呈索条状，抗梅毒治疗无效，梅毒血清反应阴性，结核菌素试验阳性。

3. 孢子丝菌病

本病初发亦为无痛性坚硬结节，其排列沿淋巴管经络，溃疡周围无浸润，质地不硬，分泌物培养可见孢子真菌。

4. 基底细胞癌

本病溃疡边缘坚韧，翻卷，肉芽高低不平，易出血，浸润较浅，活检易于鉴别。

三、治疗

（一）提高临床疗效的思路提示

早期诊断、早期治疗是提高临床疗效的关健。巩固治疗，防止复发，控制传染源，切断一切传播途径，是提高远期疗效的基本保证。

（二）中医治疗

1. 内治法

（1）毒热内蕴型

治法：泻火解毒。

方药：黄连解毒汤合五味消毒饮。

黄连、焦山栀各10g，金银花、野菊花、蒲公英、紫花地丁各30g，土茯苓、炒槐花各15g。

（2）毒发肤腠型

治法：托毒外出，消瘀止痛。

方药：桔梗解毒汤加减。

土茯苓30～60g，黄芪、芍药、大黄、甘草各5g，桔梗、玄参、威灵仙、川芎各10g。

（3）毒腐肌骨型

治法：解毒化瘀，扶正固本。

方药：化毒散加减。

大黄、当归尾、僵蚕、山慈菇各10g，党参、黄芪、浙贝母各12g，桃仁、琥珀各6g，金银花、甘草各15g，金头蜈蚣1条。

(4) 毒犯心脾型

治法：补血养心，扶脾安神。

方药：归脾汤加减。

黄芪、党参、白术、干地黄各12g，当归、龙眼肉、炙甘草、广木香、远志各10g，茯神、酸枣仁各15g，丹参、石菖蒲、川芎各6g。

(5) 毒侵经络型

治法：涤痰息风，护阴通络。

方药：蠲痹消毒散加减。

葛根、姜黄、羌活、独活、石菖蒲各6g，陈皮、法半夏、贝母、郁金、僵蚕各10g，当归、丹参、川芎各12g，土茯苓、干地黄、生白芍各15g，全蝎4.5g。

(6) 肝肾亏损型

治法：滋补肝肾，添精益髓。

方药：刘氏地黄饮子加减。

熟地黄、巴戟天、肉苁蓉、黄柏各12g，山药、山茱萸、龟甲（先煎）各15g，陈皮、白芍、牛膝、熟附子各10g，五味子6g。

(7) 肝经湿热型

治法：清泄肝经湿热。

方药：龙胆泻肝汤加减。

木通、车前子、生地黄、土茯苓各15g，龙胆草、黄芩、栀子、泽泻、当归各10g，甘草5g。

(8) 气郁痰结型

治法：清热解毒，化痰散结。

方药：犀黄丸加减。

牛黄0.3g，麝香0.1g，乳香、没药各9g，金银花、土茯苓、皂角刺、穿山甲各10g。

(9) 正虚邪陷型

治法：益气养血，扶正托邪。

方药：托里消毒散加减。

熟地黄、黄芩、土茯苓、金银花、人参各15g，川芎、当归、白芍、白芷、白术各 10g，桔梗、皂角刺各 6g，甘草 5g。

（10）风热壅盛型

治法：解表通里，清热解毒。

方药：防风通圣散加减。

防风、荆芥、大黄、芒硝、黄芩、连翘、栀子各 12g，当归、川芎、白芍、白术各 10g，桔梗、滑石、石膏各 15g，甘草 5g。

（11）湿热蕴结型

治法：清热解毒利湿。

方药：土茯苓合剂。

土茯苓、金银花各 15g，威灵仙、白鲜皮各 10g，苍耳子、生甘草各 5g。

（12）风毒蕴结型

治法：祛风清热解毒。

方药：搜风解毒汤加减。

土茯苓、薏苡仁、木通各 15g，金银花、防风、木瓜、白鲜皮、皂角刺、当归各 10g，人参、甘草各 5g。

（13）脾虚湿困型

治法：健脾渗湿，清热解毒。

方药：参苓白术散合土茯苓合剂。

土茯苓 15g，金银花 15g，威灵仙 15g，白鲜皮 15g，白术 10g，怀山药 10g，莲肉 10g，砂仁 10g，桔梗 10g，苍耳子 6g，甘草 5g。

（14）气血两虚型

治法：补益气血。

方药：八珍汤加减。

熟地黄 15g，茯苓 15g，当归 15g，白芍 10g，川芎 10g，生姜 10g，大枣 10g，人参 5g，甘草 5g。

2. 外治法

（1）熏洗法：可用大豆甘草汤（黑豆 500g，甘草 30g，赤皮葱 3 根，槐条 200cm）煎汤外洗，每日 2 次，也可用蛇床子 60g，地骨皮 30g，桑枝 30g，槐枝 60g 煎汤外洗，适用肛周梅毒疹、肛门部下疳、肛门扁平湿疣。

（2）敷药法：可用珍珠散敷于肛门部溃疡处。《医宗金鉴》方：珍珠、黄连、黄柏、铅粉、轻粉、象牙末、五倍子、儿茶、没药、乳香各等分，共研极细末，先以米泔水洗患处，再撒此药，适用于肛门下疳溃疡糜烂。

（三）西医治疗

治疗此病临床上重点在于应用抗生素及对症治疗。

（1）青霉素疗法：青霉素是目前治疗梅毒的首选药物，可用青霉素 G 钾，每次 80 万 U，肌注，每日 2 次，连用 2 周。

（2）砷铋剂联合疗法：对青霉素过敏或无效者，采用此法。一般注射砷剂 10 针后（每周 1～2 次），再注射铋剂 6 针（每周 1 次），此为 1 个疗程。早期梅毒（如肛门部下疳、肛门扁平湿疣、梅毒性直肠炎等）需 3～5 个疗程。晚期梅毒（如梅毒性直肠炎、直肠梅毒瘤等）需 6～8 个疗程，这种疗法称为砷铋连续疗法。亦可每周注射砷剂和铋剂各 1 针，共 10 周，休息 4 周后再开始第 2 疗程，总疗程同前，这种疗法称为砷铋剂联合间歇疗法。砷剂用新胂凡钠明或氯苯胂静脉注射，前者剂量为每次 0.45～0.6g，后者为 0.04～0.06g。铋剂为 10% 的水杨酸铋油剂，第 1 次 1mL，以后每次 2mL，肌肉注射。

（3）红霉素疗法：对不能采用青霉素或砷剂治疗的各期患者，可应用红霉素治疗，每次 0.5g，每日 4 次，40g 为 1 疗程，可单独应用或并用铋剂，需要时隔 2～3 周，可进行第 2 疗程。也可用四环素，每日 2g，分 4 次口服，总量 30～40g，疗程 15～20 日。12 岁以前的儿童不宜服用，以免牙齿变黄。

（4）美满霉素：每次 100mg，每日 3 次，连续 15 日为 1 疗程，肌注。

（5）氨苄青霉素：每次 1.0g，肌肉注射，每周 1 次，共 3 次。

（四）中医专方选介

1. 三仙丹

火硝 21g，白矾 24g，水银 30g。用古法炼制成丹，以糯米粉为赋形剂，制成小丸。用法：成人每服 1.2～1.8g，于早晨空腹服，若无反应，隔 1～3 日可再服。以本方治疗 21 例一、二期梅毒患者，有效 15 例，好转 3 例，无效 3 例，总有效率为 85.7%。

2. 土茯苓复方

土茯苓 1500g，金银花 500g，萆薢 240g，甘草 240g，泽泻 240g，当归

120g，黄柏120g，白芷120g。将上述药切碎，加水煮沸1小时，去渣过滤，再煎二煎，煮沸2小时，将二汁混合，浓缩至2～3kg，收膏。用法：每次服30～50mL，每日3次，开水冲服，20～24日为1疗程。以本方治疗12例患者，有效5例，好转2例，无效5例，总有效率为58%。

3. 苦丹丸

苦参50g，地肤子20g，蛇床子20g，枯矾10g，黄柏10g，连翘20g。将以上药物混合一起，共研细末，制备成胶囊，或制备成水丸，每日3次，每次6g，开水冲服。口服，1个月为1疗程。以本方治疗28例一、二期梅毒患者，有效20例，好转4例，无效4例，总有效率为85.7%。本方对尖锐湿疣等性病都有明显效果，此方为新乡县肛肠病医院经验方。

以上方均摘自［王光超．皮肤性病学．第3版．北京：人民卫生出版社，1995：120.］

第四节　阴部疱疹

阴部疱疹是一个古老的疾病，早在公元100年左右，罗马医生海德突斯就描述过这个病。直到1967年才被证实此病由Ⅱ型单纯疱疹病毒引起，这种病是由单纯疱疹病毒感染所致的发生在泌尿生殖器官的一种性传播疾病。本病复发率高，危害严重，可导致不孕、流产、新生儿死亡等，故越来越受到人们的重视。

该病初发年龄平均为22岁，男性25岁，疱疹常发生于外阴、肛周、臀部，后二者多发生于同性恋者。

一、临床诊断

（一）辨病诊断

根据病史、症状、体征及分泌物病毒分离阳性即可明确诊断。

1. 症状

患处有丘疹、成簇水疱，破溃后糜烂，继而结痂。

2. 体征

疱疹发于尿道口者，排尿有刺痛感，肛门周围的疱疹破溃后难以愈合。

3. 实验室检查

可以从患者发病处的疱疹中取出分泌物，在实验室检查下病毒分离，呈阳性反应。

（二）辨证诊断

1. 肺胃蕴热型

（1）临床表现：外生殖器突然感觉灼热或刺痛，继而发现小如粟米，大如豆粒的丘疱疹，疱液迅即混浊，脓液有少许外溢，自述口苦咽干，发热不适，纳谷不香，偶见小便混浊或大便秘结。舌质红，苔少，脉浮数。

（2）辨证要点：患处丘疱疹疱液混浊，脓液外溢，小便混浊，大便秘结。舌质红，苔少，脉浮数。

2. 气阴两虚型

（1）临床表现：疱疹反复发作，轻者每年3～4次，重者每日1次，自述心慌气短，肢体倦怠，嗜卧少言，口干目涩，夜寐欠安。舌质淡红，苔少或无苔，脉细弱。

（2）辨证要点：疱疹反复发作，致使人体心慌气短，肢体倦怠，嗜卧少言，口干目涩。舌质淡红，苔少或无苔，脉细弱。

二、鉴别诊断

一般认为阴部疱疹的诊断并不困难，患者有性接触史及同性恋病史，再加上典型的临床症状及患者疱疹分泌物中提取的病毒分离阳性即可诊断。但临床上性病种类较多，很容易被误诊为此病。如何鉴别阴部疱疹，应从以下几个方面考虑：

1. 首先诊断是否为阴部疱疹

就这点来说，并无多大困难，根据有特殊病史及临床典型特征，分泌物中病毒分离阳性即可诊断。

2. 阴部疱疹病原学检验异常

可以从患者丘疱疹的疱液内提取少量分泌物，在高倍显微镜下分离病毒，呈现阳性反应者即可诊断。

三、治疗

（一）提高临床疗效的思路提示

1. 洁身自爱，加强法制观念，积极防止性病的发生。

2. 制止性乱行为，大力宣传性病的发生与发展。

3. 注意大量抗病毒药物的应用。

4. 知常达变，灵活运用清热利湿药物。

5. 注意局部清洁卫生，加强室外锻炼，适当应用免疫调节剂，提高人体免疫能力。

6. 早期诊断，早期治疗，缩短病程及治疗时间。

（二）中医治疗

1. 内治法

（1）肺胃蕴热型

治法：清宣肺热，解毒止痛。

方药：解毒清热汤加减。

蒲公英、野菊花、大青叶、紫花地丁各30g，蚤休、天花粉、青蒿、生地黄各15g，黄芩12g，焦栀子、泽泻各10g，柴胡、莲子心各6g，灯心草3扎。水煎服，每日2次。

（2）气阴两虚型

治法：益气养阴，扶正固本。

方药：四妙汤加味。

生黄芪、党参、白术、甘草、白芍各15g，麦冬、天冬、玄参、石斛各12g，山药、干地黄、炒杜仲、生薏苡仁各30g。水煎服，每日2次。

2. 外治法

（1）中药坐浴。可用苦参汤熏洗，每次30分钟，每日1～2次。具有清热、燥湿、解毒的作用。常用药有黄柏、苍术、苦参、板蓝根、白鲜皮、地肤子等，取得了满意疗效。

（2）疱疹初期，仅有灼热或刺痛时，选用马齿苋水洗剂，湿敷，若见糜烂时，选用青黛散，用香油调擦，或外敷黄连膏。

（三）西医治疗

临床上重点在于抗病毒及对症治疗。

1. 抗病毒剂

（1）无环鸟苷。2.5～5mg/kg，每日3次，肌肉注射，共5～10日。

（2）病毒唑针。10～15mg/kg，每日2次，10日为1疗程，肌肉注射。

（3）清开灵注射液。每次60mL，加入5%葡萄糖溶液250mL中静脉滴注，10日为1疗程。

（4）双黄连注射液。每次60mL，加入5%葡萄糖溶液250mL中静脉滴注，10日为1疗程。

2. 免疫抑制剂

（1）注射卡介苗可减少生殖疱疹的复发率，每周1次，共6～8次。

（2）免疫调节肽，每次4mL，肌肉注射，每日1次，10日为1疗程。

3. 局部外用药

局部涂龙胆紫或抗生素软膏，可减少渗液和避免细菌感染，外用药有0.5%新霉素软膏、0.25%碘苷软膏、1%樟脑水、5%硫黄炉甘石水粉剂、2.5%白降汞软膏、金黄膏或茶调金黄散等。

（四）中医专方选介

1. 疱疹汤

板蓝根20g，大青叶15g，薏苡仁30g，土茯苓20g，柴胡10g，白花蛇舌草20g，黄柏12g，甘草5g。本方清热解毒，疏肝燥湿。适用于急性发作期，每日1剂，水煎服。以本方治疗生殖器疱疹5例，均在服药4～7剂后痊愈。

2. 养阴清热方

柴胡12g，黄芪15g，土茯苓15g，知母10g，黄柏10g，熟地黄12g，泽泻12g，赤芍12g，薏苡仁30g，虎杖12g，甘草5g。本方养阴清热，扶正祛邪，每日1剂，水煎服。用此法治疗102例阴部疱疹患者，均收到满意的疗效，总有效率达92.5%。

3. 知柏地黄汤加减

知母、黄柏各5g，黄连5g，玄参12g，马齿苋30g，地骨皮12g，紫草

12g，板蓝根30g，天花粉12g，白茅根15g。每日2次，水煎服。作者利用此方治疗39例初期阴部疱疹的患者，均取得满意效果。

以上方均摘自［黄乃健，等．中国肛肠病学．济南：山东科技出版社，1998：849.］

第五节　性病性淋巴肉芽肿

性病性淋巴肉芽肿又称第四淋病、腹股沟淋巴肉芽肿或花柳性淋巴肉芽肿。本病是通过性交传染的一种急性或慢性衣原体病，表现为直肠炎症、外生殖器的溃疡、腹股沟淋巴结的化脓穿孔和晚期的直肠狭窄、外生殖器象皮肿等病。

一、临床诊断

（一）辨病诊断

根据实验室及病理检查的阳性体征，结合发病时间、临床症状、体征、Frei试验阳性、直肠组织活检发现肉芽肿及包涵体，诊断性病性淋巴肉芽肿并不困难。

1. 症状

根据临床表现，病毒潜伏期为10～20日，有不洁性交史，该病先出现外生殖器炎症性丘疹、疱疹，破溃、糜烂，继而腹股沟淋巴结肿大。

2. 体征

临床分三期：原发损害期、淋巴播放期、后遗症期。

（1）原发损害期：先出现针尖至黄豆大小的丘疱疹、脓疱，破溃后形成溃疡，直径为1～4mm，周围有红晕，不痛，10～20日可自行消退，不留瘢痕。

（2）淋巴播放期：出疱后3周出现腹股沟横痃，病菌经淋巴管直接到腹股沟淋巴结，引起淋巴结肿大，渐渐融合在一起，与周围皮肤组织粘连，继而中央软化，肤色暗红，有轻微胀痛、压痛，破溃外溢黄绿色稠脓和多个瘘管，常迁延数月难以愈合，女性可导致外阴残缺、穿孔及急性直肠炎症。

（3）后遗症期：表现为慢性淋巴管炎引起的外生殖器象皮肿和瘢痕收缩

引起的直肠狭窄，造成严重的排便困难。

3. 病原学诊断

性病性淋巴肉芽肿可参考下列指标，具有其中一项者都有诊断意义。

（1）实验室检查：早晚免疫球蛋白升高，特别是 IgA。急性期血沉加快，白细胞增多，有慢性并发症时，有明显高球蛋白血症，白蛋白与球蛋白的比例倒置，淋巴结脓汁或瘘管脓汁接种于小白鼠脑内或鸡胚卵黄囊内可分离出衣原体。

（2）病理检查：特征性变化在淋巴结，主要为三角形或卫星状脓疡，其中心为坏死及多形核细胞。中间区域为上皮样细胞，上皮样细胞可见中等量的郎罕细胞，有纤维及大面积的凝固坏死。

（3）补体结合试验：取患者血清与致本病的衣原体抗原做补体结合试验，常在感染几周后出现阳性，1∶64 以上有诊断意义。

（4）Frei 试验：用衣原体鸡胚卵黄囊或鼠脑接种病原体，制成的精制 Frei 抗原 0.1mL 做皮内注射，48 小时后局部发生红晕的丘疹或脓疱坏死，即为阳性，具有特殊诊断意义。

（二）辨证诊断

1. 淫毒内攻型

（1）临床表现：初发常在染毒后 10 日左右，腹股沟脊核肿大，大小约如蚕豆至鸡卵，肤色正常或微红，自觉轻微胀痛、压痛及牵引痛，伴有发热、恶寒、困倦乏力、头痛等全身症状。舌质红，苔少，脉细数。

（2）辨证要点：腹股沟脊核肿大，有轻微胀痛、压痛及牵引痛，伴有不同程度的全身症状。舌质红，苔少，脉细数。

2. 湿热下注型

（1）临床表现：患处肿痛，或玉门红肿作痛，或见丘疱疹、脓疱等，伴有憎寒壮热，小便涩滞，腹内急痛，或小腹痞闷。舌质红，苔薄黄，脉弦数。

（2）辨证要点：憎寒壮热，小便涩滞，腹内急痛，小腹痞闷。舌质红，苔薄黄，脉弦数。

3. 余毒残留型

（1）临床表现：患处结肿逐渐软化，溃破后黄绿色脓液外溢，疮口站立则合，身曲又张，形如鱼口开合之状，迁延日久难以愈合。舌质淡红，苔少，脉细弱。

（2）辨证要点：患处结肿，逐渐软化，有脓液外溢，疮口久不愈合。舌质淡红，苔少，脉细弱。

二、鉴别诊断

性病性淋巴肉芽肿的诊断并无困难，患者有典型的临床症状和体征，再加上实验室检查、病理检查、补体结合试验及 Frei 试验阳性等即可确诊。但有些疾病的临床症状与本病很相似，故很容易误诊，所以应与下列疾病相鉴别。

（一）生殖器疱疹

生殖器疱疹为表浅性小水疱，可破溃糜烂或成浅表溃疡，需与性病性淋巴肉芽肿初期相鉴别。不同点是生殖器疱疹数目较多，疼痛或灼热感较重，多为再发性。

（二）软下疳

软下疳横痃疼痛明显，化脓时为单腔性，穿孔时只有一个瘘管，同时发热、畏寒等反应较重，链杆菌苗试验阳性，而 Frei 试验阴性。

（三）梅毒性淋巴结炎

梅毒引起的腹股沟淋巴结肿大不融合，为孤立性，很少化脓、破溃，有生殖器硬下疳史，生殖器硬下疳为糜烂性丘疹，较大，直径约 1mL，表面平坦，周围略高，呈纽扣状。

（四）直肠癌

性病性淋巴肉芽肿至晚期有类似直肠癌的直肠包块，为瘢痕组织而非菜花状肿块，必要时做活检可鉴别。

（五）直肠克罗恩病

本病早期可有左下腹疼痛，多在餐后加重排便，排气后减轻，伴有里急后重，便次增多，便质稀或腹泻，后期直肠可有环状狭窄环，病理组织切片可以鉴别。

三、治疗

（一）提高临床疗效的思路提示

1. 大力宣传性病的发生与防治知识。

2. 加强个人卫生管理，制止性乱行为。

3. 大量应用抗生素，预防感染。

4. 灵活运用清热、利湿、解毒药物。

5. 知常达变，活用清肝泻火、疏通气血的药物。

（二）中医治疗

1. 内治法

（1）淫毒内攻型

治法：疏散淫毒。

方药：透骨搜风散加减。

透骨草（白花者更佳）10g，羌活、独活各6g，牛膝、生芝麻、紫葡萄各12g，六安茶、小黑豆、胡桃肉各30g，炒槐角15g，红枣5枚，白糖适量，煎服。

（2）湿热下注型

治法：清肝泻火，疏通气血。

方药：逍遥散加减。

柴胡、牡丹皮、炒栀子各6g，当归、白芍、茯苓、白术各10g，川楝子、延胡索、僵蚕、金银花、天花粉、浙贝母各12g，白茅根、赤小豆各30g，水煎服。

（3）余毒残留型

治法：益气托毒，解毒敛疮。

方药：芙蓉内托散加减。

芙蓉花6g，高丽参4.5g（另煎，兑入），当归、川芎、白芷、黄芪、连翘、杏仁各10g，金银花、茯苓、川牛膝各12g。

小便涩滞加黄柏、瞿麦、琥珀。小腹牵引疼痛加青皮、血竭、制乳香、制没药。患处结块不化加土鳖虫、全蝎、生牡蛎、皂角刺，或服犀黄丸。

2. 外治法

（1）结肿未溃时，选用如意金黄散，凡士林调膏外敷。

（2）化脓未溃时，可适时抽脓或切开排脓，外掺五色灵药，盖琥珀膏。

（3）肛门或尿道狭窄时，应施手术疗法。

（4）发生肠狭窄，可用麻仁润肠丸、番泻叶、液状石蜡等轻泻剂保持大便通畅。

（5）灌肠法用药为大黄、白芍、白及粉、冰片、夏枯草等，煎水 200mL，每次 50～100mL，保留灌肠，每日 2～3 次。

（6）如狭窄尚未形成完全肠梗阻时可用扩肛术，每周 1 次。若出现完全性肠梗阻，则行结肠造口术以缓解症状。

（三）西医治疗

临床上重点在于应用大量抗生素及对症处理。

1. 抗生素

（1）磺胺药物对本病有良好效果，常口服磺胺嘧啶或磺胺异恶唑 1g，每日 4 次，首次加倍。1 周后可将剂量减少，每日 1g～1.5g，连续用药 21 日。

（2）四环素，每次 0.5g，口服，每日 4 次，连续 14 日。

（3）强力霉素，每次 0.1g，每日 1 次，连续 14 日。

（4）红霉素，每次 0.5g，口服，每日 4 次，连续 14 日。

（5）菌必治，每次 0.5g，口服，每日 1 次，连续 14 日。

（6）制菌磺片，首次 4 片，以后每次 2 片，每日 1 次，服用 14 日。

2. 对症治疗

（1）发生直肠狭窄或便秘，可用麻仁润肠丸、番泻叶、液状石蜡等保持大便通畅。也可用中药大黄、白芍、白及粉、冰片、夏枯草等煎水 200mL，每次 50～100mL 保留灌肠，每日 2～3 次。

（2）发生急性直肠炎可口服氟哌酸 0.2～0.4g，每日 3 次，连服 14 日，或口服二甲胺四环素 0.3g，每日 2 次，连服 10 日。

（3）淋巴结化脓时（有波动感）应抽出脓液，没必要切开排脓，以免延期愈合。

（4）晚期直肠狭窄（环状狭窄）经药物治疗后，可用直肠扩张器扩张，重者（管状狭窄）需做直肠切除术。

（5）有包皮及阴囊象皮肿严重者，亦可手术切除。

（四）中医专方选介

1. 逍遥散合消瘰丸加减

柴胡、牡丹皮、炒栀子各6g，当归、白芍、茯苓、白术各10g，川楝子、延胡索、金银花、天花粉、浙贝母各12g，白茅根、赤小豆各30g。[高权国．逍遥散合消瘰丸治疗瘰病的体会．中医药学报，1996（05）]

第六节　直肠淋病

直肠淋病是一种由奈瑟氏淋球菌引起的急性直肠化脓性感染，它是一种性传播疾病，1985年国际疾病命名委员会在编印《国际疾病命名》中把淋球菌侵袭肛门、直肠引起的病变正式命名为肛门直肠淋菌性疾病。

直肠淋病的临床症状以肛门直肠肿胀、疼痛、脓血样便，伴里急后重、左下腹疼痛为主要症状。中医学认为其仍属于“淋病”的范畴。

一、临床诊断

（一）辨病诊断

根据病史、体检及实验室检查结果诊断直肠淋病并不困难。

1. 病史

询问患者有否同性恋和不洁性交史，有否肛交史，女性患者有无泌尿生殖器淋病史等。

2. 体格检查

指诊可摸到直肠黏膜发热，有压痛且肿胀。直肠镜检查可见病变多在直肠中段，直肠黏膜发红、肿胀，有黄白色脓汁分泌。

3. 实验室检查

直肠分泌物涂片镜检可查到细胞内革兰阴性双球菌（淋球菌）。

4. 病原学检查

直肠淋病的病原学诊断可参考下列动态指标，每项都具有重要的诊断意义。

（1）涂片：在直肠黏膜上取糜烂点或溃疡处分泌物涂片，可查到细胞内革兰阴性双球菌（淋球菌）。

（2）用 10% 羊血平板培养基放于含 5% CO_2 的玻璃瓶中，经 36℃、24 小时培养后，刮取少许菌落做涂片染色检查，可见到革兰氏阴性双球菌（同时应做药敏试验），不灭活血清反应素试验一般为阳性。

（3）淋巴细胞转化试验均低于 38% 以下（正常值 70%），提示细胞免疫功能低下。

（二）辨证诊断

1. 热毒湿热型

（1）临床表现：外感热毒或湿热秽浊侵入机体，大便次数增多，里急后重。脾胃积湿蕴热，下注膀胱，引起尿频数、涩痛、会阴胀痛，或伴发热，口渴。舌红，苔黄腻，脉滑数。

（2）辨证要点：外感热毒或湿热秽浊侵入机体，大便次数多，肛门下坠。舌红，苔黄腻，脉滑数。

2. 脾虚湿蕴型

（1）临床表现：病程较长或治疗不彻底致死灰复燃，大便有血性、脓性分泌物，面色萎黄，纳谷不香，口渴，四肢不温，腰膝酸软。舌质红，苔白滑，脉虚缓。

（2）辨证要点：病程较长，大便有血性、脓性分泌物，面色萎黄，口渴，四肢不温。舌质红，苔滑，脉虚缓。

3. 肾虚血瘀型

（1）临床表现：情志不调，气血不畅，神疲乏力，腰酸背痛，大便次数增多，有大量黄白色脓液分泌物。舌质红，苔黄腻，脉弦数。

（2）辨证要点：情志不调，气血不畅，腰酸背痛，大便有黄白色脓性分泌物。舌质红，苔黄腻，脉弦数。

二、鉴别诊断

一般认为直肠淋病的诊断并不困难，患者有急性期的临床表现与体征，再加上直肠分泌物涂片染色检查阳性即可确诊。但事实上并非如此简单，首先是有些直肠淋病患者，在早期根本找不到淋球菌，早期临床症状较不典型，故容易被误诊、漏诊，所以，如何鉴定直肠淋病应从以下几个方面考虑。

（一）首先诊断是否为直肠淋病

就这点来说并无太大困难，特别是急性期直肠淋病。如前所说，急性期的临床症状及体征加上直肠分泌物涂片异常，即可确诊。早期虽然临床症状、体征不典型，但属急性发病，应反复、多次做细菌培养和涂片检查，诊断亦不困难。

（二）直肠淋病的病原学检查异常

1. 直肠分泌物涂片可查到细胞内革兰阴性双球菌。

2. 细菌菌落染色培养后可查到革兰阴性双球菌，不灭活血清反应素，一般为阳性。

3. 淋巴细胞转化试验均低于正常值。

三、临床治疗

（一）提高临床疗效的思路提示

1. 禁绝娼妓，杜绝不洁性交。

2. 大量抗生素及抗病毒药物的应用。

3. 清热利湿是治疗本病的关键。

4. 健脾补肾、活血化瘀是必不可少的治疗方法。

5. 双管齐下，中西医药物联合治疗。

（二）中医治疗

1. 内治法

（1）热毒湿热

治法：清热利湿，解浊败毒。

方药：龙胆泻肝汤加味。

龙胆草 30g，栀子、黄芩、柴胡各 15g，泽泻、赤芍、生地黄、木通各 12g，金银花、蒲公英、车前草各 20g。

（2）脾虚湿蕴型

治法：健脾升阳，除湿化浊。

方药：补中益气汤加减。

人参5g，黄芩10g，白术10g，甘草5g，当归5g，陈皮10g，升麻10g，柴胡10g。

（3）肾虚血瘀型

治法：滋阴补肾，固精止浊。

方药：知柏地黄汤加味。

黄柏、熟地黄、茯苓各15g，知母、牡丹皮、泽泻各12g，山茱萸、车前子、金银花藤各30g。

2. 外治法

（1）针刺治疗：取膀胱俞、中极、阴陵泉、行间、太溪等穴位，用平泻法，每日1次，7日为1疗程。若有血便配血海、三阴交；尿石配委阳、然谷；尿浊如脂配气海、百会；气虚配气海、水道；少腹满痛配曲泉。

（2）毫针法：取心俞、白环俞。施平补平泻法针刺得气后，留针30分钟，每日1次。

（3）灸法：取曲泉。直接灸，每次持续5~10分钟。间接灸，可在生姜片上放置艾条，灸5~7壮，每日1次。

（三）西医治疗

临床上多主张对症治疗。

1. 首先用青霉素240万U，肌肉注射，每日2次，也可口服四环素0.5g，每日4次，连服7日。

2. 对B族维生素和维生素C应给予适量补充，以增加机体的抵抗能力。

3. 早期大剂量应用激素是加速控制病情的有效措施，病情好转后逐渐停用。

4. 在抗生素用药的基础上，适当补充一些抗病毒药物，双管齐下，联合治疗，是治愈本病的关键。

（四）中医专方选介

1. 萆薢分清饮加味

萆薢25g，乌药15g，益智仁15g，石菖蒲15g，茯苓25g，甘草梢15g，丹参 30g，金银花 100g，连翘 20g，每日 1 剂，分早晚 2 次服。

2. 土茯苓薏苡仁煎

土茯苓 30g，生薏苡仁 30g，茵陈 30g，白茅根 30g，滑石 20g，甘草梢 10g，黄芩 10g，黄柏 10g，栀子 10g，黄连 15g，金银花 20g，连翘 20g，每日 1 剂，水煎服。

3. 清热利湿方

金银花 15g，黄柏 10g，萆薢 12g，白茅根 20g，茵陈 10g，薏苡仁 10g，淡竹叶 10g，灯心草 4 根，怀山药 10g，车前子 10g，甘草 6g。每日 1 剂，水煎服。［此三方均选自黄乃健，等．中国肛肠病学．济南：山东科技出版社，1998：886.］

下　篇

诊疗参考

- 开拓建科思路
- 把握中药新药用药原则
- 规范临床诊疗方案

第二十四章　开办肛肠病专科基本思路与建科指南

第一节　了解患者来源，决定专科取舍

一、流行与发病情况

肛肠学科是一门古老而又新兴的专科，是中国传统医学伟大宝库中极为珍贵的一部分，它是我国人民长期与肛肠疾病做斗争的智慧结晶，通过数千年的实践和发展，肛肠病学已逐步形成了一个完整的理论体系，有着独特的医疗技术和宝贵经验，它不仅在历史上为中华民族的繁衍昌盛做出了贡献，而且至今仍在为我国的医疗保健事业发挥着重要作用，甚至在将来，肛肠专科将在预防、保健中占据更加重要的地位。之所以如此，与肛肠疾病的发病率有直接关系，下面从以下几个方面来阐述肛肠疾病的流行与发病情况：

（一）痔的发病率较高

痔是一种常见病、多发病，古代医家常将肛门、直肠疾病如痔疮、肛裂、肛漏、脱肛、肛痈、肛疽等统称为痔疮，正因如此，我国民间才流传有“十人九痔”之说，这足以反映出痔的普遍性和在人群中的高发病率。我国防治肛肠疾病协作组于1975～1977年，在19个省、市、自治区29个医疗机构中选出肛肠专业人员，对城市、农村、部队、工矿企业和学校等155个单位进行了肛门直肠疾病的普查，受检总人数为76692人，包括儿童、成人和老年人，其中有完整资料可供分析的共计57292人，患有肛门直肠疾病的共有33837人，总发病率为59.1%，其中患各类痔疮的共有26503人，占肛门直肠疾病总人数的78.33%，占总受检人数的46.26%，其中又以内痔最为常见，

占所有肛肠疾病的52.19%。

在总受检人数中，痔的发病率与年龄大小成正比，呈阶梯形上升。在广西普查的880人中，年龄最小者17岁，最大者74岁。经过肛门镜检查，31岁以上患有痔疮者共有616人，占71%，其中在农村普查的30~70岁之间的300人中，肛门镜下检查患有痔疮的患者有210人，占70%。据美国一组23443人的检查材料统计，痔患者的年龄分布情况：20~30岁年龄组的占80%，19岁以下者占8%，而10岁以下的儿童只有0.07%。天津市滨江医院报道，在1000例痔手术患者中，31~50岁者占65.7%，20岁以下者占0.5%，61岁以上者占1.4%。当然，这只表明适合于接受手术切除患者的年龄分布情况，因对老年人选择手术严格，所以估计老年患者当不止此数。据有关资料报道，痔的发病率以20~40岁之间的人为多见，这可能与40岁以上的人不就诊或不去医院接受检查、治疗等有关，并非40岁以后的人不易患痔疮。

男女发病率比较，女性稍多于男性，在1975~1977年的全国普查中，女性的发病率为67%，男性的发病率为53.9%。职业与痔的发病有一定关系，职员、工人、农民稍高于军人和学生。工种与痔的发病也有一定关系，资料表明，长久保持站位、坐位、行走位之人发病率较高，据贺执茂1980年的调查显示，久坐者4855人，有3539人患有痔疮，占72.9%，久站者5523人，有4058人患有痔疮，占73.5%，而不断走动的5555人中，患痔者仅有2390人，占43%。饮食与痔的发病也有一定关系，以喜食辛辣、醇酒厚味或大量饮烈性酒者为高。妊娠、分娩与痔的发生也有一定关系，高野正博对妊娠、分娩和肛门直肠疾病的关系进行调查后发现，在200例痔与肛裂患者中，由于妊娠、分娩而出现或加重症状者共有144例，占全体病例的72%，其中分娩后出现症状者有128例，占64%。Ruiz-Moreno分析了500例病例，认为80%女性患者的肛门、直肠疾病的加重与妊娠、分娩有关，同时发现，妊娠、分娩时皮赘外痔的发病率也较高。排便及排便方式与痔的发病更有直接关系，临床上以便秘和长期蹲厕者居多。李瑞吉等人对892人进行了排便习惯与痔的关系的探讨，发现660人排便时间在9分钟以下，有382人（占57.9%）患有痔疮；排便时间在10分钟以上者232人，其中有168人（占72.4%）患有痔疮。两者差异非常显著，说明有不良排便习惯、蹲厕过久的人，痔的发病率较高。Goligher JC指出，有些人在排便时沉溺于阅读报纸和小说，这对痔静脉会有损伤，所以痔的发病率高，数倍于排便习惯正常的人。

PA Hass 等人做过这样的调查，对自述有肛门部症状的 594 人和随机选取的 241 人无任何肛门自觉症状的人群进行对比检查，结果发现有症状组 552 人都有痔疮，占 88%，而无症状的对照组有 198 人患有痔疮，占 82%，两组的痔发生率无大差异。这一结果似乎表明在任何年龄组，不论有没有症状，都有一定数量的人患有痔疮，无怪乎 JA X Ferguson 说，人类几乎百分之百有痔，只不过仅半数患者具有一定症状而已。PA Hass 总结说，因为肛管黏膜的固定系统之衰退就像人脸上的皱纹一样是年龄进程的一部分，所以，所有的人早晚都会有痔，当然不一定所有的人都出现症状。

（二）炎症性肠病在国内可能增高

炎症性肠病是一组病因不明的慢性肠道炎症性疾病，包含有两个独立的疾病，即溃疡性结肠炎和克罗恩病，它是世界范围的疾病，据资料记载，溃疡性结肠炎的发病率在英国为每年 79.9/100000，美国（白人）42/100000，新西兰 41.3/100000，瑞士 17.5/100000，法国11.0/100000，德国10.9/100000，西班牙 6.4/100000，澳大利亚 5.6/100000，日本 3.0/100000，男女均可受累，以20~30 岁多发，克罗恩病的发病率美国为每年 1.2/100000 ~ 6.6/100000，欧洲 0.6/100000 ~ 11.6/100000。

1991 年 10 月 1 日 ~ 1993 年 9 月 30 日，由欧洲南北地区 20 个研究中心参与的欧洲炎症性肠病流行病学合作研究（EC - IBD）组织对 2201 名 15 岁以上的炎症性肠病患者进行了检查，结果最后确定溃疡性结肠炎（包括直肠炎）1379 例，占 63%，克罗恩病 706 例，占 32%，不明确的结肠炎 116 例，占 5%。溃疡性结肠炎 30 岁左右为好发年龄，35 岁以上男性维持在高水平，而女性随着年龄增长而下降。克罗恩病好发年龄为 20 岁左右，男女均随年龄的增长呈下降趋势。在欧洲，溃疡性结肠炎的总发病率（15 ~ 64 岁）为 10.4/100000，克罗恩病的总发病率为 5.6/100000，再次证实溃疡性结肠炎与克罗恩病之比为 2∶1，北欧溃疡性结肠炎发病率比南欧高 40%，克罗恩病发病率比南欧高 80%。溃疡性结肠炎最高发病地区是冰岛，发病率为 24.5/100000，克罗恩病发病率最高地区是荷兰的 Maastricht 和法国的 Amiens，均为 9.2/100000。溃疡性结肠炎发病率最低地区是葡萄牙的 Almada（1.6/100000），克罗恩病发病率最低地区是希腊的 Ioannina（0.9/100000）。

亚洲国家尚未广泛展开以人群为基础的关于炎症性肠病进行流行病学调查，但大多数资料是对炎症性肠病住院病例和临床分析的报道。从资料分析来看，亚洲国家炎症性肠病的发病率远低于西方国家，但近十年来呈明显上升趋势。1971 年以前，约 2 百万人口的新加坡仅发生 10 例溃疡性结肠炎，最近一次调查显示，新加坡溃疡性结肠炎患病率大约为 8.6/100000，克罗恩病患病率约为 1.3/100000。日本在 1973 年前也是以住院病例为基础进行流行病学调查，1984 年后开始了以人群为基础的炎症性肠病调查，1985 年开始病例对照研究和队列研究。日本溃疡性结肠炎年发病率为 1.95/100000。1984 ~ 1991 年溃疡性结肠炎的患病率为 7.85/100000 ~ 18.12/100000，而克罗恩病的患病率由1.86/100000上升至 5.85/100000。中国尚未见以人群为基础的炎症性肠病流行病学的报道，但近 10 年来，有关炎症性肠病的临床病例报道激增。据湖北医科大学附属第二医院的住院资料分析，1956 ~ 1965 年，有 2 例溃疡性结肠炎，1966 ~ 1975 年有 3 例溃疡性结肠炎，1976 ~ 1985 年有 41 例溃疡性结肠炎，1 例克罗恩病，1986 ~ 1995 年有 123 例溃疡性结肠炎，8 例克罗恩病。据 1998 ~ 1999 年《中国肛肠病杂志》统计，各地报道共收治溃疡性结肠炎 6000 余人，在国内其他刊物上发表的以及尚未报道、统计的溃疡性结肠炎患者均不计其数。作者认为，一方面的原因是近 10 年来，随着诊断技术的不断改进，对炎症性肠病的诊断和治疗水平有明显提高；另一方面也反映出肠道的炎症性疾病在中国正逐年提高。

（三）大肠癌的发病率也在增高

大肠癌是发达国家的常见恶性肿瘤，也是我国常见的九大恶性肿瘤之一。在过去的 20 多年时间，世界大多数国家或地区大肠癌发病呈上升趋势，并以发病率低的发展中国家上升更为明显，发达国家的上升趋势减缓并达到一稳定的水平。极个别地区结肠癌的发病率有所下降，但同期直肠癌的发病率略有上升。单就死亡率分析，目前我国居民大肠癌是死因顺位中的第 4 ~ 6 位。大肠癌与肺癌一样，是发病率上升较快的癌肿之一。

近 30 年来，在世界范围内癌肿的构成比发生了一定变化，某些癌，如宫颈癌的死亡率有所下降，而大肠癌的死亡率呈明显上升趋势。根据 WHO 大肠癌死亡报告资料，美国 1969 ~ 1972 年男性大肠癌的死亡率为 18.92/100000，女性为 14.85/100000；1976 ~ 1977 年，男性大肠癌的死亡率为 26.2/100000，增加 38.5%，女性为 20.2/100000，增加 36.0%。另有资料报道，美国 1974 年全国大肠癌的年新发病例数为 9.9 万人，到了 1984 年，已上升达 13 万人，1990 年时多达 15.5 万人；另一组报道显示，美国自 1950 ~ 1974 年 25 年间大肠癌发病人数上升了80%，1977年全美有新发大肠癌病例10.7万人。照此推算，当年出生的婴儿中每25人日后就有1人将患大肠癌。由此可见，美国大肠癌的发病率上升很快。大量的资料表明，我国大肠癌的上升速度也相当快，且死亡率也逐年增高。据统计，上海市1983年大肠癌发病率较1963年增加了3倍多，1976～1979年大肠癌发病率与1963～1965年相比，男性上升74%，女性上升72%。70年代初，大肠癌为上海市第6位恶性肿瘤，80年代上升到第4位，据预测，2000年上海市大肠癌的发病率将从80年代初的20.16/100000，上升到46.68/100000，届时很可能仅次于肺癌和胃癌，成为第3位最常见的恶性肿瘤。广州市区1964年大肠癌的标化率为2.26/100000（男性为2.86/100000，女性为2.10/100000），到1984年则上升为4.92/100000，（男性为6.32/100000，女性为3.62/100000）。南京市区1986～1988年恶性肿瘤死亡回顾性调查结果表明，1976～1978年大肠癌死亡率为3.52/100000，1986～1988年上升为8.76/100000，位次由1976～1978年的第7位上升到1986～1988年的第5位。沈阳市1973～1989年恶性肿瘤死亡动态分析表明，1988年与1974年相比，男女两性大肠癌均由第8位上升到第4位。仅14万余人的本溪钢铁公司，1985～1988年统计大肠癌死亡率比1971～1975年提高51.61%，上升趋势仅次于乳腺癌、白血病。

此外，山东、福建、湖南及福州市区均有资料证明该地区在大肠癌的发病率、死亡率方面都有不同程度上升。大量的流行病学调查和研究表明：大肠癌发病率的上升速度在许多地区超过了肺癌而跃升榜首，且大肠癌发病率急剧上升的原因主要是结肠癌的发病率急剧上升，近年来，青年人大肠癌又受到许多人的关注，并有一些流行病学调查研究资料提示，我国青年人大肠癌可能较其他国家高发。

（四）排便困难的患者越来越多

据美国的一份有关便秘的流行病学调查报道显示，每年约有400万以上的人发生便秘，发病率为2%，每年约900人死于便秘或与便秘有关的疾病，而且，便秘的发病率随年龄的增长而升高，65岁以后增加最明显，女性大于男性3倍。发生便秘的原因除食物因素外，与心理、生理、年龄、性别、职业、遗传、药物、文化程度、家庭收入、地理分布、居住区域以及种族、婚姻、性格等因素有关，便秘的发病率与年龄呈正相关，发病年龄以21～30岁多见，尤其是女性更高。Kamm认为：严重特发性便秘和出口梗阻性便秘几乎都发生在育龄妇女，女性高发便秘的主要原因是月经期或妊娠期黄体激素的分泌抑制了肠管运动以及肠管对刺激的敏感性。

国内有资料显示，便秘的发病率达3%～4%。另有人统计报告说：健康人群中约有10%的人有感觉性排便不畅，有3%的年轻人和20%的老年人有排便困难。高野正博报道，他的肛肠病中心门诊患者中有4%为慢性便秘。从近十年来的杂志上也可以看出，有关对便秘、排粪障碍、排便不畅、出口梗阻性便秘等的报道也越来越多。尤其是开展了结肠传输试验、排粪造影检查等以后，基本上明确了排便困难及大便秘结的原因，而且通过肛肠科一些简单的非药物疗法或与药物疗法相结合，近期疗效显著，远期疗效满意，故便秘和排便困难的患者在肛肠科的就诊率越来越多。

二、各地专科的开设情况

新中国成立之后，中国肛肠学科的发展进入了一个兴盛时期，我国部分地区成立了以地区或专病为主的联合学组。尤其是1980年以后，在中国科学技术协会、中华中医药学会等上级学术团体的支持下，1980年7月成立了全国肛肠学会，它也标志着我国肛肠学科已跨入了一个新的阶段。此后短短的10余年间，全国肛肠学会迅速发展，时至今日，除个别边远地区外，各省市都成立了肛肠分会，甚至一些省市还成立了市级肛肠学会，随后各级肛肠医院、肛肠病研究所、肛肠病医疗中心、肛肠专科、痔瘘专科等相继成立，如全国肛肠病医疗中心（南京市中医院）、北京二龙路肛肠医院、天津市滨江（肛肠）医院、辽宁省肛肠医院、沈阳市肛肠医院、郑州市大肠肛门病医院等，一些肛肠专科更具特色，如中日友好医院肛肠科、中医研究院广安门医院肛肠科、河南中医学院第一附院肛肠科、河南中医学院中医肛肠病研究所、上海曙光医院肛肠科、成都中医药大学医院肛肠科、北京市中医院肛肠科、甘肃省中医院肛肠科、湖南中医学院第一附院肛肠科等，都在当地颇负盛名。尤其是近10年来，各地以个人名义或承包性质开设的痔瘘专科、肛肠专科或诊所较多，医疗条件极其简陋，根本不具备开设专科所必需的基本要求及医疗条件，一些正规的省市级肛肠医院或专科还相对较少，与痔的高发病率、炎症性肠病的高发病率、大肠癌的高发病率、排便困难的高发病率相比，远远不能满足广大肛肠患者的需要，一些患者不得不就诊于个体诊所或医疗设施不完善的私人医院，以致误诊、误治、漏诊、漏治时有发生，临床上经常看到一些患者经过多次手术不愈，或误将直肠癌当作痔疮治疗，误将直肠癌当作慢性溃疡性结肠炎治疗等，此种情况经常发生。由于痔瘘患者的发病情况与地区差异较小，各地应根据具体情况（除个别地区外），考虑开设一定数量的肛肠专科，不要仅限于大、中、小城市，还要面向农村，要考虑区域布局，可统筹安排，以符合当地的医疗需要，符合疾病控制的总体需要，以最大限度地发挥人力和物力，满足当地广大肛肠患者的需要。作为一个领导者，要认真调查研究，进行科学论证，制订开设肛肠专科的整体规划，不能造成人力和资源的浪费，更不能搞一哄而上，各级医院要从实际出发，根据自己的人力、物力、财力决定专科的设置标准。好高骛远地一味追求“高、精、尖”，势必成为虎头蛇尾、低水平的重复，不利于肛肠专科的发展与提高，“办好一个专科，搞活一家医院”就是这个道理。

第二节　分析论证，扬长避短，发挥优势

肛肠病是常见病、多发病，历史悠久，源远流长。早在春秋战国时期就有“痔”“瘘”等病名，并把肛门直肠疾病如外痔、内痔、混合痔、肛裂、肛漏、脱肛等统称为痔，如《医宗金鉴·外科心法要诀》记载，痔有24种：气痔、血攻痔、莲子痔、翻花痔、子母痔、肠痔、脱肛痔、蚬肉痔、内痔、雌雄痔、泊肠痔、悬珠痔、鸡冠痔、樱桃痔、鸡心痔、盘肠痔、蜂窠痔、珊瑚痔、牛奶痔、栗子痔、莲花痔、菱角痔、鼠尾痔、核桃痔。民间称“痔疮”。新中国成立后，肛肠学科得到了持续发展，广大肛肠医务工作者在基础理论、生理解剖、临床与教学、科研与研究等方面都取得了许多成就，一些脱肛专科、痔瘘专科逐渐扩大规模，发展成为肛肠专科、肛肠医院、肛肠研究所、肛肠病治疗中心、肛肠病研究中心。办好一个专科，作为一个领导者及决策者，一定要了解当前肛肠学科的发展状况，找出开设专科的优势。下面从几个方面谈一下目前的诊疗动态。

（一）治疗范围在逐渐扩大

解放前，绝大多数痔瘘专科、肛肠专科或痔瘘医院在收治病种上都局限在痔瘘上，解放后，中国肛肠学科的发展进入了一个兴盛时期，在中国科学技术协会、中华全国中医学会（现称中华中医药学会）等上级学术团体的大力支持下，于1980年7月成立了全国肛肠学会，从此以后，在短短的10余年间，全国肛肠学术得到了迅速发展，收治的病种由原来的内痔、外痔、混合

痔、肛裂、肛瘘、脱肛、肛周脓肿、直肠息肉等发展到内痔、外痔、混合痔、肛裂、肛瘘、肛周脓肿、肛隐窝炎、肛窦炎、肛乳头肥大、直肠脱垂、结肠和直肠息肉、结肠和直肠肿瘤、慢性溃疡性结肠及直肠炎、克罗恩病、痢疾、肠结核、肠阿米巴、放射性肠炎、过敏性结肠炎、直肠前突、直肠黏膜内脱垂、耻骨直肠肌肥厚、会阴下降综合征、先天性肛门直肠闭锁或狭窄、肛肠湿疹、肛门瘙痒、肛门尖锐湿疣、肛门神经官能症等上百种疾病，成为名副其实的肛肠专科或肛肠医院。

（二）医疗机构在逐渐完善

1980 年，全国肛肠学会成立后，肛肠学科得到了迅速发展，各省市，甚至各县都相继成立了肛肠学会及相应的学术团体组织，各地中医院建立了肛肠专科，肛肠专业队伍不断壮大，人员素质不断加强，各项诊疗技术及水平都有不同程度的提高。在国家中医药管理局、中华中医药学会的关心指导下，全国肛肠学会加强了专科专病建设，并成立了全国肛肠病诊疗中心，各省也相继成立了肛肠病诊疗中心。1992 年，又成立了全国中西医结合大肠肛门病专业委员会，之后，各省市又建立了中西医结合大肠肛门病专业委员会，一些地方肛肠专科扩大规模后成为肛肠医院，如辽宁省肛肠医院、沈阳市肛肠医院、二龙路肛肠医院等，医疗机构、管理机构在逐步规范和完善。

（三）治疗方法逐渐改进

在治疗方法上，吸取了传统的痔结扎疗法、痔注射疗法、枯痔疗法、塞药疗法、熏洗疗法、熨贴疗法、外敷疗法、针灸疗法、耳穴疗法、放血疗法、瘘管的挂线疗法、药线疗法等，并在此基础上加以改进，如痔的四步注射疗法、痔的内扎外切疗法、环状痔的分段切除法、肛瘘的开窗留桥法、U 形切除法、对口引流法、开窗截流法、切除缝合法、低切高挂法、一次性肛周脓肿切除术、肛裂松解法、扩肛法、纵切横缝法、侧切法、柱状结扎法、点状注射法、三间隙注射法、环肛法、瘤体封闭法、粘连堵塞法以及利用各种现代治疗仪器治疗，如激光治疗、冷冻治疗、电子痔疮治疗机治疗、射频痔疮治疗机治疗、微型除痔钳治疗等。

（四）治疗、用药百花齐放

在治疗、用药上，由传统的黄连膏、如意金黄膏、九华膏、三口一条枪、止痛如神汤、苦参汤、五倍子汤、枯痔钉、枯痔散等逐步改变剂型，把传统的屡验屡效的方剂保存下来，加以改进，完善制剂工艺，又把名老中医的经验方、单方、秘方以及经临床反复验证有效的方药按照国家新药审批标准研制新药，如消痔灵注射液、马应龙痔疮膏、痔疮宁栓、槐角丸、洗必泰痔疮栓、消痔片、痔全息注射液、化痔片、消痔丸、补脾益肠丸、痔炎消冲剂、痔速宁糖衣片、麝香消痔栓、痔疮丸、熊胆痔灵膏、痔息栓、导便栓、痔疮栓、复方荆芥熏洗剂、痔疮片、舒乐秘通、片仔癀痔疮软膏、思密达、痔速宁片、苁蓉通便口服液、痔康片、痔康冲剂、荣昌肛泰、妙灵痔痛一洗消、痔瘘消、远兴痔疮水、远兴痔疮水喷剂、根痔灵酊剂、结肠炎丸、金双歧胶囊、肠炎灵口服液、乌金口服液等，而且都在不同程度上取得了显著疗效。尤其是各个专科或医院的内部制剂，如河南中医学院第一附属医院肛肠科根据40余年的经验方而制成的清松乐Ⅰ、Ⅱ号，痔瘘洗剂Ⅰ、Ⅱ号，消治露Ⅰ、Ⅱ号，通秘丸，通秘口服液，痔瘘栓，脱能康，益寿乐胶囊，魁灵口服液，松灵胶囊，黄连膏，肿痛消膏，如意金黄膏（散），珍珠生肌散，黑风膏（散）；中日友好医院的安痔注射液，安氏肛痛宁等，在临床上都取得了显著疗效，受到广大患者的一致好评。

（五）医疗器械日新月异

近十几年来，随着医学科学的飞速发展，人们科研意识的不断提高，在研究防治肛肠疾病新器械方面取得了突破性的进展。据不完全统计，1980年以来共研制肛肠新器械40余种。现汇总如下：

1. 痔疮治疗机YL－A：由安徽省蒙城电子仪器厂制造，陕西电器研究所研制。

2. 肛管疾病治疗机YL－IA：由江苏淮阳无线电厂生产。

3. 手枪式痔疮检查器ZWF－1：由江苏无锡梅中五金塑料厂制造。

4. 肛肠科微波治疗机WF－83：由上海医用激光仪器厂生产。

5. 内痔套扎器ZJ－1：由上海城仪表元件厂生产。

6. 肛管多功能治疗机YL－3A型：由淮阴无线电厂生产。

7. 微型肛窥照明灯（专利号8820326812）：中解53010部队电器厂医械分厂第158医院监制。

8. 电子痔疮治疗机WQ－1：由汕头一洲医疗器械有限公司生产。

9. 红外线凝结器春仙牌：由天津津海电器二厂生产。

10. 医用激光机YAG：由武汉市武昌激光设备厂生产。

11. 电动直肠按摩器：由河南献县禾寿医疗器械厂生产。

12. 变经调压吸扎器：由河南新乡市128厂生产。

13. 肛肠压力测试治疗机CCY：由合肥科学仪器实验厂生产。

14. 电动肛管直肠按摩器：由哈尔滨市新科学医疗器械厂生产。

15. 电子恒温中药热疗椅：由四川省人民医院生产。

16. 肛肠压力测试治疗仪GCY：由合肥科学仪器实验厂生产。

附：A型主要治疗各类痔疮、出血、肛窦炎、乳头炎、肛门狭窄、肛裂等疾病。

B型具有测压和治疗两种功能。主要测试直肠静止压、肛管静止压、肛管最大收缩压、舒张压、直肠肛门反射、新生儿巨结肠等。

17. 系列电脑肛肠治疗仪WHCJ：生产于武汉市东湖新技术开发区武珞路288号2号楼市场部，该机有Ⅰ、Ⅱ、Ⅲ、Ⅳ、Ⅴ五种型号。主要运用电解、电凝、波频的作用原理，以多种形似血管钳类的导电电极直接夹住痔核底部或病灶的适当部位，在预置的时间、功率范围内使痔核等组织的血管栓塞，组织坏死后3~5天自行脱落，从而达到根治目的。

18. 肛肠内腔治疗仪TRM－Ⅲ：由武汉市解放大道1087号武汉市专利技术开发中心医疗设备科研部生产。

19. 电脑痔疮治疗仪WHSD：由湖北工学院实用技术开发公司、武汉医疗电子设备厂生产。

附：WHSD－Ⅰ型采用机械记时。WHSD－Ⅱ型采用电脑控制。WHSD－Ⅲ型属优化设计后。WHSD－Ⅳ型又设置了射频治疗功能。

20. 肛肠压力检测仪：由安徽省合肥市长江路梨花巷1号楼合肥微机所生产。

ZGJ－D2型智能双导肛肠压力检测仪，同时可以检测直肠、肛管的压力。双路压力值由数字显示，双路波形由屏幕显示，经电脑运算后打印机打出压力波形和压力值，并将波形和压力值记忆下来，随时可以取出。

ZGJ－C2型智能肛肠压力检测仪为单路测压，设有图象屏幕显示。

以上两型是功能性便秘、盆底痉挛、直肠脱垂、新生儿巨结肠等疾病诊断必不可少的工具。

ZGZ－Ⅲ型肛肠疾病治疗机主要用于治疗痔疮、出血、肛管炎性溃疡、肛裂和肛门狭窄等，另外还有XTY－302血压、心率、体温全自动检测仪。

21. 微波多功能治疗机WB－100型：由成都市牛王庙下街37号成都锦江微波电器厂生产。本机利用微波对生物组织的作用使组织凝固，并能止血，还能改善局部循环，可消炎、止痛、止痒，能降低肌肉兴奋性，控制痉挛收缩等，微波加热是内加热，从42℃～100℃，加热均匀，凝固组织无碳化，无烟雾，无烧焦的气味。

22. 微波痔疮治疗仪 WBZ－C 型：由合肥市三里庵官亭路5号合肥华安医用仪器厂生产。它利用微波热能辐射至肛肠病灶，对患部进行凝固、热灼，促使病灶血管丛细胞变性、蛋白质凝固，而使痔核硬化、脱落，达到治愈的目的。

23. 微波肛肠治疗仪 METI－Ⅳ型：由南京市中山北路309号南京市新技术应用研究所生产。

24. 痔疮治疗仪：生产于合肥市黑池坝5号（琥珀山庄内）。

ZCY－B1 型痔疮前列腺治疗仪是利用红外辐射和药物渗透相结合，使药物离子在电磁场的作用下快速渗入患部，涌浪式加热，加速局部血液循环，促进药物吸收。

ZCY－B2 型痔疮治疗仪利用微波辐射在人体组织中产生热效应，使蛋白组织凝固、血管收缩封闭，仅需几秒钟至几分钟，可使息肉、湿疣、内痔、外痔、混合痔凝固、坏死、脱落。

25. 射频痔疮治疗仪 SHP－Ⅰ型：由广州市新港西路212号广州医疗器械厂生产。该机通过射频电磁波作用于组织细胞，产生强烈的分子运动，形成特殊内生热效应，使组织蛋白凝固、血栓形成、痔血管闭塞，达到痔核萎缩、硬化、平复、消失的目的，适用于各期内痔、外痔、肛裂、直肠息肉、肛乳头肥大、尖锐湿疣等。

26. 多功能电离子手术治疗机 GX－Ⅲ型：由广西南宁市大岭路2号广西科学院应用物理研究所生产。触笔式操作，气化与切割组织简便、准确，手术切割时同时止血，并形成保护层，有炎症时仍可应用，触头任意加长、折弯，可进行各种角度的治疗。

27. 肛肠综合治疗仪 ZZ939 型：生产于杭州市机场路131－6号。该机是利用高频电容场对生物体产生的热作用和直流电在生物体产生的电解作用，是具有多种功能的综合治疗仪（包括电容式止血镊、高频电刀）。

28. 低温治疗器：由天津市南开区红旗路航天道40号，天津市津军计量技术开发公司生产。利用气液双向传输原理，将液氮输送到与病灶接触的治疗头上，温度可降至－183℃，进行冷冻治疗。

29. 电动直肠按摩器 GC－86B 型：由黑龙江省哈尔滨道外区靖宇街272

号，哈尔滨市新科学医疗器械生产。系解放军291医院肛肠专家金虎研制（专利号892072431），治疗肛门狭窄、肛裂、内痔脱垂、嵌顿、前列腺肥大等疾病的有效率为98%，治愈率为92%。由河北省献县乐寿医疗器械厂生产。其原理是通过震荡和热效应促进局部血液循环。震荡按摩可使肛门括约肌松弛，解除痉挛。后又改为GC－88B型电动肛管直肠按摩器。

30. 电热痔疮药垫：由中国中西医结合研究会会员，吉林省梅河口市妇幼保健院肛肠外科王肃琦发明，与中国人民解放军81876部队电力工程师刘殿风、董秀平共同研制成功。其原理是通过热能促进肛门、直肠部的血液循环，可防止瘀血和血栓形成，促进炎症吸收。

31. 肛肠喷洗器：由北京思摩公司新星高技术研究所生产。原名肛阴健疗器，由无毒塑料盆、加压橡皮球和喷头等组成。

32. 微型除痔仪：由重庆市8716部队专科医院研制。

33. CDB系列体外非接触型射频痔疮治疗机：由上海华山康健医疗公司生产。药器准字95第226023号，Ⅰ代机械控制型，Ⅱ代微机控制型，Ⅲ代电脑控制型，Ⅳ代红外线光谱遥控型。作用原理是发射穿透人体深部组织的电磁波，使人体局部产生生物热效应，改善局部血液循环，同时减弱细胞活性，增加局部白细胞的供应量，调整细胞的膜电位，从而达到消肿、消炎、镇痛的目的。

34. 坐浴器：由乐山东冈电机厂生产。

35. 痔瘘垫：由济南卫生材料厂生产。

36. 牵拉式内痔结扎器：由山东医疗器械厂生产。

37. 电脑马桶座：由北京金陶洁具有限公司生产。

38. 系列肛肠病检查治疗仪：由山东省乐陵医疗器械厂、中杰医疗器械有限公司生产。LC－ⅡA电脑痔疮治疗机；LC－ⅡB电脑肛肠综合治疗机；LC－ⅢA电脑多功能综合治疗仪；LC－100电脑肛肠治疗仪；LC－100A电脑肛肠病治疗仪；LC－200电脑肛肠病检查治疗系统。

39. 痔疮治疗系统（SYL系列药浴治疗仪）：由北京富兴华工贸集团及北京远信医疗设备有限公司生产。该系统采用计算机控制技术，将系统附带的药品汽化和雾化，并在治疗过程中定时、定量均匀地喷洒于患处，由于患者的患处充分暴露在系统的内环境之中，而系统的内环境被精确地调节并保持在最利于药物吸收的温度及湿度，使患处的皮肤黏膜能够最大限度地吸收药物，具有止痛、止血、消炎、消肿、缓解症状、清洁病灶的治疗效果，亦可用于手术前创面清洁及手术后的辅助治疗。

40. ZZ 型肛肠综合治疗仪：由杭州大力神医疗器械有限公司及美国大力神医疗集团公司生产。

ZZ－ⅡA 型：简便型台式。

ZZ－ⅡB 型：简便型台式。

ZZ－Ⅱ型：普及型。

ZZ－ⅢB 型：第三代豪华型台式。

ZZ－ⅢD 型：第三代豪华型台式。

ZZ－ⅢB 型：电脑肛肠综合治疗仪系统（电脑台式）。

ZZ－ⅢD 型：电脑肛肠综合治疗仪系统（电脑台式）。

ZZ－Ⅱ500 型：肛肠外科手术治疗检查系统。

ZZ－Ⅱ600 型：肛肠外科手术治疗检查系统。

41. 肠道水疗系统：采用西班牙 Transcom 专业洗肠设备，由北京远东前景洗肠技术有限公司特别奉献。

HC－1 型：半自动洗肠仪。HC－2000 型：全自动洗肠仪。HC－3000 型：全电子洗肠仪。

42. 和谐肠道膜疗系统：世界第一台能分离有益菌与毒素的肠道治疗系统。由北京和谐科技发展有限公司特别奉献。该系统具有肠道膜疗、肠道药疗、肠道水疗三大功能。

（六）科研论著，硕果累累

早在 1953 年，由李雨农等组成的重庆痔瘘小组赴北京汇报研究情况，引起广泛重视，1956 年，中医研究院成立了痔瘘研究小组，1964 年，卫生部委托中医研究院在北京召开了全国第一次痔瘘科研座谈会，初步制订了有关肛肠病的诊治标准。此后，中医痔瘘专科的一些研究课题被列入国家两年科研奋斗目标。1966 年，卫生部在北京召开了由 24 个单位参加的部级痔瘘成果鉴定会，初步肯定了切开挂线疗法治疗高位复杂性肛瘘及结扎法、枯痔法治疗内痔所取得的成绩。1975～1977 年又对我国 29 个省、市、自治区进行了普查，受检人数达 76692 人，结果肛肠疾病的发病率高达 59.1%，为我国肛肠疾病的防治研究提供了宝贵资料。1978 年，在北京又召开了全国科学大会，在此会议上，荣获国家奖励的肛肠学科成果有北京中医研究院的“复杂性肛瘘的术式研究”，山西稷山痔瘘医院的“美兰长效止痛、母痔基底硬化疗法的研究”，重庆中医药研究所的“新6号枯痔液治疗内痔的研究”和山东中医学院附院的“内痔套扎疗法的研究”等项目。尤其是近10年来，科学研究取得了较大进展，据不完全统计，获得省、市级以上科研成果奖100余项，通过科研成果鉴定的近200项。其中，成都痔瘘医院、成都制药厂、成都中医附院等单位最先研制了“痔疮宁栓”，成都中医院又研制了“痔可平栓”，成都痔瘘专科医院等单位研制了“微囊注射止痛剂”，成都中医附院还研制了“血宁冲剂”，这些研制成果均被评为市科协三等奖。四川省人民医院肛肠科研制的“电子恒温中药热疗椅”，重庆市8716部队专科医院研制的除痔钳，乐山东风电极厂研制的“热浴器”均获专利权。福建省各级医院专科根据自身力量对肛肠病进行研究，有关痔的中医药的内服外用，注射新药，肛裂的新疗法，肛瘘的新术式及新器械、新技术的临床应用，获1989年省科技进步奖两项，省卫生厅科研奖奖励两项，获各省市科研奖励数项。河北中医学院附院芮恒祥的“芮氏肛瘘刀”“祛毒洗剂”分别获省卫生厅一等奖和三等奖。缪荫元等“急症内扎外切治疗嵌顿痔的研究”获市科委科研四等奖，山西省肿瘤医院席忠义同志的会阴部套叠式人工肛门、山西中医学院附院张庆儒同志的“内括约肌潜行切开治疗肛裂”又分别获山西省科协颁发的一等奖、二等奖。解放军肛肠分会自1987年成立以来，有20余项成果获军内科研成果奖，江苏省肛肠专业委员会自1980年成立以来，也取得了数项省、市级科研成果奖，保定市第二医院勾振堂、张保全等研制的“直肠测压器”已通过市级鉴定；张家口中医研究所王士春等研制的中药“通便冲剂”通过了省卫生厅组织的鉴定；山东中医学院附属医院与淄博人民制药厂联合研制的痔疮栓，1987年通过省级鉴定；枣庄市中医院对混合痔术式的研究，于1987年通过省级鉴定；龙口市中医院对肛肠科一种外用药的研究，于1988年通过省级鉴定；荷泽市对肛瘘切开的研究，于1988年通过市级鉴定；还有辛集市肛肠医院进行的“直肠脱垂的治疗研究”，河北中医院附院芮恒祥研制的“芮氏多功能小肛门镜”通过专家鉴定。河南省洛阳市第二中医院韩青科主任等研究了的“肛瘘术式改良”获市科技成果奖。河南中医药大学第一附属医院王旭教授等“清松乐促使肛肠病术后愈合的研究”，于1991年通过了省级专家鉴定，受到了专家的一致好评，该产品在1993年国际新技术新产品交流会上荣获优秀奖。“清松乐1号治疗痔、瘘、裂的临床与实验研究”于1996年6月又通过了省级专家鉴定，1997年获河南省教委科技成果二等奖，1998年获河南省科技进步成果三等奖。刘佃温主任等主持的“平疣灵治疗肛门部尖锐湿疣的临床研究”于1997年通过省级鉴定，并荣获河南省教委科技成果二等奖，1998年获河南省科技进步成果三等奖，刘佃温主任等设计的“会阴下降测量器”于1999年获国家专利。张东岳主任等主持的“脱能康注射治疗直肠脱垂的临床与实验研究”于1995年通过了省级专家鉴定，获河南省科技进步成果三等奖。陈凤兰等主持的“痔瘘洗剂治疗混合痔的临床与实验研究”于1994年通过省级专家鉴定，获河南省教委科技成果二等奖，1995年获河南省科技进步成果三等奖。郑州大肠肛门病医院宋光瑞的结肠炎临床研究及便乐治疗便秘的临床研究也通过专家鉴定。总之，十年来，关于肛肠病的科研已取得明显成就，在论著方面也取得很大成绩，据不完全统计，已有90余部专著问世。

第三节　正确评估医院现有条件，做好开设专科的专门投资

选择专科专病，仅仅是专科专病建设的起始，我们尚应正确评估医院的现有条件，掌握医院目前的技术力量、科研能力、设备器械、经费财物、基建维修、人员培训、科技开发等各种反映医院综合实力的信息，预算开设专科所需的人力、财力和物力，进行综合分析、反复论证，制订详细计划，做好开设专科的专门投资及各种准备工作。

一、人、财、物的投入

影响专科专病发展的因素有很多，主要因素是人、财、物的投入，其中人才是关键环节，是核心问题，没有一流的人才，就不可能有一流的学科、一流的治疗效果和科研成果。要建设比较优秀的专科专病科室，就要多层次、多方位、有计划地抓好选才、育才、用才等管理人才的环节，培养和造就一支掌握独特医疗技术或高水平医疗技术的队伍，并形成高、中、初级比例配置合理的人才梯队。

（一）人才的选拔

专科专病人才的选拔，大体应注意以下三方面：①政治素质好。具有献身卫生事业，全心全意为患者服务的高尚品德。②业务素质好。有着扎实的基本知识、基础理论和基本技能功底；业务知识既有一定广度，又有一定深

度；还要有坚韧不拔、百折不挠的事业心和进取心，孜孜以求的科研意识。③身体素质好。年龄及身体条件要能保证工作的连续性，形成人才梯队，胜任繁重的工作。此外，选拔人才，不仅要眼界向内，还要向外。制订吸纳外来人才的特殊政策，广泛吸纳外院、外地适合自己需要的人才，造就人才优势。在选拔学科带头人及科室领导时，注意其不仅要有高超的医技、高尚的医德、健康的身体，还要有较强的组织协调能力，善于团结协作。

（二）人才的培养

在育才时，要注意智力投资，尽力支持他们不断提高业务水平，常用的方法有：①传帮带。老专家通过日常工作、讲座，采用传帮带的形式，将自己的经验技术传给年轻人。②送出去。有目的地将人员送出去进修、学习，进行知识更新。③请进来。邀请有关专家进行指导、合作、讲学。④活跃学术气氛，鼓励参加有关学术活动。有条件者可承办本专业的学术活动，及时了解有关的新知识、新进展、新动态和新成果。在人才的培养过程中，必须有经费作为保障。有条件的医院可设立专科专病人才培养专项基金，从医院的收入中拿出一定比例的经费，作为人才培养的固定性投入，可起到加强业务素质、提高医疗水平、开拓科研新领域、引进高新技术的作用，从而加速专科专病科室优势和特色的形成，增强其竞争实力。

（三）人才的使用

在用人时应注意：①责、权、利相结合。把责任、权力和利益三者结合起来，首先强调的是责任，但在规定责任的同时，要给予相应的权力和利益，责任是压力，权力是实力，利益是动力。对从事专科专病的人员在福利待遇、职称评定等方面给予倾斜，将经济效果与职工利益相结合，充分调动其积极性、主动性、创造性，确保重点专业得到巩固、加强和发展。②合理使用人才。用人时要用人所长，避人所短，能级对应，人事两宜，人才互补，合理搭配，真正做到人尽其才，才尽其用，各得其所，各司其职，各尽所能，各献其功。③尊重知识，尊重人才，虚心听取他们的各种意见和建议，营造一个宽松的工作环境。

一个专科专病科室在实现社会效益的前提下，还应抓好经济管理，搞好经济核算，降低医疗成本。根据医院的经济能力，做好开设专科专病所需的财力、物力方面的预算和准备工作，尽可能地利用现有固定资产，提高资金利用效果，合理地使用，力求以较少的劳动消耗取得较大的利益，增加科室发展后劲，更好地实现医院的社会功能。

二、先进诊疗技术与设备的引进

随着医学科学技术的发展，先进的诊疗技术与设备在专科专病建设中的地位越来越重要，它使人们对疾病的认识不断深化，能够定性、定量、定位地做出诊断，便于临床治疗与疗效观察，不断提高疗效，提高服务质量，增加科室在医疗市场中的竞争能力。

引进先进诊疗技术与设备时要注意：①掌握国内外技术发展动向和现状，了解医疗设备的规格、性能、用途、价格、质量比较、运输条件等，同时考虑医院技术和经济能力、当地经济发展水平、本地区同类技术与设备的引进，从实际出发，社会效益、经济效益与技术效益三者相结合，认真做好引进前的论证，制订好计划，尽可能做到技术上先进，经济上合理，使用率高，适于使用和维修。②要做好配套人员的进修、培训和提高工作，使先进诊疗技术与设备真正发挥作用。③先进诊疗技术与设备具有高技术、高投入、高效益的特点，有时依靠自身力量，资金常难以到位，可以采用借钱买鸡下蛋和借鸡下蛋的方式，大胆引进院外资金或以入股的形式合作。

第四节　注重专科专病建设工程的系统性

一、制订计划，重在落实

在建立一个专科专病前，首先要在传统优势、人才基础、影响范围、周边形势、专科潜力等方面进行科学论证。一旦确定后，就应立足当前，利用一切可以利用的优势及条件，依据可能得到的人力、财力和物力，制订出近期规划与远期打算，并要建立完善的管理监督机制，重在实施与落实。

（一）制订计划

计划是对专科专病各种医疗活动的总体设计与规划，是专科专病建设和管理过程中不可缺少的一部分，也是一个很基本的关键环节。因此，在确定建立一个专科专病后，作为一个领导者，首先考虑的是要制订一个计划，但在制订计划时应注意以下几点：

1. 应突出重点

建立一个专科专病后，其工作性质不仅仅是从事医疗活动，除医疗任务外，还包括科研、教学、护理、预防、康复、保健及各项行政管理等。尤其是各个大专、中专院校的附属医院，在这方面显得比较突出。所以，在制订计划时，既要抓住关键，突出重点，又要顾及方方面面。应设立几张床位、几个医生、几个护士、开设几个门诊，要心中有数。要明确自己的主攻方向，也可选择一两个专病专药或专用器械或某个专病进行重点研究，并要求在规定时间内达到某一个标准等，绝不能眉毛、胡子一把抓。除此之外，也可以在短短的几年间，利用自己的优势，发挥自己的特长，搞一个“短、平、快”效应，并以此为契机，推动专科、专病进一步向前发展。

作为一个原有的肛肠专科，也要在专科、专病上狠下功夫，你搞痔、瘘、裂，我也搞痔、瘘、裂，你用结扎、注射、手术、熏洗、外敷等疗法，我也用上述疗法，没有什么特色怎么能行呢？任何一个有远见、有胆略、有超前意识的领导者心里都有一个小算盘，并会制定一个切实可行的计划，在原有基础上，应抓住当前治疗欠佳、病因未明、诊断不清以及落后的诊疗技术、痔瘘病术后疼痛等热点、难点问题，作为研究重点，使自己在原有的基础上再上一个新台阶。

2. 计划的可行性

作为一个领导者或一个决策者，在制订计划时，一定要考虑周全，计划是否可行？是否脱离实际？专科工作也是千头万绪，有很多工作都需要去做，而且有些工作的完成，需要多部门、多科室的密切合作，专科、专病毕竟不是一个大医院，不可能各部门都齐全，有时需要药品加工，就需要药剂部门配合，有时需要做病理，就需要病理科配合，有时需要做动物实验、药代动力学，就需要在中心实验室配合等，诸如此类问题，都要考虑进去。如果制订的计划不切合实际，或者是与主、客观条件相差较远，再好的计划也会落空。

3. 计划的周密性

制订一个计划，不是为了应付检查，也不是做样子让别人看，而是以后工作的指导方针、努力方向。制订的计划一般最少应坚持 1 ~ 2 年，甚至 3 ~ 5 年，不可能朝令夕改。这就要求在制订计划时一定要注意计划的系统性、全面性、周密性，切不可顾此失彼，以免给工作带来不必要的损失和影响。

（二）重在落实

计划确定后，关键看是否落实，如果不抓落实，再好的计划也只能是一句空话。

一个周密的计划，一旦得到大家的认可，就要付诸实践，无论是医生、护士，还是其他工作人员，都要严格按照计划实实在在地去干，任何人不能搞特殊。有些计划目标，可能要层层分解、落实到每个小组，甚至是每一个人，实行医疗指标责任制，使专科、专病的任何得失都与个人直接挂钩，形成一个有机联系的目标体系，以保证总体目标与计划的完成。在计划落实的过程中，要建立一个监督管理体制，体制可大可小，一般应由2～3人组成，既有医疗人员，也要有护理人员，要选择关心、爱护专科专病发展的骨干人员。这样，在计划实施过程中，发现目标偏差，可及时做出反馈，建议调整不正常的运行。

计划的实际落实情况如何，只有进行不断的检查、总结，才能做出判断和评价。检查也有各种方式和方法：如日常检查和定期检查，全面检查和专项检查，可以听汇报，也可以深入现场检查，可以一个月一总结，也可以一个季度一总结，发现问题，及时纠正，当计划确实不符合实际时，就要根据实际情况进行修改，使计划真正起到指导实际工作的作用，当工作结束时，要进行总结，把成功的经验肯定下来，变成标准，作为以后工作的依据，对失败的教训也要总结，使它成为教训，确保以后不再发生。

在抓落实时，为保证计划的顺利实施，还要有配套措施，如多劳多得、奖惩分明、科学管理、按章办事、末位淘汰等。

多劳多得、奖惩分明，就是贯彻多劳多得、奖勤罚懒的一贯原则，对科室贡献大或做出特殊贡献的人要重奖，对做了大量工作，责任目标完成较好、工作质量高的人要多奖，对工作中经常出差错、工作效率低、服务态度不好、技术水平无提高的人员要重罚，要建立一个良好的激励机制，使每一个医务人员公平竞争，要实行末位淘汰、末位受罚、竞争上岗的制度。在执行中，必须进行科学管理，按章办事，必须有明确的制度，严格的纪律，严谨的作风。只有这样，才能上下贯通，左右协调，指挥统一，步调一致，才能保证专科专病工作的正常运行。否则，自由散漫，放任自流，松松垮垮，我行我素，必将一事无成。制订计划的好坏，关系着专科专病的发展，计划落实的好坏，关系着专科专病的命运。制订计划，重在落实，围绕落实制订的具体措施，目的就是确保专科专病的向前发展。

二、科室应系列配套

专科专病不是一个独立的个体或单项的医疗实践活动，而是一个独具特色，需要其他辅助科室相配合的一个整体。肛肠专科除应有自己的专病门诊和病房外，还应有一些必备的辅助科室、信息情报室、实验室和研究室等。

（一）门诊

门诊是首先接受患者并进行检查、诊断、治疗以及进行康复保健教育的重要场所，是建立专科专病必不可少的重要组成部分。肛肠疾病又是常见病、多发病，甚至可以说是不可启齿的疾病，尤其是未婚的女同志，绝大多数患者都是在门诊接受检查、诊断和治疗，只有为数较少的危重患者及病情复杂、疑难的患者才需要住院治疗。因此，门诊的工作是一个很重要的工作，门诊工作的好坏，直接关系着专科专病建设的声誉，也代表着一个专科专病的水平。根据当地实际情况及患者数，确定门诊诊室的设立情况，设立专科专病门诊时，可在条件许可的情况下，设立痔瘘门诊、脱肛门诊、肠炎门诊、肛肠肿瘤门诊或其他专病门诊。在设立专家、专病门诊的同时，还要设立普通门诊。门诊的规模应依据医院规模、科室规模、病区、床位、人员结构及人数来设定。也可参照国家卫生部 1978 年颁发的《综合医院组织编制原则试行草案》中制订的日门诊人次与病床比按 3∶1 计算。门诊除应设立诊断室外，还应设立门诊检查室、门诊治疗室、门诊手术室、门诊换药室以及必要的肠镜检查室等。

（二）病房

病房是一个医院最基本、也是最重要的组成部分，是许多需要住院的患者进行检查、诊断、治疗、康复的一个重要场所。病房的规模实质上代表着一个医院的规模，专科病床的多少，也在不同程度上反映出一个专科的实力。按照 1993 年 9 月国家中医药管理局颁发的《中医医院分级管理办法与标准》，要求三级甲等医院肛肠专科病床应在 30 张以上，二级甲等医院肛肠专科病床应在 25 张以上。但是，近年来，对专科专病的需求越来越多，在专科内建立专病，病床就得相应地增加，在标准上再增加 10～20 张床位以适应发展的需要。如在以后的发展过程中，肛肠病区根据收治病种的不同，收治范围的扩大，对某个疾病、病因、证型等研究的不断深入，肛肠病区将按病种再次划分，可能会出现“痔疮病区”“肛瘘病区”“脱肛病区”“结肠炎病区”“便秘（排便障碍）病区”“肛肠肿瘤病区”等多个病区。病区内除设立办公用房外，还应设立治疗室、检查室、换药室、功能检查室以及男、女坐浴间，男、女洗肠间和仪器间等。

（三）信息情报

信息情报，简单地说就是消息，具体到医院来讲，就是有关各种医疗活动的信息，包括有关医学检查、诊断、治疗、护理、教学、科研、康复、基础研究、病因研究、病理研究、治疗手段研究、治疗方法研究、治疗药物研究、有关器械研究以及边缘学科的研究等。医院里的一切医疗文件、规章制度、工作计划、各项指标，及所有的数据、标准、报表、报告等都是信息。一个医院要了解全面情况，就要掌握全面信息，不仅要掌握本院的全面信息，还要掌握当地兄弟医院及国内大多数兄弟医院的信息及情报，有条件者还要掌握国外一切医疗机构的信息及动态。信息在整个医疗、行政管理、科研管理、康复指导等的过程中无处不在，尤其是近 20 年来，可以说是一个信息时代，高科技技术日新月异，高科技产品更新换代，哪个医院掌握了信息，哪个医院就会发展，就会前进，哪个医院不注重信息，不了解信息，不掌握信息，一味地闭门造车，就会停滞不前。在当今这个形势瞬息万变的时代，衡量一个医院的领导者和医务人员的水平高低、技术优劣，从某种意义上讲，就是要看他们掌握信息情报的能力。作为领导者或医务人员，如果信息量少，信息不灵、知识面窄，那绝不是一个优秀的领导者或医务工作人员。因为信息是一个医院管理的基础，是医院工作计划及决策的重要依据，也是对工作过程能够有效控制并使系统协调运行的手段。在前十几年，医院的各种信息都是通过传递报表、翻阅杂志、电话通知、逐级汇报等形式来传播的，而今逐步被计算机所代替，医院领导者及医务工作人员都可以通过计算机从网络上直接了解信息，了解整个医疗动态，而且作为领导者，还可以通过网络现场查看各个工作区域工作人员的工作情况。

医院信息情报主要包括医疗信息情报系统和医院管理信息情报系统两大类，医疗信息系统包括门诊、病房、药房、检查、化验等各项医疗、护理信息，如门诊就诊、门诊收费、门诊挂号、急诊、功能检查、化验、放射检查、CT 检查、住院部、住院患者的医疗动态等；医院管理信息情报系统包括财务管理、行政管理、医疗动态、科研管理、科技开发、后勤管理、基础建设管理、人事管理、药理基地管理等。可以预测，在不久的将来，计算机必将在各个医院中普遍应用，在医院各个方面的应用也会越来越多，在现代医院的管理和医疗工作中，计算机已成为不可缺少的一项工具，甚至可以说是一项重要工具。为此，某些医院已专门成立了信息科，专门从事有关医疗、教学、科研、护理、行政管理等信息的收集、汇总、加工及分析、处理，从而提高了整个医院的工作效率，为医院的管理者、决策者提供了有力的证据。作为一个专科，也要注意收集信息，及时了解当前专科专病的发展状况、国内外现状、存在的问题及今后的努力方向、研究方向，以便决定自己开设专科专病的方向、规模。

（四）实验基地

实验基地是医疗机构进行医学科学深入研究的一个很重要的场所。通常有动物实验、生理病理实验、解剖实验、药效实验、临床实验等。专科专病建立实验基地应根据当地的实际情况来选择，如果一个医院基础设施条件好，实验设备齐全，医院内设有中心实验室、解剖实验室、药效实验室等，专科就不必另设实验室。如果医院无中心实验室，专科可根据具体情况建立必要的实验室，但建立的实验室必须符合并达到卫计委及国家医药监督管理局对实验室的要求和标准。建立专科实验室后，才能更有利于对专科专病的深入研究，很多科学研究都是先经过动物实验，通过大量细致的观察和科学分析，掌握了准确的资料以后才能逐步应用于人体。任何一个新药的开发与研究也都是通过大量的临床药物进行观察后才得到推广使用。一个医院的专科有无相应的实验基地和条件，在某种程度上也反映出一个专科的水平与实力，若有名无实或根本不符合有关要求与条件，势必会影响其专科的声誉。

（五）辅助科室

辅助科室，俗称“医技科室”，包括检验科、病理科、放射科、CT 室、药剂科、核医学科、B 超室、心电图室、内窥镜室、功能检查科、麻醉科、营养科、伙食科以及中药房、西药房、煎药房、供应室、消毒室、手术室、住院部、后勤科等有关辅助科室。但作为专科医院来讲，要开设较为完善的辅助科室，的确有一定难度，专科医院可根据开设专科的情况，按工作性质和任务适当开设必需的检验科、心电图室、B 超室、内窥镜室、麻醉室、手术室、中药房、西药房等，有些科室可合并办公，也可身兼多职，做到物尽其用，人尽其才。

第五节　肛肠病专科专病应突出“六专”“一高”

任何一个专科，都必须有自己的特色和专长，肛肠专科也是如此，应在某些方面有所突出，有所专长，并以此在国内同行中领先，甚至在国际上也有一定知名度。

一、专病

所谓专科，就意味着要“专”，专科医务人员在积极努力地围绕着专科进行研究的同时，更要注重围绕专病进行研究，只有将主要精力放在专病上，才能真正做到“专”，才能达到精益求精，才能更好地提高医疗服务质量，才能在医疗市场激烈的竞争中立于不败之地。某医院在社会上享有一定的知名度，都是在某个专病上有所特长和作为，从而带动了一个医院的活力，历代名医大家也是对某种疾病有所专长、有所建树而闻名，广大患者也是因此而慕名就医，由此可见，建立专科是多么重要，突出专病更为重要。肛肠专科收治的病种范围较广，据有关专科著作记载多达上百种，但最常见的有几十种，如内痔、外痔、肛裂、肛瘘、肛周脓肿、肛隐窝炎、肛乳头肥大、直肠脱垂、直肠前突、耻骨直肠肌肥厚、盆底肌痉挛综合征、慢性非特异性溃疡性结肠炎、特异性结肠炎、特异性直肠炎、结肠肿瘤、直肠肿瘤等，有些疾病诊断明确，治疗也比较简单，而且疗效确切，比如痔疮、肛裂、单纯性低位肛瘘的诊断与治疗等，这些可不必作为专病进行研究，若作为专病研究，一定要选择治疗效果欠佳，或诊断标准不一致，或辨证不统一的一些病种，如复杂性肛瘘的非手术疗法、肛肠疾病的无痛技术、溃疡性结肠炎的辨证治疗、低位直肠癌的保肛手术创新、晚期大肠癌的药物治疗等，所选择的专病一定要具有代表性，目标要明确，一旦在某些方面有所突破，就会带动一个医院的发展，使医院的名声大振，这样就能搞活一个医院。

二、专地

搞好一个专科，一个专病，必须要有相对固定的场所，即专地，并建立相应的门诊、病房及医技科室等，在布局规划上，既要反映出专科分类的整体情况，又要便于患者根据自己的病症选择相符合的就诊专科，绝对不能搞“游击战”。目前，社会上有许多诸如“结肠炎专科”“痔瘘专科”“专治脱肛”“专治性病”“肛肠专科”之类的各种各样的专科，利用广告或其他媒体进行不切实际的宣传，往往只是注重经济效益，不注重社会效益，患者不多时自行关闭，又在他处另开门户，正所谓“打一枪，换一个地方”，这种专科在社会上造成了很坏的影响，有损于专科形象。各级医院在设立专科时，一定要注意专科的固定场所以及联合办医所设的专科门诊的固定场所，只有一个相对固定的就医环境，才有利于患者去就诊，才有利于专科的建设和发展。

三、专人

医院的活力在专科，专科建设的灵魂是专科带头人。专科的社会影响力绝大部分取决于专科带头人的影响力，所以说，专科带头人是医院生存和发展的决定性因素，也是专科专病建设和发展成败的关键，专科带头人的引进和培养是专科专病发展的战略措施，即将到来的21世纪将是国际间科技竞争日趋激烈的世纪，而竞争的焦点是专科人才，因此，应把选拔、培养跨世纪优秀专科人才，尤其是年轻人才，当成一项头等的战略任务，充分把握好选拔人才、培养人才和使用人才的三个重要环节。实践证明，谁拥有专科人才，谁就有可能在竞争中取胜。

为此，要实施专科人才战略：一是要制订和实施专科人才培养计划，特别要注意培养好学科带头人，形成一支以学科带头人为骨干，专业结构和技术结构都趋于合理的人才队伍；二是要建立和完善人才激励机制，坚持能者上，庸者下，唯才是举，大胆使用；三是要抓好稳定专业人才的工作，尊重专业人才、爱护专业人才是稳定专业人才的基础；四是在专科中，要尽量采取专病专人制度，固定专人研究、探讨某一病种，这样更有利于专科发展及突出特色。目前，许多医院在这方面做得欠妥，如一个专科，规模不小，病床在30张左右，医生也有7～8名，都治疗痔、瘘、裂、脱等肛肠疾病，究竟哪个医生治疗哪个疾病最拿手、最有权威却不得而知，或是某某几个人都可以，没有明显的谁高谁低之分，也就是说，虽然建立了专科，但在专病方面没有专人，缺乏专病专人特色。

因此，医院一定要养成一种尊重专业人才、爱护专业人才的良好风尚，要正确引导专病专人及专项技术，同时，还要注意与相关学科的关系，特别是要注意调动和保护专业人才的积极性与创造性，为他（她）们施展抱负、开拓创新提供必要的物质条件。

四、专长

一个医院，仅具有专科、专病、专业人才是不够的，许多医院也具备上述条件，仍然没有起色和建树，在同行医院中也是很平平淡淡，为什么？还有一个很关键的问题，就是专业人才一定要有专长，也就是说必须有专业特长。只有做到“专科有特色，专人有专长”才能提高专科的竞争力。各地专科建设的成功经验无一不是这样，这是专科建设与发展的支柱和法宝。所以，建立专科专病，一定要培养专业人才的专业特长，要采取一切可采取的措施，博采众长，取人之长，补己之短，并结合自身的优势，发展、发挥自己的专业特长，做到“人无我有，人有我新，人新我精”。如对一个肛瘘患者来说，你能手术治愈，我也能手术治愈，这就没有什么差别，如果你能手术治愈，我能用非手术方法治愈，这就是创新；对于复杂性肛瘘，你不能一次治愈，我能一次治愈，这就是你不行我行；对一个患者你 20 天治愈，我 10 天即能治愈，这就是你行我优。只有做到这样，才具有竞争力，患者才能源源不断。

五、专药

一个专科具备了各项必备设施和专病专人，也具有了某些专项技术，但在治疗上，还必须研制相匹配的专病专药，专药是否优良，直接关系着治疗专病的具体效果。确有显著疗效的专药或内部制剂的确是一个专科赖以生存和发展的重要因素。河南中医学院第一附属医院肛肠科自 1956 年建立以来，就配制了 20 余种专药，均系纯中药制剂，如痔疮类的有清松乐Ⅰ号、乐Ⅱ号等；通便类的有通秘丸、通秘口服液、痔瘘双消丸等；肠炎类的有魁灵口服液、益寿乐胶囊、松灵胶囊等；外用类的有痔瘘洗剂Ⅰ号、痔瘘洗剂Ⅱ号、消痔露Ⅰ号、消痔露Ⅱ号、痔瘘栓、肿痛消、黄连膏、珍珠生肌散、二味拔毒膏（散）、如意金黄膏（散）等。都取得了显著疗效，受到了广大患者的一致好评，该科在社会上的影响在某种程度上可以说是专病专药所发挥的作用。所以，一个医院一定要注重发掘专药或专科制剂，尤其是中药制剂。实践证明，一些很有特色，而且疗效比较显著的专科专药都是中药制剂或纯中药制剂，一些医院或专科也因此而闻名。有些医院设立专科后，也自制了一些专病用药，但往往效果不理想，起不到专药的效果，结果适得其反，影响了医院或专科的声誉。所以，一个医院或一个专科要有专科制剂、专病专药，必须以具有显著疗效为前提，没有疗效或疗效不显著，一切都将成为空谈，这也是医院领导在建立专科专病中不容忽视的一个重要问题。

六、专械

“工欲善其事，必先利其器”，作为一个医务人员也是这样，诚然，高超的专业技术很重要，但仍有许多时候需要借助先进的医疗器械来协助诊断或治疗，尤其是在当今的高科技时代，先进的诊疗技术日新月异，医学技术的高度分化与高度结合的模式正在形成，不少高新技术在医学领域中得到了广泛应用。专科专病的发展与建设也是如此，专科医疗器械必不可少，而且也越来越新，越来越精，为专科的发展与建设和提高专科的诊疗水平提供了有力保证。如应用一些电子痔疮治疗机、射频痔疮治疗机、多功能肛肠治疗机、钳夹式痔疮治疗机、非接触式痔疮治疗机、多功能高频电刀等，在治疗痔疮方面都取得了一定疗效。又如一些肛肠压力测定仪、会阴下降测量器、电子结肠镜或纤维结肠镜、肛肠肌电图、排粪造影桶等诊疗设备为疾病的确诊提供了必不可少的依据。医院在选择专科专用器械时，不可大而全，有些医院，根本不考虑实际情况，一味追求你有我也有，即便只是买了用作宣传也要买，造成许多医院买了器械后长期不用，仅作为一种摆设。这样不仅造成资源浪费，而且影响了专科整体资金的投入，不利于专科的发展。因此，在配备专科器械时，一定要注重实用，而且要新，最好不要再配置已淘汰的或已过时的，因为现在的医学诊疗技术在飞速发展，医疗器械也在不断更新换代。

七、高效

所谓“高效”，就是专科专病在完善、落实、实施“六专”的基础上，产生出最大限度的效果，它包括社会效益和经济效益两大方面。社会效益和经济效益是相辅相成的，缺一不可，经济效益是社会效益的基础，社会效益是经济效益的必然结果，两个效益共同发展，才能保证专科专病健康地向前发展。

肛肠专科是一门古老的学科，肛肠疾病是一种常见病、多发病，尤其是近 10 年来，随着专科技术的迅猛发展，其范围也越来越广，肛肠专科在社会上的影响也越来越大。鉴于某些疾病如高位复杂性肛瘘、慢性溃疡性结肠炎等，病情复杂、病因未明，在治疗上仍有一定难度，有些疾病如内、外痔等，生活中稍不注意，就易复发。这样，治疗的效果就会大打折扣，达不到“高效”的目的。因此，要求医院或专科在注意“六专”的同时，也要加大力度研究某些疑难病症，以求获得最佳效果。

一个专科的建立能否长久和稳定，产生社会效益，关键就看疗效，疗效是检验临床医疗工作的试金石，对某病是否真有疗效，要得到科学验证，专科不能搞伪科学，更不能搞坑蒙拐骗，科学的东西来不得半点虚假，无论是独特疗法、先进技术或是专科制剂，都应以疗效论高低，定取舍。除此之外，还要提倡医务人员改善服务态度，提高服务质量，要以一流的服务为患者做好方方面面的工作，让患者心情舒畅地配合治疗。一个专科，如果没有良好的服务质量，就很难充分发挥医院或专科的潜力，只有通过具体服务，给患者以方便和温暖，解除患者的病痛，才能取得显著的社会效益。

专科专病的建设与发展，一方面要注意社会效益，另一方面还要注意经济效益，一个专科或一个专病引进新技术、新成果、新项目或购买先进的诊疗设备，引进高级人才，外派进修学习等，都需要大量的资金当保证，有足够的资金，专科才能持续发展，也就是说，只有在一定的经济基础之上，专科才能进一步扩大，再上一层楼。但是，有一点应当牢记，作为一个专科，绝不能本末倒置，只把经济效益放在首位，一味挣钱，而把社会效益放在脑后，忽略了疗效第一。医院的领导者和决策者一定要摆正这二者之间的关系，这关系着一个医院、一个专科专病的生存和发展。

第二十五章　中药新药治疗肛肠病的临床研究指导原则

第一节　中药新药治疗肝郁脾虚证的临床研究指导原则

肝郁脾虚证是脾胃病最常见的证候，是由于各种原因造成机体肝脾两脏的失调，肝失疏泄，影响了脾的运化功能；或脾气虚弱，气血生化无源，致肝血不足而不能养肝，肝失所养，气机郁滞。临床上常会出现肝气郁结、脾气虚弱的证候，主要表现为胃脘或上腹部隐痛，或胁肋胀痛，或乳房、少腹胀痛，倦怠乏力，纳差便溏，或肠鸣矢气，痛泻交作，烦躁易怒，咽部如有物梗阻等。本证可见于胃、十二指肠溃疡病，慢性肝炎，慢性胃炎，慢性结肠炎，慢性胆囊炎，痛经，胃肠型神经官能症等疾病。

基本原则

一、病例选择标准

（一）诊断标准

1. 中医辨证

（1）肝郁证

①胸胁或少腹胀满窜痛。

②嗳气频繁，或泛吐酸水。

③烦躁易怒。

④失眠多梦。

⑤口苦咽干，或咽部如有物梗阻。

⑥舌边尖稍红，舌苔微黄。

⑦脉弦。

（2）脾虚证

①神疲懒言，体倦乏力。

②胃纳减少或食欲差。

③脘腹隐痛。

④食后腹胀或下午腹胀加重。

⑤大便溏而不爽或时溏时干。

⑥舌质淡，舌体稍胖或有齿痕。

（3）肝郁脾虚证

①肝郁脾虚证Ⅰ：指以肝郁为主，脾虚为次者。凡具有肝郁见症 4 个以上，脾虚见症 2 个以上者，即可诊断。

②肝郁脾虚证Ⅱ：指以脾虚为主，肝郁为次者。凡具有脾虚见症 4 个以上，肝郁见症 2 个以上者，即可诊断。

③肝郁脾虚证Ⅲ：指肝郁与脾虚基本相等者。凡具有脾虚见症 3 个（舌象为必备）以上，肝郁见症 3 个以上者，即可诊断。

2. 有关西医疾病的诊断

本证涉及的西医疾病须按该病的最新诊断标准执行。

3. 主症分级标准

见表 25－1。

表 25－1 肝郁脾虚证主症评级表

症状	重（++++）	次重（+++）	中（++）	轻（+）
神疲懒言，体倦乏力	精神不振，不能胜任工作	身体疲倦，不耐重体力工作	四肢乏力，不耐持久工作	容易疲劳，但可胜任工作
胃纳减少	食量减少 1/2 以上	食量减少 1/3 以上，不足 1/2	食量减少 1/3 以下	食量不减，但觉乏味
脘腹隐痛，食后腹胀	整日脘腹隐痛或腹胀拒按	脘腹隐痛或食后腹胀不足 2 小时	偶有脘腹隐痛，或食后腹胀少于 1 小时	偶有脘腹隐痛，食后腹胀半小时内自行缓解
大便溏而不爽	大便呈糊状，每日多于 2 次	大便不成形，每日 1～2 次	大便稍溏，每日 1 次	大便初为条状，后稍溏

续表

症状	重（++++）	次重（+++）	中（++）	轻（+）
胸胁、少腹胀痛	呈刺痛，需服止痛药	每于情绪波动时发生胀痛	某一部位发生疼痛，时间少于2小时	偶尔发生疼痛，半小时内可自行缓解
嗳气，吞酸	嗳气每日多于10次，并有酸水泛出	嗳气每日7～10次，有烧心感	嗳气每日4～6次，有易饥感	嗳气每日少于4次
烦躁易怒，或失眠多梦	经常烦躁发怒，难以自我控制，易失眠	易烦躁发怒，但多数能控制，夜眠多梦	有时情绪不稳，易烦躁发怒，夜眠易醒	偶有情绪不宁，睡眠基本正常
口干苦，或咽部如有物梗阻	整日觉口干、口苦，咽部有物梗阻感，伴胸闷，时叹息	精神抑郁，时有梗阻感，有时咯痰，晨起口干、口苦	偶有口干、口苦，自觉咽部有梗阻感，不咯痰	咽部偶有梗阻感，短时间内可缓解

（二）试验病例标准

1. 纳入病例标准

明确诊断为肝郁脾虚证，而排除其他可能影响药物疗效评价的各种疾病患者（如合并有各种严重的慢性疾病），均可纳入试验病例。

2. 排除病例标准（包括不适应证或剔除标准）

（1）可能影响肝郁脾虚证或药物疗效评价的各种疾病（如合并有各种严重的慢性病）。

（2）年龄在18岁以下或65岁以上，妊娠或哺乳期妇女，对本药过敏者。

（3）合并有心血管系统、肝、肾、造血系统等严重原发性疾病者，精神病患者。

（4）不符合纳入标准，未按规定用药，无法判断疗效或资料不全等影响疗效或安全性判断者。

二、观测指标

1. 安全性观测

（1）一般体检项目。

（2）血、尿、肾功能检查。

2. 疗效性观测

（1）详细询问病史，并按肝郁脾虚评级表主症的变化详细观测记录。

（2）可根据本证涉及的西医具体病种选择有意义的理化指标进行观测。

三、疗效判定标准

1. 临床治愈：肝郁脾虚的证候消失，其他有关检查基本上达到正常。

2. 显效：肝郁脾虚证候减轻2个“+”以上，其他有关检查明显好转。

3. 有效：肝郁脾虚证候减轻1个“+”以上，其他有关检查有好转者。

4. 无效：肝郁脾虚证候减轻不及1个“+”，其他有关检查无好转者。

四、观察、记录、总结的有关要求

按设计要求，统一表格，做出详细记录，认真写好病历。应注意观察不良反应或未预料到的毒副反应，并追踪观察。试验结束后，不能任意涂改病历，对各种数据必须做统计学处理。

临床试验

一、Ⅰ期临床试验

本期试验目的在于观察人体对新药的反应和耐受性，探索安全有效的剂量，提出合理的给药方案和注意事项。有关试验设计（包括受试对象、初试剂量的确定）、结果的观察与记录、不良反应的判断与处理、试验总结等具体事项，按《新药审批办法》的有关规定执行。

二、Ⅱ期临床试验

本期的两个阶段，即对照治疗试验阶段与扩大对照治疗试验阶段可以同时进行。试验设计的要求按《新药审批办法》执行。

1. 试验单位应为3～5个，每个单位病例不少于30例。

2. 治疗组病例不少于300例，其中主要病种不少于100例。对照组另设。

3. 试验病例的选择，采用住院病例的门诊病例，住院病例不少于总例数的2/3。门诊病例应严格控制可变因素。

4. 对照组的设立要有科学性。对照组与治疗组的病例之比不低于1∶3，设立对照组的观察单位，对照组病例不少于30例。对照药物应择优选用公认治疗同类病证的有效药物。尽量采用双盲法。

5. 药物剂量可根据Ⅰ期临床试验结果或中医药理论和临床经验而定。以1～3个月为1疗程。

6. 由负责临床研究的医院对试验的全部结果汇总，进行统计学处理和评价，并写出正式的新药临床试验总结。

三、Ⅲ期临床试验

新药得到卫计委批准试生产或上市后一段时间进行Ⅲ期临床试验，目的是对新药进行社会性考察和评价。观察项目同Ⅲ期临床试验，重点考察新药疗效的可靠性及使用后的不良反应。有关要求均按《新药审批办法》执行。

临床验证

对第四、第五类新药须进行临床验证，主要观察其疗效、不良反应、禁忌和注意事项等。

1. 观察应采取分组对照的方法。改变剂型的新药，其对照品应采用原剂型药物；增加适应证的新药，应选择公认的治疗同类病证的有效药物进行对照。

2. 观察例数不少于100例，其中主要病种不少于50例。对照组例数根据统计学需要而定。

3. 临床验证设计与总结的要求与Ⅱ期临床试验相同。

承担中药新药临床研究医院的条件

1. 临床试验、临床验证的负责医院应是卫生部临床药理基地，参加单位应以二甲以上医院为主。

2. 临床研究的负责人应具备副主任医师（包括相当职称）以上职称，并对本病的研究有一定造诣。

第二节　中药新药治疗脾虚证的临床研究指导原则

脾虚证是脾胃病最常见的证候之一，是反映机体脾胃生理机能不足的一组综合征，多因饮食不节、劳倦、思虑过度等原因造成脾胃损伤，或先天禀赋脾虚胃弱，导致中气不足，运化失职，或中气下陷、水湿停滞等病理变化。

治疗应以健脾益气、升发脾阳、运化水谷为主要治疗原则。本证常见于现代医学的慢性胃炎、消化性溃疡、上消化道出血、胃下垂、慢性结肠炎、吸收功能不良综合征、血小板减少性紫癜、再生障碍性贫血等疾病。

基本原则

一、病例选择标准

（一）诊断标准

1. 中医辨证

脾气虚证：包括脾虚与气虚两部分。

气虚主症：

（1）舌质淡、舌体胖或有齿印，苔薄白。

（2）脉细弱。

（3）体倦乏力。

（4）神疲懒言。

脾虚主症：

（1）胃纳减少或食欲差。

（2）大便不正常（溏、烂、先硬后溏、时溏时硬）。

（3）食后腹胀，或午后腹胀。

气虚次症：口淡不渴，喜热饮，口流清涎，腹痛绵绵，或喜按喜温，或得食则减，或遇劳则发，恶心，呕吐，脘闷，肠鸣，消瘦或虚胖，面色萎黄，唇色淡，短气，乳肿，久咳，痰多清稀，失眠不寐，排便无力，白带清稀，小便清水。

气虚主症 2 个加脾虚主症 2 个；或气虚主症舌象加脾虚主症 2 个；或气虚主症舌象加脾虚主症 1 个和次症 2 个，即可诊断脾气虚证。

脾虚中气下陷证：肺气虚诊断加内脏下垂（脱肛，胃、肾、子宫下垂等），或久泻不止，或滑精等 1 项。

脾气虚夹湿证：脾气虚诊断加大便溏泄、舌苔白腻等。

脾不统血证：脾气虚诊断加慢性出血。

脾阳虚证：脾气虚诊断加阳气虚诊断。

阳气虚诊断：

（1）畏寒。

（2）肢冷。

（3）大便清稀、完谷不化。

（4）口流清涎。

脾阴虚证：脾气虚诊断加阴虚诊断。

阴虚诊断：

（1）舌质嫩红。

（2）舌苔少或苔剥。

（3）口干少饮。

（4）食欲差。

2. 有关西医疾病的诊断标准

本证涉及的西医疾病，须按该病的最新诊断标准执行。

（二）试验病例标准

1. 纳入病例标准

符合脾虚证的诊断及辨证的患者，均可纳入试验病例。

2. 排除病例标准（包括不适应证或剔除标准）

（1）合并有肝郁、肾虚的脾虚证患者。

（2）18岁以下或65岁以上，妊娠或哺乳期妇女，对本药过敏者，嗜酒者。

（3）合并有心血管、肝、肾和造血系统等严重原发性疾病者，精神病患者。

（4）不符合纳入标准，未按规定用药，无法判断疗效或资料不全等影响疗效或安全性判断者。

二、观测指标

1. 安全性观测

（1）一般体格检查项目。

（2）血、尿、便常规化验。

（3）心、肝、肾功能检查。

2. 疗效性观测

（1）脾虚证的症状及舌、脉变化。

（2）唾液淀粉酶活性负荷试验。

(3) 木糖吸收试验。

(4) 纤维胃镜、纤维肠镜检查。

(5) 血常规及血小板计数、血小板功能检查。

(6) 网织红细胞检查。

(7) 骨髓细胞学检查。

以上 (1)、(2)、(3) 必做，其他可根据所涉及的不同病种选做。

三、疗效判定标准

1. 脾虚主症轻重分级标准

具体标准见表 25 – 2。

表 25 – 2　脾虚主症轻重分级标准

症状	轻（+）	中（++）	重（+++）
食欲减退（半月以上）	没有食欲，但保持原来饭量	无食欲，饭量比病前减少 1/3	饭量减少 2/3 以上
神疲懒言	精神不振，不喜多言，不问不答	精神疲乏，思睡，懒于言语，多问少答	精神极度疲乏，偶语
肢体倦怠	稍倦，不耐劳力，可坚持轻体力劳动	倦怠较甚，勉强支持日常活动	四肢无力，不能坚持日常活动
食后腹胀	轻微腹胀，半小时内减轻或消失，不影响生活，不需服对症药物	腹胀不适在半小时至 1 小时内较甚，部分影响日常生活，或需服对症药物	腹胀更甚，2 小时以内仍不能好转，生活受影响，或服对症药物效果不佳
大便	软便或稍烂，成堆不成形，2～3 次/日	烂便、溏便，4～5 次/日，或稀便 1～2 次/日	稀便，每日 3 次以上

亦可用计分法来表示。

2. 疗效判定标准

(1) 临床痊愈

①全部脾虚症状消失。

②受试对象所患由西医诊断的主要疾病，有相应的客观诊断指标证实确有显著改善。

③脾虚参考指标经治疗后有明显改善。

具备①、②项即可判断，③项作参考。

（2）显效

①脾虚症状有明显改善，即改善在2级以上（由+++变化为+）；或个别主症改变在1级，而其他主要症状全部消失。

②受试对象所患疾病的客观诊断和检查指标有所好转。

③脾虚参考指标治疗后有所好转。

①、②项为必备，③项作参考。

（3）有效

①脾虚症状均有好转，改善在1级以上者，或个别脾虚主症有显著改善（由+++变为+）。

②受试对象所患疾病的客观诊断检查指标稳定。

③脾虚参考指标有相应的好转。

（4）无效：症状无改善；所患疾病的各项客观检查无变化；脾虚参考指标亦无变化。

四、观察、记录、总结的有关要求

按设计要求，统一表格，做出详细记录，认真写好病历。应注意观察不良反应或未预料到的毒副反应，并追踪观察。试验结束后，不能任意涂改病历，对各种数据必须做统计学处理。

临床试验

一、Ⅰ期临床试验

本期试验的目的在于观察人体对新药的反应和耐受性，探索安全有效的剂量，提出合理的给药方案和注意事项。有关试验设计（包括受试对象、初试剂量的确定）、结果的观察与记录、不良反应的判断与处理、试验总结等具体事项，按《新药审批办法》的有关规定执行。

二、Ⅱ期临床试验

本期的两个阶段，即对照治疗试验阶段与扩大对照治疗试验阶段可以同时进行。试验设计的要求按《新药审批办法》执行。

1. 试验单位应为 3 ~5 个，每个单位病例不少于 30 例。

2. 治疗组病例不少于 300 例，其中主要病种不少于 100 例。对照组另设。

3. 试验病例的选择，采用住院病例和门诊病例，住院病例不少于总例数的 2/3。门诊病例应严格控制可变因素。

4. 对照组的设立要有科学性。对照组与治疗组病例之比不低于 1∶3，设立对照组的观察单位，对照组病例不少于 30 例。对照药物应择优选用公认治疗同类病的有效药物。尽量采用双盲法。

5. 药物剂量可根据Ⅰ期临床试验结果或中医药理论和临床经验而定。以 2 ~6 周为 1 疗程。

6. 由负责临床研究的医院对试验的全部结果汇总，进行统计学处理和评价，并写出正式的新药临床试验总结。

三、Ⅲ期临床试验

新药得到卫计委批准试生产或上市后一段时间应进行Ⅲ期临床试验，目的是对新药进行社会性考察和评价。观察项目同Ⅱ期临床试验，重点考察新药疗效的可靠性及使用后的不良反应。有关要求均按《新药审批办法》执行。

临床验证

对第四、第五类新药须进行临床验证，主要观察其疗效、不良反应、禁忌和注意事项等。

1. 应采取分组对照的观察方法。对改变剂型的新药，其对照品应采用原剂型药物；对增加适应证的新药，应选择公认的治疗同类病的有效药物进行对照。

2. 观察例数不少于 100 例，其中主要病种不少于 50 例。对照组例数根据统计学需要而定。

3. 临床验证设计与总结的要求与Ⅱ期临床试验相同。

承担中药新药临床研究医院的条件

1. 临床试验、临床验证的负责医院应是卫计委临床药理基地，参加单位应以二甲以上医院为主。

2. 临床研究的负责人应具备副主任医师（包括相当职称）以上职称，并对本病的研究有一定造诣。

第三节　中药新药治疗寒湿困脾证、湿热蕴脾证的临床研究指导原则

寒湿困脾证、湿热蕴脾证均为脾胃病的常见证候，皆由湿邪困遏脾气所致，主要区别在于兼寒、兼热属性的不同。寒湿困脾多由饮食不节、过食生冷、淋雨涉水、居处潮湿以及内湿素盛所致；湿热蕴脾常因感受湿热外邪或过食肥甘酒酪，酿湿生热所致。

基本原则

一、病例选择标准

（一）诊断标准

1. 中医辨证

（1）寒湿困脾证

1）主症

①口淡、纳呆。

②胸闷欲吐。

③大便溏泄。

④舌淡、苔白腻。

2）次症

①身重而怯寒。

②腹满，或腹痛、肠鸣。

③面目肌肤黄色晦暗。

④脉濡缓或细缓。

以上具备主症 2 项（舌象必备）加次症 3 项即可诊断。

（2）湿热蕴脾证

1）主症

①口渴不欲饮或纳呆。

②大便溏而不爽。

③面目肌肤黄色鲜明。

④舌质红，苔黄腻。

2）次症

①身重肢倦或身热不扬。

②腹胀满。

③脉濡数或滑数。

以上具备主症 2 项（舌象必备）加次症 2 项，即可诊断。

2. 有关西医疾病的诊断标准

本病涉及的西医疾病，须按该病的最新诊断标准执行。

3. 症状轻重分级

具体见表 25－3。

表 25－3 症状轻重分级

症状	轻级（＋）	中级（＋＋）	重（＋＋＋）
身重	身重但不影响工作	身重而减少活动	身重不欲动
怯寒	微恶风	恶风而不加衣	怯寒而要加衣
胸闷	轻微不适	2～3 次/日	整日
欲呕	2 日内偶有	1～2 次/日	每日半天以上
腹满	间有	2～4 小时/日	整日
腹痛	隐痛轻微	隐痛 2～3 次/日	反复发作，疼痛剧烈
肠鸣	偶有	上午肠鸣	全日肠鸣亢进
食欲减退	食欲减，保持原饭量	食欲减，饭量比前减 1/3	无食欲，食量减少 1/3 以上
大便稀	每日 1 次，烂便成形	每日 2～3 次，稀溏，不成形	每日 4 次以上，稀水样

（二）试验病例标准

1. 纳入病例标准

用药前 3 日内明确诊断为寒湿困脾证、湿热蕴脾证者，并排除明显的兼夹证或并发症，可纳入试验病例。对相应的西医疾病应在用药前 1 周内做出诊断。

2. 排除病例标准（包括不适应证或剔除标准）

（1）有明显兼夹证或并发症。

（2）年龄在 18 岁以下或 65 岁以上，妊娠或哺乳期妇女，对本药过敏者。

（3）合并有心血管、肝、肾和造血系统等严重原发性疾病者，精神病患者。

（4）不符合纳入标准者，未按规定用药者，有影响对该症治疗的嗜好者，无法判断疗效或资料不全等影响疗效安全性判断者。

二、观测指标

1. 安全性观测

（1）一般体格检查项目。

（2）血、尿、便常规化验。

（3）心、肝、肾功能检查。

2. 疗效性观测

（1）身重怯寒、胸闷、欲呕、腹满、腹痛、肠鸣等症状及食欲、大便情况。

（2）舌象、脉象观测。

（3）根据所涉及的疾病选做相应的检查。

三、疗效判定标准

1. 临床痊愈

全部症状消失，舌苔变为薄白苔；受试对象所患主要西医疾病的相应客观指标基本恢复正常。

2. 显效

症状明显改善，即改善 2 级以上（由 + + + 变化为 +），或个别主症改变在 1 级，而其他主、次症状全部消失；受试对象所患疾病相应的客观指标明显好转，舌苔明显改善。

3. 有效

症状均有好转，改善在 1 级以上，或个别主要症状、体征有显著改善；受试对象所患疾病相应的客观指标有所好转或稳定。

4. 无效

症状、体征（脉、舌）均无改善，所患疾病相应的各项检查无变化。

四、观察、记录、总结的有关要求

按设计要求，统一表格，做出详细记录，认真写好病历。应注意观察不良反应或未预料到的毒副反应，并追踪观察。试验结束后，不能任意涂改病历，对各种数据必须做统计学处理。

临床试验

一、Ⅰ期临床试验

本期试验的目的在于观察人体对新药的反应和耐受性，探索安全有效的剂量，提出合理的给药方案和注意事项。有关试验设计（包括受试对象、初试剂量的确定）、结果的观察与记录、不良反应的判断与处理、试验总结等具体事项，按《新药审批办法》的有关规定执行。

二、Ⅱ期临床试验

本期的两个阶段，即对照治疗试验阶段与扩大对照治疗试验阶段，可以同时进行，试验设计的要求按《新药审批办法》执行。

1. 试验单位应为 3 ~5 个，每个单位病例不少于 30 例。

2. 治疗组病例不少于 300 例。对照组另设。

3. 试验病例的选择，采用住院病例和门诊病例，住院病例不少于总例数的 1/3。门诊病例应严格控制可变因素。

4. 对照组的设立要有科学性。对照组与治疗组病例之比不低于 1∶3，设立对照组的观察单位，对照组病例不少于 30 例。对照药物应择优选用公认治疗同类病的有效药物。尽量采用双盲法。

5. 药物剂量及疗程可根据Ⅰ期临床试验结果或中医药理论和临床经验而定。

6. 由负责临床研究的医院对试验的全部结果汇总，进行统计学处理和评价，并写出正式的新药临床试验总结。

三、Ⅲ期临床试验

新药得到卫计委批准试生产或上市后一段时间应进行Ⅲ期临床试验，目的是对新药进行社会性考察和评价。观察项目同Ⅱ期临床试验，重点考察新药疗效的可靠性及使用后的不良反应。有关要求均按《新药审批办法》执行。

临床验证

对第四、第五类新药须进行临床验证，主要观察其疗效、不良反应、禁忌和注意事项。

1. 应采取分组对照的观察方法。对改变剂型的新药，其对照品应采用原剂型药物；对增加适应证的新药，应选择公认的治疗同类病有效的药物进行对照。

2. 观察例数不少于100例。对照组例数根据统计学需要而定。

3. 临床验证设计与总结的要求与Ⅱ期临床试验相同。

承担中药新药临床研究医院的条件

1. 临床试验、临床验证的负责医院应是卫计委临床药理基地，参加单位应以二甲以上医院为主。

2. 临床研究的负责人应具备副主任医师（包括相当职称）以上职称，并对本病的研究有一定造诣。

第四节　中药新药治疗脱肛的临床研究指导原则

脱肛是指直肠黏膜、直肠全层和部分乙状结肠向下移位并脱出于肛外的疾病，又称直肠脱垂、直肠黏膜脱垂。

基本原则

一、病例选择标准

（一）诊断标准

1. 中医诊断标准

（1）排便时肿物脱出肛门外，轻者可自行还纳，重时不能还纳，常有肛门下坠及大便排不尽感，亦有大便失禁者。

（2）令患者蹲位做排便动作时，可见直肠黏膜呈“放射状”或“环状”脱出。

（3）直肠指诊查括约肌松弛。

（4）脱出肿物嵌顿时，可见黏膜充血、水肿、溃疡和出血等。

2. 中医辨证

（1）气虚下陷证：排便时直肠脱出于肛门外，甚者在咳嗽、行路、站立、排尿时稍用力即脱出。常伴疲倦乏力，气短声低，头晕，心悸，纳呆，便溏。舌质淡胖，有齿痕，脉弱。

（2）脾肾两虚证：直肠滑脱不收，肛门有下坠感，神疲乏力，行动时气促，头晕，心悸，腰膝酸软，小便频数，夜尿多。舌淡，脉虚弱。

（3）湿热下注证：直肠突出于外，肛门灼热，肿痛，面赤身热，口干，口臭，胸脘痞闷，腹胀，小便短赤。舌红，苔黄腻或黄燥，脉濡数。

3. 脱肛分度

（1）Ⅰ型脱垂：为直肠黏膜脱出，脱出物淡红色，长 3 ~ 5cm，触之柔软，无弹性，不易出血，便后可自然回复。

（2）Ⅱ型脱垂：为直肠全层脱出，长 5 ~ 10cm，呈圆锥形，淡红色，表面为环状而有层次的黏膜皱襞，触之较厚，有弹性，肛门松弛，便后有时需用手帮助回复。

（3）Ⅲ度脱垂：直肠及部分乙状结肠脱出，长达 10cm 以上，呈圆柱状，触之很厚，肛门松弛无力。

（二）试验病例标准

1. 纳入病例标准

符合中医诊断标准和辨证者，可纳入试验病例。

2. 排除病例标准（包括不适应证或剔除标准）

（1）年龄在 18 岁以下或 65 岁以上、妊娠或哺乳期妇女、过敏体质及对本药过敏者。

（2）合并心血管、脑血管、肝、肾和造血系统等严重原发性疾病者，精神病、糖尿病患者。

（3）不符合纳入标准、未按规定用药、无法判断疗效或资料不全等影响疗效或安全性判断者。

二、观测指标

1. 安全性观测

（1）一般体检项目。

（2）血、尿、便常规化验。

（3）心、肝、肾功能检查。

2. 疗效性观测

（1）直肠脱出、肛门灼热、肿痛、疲倦乏力、心悸气短、头晕、腰膝酸软，大小便，饮食等的变化情况。

（2）舌象、脉象变化。

三、疗效判定标准

1. 临床痊愈

直肠恢复正常位置，大便或增加腹压时直肠不脱出肛外，半年内无复发。

2. 显效

大便时有轻度直肠黏膜脱出肛门外，能自行还纳。

3. 有效

大便用力时有少许直肠全层脱出肛门外，可还纳。

4. 无效

直肠脱出，无还纳，症状未减轻或反加重。

四、观察、记录、总结的有关要求

按临床研究设计要求，统一表格，做出详细记录，认真写好病历。应注意观察不良反应，并追踪观察。试验结束后，不能任意涂改病历，对各种数据必须做统计学处理。

临床试验

一、Ⅰ期临床试验

本期试验的目的在于观察人体对新药的反应和耐受性，探索安全有效的剂量，提出合理的给药方案和注意事项。有关试验设计（包括受试对象、初始剂量的确定）、结果的观察与记录、不良反应的判断与处理、试验总结等具体事项，按《新药审批办法》的有关规定执行。

二、Ⅱ期临床试验

本期的两个阶段，即对照治疗试验阶段与扩大对照治疗试验阶段，可以同时进行。试验设计的要求按《新药审批办法》执行。

1. 试验单位应为3～5个，每个单位病例不少于30例。

2. 治疗组病例不少于300例，其中主要证候不少于100例。对照组另设。

3. 对试验病例的选择，采用住院病例和门诊病例，住院病例不少于总例数的1/3。对门诊病例应严格控制可变因素。

4. 对照组的设立要有科学性。对照组与治疗组病例之比不低于1∶3，设立对照组的观察单位，对照组病例不少于30例。对照药物应择优选用公认治疗同类病的有效药物。尽量采用双盲法。

5. 药物剂量可根据Ⅰ期临床试验结果或中医理论和临床经验而定。以4～6周为1疗程。

6. 由负责临床研究的医院对试验的全部结果汇总，进行统计学处理和评价，并写出正式的新药临床试验总结。

三、Ⅲ期临床试验

新药得到卫计委批准试生产或上市后一段时间应进行Ⅲ期临床试验，目的是对新药进行社会性考察和评价。观察项目同Ⅱ期临床试验，重点考察新药疗效的可靠性及使用后的不良反应。有关要求均按《新药审批办法》执行。

临床验证

对第四、第五类新药须进行临床验证，主要观察其疗效、不良反应、禁忌和注意事项等。

1. 观察应采取分组对照的方法。对改变剂型的新药，其对照品应采用原剂型药物；对增加适应证的新药，应选择公认的治疗同类病的有效药物进行对照。

2. 观察例数不少于100例，其中主要证候不少于50例。对照组例数根据统计学需要而定。

3. 临床验证设计与总结的要求与Ⅱ期临床试验相同。

承担中药新药临床研究医院的条件

1. 临床试验、临床验证的负责医院应是卫计委临床药理基地，参加单位应以二甲以上医院为主。

2. 临床研究的负责人应具备副主任医师（包括相当职称）以上职称，并对本病研究有一定造诣。

第五节　中药新药治疗便秘的临床研究指导原则

便秘是排便间隔时间延长，大便便质干结或艰涩不畅的一种病。现代医学将便秘分为功能性便秘与器质性便秘。

基本原则

一、病例选择标准

（一）诊断标准

1. 中医诊断标准

（1）排便时间延长，每次排便间隔在 72 小时以上。

（2）便质干结，甚则如羊屎或团块、排便费力，或大便并非干结而排出困难。

2. 中医辨证

热秘证：大便干结，排便困难，间隔时间延长，甚则肛裂便血，口苦，口干，小便短赤。舌红，苔黄，脉滑数。

气秘证：排便费力，排后便意未尽，或艰涩不畅，胸胁痞满，腹中胀痛，嗳气频作。苔白，脉弦，病情与情绪密切相关。

虚秘证：排便费力，便质不一定干结，面色无华，头晕，心悸，神疲气短。舌淡，苔薄，脉细无力。

冷秘证：排便努挣不下，大便并不干硬，神疲气短，面色晄白，身寒肢冷，小腹冷痛，小便清长。舌胖而淡，脉沉细迟。

（二）试验病例标准

1. 纳入病例标准

功能性便秘在 1 个月以上并符合中医辨证者可纳入试验病例。

2. 排除病例标准（包括不适应证或剔除标准）

（1）经检查证实由直肠、结肠器质性病变（如肿瘤、克罗恩病、结肠息肉、肠结核等）所致肠道狭窄而引起者。

（2）年龄在 18 岁以下或 65 岁以上者，妊娠或哺乳期妇女，对本药过敏者。

（3）合并有心血管、肝、肾和造血系统等严重原发性疾病者，精神病患者。

（4）凡不符合纳入标准、未按规定用药、无法判断疗效或资料不全等影响疗效和安全性判断者。

二、观测指标

1. 安全性观测

（1）一般体检项目。

（2）血、尿、便常规化验。

（3）心、肝、肾功能检查。

2. 疗效性观测

（1）排便间隔时间、便质、排便费力情况。

（2）大便常规。

（3）钡灌肠检查。

（4）纤维肠镜检查。

以上（1）、（2）必做，其他可根据病情需要选做。

三、疗效判定标准

1. 临床痊愈

大便正常或恢复至病前水平，其他症状全部消失。

2. 显效

便秘明显改善，间隔时间及便质接近正常；或大便稍干而排便间隔时间在 72 小时以内，其他症状大部分消失。

3. 有效

排便间隔时间缩短 1 天，或便质干结改善，其他症状均有好转。

4. 无效

便秘及其他症状均无改善。

四、观察、记录、总结的有关要求

按设计要求，统一表格，做出详细记录，认真写好病历。应注意观察不良反应或未预料到的毒副反应，并追踪观察。试验结束后，不能任意涂改病历，对各种数据必须做统计学处理。

临床试验

一、Ⅰ期临床试验

本期试验的目的在于观察人体对新药的反应和耐受性，探索安全有效的剂量，提出合理的给药方案和注意事项。有关试验设计（包括受试对象、初始剂量的确定）、结果的观察与记录、不良反应的判断处理、试验总结等具体事项，按《新药审批办法》的有关规定执行。

二、Ⅱ期临床试验

本期的两个阶段，即对照治疗试验阶段与扩大对照治疗试验阶段，可以同时进行。试验设计的要求按《新药审批办法》执行。

1. 试验单位应为 3 ~5 个，每个单位病例不少于 30 例。

2. 治疗组病例不少于 300 例，其中主要证候不少于 100 例。对照组另设。

3. 试验病例的选择，采用住院病例和门诊病例。对门诊病例应严格控制可变因素。

4. 对照组的设立要有科学性。对照组与治疗组病例之比不低于 1∶3，设立对照组的观察单位，对照组病例不少于 30 例。对照药物应择优选用公认治疗同类病的有效药物。尽量采用双盲法。

5. 药物剂量和疗程可根据Ⅰ期临床试验结果或中医药理论和临床经验而定。

6. 由负责临床研究的医院对试验的全部结果汇总，进行统计学处理和评价，并写出正式的新药临床试验总结。

三、Ⅲ期临床试验

新药得到卫计委批准试生产或上市后一段时间应进行Ⅲ期临床试验，目的是对新药进行社会性考察和评价。观察项目同Ⅱ期临床试验，重点考察新药疗效的可靠性及使用后的不良反应。有关要求均按《新药审批办法》执行。

临床验证

对第四、第五类新药须进行临床验证，主要观察其疗效、不良反应、禁忌和注意事项等。

1. 应采取分组对照的观察方法。对改变剂型的新药，其对照品应采用原剂型药物；对增加适应证的新药，应选择公认的治疗同类病的有效药物进行对照。

2. 观察例数不少于100例，其中主要证候不少于50例。对照组例数根据统计学需要而定。

3. 临床验证设计与总结的要求与Ⅱ期临床试验相同。

承担中药新药临床研究医院的条件

1. 临床试验、临床验证的负责医院应是卫计委临床药理基地，参加单位以二甲以上医院为主。

2. 临床研究的负责人应具备副主任医师（包括相当职称）以上职称，并对本病的研究有一定造诣。

第六节　中药新药治疗大肠癌的临床研究指导原则

大肠癌是我国常见的恶性肿瘤之一，包括直肠癌和结肠癌。本病属中医的便血、脏毒、肠蕈、锁肛痔等范畴。

一、诊断标准

1. 西医诊断标准

（1）临床症状：有黏液血便，大便习惯、形状改变，便秘与便溏交替出现，肛门部有下坠感，里急后重，腹胀，腹部隐痛，有时可扪及包块或出现肠梗阻症状，贫血，乏力，消瘦等。

（2）肛门指诊：距肛门8～9cm以下的直肠癌，肛门指诊可触及肿块。肿块质硬，表面不光滑，触之易出血。晚期肿瘤固定而活动度小。

（3）内窥镜检查：可见肿块，呈菜花状，或有溃疡，易出血等。

（4）X线检查：钡灌肠检查及气钡双重造影显示充盈缺损范围等。

（5）癌胚抗原测定：阳性。

（6）大便潜血试验：连续3天试验持续阳性。

（7）病理组织学和细胞学检查为大肠癌。

2. 中医辨证

脾虚证：便血紫暗，纳呆，腹胀，腹部隐痛，或肛门下坠，面色无华，神疲懒言，便溏。舌质淡，苔白，脉弱。

湿热证：大便不畅，里急后重，便血污秽，口苦而干，或发热，小便黄。舌红，苔黄腻，脉滑数。

气血双亏证：病程日久，便血稀但腥臭，神疲乏力，面色㿠白，消瘦。舌淡，苔白，脉细弱。

3. 大肠癌分期

（1）临床病理分期

Ⅰ期（Dukes'A）

$Ⅰ_0$：癌变限于黏膜层（原位癌）。

$Ⅰ_1$：癌变侵及黏膜下层。

$Ⅰ_2$：癌变侵及肠壁肌层。

Ⅱ期（Dukes'B）

癌变侵及浆膜或周围组织和器官，但尚可一起行整块切除。

Ⅲ期（Dukes'C）

$Ⅲ_1$：伴病灶附近淋巴结转移（指肠壁旁或边缘血管旁淋巴结转移）。

$Ⅲ_2$：伴供应血管和系膜边缘附近淋巴结转移。

Ⅳ期（Dukes'D）

$Ⅳ_1$：伴远处脏器转移（如肝、肺、骨、脑等处的转移）。

$Ⅳ_2$：伴远处淋巴结转移（如锁骨上淋巴结转移等），或向供应血管根部的淋巴结广泛转移，无法全部切除。

$Ⅳ_3$：伴腹膜广泛播散，无法全部切除。

$Ⅳ_4$：病变已广泛浸润邻近器官而无法全部切除。

（2）国际 TNM 的含义

①TNM 的含义

T：原发肿瘤。

T_{is}：原位癌。

T_0：临床未发现肿瘤。

T_1：癌限于黏膜或黏膜下层（包括腺瘤癌变）。

T_2：癌侵犯肌层或浆膜，但未超出肠壁。

T_3：癌穿透肠壁，并扩散至邻近组织或器官。

T_4：癌穿透肠壁，侵入邻近器官并已形成瘘管。

T_5：直接扩散已超出邻近组织或器官。

T_x：侵犯深度不肯定。

N：区域淋巴结。

N_0：淋巴结无转移。

N_1：淋巴结已转移。

N_x：淋巴结转移情况未加描述或未记录。

M：远处转移。

M_0：无远处转移。

N_1：有远处转移。

N_x：未测定有无远处转移。

②国际 TNM 分期

0 期（$T_{is}N_0M_0$）：组织学证明为原位癌。

T_A（$T_1N_0M_0$）：癌限于黏膜或黏膜下层，无区域淋巴结转移，无远处转移。

I_B（$T_2N_0M_0$，$T_2N_xM_0$）：癌侵犯肌层，但未超出浆膜，无区域淋巴结转移，无远处转移。

Ⅱ期（$T_{3\sim5}N_0M_0$，$T_{3\sim5}N_1M_0$）：癌穿透肠壁或浆膜，无区域淋巴结转移，无远处转移。

Ⅲ期（任何 T，N_1M_0）：任何深度的肠壁侵犯，区域淋巴结有转移，但远处无转移。

Ⅳ期（任何 T，任何 N，M_1）：任何深度的肠壁侵犯，区域淋巴结有或无转移，但有远处转移。

4. 卡劳夫斯基（Karnofsky）评分法

一切正常，无不适或症状	100 分
能进行正常活动，有轻微症状	90 分
勉强可进行正常活动，有一些症状或体征	80 分
生活自理，但不能维持正常活动或无法积极工作	70 分
生活偶需帮助，但能照顾大部分私人的需求	60 分
需要颇多的帮助和经常的医疗护理	50 分
失去活动能力，需要特别的照顾和帮助	40 分

严重失去活动能力，要住医院，但暂未有死亡威胁	30 分
病重，需住院及积极的支持治疗	20 分
垂危	10 分
死亡	0 分

二、试验病例标准

1. 纳入病例标准

符合本病诊断标准及中医辨证，不能手术的Ⅱ~Ⅳ期患者（包括经手术探查未切除肿瘤患者），或手术后复发者，或经放化疗结束 2 个月以上，体力状况（KNS）评分在 60 分以上，估计能存活 3 个月以上者，可纳入试验病例。

2. 排除病例标准（包括不适应证或剔除标准）

（1）年龄在 18 岁以下或 65 岁以上，妊娠或哺乳期妇女，过敏体质或对本药过敏者。

（2）合并有心血管、脑血管、肝、肾和造血系统等严重原发性疾病者，精神病患者。

（3）不符合纳入标准、未按规定用药、无法判断疗效或资料不全等影响疗效或安全性判断者。

三、观测指标

1. 安全性观测

（1）一般体检项目。

（2）血、尿、便常规化验。

（3）心、肝、肾功能检查。

（4）根据药物可能出现的毒性反应做相应的安全性检查。

药物毒性的评价：

①血液学表现：血小板、白细胞、红细胞、血红蛋白的变化。

②其他毒性：可分为 0 ~4 级。

表现：恶心、呕吐、口腔炎、脱发，特异性器官（肺、心、肾、神经系统、皮肤等）的症状。

分级：

0 级：无毒性症状表现。

1 级：轻度毒性症状表现。

2 级：中度毒性症状表现。

3 级：严重毒性症状表现。

4 级：危及生命的毒性症状表现。

③心、肝、肾功能的检查情况。

2. 疗效性观测

（1）有关的症状、体征。

（2）内窥镜检查。

（3）大肠 X 线检查（钡灌肠及钡餐检查）。

（4）癌胚抗原检查。

（5）细胞免疫检查。

以上（1）、（2）项必做，其他可根据病情和临床研究的需要选做。

四、疗效判定标准

1. 缓解率：经各种检查（包括 X 线等）测量肿瘤，以其最大直径及最大垂直径的乘积表示肿瘤治疗前后的变化和疗效。根据吸收程度又可分为：

完全缓解（CR）：经 X 线检查或/和内窥镜检查，病灶全部消失。

部分缓解（PR）：病灶缩小≥50%。

稳定（NR）：病灶缩小不到 50% 或增大不足 25%。

进展（PD）：病灶较治疗前增大 25% 以上。

2. 中数生存期（MST）：指治疗至死亡或末次随访时间，常用中位数表示。

3. 带癌或无癌生存（NED）：应在治疗记录上注明，如死亡，应写明死亡原因。

4. 显效时间：指从治疗开始到肿瘤出现客观缩小（一般指 X 线钡餐检查）的时间。

5. 复发时间（MRT）：指病灶经治疗显效至复发、长大的时间，常用中位数表示，如仍未增大，则用“+”表示（如 3^+ 月）。

6. 健康状况的变化：以 Karnofsky 评分为指标，在治疗前后均打分，描述治疗前后的变化。

7. 生存率：以半年、1、2、3、5、10 年生存率表示疗效，应采用生命表法计算，最好用 Kaplan - Mein 曲线表示，并经时序检验平衡其他可能的影响因素。

8. 体重变化：以每月体重增加或减轻 3kg 计算。

五、临床试验的有关要求

试验病例全部采用住院病例。疗程为 2 个月，治疗结束后再观察 1 个月，以判定近期疗效的肿瘤缓解情况、远期疗效与生存期随访。

若研制的新药既有抗癌作用，又可与放疗、化学药物配合，有增加放疗、化疗的抗癌作用，则合并放化疗的病例均不得少于 100 例，并必须另设 100 例，观察该药的抗癌作用，观察其增效作用的病例应以化疗病例或放疗病例做对照组。

第七节　中药新药治疗血瘀证的临床研究指导原则

血瘀是指体内有血液停滞，包括离经之血积存体内，或血运不畅，阻滞于经脉及脏腑内所致的证候。常因气虚、气滞、寒凝、热灼、外伤、手术等所致。其病变涉及范围广泛，可见于现代医学的真性红细胞增多症、慢性肝炎、肝硬化、冠心病、肺源性心脏病、脑血管病等多种疾病。

基本原则

一、病例选择标准

（一）诊断标准

1. 中医诊断标准

（1）主症

①刺痛，痛有定处，拒按。

②脉络瘀血（诸如口唇、爪甲紫暗，或皮下紫斑，或肤表丝状如缕，或腹部青筋外露，或下肢胀痛）。

③舌质紫暗或有瘀斑、瘀点。

④涩脉或无脉。

⑤癥积。

⑥离经之血（出血或外伤出血）。

⑦痛经，经血色黑，有血块或闭经。

（2）次症

①肌肤甲错。

②肢体麻木或偏瘫。

③癫狂或健忘。

2. 中医辨证

凡符合血瘀证的诊断标准，可按血瘀部位辨证。

瘀阻于心：胸闷心痛，痛如针刺或锥刺，舌质紫暗，脉沉涩。

瘀阻于肺：胸痛咯血，唇甲青紫，舌质暗红，脉数或涩。

瘀阻于肝脾：肝脾肿大，胁肋胀痛，胁下痞块，舌质紫红或有紫斑，脉细涩或沉细涩。

瘀阻于肠胃：腹胀痛，呕血或便血，痛处不移，舌质青紫，脉弦或涩。

瘀阻于胞宫：少腹痛，痛经，经血色黑，有血块或闭经，舌质紫暗或有瘀斑、瘀点，脉弦或涩。

瘀阻于四肢：局部肿胀，呈青紫，或肢体麻木，舌质紫暗，脉弦或涩。

瘀阻于脑或乘心：健忘，癫狂，或肢体偏瘫，舌质紫暗，脉细涩或结代。

3. 有关西医疾病诊断标准

本证若涉及西医疾病，须按该病的最新诊断标准执行。

4. 症状轻重分级

具体见表25－4。

表25－4　症状轻重分级表

症状	轻（＋）	中（＋＋）	重（＋＋＋）
舌质	色暗红，有瘀点	色紫暗，有瘀斑、瘀点	色青紫
脉象	涩	细涩	无脉，或细涩，或结代
疼痛	偶有轻微疼痛	中度疼痛，时有发生	痛不可忍，反复发作，辗转不安
癥积	按之微硬，轻微疼痛	按之较硬，疼痛	按之坚硬，剧痛，拒按
月经	轻度痛经，经血色黑，偶有血块	痛经，经血色黑，血块较多，或经期紊乱	闭经

（二）试验病例标准

1. 纳入病例标准

符合血瘀证的诊断及辨证者，可纳入试验病例。

2. 排除病例标准（包括不适应证或剔除标准）

（1）有明显兼夹证者。

（2）年龄在 18 岁以下或 65 岁以上，妊娠或哺乳期妇女，过敏体质及对本药过敏者。

（3）合并有急性心血管、脑血管、肝、肾和造血系统等严重原发性疾病者，精神病患者。

（4）不符合纳入标准、未按规定用药、无法判断疗效或资料不全等影响疗效或安全性判断者。

二、观测指标

1. 安全性观测

（1）一般体格检查项目。

（2）血、尿、便常规化验。

（3）心、肝、肾功能检查。

2. 疗效性观测

（1）相关症状与体征。

（2）根据病情及临床研究的需要选做微循环、血液流变、血小板凝集、血液黏度及心血管造影、CT、B 超、心肌闪烁扫描等。

三、疗效判定标准

1. 临床痊愈

血瘀的症状、体征消失，若有血瘀证的理化参考指标，应基本正常。

2. 显效

血瘀的症状、体征明显改善，若有血瘀证的理化参考指标，应有明显改善。

3. 有效

血瘀的症状、体征均有好转，若有血瘀证的理化参考指标，应有相应好转。

4. 无效

血瘀的症状、体征无改善，若有血瘀证的理化参考指标，亦无改善。

四、观察、记录、总结的有关要求

按临床研究设计要求，统一表格，做出详细记录，认真写好病历。应注意观察不良反应，并追踪观察。试验结束后，不能任意涂改病历，对各种数据必须做统计学处理。

临床试验

一、Ⅰ期临床试验

本期试验的目的在于观察人体对新药的反应和耐受性，探索安全有效的剂量，提出合理的给药方案和注意事项。有关试验设计（包括受试对象、初始剂量的确定）、结果的观察与记录、不良反应的判断处理、试验总结等具体事项，按《新药审批办法》的有关规定执行。

二、Ⅱ期临床试验

本期的两个阶段，即对照治疗试验阶段与扩大对照治疗试验阶段，可以同时进行。试验设计的要求按《新药审批办法》执行。

1. 试验单位应为 3 ~5 个，每个单位病例不少于 30 例。

2. 治疗组病例不少于 300 例，其中主要病证不少于 100 例。对照组另设。

3. 试验病例的选择，采用住院病例和门诊病例，住院病例不少于总数的 1/3。门诊病例应严格控制可变因素。

4. 对照组的设立要有科学性。对照组与治疗组病例之比不低于 1∶3，设立对照组的观察单位，对照组病例不少于 30 例。对照药物应择优选用公认治疗同类病证的有效药物。尽量采用双盲法。

5. 药物剂量可根据Ⅰ期临床试验结果或中医药理论和临床经验而定。以 1 ~2 个月为 1 疗程。

6. 由负责临床研究的医院对试验的全部结果汇总，进行统计学处理和评价，并写出正式的新药临床试验总结。

三、Ⅲ期临床试验

新药得到卫计委批准试生产或上市后一段时间应进行Ⅲ期临床试验，目的是对新药进行社会性考察和评价。观察项目同Ⅱ期临床试验，重点考察新药疗效的可靠性及使用后的不良反应。有关要求均按《新药审批办法》执行。

临床验证

对第四、第五类新药须进行临床验证，主要观察其疗效、不良反应、禁忌和注意事项等。

1. 应采取分组对照的观察方法。对改变剂型的新药，其对照品应采用原剂型药物；对增加适应证的新药，应选择公认的治疗同类病证的有效药物进行对照。

2. 观察例数不少于100例，其中主要病证不少于50例。对照组例数根据统计学需要而定。

3. 临床验证设计与总结的要求与Ⅱ期临床试验相同。

承担中药新药临床研究医院的条件

1. 临床试验、临床验证的负责医院应是卫计委临床药物基地，参加单位应以二甲以上医院为主。

2. 临床研究的负责人应具备副主任医师（包括相当职称）以上职称，并对本病的研究有一定造诣。

第二十六章　2010年肛肠病中医诊疗方案与中医临床路径

第一节　肛痈（肛管直肠周围脓肿）诊疗方案

一、诊断

（一）疾病诊断

1. 中医诊断标准

参照中华人民共和国中医药行业标准《中医病证诊断疗效标准》（ZY/T001.7—1994）。

局部症状：起病急骤，肛周肿痛，便时痛剧，继而破溃流脓经久不愈。

全身症状：头身痛，乏力，大便秘结，小便黄赤。

2. 西医诊断标准

参照《外科学》第七版（吴在德等主编，人民卫生出版社，2008年）。

（1）肛门烧灼痛或跳痛，排便或行走时加重，少数患者伴有排尿困难。

（2）可伴有发冷、发热、全身不适等症状。

（3）肛周超声检查可测及脓腔。

（4）血白细胞及中性粒细胞计数可有不同程度的增多。

（5）肛门周围有硬结或肿块，局部温度增高、压痛或有波动感。

位于肛提肌以下的脓肿，局部红、肿、热、痛症状较重而全身症状较轻；位于肛提肌以上的脓肿，局部症状较轻而全身症状较重，直肠指检可触及压痛性肿块，肛周穿刺可抽出脓液。必要时辅助直肠腔内超声检查，CT或MRI检查发现病灶可以确诊。

（二）疾病分期

1. 急性期

肛管直肠周围硬结或肿块形成，疼痛，坠胀，呈持续性加重。

2. 成脓期

疼痛剧烈，肿块增大，红肿发热，中心波动感，坠胀不适，伴发全身症状，如发冷发热，倦怠乏力，食欲不振，大便秘结，小便黄赤等。

3. 溃破期

肿块缩小，形成硬结，逐渐软化或脓肿破溃，形成瘘管，经久不愈。

（三）疾病分类

1. 低位脓肿（肛提肌以下脓肿）

包括肛周皮下脓肿、坐骨直肠窝脓肿、肛管后脓肿。

2. 高位脓肿（肛提肌以上脓肿）

直肠后间隙脓肿、骨盆直肠间隙脓肿、黏膜下脓肿。

（四）证候诊断

1. 火毒蕴结证

肛门周围突然肿痛，持续加剧，伴有恶寒、发热、便秘、溲赤。肛周红肿，触痛明显，质硬，表面灼热。舌红，苔薄黄，脉数。

2. 热毒炽盛证

肛门肿痛剧烈，可持续数日，痛如鸡啄，夜寐不安，伴有恶寒发热，口干便秘，小便困难。肛周红肿，按之有波动感或穿刺有脓。舌红，苔黄，脉弦滑。

3. 阴虚毒恋证

肛门肿痛、灼热，表皮色红，溃后难敛，伴有午后潮热，心烦口干，夜间盗汗。舌红，少苔，脉细数。

二、治疗方案

（一）手术治疗

主要采取肛管直肠周围脓肿切开挂线术。

1. 适应证

适用于高位脓肿。

2. 操作方法

常规麻醉满意后，于脓肿中心行放射状切口或弧形切口，用止血钳钝性分离组织间隔，充分引出脓汁，然后以食指分离脓腔间隔，冲洗脓腔，用球头探针自切口插入，沿脓腔底部轻柔而仔细地向肛内探查，同时以另一食指在肛内作引导，寻找内口。若未探通，在脓腔最高点，黏膜最薄处穿出，挂以橡皮筋，一端从脓腔穿出，另一端从肛内穿出，再将橡皮筋两端合拢，使其松紧适宜后，结扎固定。若脓肿范围较大，可行两个以上切口，分别放置橡皮片引流。修剪创缘，查无活动出血点，以凡士林纱条嵌入创面，纱布压迫，丁字带固定，术终。

3. 术后处理

（1）术后每日熏洗坐浴2次，或在每次排便后熏洗坐浴。

（2）创面每日换药1～2次。

（3）根据病情及临床实际，可选用肛肠综合治疗仪、超声雾化熏洗仪、熏蒸床（坐式）、智能肛周熏洗仪等。

（二）辨证选择口服中药汤剂、中成药

1. 中药汤剂

（1）火毒蕴结证

治法：清热泻火解毒。

推荐方药：仙方活命饮加减。白芷、贝母、防风、赤芍、当归尾、甘草节、皂角刺（炒）、穿山甲（炙）、天花粉、乳香、没药、金银花、陈皮。

（2）热毒炽盛证

治法：清热败毒透脓。

推荐方药：透脓散加减。黄芪、穿山甲（炒末）、川芎、当归、皂角刺。

（3）阴虚毒恋证

治法：养阴清热解毒。

推荐方药：青蒿鳖甲汤加减。青蒿、鳖甲、生地黄、知母、牡丹皮。

2. 中成药

（1）栓剂纳肛：可选用马应龙麝香痔疮栓、肛泰栓、痔疮宁栓、普济痔疮栓等。

（2）中药膏剂外用：可选用马应龙麝香痔疮膏、龙珠软膏、肛泰软膏等。

（三）针刺疗法、理疗

1. 疼痛的治疗

针刺长强、承山、足三里、环跳，或用普鲁卡因长效止痛，长强穴封闭。

2. 尿潴留的治疗

针刺关元、中极、气海、三阴交、水道，阳陵泉透刺阴陵泉。

3. 粪嵌塞的治疗

针刺支沟、足三里、气海、合谷、曲池。

（四）中药熏洗疗法

根据病情辨证使用中药熏洗。

（五）基础治疗

对感染、发热、疼痛等并发症的治疗，可选用抗生素。

（六）护理

1. 辨证护理

肛痈患者的体质多属阴虚、偏热，在整体护理中，应首先考虑这个因素。安排病床时应注意病房的朝向，衣被适当减少。护理时要注意采用中西医结合为主，并结合患者疾病本身的变化，如情绪不调、饮食不节、调护不当等因素对健康的影响。

2. 情志护理

由于肛痈患者大多数是以局部疼痛为主要症状入院，同时又伴有发热等症状，所以易产生烦躁、焦虑不安等紧张情绪。因而要求护理人员做好身、心两方面的护理工作，减轻患者对医院的陌生感，增强战胜疾病的信心。同时还应对患者的社会背景、文化层次，组织结构、家庭内部情况及本人的性格等加以了解，开展全方位的护理。

3. 饮食护理

饮食对肛痈的治疗、康复起着极为重要的作用。应嘱患者忌烟酒，勿食辛辣刺激性食物；宜进营养丰富、清淡、少渣、易消化的食物；多食蔬菜、瓜果，预防便秘；不能过度劳累，并配合服用润肠通便中药，使之尽早康复。

三、疗效评价

（一）评价标准

参照1994年国家中医药管理局颁布的《中医病证诊断疗效标准》。

治愈：症状及体征消失，伤口愈合，积分较治疗前降低≥2/3。

好转：症状改善，病灶或伤口缩小，积分较治疗前降低≥1/3。

未愈：症状及体征均无变化，积分较治疗前降低不足1/3。

（二）评价方法

1. 症状评价指标

参照2004年国家卫计委颁布的《中药新药临床研究指导原则》。

出血：

0级：正常　0分

1级：轻度　2分　带血

2级：中度　4分　滴血

3级：重度　6分　射血

疼痛：

0级：正常　0分

1级：轻度　2分　轻度疼痛，可以忍受

2级：中度　4分　明显疼痛，用药缓解

3级：重度　6分　剧烈疼痛，难以忍受

分泌物：

0级：无　0分

1级：有　1分

2. 证候评价指标

参照2004年国家卫计委颁布的《中药新药临床研究指导原则》。

舌红，苔黄：

0级：无

1级：有

脉数或滑数：

0级：无

1级：有

第二节　肛痈（肛管直肠周围脓肿）临床路径

路径说明：本路径适合于西医诊断为肛管直肠周围脓肿的成脓期高位脓肿患者。

一、肛痈（肛管直肠周围脓肿）中医临床路径标准住院流程

（一）适用对象

中医诊断：第一诊断为肛痈（TCD 编码：BWG040）。

西医诊断：第一诊断为肛管直肠周围脓肿（ICD－10 编码：K61.001）。

（二）诊断依据

1. 疾病诊断

（1）中医诊断标准：参照中华人民共和国中医药行业标准《中医病证诊断疗效标准》（ZY/T001.7—1994）。

（2）西医诊断标准：参照《外科学》第七版（吴在德等主编，人民卫生出版社，2008 年）。

2. 疾病分期

（1）急性期。

（2）成脓期。

（3）溃破期。

3. 疾病分类

（1）低位脓肿（肛提肌以下脓肿）：包括肛周皮下脓肿、坐骨直肠窝脓肿、肛管后脓肿。

（2）高位脓肿（肛提肌以上脓肿）：直肠后间隙脓肿、骨盆直肠间隙脓肿、黏膜下脓肿。

4. 证候诊断

参照“国家中医药管理局‘十一五’重点专科协作组肛痈（肛管直肠周围脓肿）诊疗方案”。

肛痈（肛管直肠周围脓肿）临床常见证候：

（1）火毒蕴结证。

（2）热毒炽盛证。

（3）阴虚毒恋证。

（三）治疗方案的选择

参照“国家中医药管理局‘十一五’重点专科协作组肛痈（肛管直肠周围脓肿）诊疗方案”。

1. 诊断明确，第一诊断为肛痈（肛管直肠周围脓肿）。

2. 患者适合并接受中医治疗。

（四）标准疗程时间

标准住院日为≤21天。

（五）进入路径标准

1. 第一诊断必须符合肛痈（TCD编码：BWG040）和肛管直肠周围脓肿（ICD－10编码：K61.001）的患者。

2. 成脓期高位脓肿患者。

3. 有手术适应证。

4. 患者同时具有其他疾病，但在住院期间不需特殊处理也不影响第一诊断的临床路径流程实施时，可以进入本路径。

5. 由肛周外伤、肛周皮肤感染、结核病、克罗恩病、溃疡性结肠炎、肿瘤破溃、白血病、再生障碍性贫血等引起肛痈（肛管直肠周围脓肿）的患者，不进入本路径。

（六）中医证候学观察

四诊合参，收集该病种不同证候的主症、次症、舌、脉特点。注意证候的动态变化。

（七）入院检查项目

1. 必须的检查项目

（1）血常规＋血型、尿常规、便常规。

（2）肝功能、肾功能、血糖、血脂、电解质。

（3）凝血功能。

（4）心电图。

（5）胸部透视或胸部X线片。

（6）感染性疾病筛查。

(7) 腹部超声。

2. 可选择的检查项目

根据病情需要而定，如盆底肛门部 CT 或 MRI、直肠腔内超声等。

(八) 治疗方法

1. 手术治疗

主要有肛管直肠周围脓肿切开挂线术。

2. 辨证选择口服中药汤剂、中成药

(1) 中药汤剂

①火毒蕴结证：清热泻火解毒。

②热毒炽盛证：清热败毒透脓。

③阴虚毒恋证：养阴清热解毒。

(2) 中成药

①栓剂纳肛：可选用马应龙麝香痔疮栓、肛泰栓、痔疮宁栓、普济痔疮栓等。

②中药膏剂外用：可选用马应龙麝香痔疮膏、龙珠软膏、肛泰软膏等。

3. 针灸治疗

辨证取穴。

4. 中药熏洗治疗

根据病情辨证使用中药熏洗。

5. 基础治疗

感染、发热、疼痛等并发症的治疗。

6. 护理

辨证施护。

(九) 出院标准

1. 肛管直肠周围脓肿病灶消失，切口无脓性分泌物，创面基本愈合。
2. 肛门无疼痛，排便正常。
3. 没有需要住院治疗的并发症。

(十) 有无变异及原因分析

1. 病情加重，需要延长住院时间，增加住院费用。
2. 合并有心血管疾病、内分泌疾病等其他系统疾病者，住院期间病情加重，需要特殊处理，导致住院时间延长、费用增加。

3. 治疗过程中发生了病情变化，出现严重并发症，退出本路径。

4. 因患者及其家属意愿而影响本路径的执行，退出本路径。

二、肛痈（肛管直肠周围脓肿）中医临床路径住院表单

适用对象：第一诊断为肛痈（肛管直肠周围脓肿）（TCD 编码：BWG040；ICD－10 编码：K61.001）

患者姓名：______ 性别：______ 年龄：______ 门诊号：______ 住院号：______

发病时间：___年___月___日 住院日期：___年___月___日 出院日期：___年___月___日

标准住院日≤21 天　　实际住院日：________天

时间	___年___月___日 第 1 天	___年___月___日 第 2 天（术日）	___年___月___日 第 3～5 天 （术后第 2～4 天）
主要诊疗工作	□询问病史与体格检查 □采集中医四诊信息 □进行中医证候判断 □实施各项实验室检查和影像学检查 □术前讨论，确定手术方案，完成术前小结 □向家属交代病情和手术事项 □签署“手术知情同意书” □下达手术医嘱、提交手术通知单 □进行手术前准备 □麻醉医生查患者，签署“麻醉知情同意书” □完成病历书写和病程记录	□完成手术治疗 □完成手术记录 □完成术后首次病程记录 □观察术后生命体征及创面渗血情况 □评估疼痛程度，必要时镇痛治疗 □了解术后首次排尿情况，必要时留置导尿	□上级医师查房，制定术后治疗方案 □观察术后生命体征、创面情况 □评估疼痛程度，必要时镇痛治疗 □换药 □中药熏洗

续表

时间	___年___月___日 第1天	___年___月___日 第2天（术日）	___年___月___日 第3~5天 （术后第2~4天）
重点医嘱	长期医嘱： □肛肠科常规护理 □分级护理 □普食 临时医嘱： □血常规、尿常规、便常规 □肝功能、肾功能、电解质 □凝血功能 □心电图 □胸部X线片 □腹部超声 □腔内超声 □盆底肛门CT或MRI	长期医嘱： □肛肠科术后护理常规 □分级护理 □半流质饮食（鞍麻或腰麻禁食6小时后进流质饮食） □预防感染 □中医辨证予以中药口服 临时医嘱： □对症处理	长期医嘱： □肛肠科术后护理常规 □分级护理 □半流质饮食 □预防感染 □辨证使用中药 □中药熏洗 □外用中药 □换药 临时医嘱： □对症处理
主要护理工作	□入院介绍 □入院健康教育 □介绍入院各项检查前注意事项 □按照医嘱执行诊疗护理措施 □完成各项入院检查的护理操作 □根据医嘱执行各项术前准备 □完成常规生命体征的监测 □交代术前注意事项 □术前中医情志疏导、健康教育 □饮食指导 □晨晚间护理、夜间巡视	□交接患者，检查生命体征及用药情况 □按医嘱进行治疗 □随时观察患者情况 □协助安全下床 □告知注意事项 □指导术后首次排尿 □晨晚间护理、夜间巡视	□观察患者创面渗血及排便情况 □术后康复、健康教育 □术后饮食指导 □协助患者生活护理 □晨晚间护理、夜间巡视

续表

时间	___年___月___日 第1天	___年___月___日 第2天（术日）	___年___月___日 第3～5天 （术后第2～4天）
病情变异记录	□无　□有，原因： 1. 2.	□无 □有，原因： 1. 2.	□无 □有，原因： 1. 2.
责任护士签名			
医师签名			

时间	___年___月___日 第6～12天 （术后第5～10天）	___年___月___日 第13～20天 （术后第11～19天）	___年___月___日 （第21天，出院日）
主要诊疗工作	□上级医师查房，观察切口情况	□上级医师查房，观察局部情况 □观察手术结扎线脱落情况，必要时紧线 □疗效评估，确定出院时间	□向患者交代出院注意事项、复查日期 □指导患者出院后功能锻炼、预防常识 □开具出院诊断书 □完成出院记录 □通知住院
重点医嘱	长期医嘱： □肛肠科术后护理常规 □分级护理 □普食 □预防感染 □辨证使用中药 □中药熏洗 □外用中药 □换药 临时医嘱： □对症处理 □根据橡皮筋松动情况紧线 □复查血常规、尿常规、便常规	长期医嘱： □肛肠科术后护理常规 □分级护理 □普食 □预防感染 □辨证使用中药 □中药熏洗 □外用中药 □换药 □理疗 临时医嘱： □对症处理 □根据橡皮筋松动情况紧线	长期医嘱： □停止所有长期医嘱 临时医嘱： □开具出院医嘱 □出院带药

续表

时间	___年___月___日 第6～12天 （术后第5～10天）	___年___月___日 第13～20天 （术后第11～19天）	___年___月___日 （第21天，出院日）
主要护理工作	□术后康复、健康教育 □术后饮食指导 □协助患者生活护理 □晨晚间护理、夜间巡视	□术后康复、健康教育 □术后饮食指导 □协助患者生活护理 □晨晚间护理、夜间巡视	□交代出院后注意事项，进行术后卫生宣教 □指导出院带药的用法 □协助办理出院手续 □送患者出院
病情变异记录	□无　□有，原因： 1. 2.	□无　□有，原因： 1. 2.	□无　□有，原因： 1. 2.
责任护士签名			
医师签名			

第三节　肛裂病（肛裂）诊疗方案

一、诊断

（一）疾病诊断

1. 中医诊断标准

参照中华人民共和国中医药行业标准《中医病证诊断疗效标准》（ZY/T001.7—1994）。

（1）主要症状：排便时疼痛明显，便后疼痛可加剧，常有便秘及少量便血。好发于肛门前后正中部位。

（2）主要体征：①肛管皮肤浅表纵裂，创缘整齐、基底新鲜、色红，触痛明显，创面富于弹性，多见于初期肛裂；②有反复发作史，创缘不规则，增厚，弹性差，溃疡基底紫红色或有脓性分泌物，上端邻近肛窦处肛乳头肥大，创缘下端有哨兵痔，或有皮下瘘管形成，多见于陈旧期肛裂。

2. 西医诊断标准

参照《外科学》第七版（吴在德等主编，人民卫生出版社，2008 年）。

肛裂的诊断要具备主要症状，如肛门部疼痛、便血或伴有便秘。肛裂的疼痛性质呈典型的周期性疼痛，排便时疼痛，便后数分钟后可缓解，随后再次发生疼痛可达数小时后缓解。便血为滴血或手纸染血，鲜血，量少。肛门部检查可见肛管皮肤裂开，肥大肛乳头和哨兵痔等体征。

（二）疾病分期

1. 急性期

病程短，裂创新鲜，色红，底浅，边缘整齐有弹性，疼痛剧烈。

2. 慢性期

病程长，反复发作，裂创底深，边缘不整，或有脓性分泌物，上端邻近肛窦处肛乳头肥大，创缘下端有哨兵痔，或有皮下瘘管形成，裂创底部栉膜变厚变硬，形成栉膜带。

（三）证候诊断

1. 血热肠燥证

大便二三日一行，质干硬，便时滴血或手纸染血，肛门疼痛，腹部胀满，溲黄。裂口色红。舌质偏红，苔黄燥，脉弦数。

2. 阴虚津亏证

大便干燥数日一行，便时疼痛点滴下血，口干咽燥，五心烦热。裂口深红。舌红，少苔或无苔，脉细数。

3. 气滞血瘀证

肛门刺痛，便时便后尤甚。肛门紧缩，裂口色紫暗。舌质紫暗，脉弦或涩。

二、治疗方案

（一）肛裂切除内括约肌松解术

1. 适应证

慢性期肛裂。

2. 操作方法

患者取截石位，骶麻或局麻后常规消毒，在距肛门后位距肛缘约1.5cm的5点或7点处做一梭形切口，食指伸入肛内触到括约肌间沟部位，持弯钳自切口进入，沿皮下进到括约肌间沟部肛管皮下，在食指引导下，挑起切断部分内括约肌，指诊肛门松弛，括约肌间沟上方触及明显裂隙即可；在肛裂部分行病灶切除暴露新鲜创面；加压包扎。术毕。

3. 术后处理

（1）术后每日熏洗坐浴2次，或在每次排便后熏洗坐浴。

（2）创面每日换药1～2次。

（3）根据病情及临床实际，可选用肛肠综合治疗仪、超声雾化熏洗仪、熏蒸床（坐式）、智能肛周熏洗仪等。

（二）辨证选择口服中药汤剂、中成药

1. 中药汤剂

（1）血热肠燥证

治法：清热泻火，增液通便。

推荐方药：黄芩、黄柏、生地黄、生石膏、延胡索、地榆炭、槐花炭、三七粉、生大黄（后下）。

（2）阴虚津亏证

治法：凉血养血，增液通便。

推荐方药：知母、黄柏、玄参、生地黄、麦冬、白芍、当归、阿胶（烊）、桃仁、红花、熟地黄、川芎、延胡索。

（3）气滞血瘀证

治法：行气活血，润肠通便。

推荐方药：当归、槟榔片、厚朴、决明子、桃仁、红花、火麻仁、瓜蒌仁、郁李仁、陈皮、延胡索。

2. 中成药

（1）栓剂纳肛：可选用马应龙麝香痔疮栓、普济痔疮栓、肛泰栓等。

（2）中药膏剂外用：肛泰软膏、龙珠软膏、马应龙麝香痔疮膏等。

（三）中药熏洗

可选用金玄洗剂等熏洗。

（四）针灸疗法

根据病情需要选择穴位治疗术后并发症。

1. 疼痛

针刺长强、承山、足三里、环跳穴。

2. 尿潴留

针刺关元、中极、气海、三阴交、水道，阳陵泉透阴陵泉。

3. 粪嵌塞

针刺支沟、足三里、气海、合谷、曲池。

（五）基础治疗

感染、发热、疼痛、便秘等并发症的治疗。

（六）护理

辨证施护。

1. 术后护理

指导患者便后中药熏洗、坐浴、患处涂药、理疗等，以促进创面愈合。

2. 饮食护理

（1）血热肠燥证者多吃蔬菜、水果。

（2）阴虚津亏证者宜多进食滋阴增液之品。

（3）气滞血瘀证者多吃理气活血之品。

三、疗效评价

（一）评价标准

参考2004年国家卫计委颁布的《中药新药临床研究指导原则》。

痊愈：症状消失，体征消失。

显效：症状明显改善，积分较治疗前降低≥2/3。

有效：症状好转，积分较治疗前降低≥1/3。

无效：症状无改善，积分较治疗前降低不足1/3。

（二）评价方法

（1）症状评价指标：参考2004年国家卫计委颁布的《中药新药临床研究指导原则》。

便血：

0级：正常　0分

1 级：轻度　2 分　带血

2 级：中度　4 分　滴血

3 级：重度　6 分　射血

疼痛：

0 级：正常　0 分

1 级：轻度　2 分　轻度疼痛，可以忍受

2 级：中度　4 分　明显疼痛，用药缓解

3 级：重度　6 分　剧烈疼痛，难以忍受

大便干燥或秘结：

0 级：无　0 分

1 级：有　1 分

（2）证候评价指标：参考 2004 年国家卫计委颁布的《中药新药临床研究指导原则》。

舌红，苔黄：

0 级：无

1 级：有

脉数或滑数：

0 级：无

1 级：有

第四节　肛裂病（肛裂）临床路径

路径说明：本路径适合于西医诊断为肛裂的患者。

一、肛裂病（肛裂）中医临床路径标准住院流程

（一）适用对象

中医诊断：第一诊断为肛裂病（TCD 编码：BWG030）。

西医诊断：第一诊断为肛裂（ICD－10 编码：K60.201）。

（二）诊断依据

1. 疾病诊断

（1）中医诊断标准：参照中华人民共和国中医药行业标准《中医病证诊断疗效标准》（ZY/T001.7—1994）。

（2）西医诊断标准：参照《外科学》第七版（吴在德等主编，人民卫生出版社，2008 年）。

2. 疾病分期

（1）急性期。

（2）慢性期。

3. 证候诊断

参照“国家中医药管理局‘十一五’重点专科协作组肛裂病（肛裂）诊疗方案”。

肛裂病（肛裂）临床常见证候：

（1）血热肠燥证。

（2）阴虚津亏证。

（3）气滞血瘀证。

（三）治疗方案的选择

参照“国家中医药管理局‘十一五’重点专科协作组肛裂病（肛裂）诊疗方案”。

1. 诊断明确，第一诊断为肛裂病（肛裂）。

2. 患者适合并接受中医治疗。

（四）标准疗程时间

标准住院日为≤11 天。

（五）进入路径标准

1. 第一诊断必须符合肛裂病（TCD 编码：BWG030）和肛裂（ICD－10 编码：K60.201）的患者。

2. 有手术适应证，无手术禁忌证。

3. 患者同时具有其他疾病，但在住院期间不需特殊处理也不影响第一诊断的临床路径流程实施时，可以进入本路径。

4. 患者同意接受手术治疗。

5. 由肛门皲裂、克罗恩病、溃疡性结肠炎及结核等引起的肛门皮肤裂疮的患者，不进入本路径。

（六）中医证候学观察

四诊合参，收集该病种不同证候的主症、次症、舌、脉特点。注意证候的动态变化。

（七）入院检查项目

1. 必须的检查项目

（1）血常规 + 血型、尿常规、便常规。

（2）肝功能、肾功能、血糖、血脂、电解质。

（3）凝血功能。

（4）心电图。

（5）胸部透视或胸部 X 线片。

（6）乙型肝炎表面抗原、丙型肝炎抗体、血清梅毒抗体、艾滋病抗体检查。

（7）腹部超声。

2. 可选择的检查项目

根据病情需要而定，如电子直肠镜检查、结肠镜检查等。

（八）治疗方法

1. 手术治疗

主要是肛裂切除内括约肌松解术。

2. 辨证选择口服中药汤剂、中成药

（1）中药汤剂

①血热肠燥：清热泻火，增液通便。

②阴虚津亏：凉血养血，增液通便。

③气滞血瘀：行气活血，润肠通便。

（2）中成药

①栓剂纳肛：可选用马应龙麝香痔疮栓、普济痔疮栓、肛泰栓等。

②中药膏剂外用：肛泰软膏、龙珠软膏、马应龙麝香痔疮膏等。

3. 中药熏洗疗法

可选用金玄洗剂等熏洗。

4. 针灸治疗

具体略。

5. 基础治疗

感染、发热、疼痛、便秘等并发症的治疗。

6. 护理

辨证施护。

（九）出院标准

1. 创面愈合良好。

2. 排便正常，肛门无疼痛、出血。

3. 没有需要住院治疗的并发症。

（十）有无变异及原因分析

1. 病情加重，需要延长住院时间，增加住院费用。

2. 合并有心血管疾病等其他系统疾病者，住院期间病情加重，需要特殊处理，导致住院时间延长、费用增加。

3. 治疗过程中发生了病情变化，出现严重并发症时，退出本路径。

4. 因患者及其家属意愿而影响本路径执行，退出本路径。

二、肛裂病（肛裂）中医临床路径住院表单

适用对象：第一诊断为肛裂病（肛裂）（TCD 编码：BWG030、ICD－10 编码：K60.201）

患者姓名：______ 性别：______ 年龄：______ 门诊号：________ 住院号：______

住院日期：___年___月___日 出院日期：___年___月___日

标准住院日≤11 天 实际住院日：________天

时间	___年___月___日 （第 1 天）	___年___月___日 （第 2 天）	___年___月___日 （术后第 1 天， 住院第 3 天）
主要诊疗工作	□询问病史、体格检查 □下达医嘱、开出各项检查单 □实施各项实验室检查和影像学检查 □完成上级医师查房 □完成初步诊断 □术前评估，确定手术方式 □签署“手术知情同意书” □签署“麻醉知情同意书” □术前准备 □完成术前小结 □完成首次病程记录 □完成入院记录	□完成手术治疗 □完成手术记录 □完成术后首次病程记录 □观察术后生命体征及创面渗血情况 □了解术后首次排尿情况，必要时留置导尿	□医师查房及病程记录 □观察术后生命体征、创面渗血情况

续表

时间	___年___月___日 （第 1 天）	___年___月___日 （第 2 天）	___年___月___日 （术后第 1 天，住院第 3 天）
重点医嘱	长期医嘱： □肛肠科护理常规 □分级护理 □普食 □中医辨证予以中药 临时医嘱： □术前医嘱 □术区备皮 □术前肠道准备 □血常规、尿常规、便常规 □肝功能、肾功能、电解质 □感染性疾病筛查 □凝血功能 □心电图 □胸部 X 线片 □腹部超声	长期医嘱： □肛肠科术后护理常规 □分级护理 □根据麻醉确定饮食 □预防感染 临时医嘱： □对症处理	长期医嘱： □肛肠科术后护理常规 □分级护理 □半流质饮食 □预防感染 临时医嘱： □对症处理
主要护理工作	□入院介绍 □入院健康教育 □介绍入院各项检查前注意事项 □按照医嘱执行诊疗护理措施 □完成各项入院检查的护理操作 □根据医嘱执行各项术前准备 □完成常规生命体征的监测 □交代术前注意事项 □术前中医情志疏导、健康教育 □饮食指导 □晨晚间护理、夜间巡视	□交接患者，检查生命体征及用药情况 □按医嘱进行治疗 □告知术后注意事项 □指导术后饮食 □协助安全下床 □指导术后首次排尿 □随时观察患者情况 □晨晚间护理、夜间巡视	□观察患者创面渗血及排便情况 □术后康复、健康教育 □术后饮食指导 □协助患者生活护理 □晨晚间护理、夜间巡视

续表

时间	___年___月___日 （第1天）	___年___月___日 （第2天）	___年___月___日 （术后第1天， 住院第3天）
病情变异记录	□无　□有，原因： 1. 2.	□无　□有，原因： 1. 2.	□无　□有，原因： 1. 2.
责任护士签名			
医师签名			

时间	___年___月___日 （术后第2天， 住院第4天）	___年___月___日 （术后第3天， 住院第5天）	___年___月___日 （术后第4～7天， 住院第6～10天）	___年___月___日 （出院日， 住院第11天）
主要诊疗工作	□上级医师查房及病程记录 □观察术后生命体征、切口情况、创面渗血情况 □术后换药 □中医辨证施治	□上级医师查房及病程记录 □观察术后生命体征、切口情况、创面渗血情况 □术后换药 □中医辨证施治	□上级医师查房，确定出院时间 □术后换药 □中医辨证施治	□向患者交代出院注意事项、复查日期 □指导患者出院后功能锻炼、预防常识 □开具出院诊断书 □完成出院记录 □通知出院
重点医嘱	长期医嘱： □肛肠科术后护理常规 □分级护理 □半流质饮食 □预防感染 □口服中药汤剂 □外用中成药 □中药熏洗 临时医嘱： □对症处理	长期医嘱： □肛肠科术后护理常规 □分级护理 □半流质饮食 □预防感染 □口服中药汤剂 □外用中成药 □中药熏洗 临时医嘱： □对症处理	长期医嘱： □肛肠科术后护理常规 □分级护理 □普食 □口服中药汤剂 □外用中成药 □中药熏洗 □理疗 临时医嘱： 对症处理	长期医嘱： 停止所有长期医嘱 临时医嘱： □开具出院医嘱 □出院带药

续表

时间	___年___月___日（术后第2天，住院第4天）	___年___月___日（术后第3天，住院第5天）	___年___月___日（术后第4～7天，住院第6～10天）	___年___月___日（出院日，住院第11天）
主要护理工作	□观察患者创面渗血及排便情况 □术后康复、健康教育 □术后饮食指导 □协助患者生活护理 □晨晚间护理、夜间巡视	□观察患者创面渗血及排便情况 □术后康复、健康教育 □术后饮食指导 □协助患者生活护理 □晨晚间护理、夜间巡视	□术后康复、健康教育 □术后饮食指导 □协助患者生活护理 □晨晚间护理、夜间巡视	□交代出院后注意事项，进行术后卫生宣教 □指导出院带药的用法 □协助办理出院手续 □送患者出院
病情变异记录	□无 □有，原因： 1. 2.	□无 □有，原因： 1. 2.	□无 □有，原因： 1. 2.	□无 □有，原因： 1. 2.
责任护士签名				
医师签名				

第五节　脱肛病（直肠脱垂）诊疗方案

一、诊断

（一）疾病诊断

1. 中医诊断标准

参照2002年中华中医药学会肛肠分会制定的脱肛病诊断标准，即二型三度分类法。

（1）一型：不完全性直肠脱垂，即直肠黏膜脱垂。

表现为直肠黏膜层脱出肛外，脱出物呈半球形，其表面可见以直肠腔为中心的环状黏膜沟。

（2）二型：完全性直肠脱垂，即直肠全层脱垂。

脱垂的直肠呈圆锥形，脱出部分可以直肠腔为中心呈同心圆排列的黏膜环形沟。

二型根据脱垂程度分为三度：

①Ⅰ度为直肠壶腹内的肠套叠，即隐性直肠脱垂。排粪造影呈伞状阴影。

②Ⅱ度为直肠全层脱垂于肛门外，肛管位置正常，肛门括约肌功能正常，不伴有肛门失禁。

③Ⅲ度为直肠和部分乙状结肠及肛管脱出于肛门外，肛门括约肌功能受损，伴有肛门不全性或完全性失禁。

2. 西医诊断标准

参照《外科学》第七版（吴在德等主编，人民卫生出版社，2008 年）。

（二）证候诊断

1. 气虚下陷证

便后肛门有物脱出，直肠脱垂呈半球形或圆锥形，甚则咳嗽，行走、排尿时脱出，劳累后加重；伴有脘腹重坠，纳少，神疲体倦，气短声低，头晕心悸。舌质淡，体胖，边有齿痕，脉弱。

2. 肾气不固证

直肠滑脱不收；伴有面白神疲，听力减退，腰膝酸软，小便频数或夜尿多，久泻久痢。舌淡苔白，脉细弱。

3. 气血两虚证

直肠脱出；伴有面白或萎黄，少气懒言，头晕眼花，心悸健忘或失眠。舌质淡白，脉细弱。

4. 湿热下注证

直肠脱出，嵌顿不能还纳，脱垂的直肠黏膜有糜烂、溃疡；伴有肛门肿痛，面赤身热，口干口臭，腹胀便结，小便短赤。舌红，苔黄腻，脉滑数。

二、治疗方法

（一）辨证选择口服中药汤剂、中成药

1. 气虚下陷证

治法：补中益气，升提固脱。

推荐方药：补中益气汤加减。黄芪、党参、生白术、升麻、柴胡、陈皮、当归、炙甘草。

中成药：补中益气丸等。

2. 肾气不固证

治法：健脾益气，补肾固脱。

推荐方药：金匮肾气汤加减。熟附子、肉桂、怀山药、茯苓、山茱萸、泽泻、炙黄芪、升麻。

中成药：金匮肾气丸等。

3. 气血两虚证

治法：益气养血。

推荐方药：八珍汤加减。人参、炙黄芪、生白术、茯苓、当归身、熟地黄、白芍、升麻、生甘草。

中成药：八珍颗粒等。

4. 湿热下注证

治法：清热利湿。

推荐方药：葛根芩连汤加减。葛根、炒黄芩、黄连、香附、川芎、白芷、炒白术、茯苓、薏苡仁、生甘草。

中成药：二妙丸、四妙丸等。

（二）手术治疗

1. 一型直肠脱垂治疗

可以选择“中药消痔灵注射固脱法”。

将中药消痔灵注射液注入直肠黏膜下层，使分离的直肠黏膜与肌层粘连固定。此法分为黏膜下层点状注射法和柱状注射法两种。

适应证：一型直肠脱垂。

禁忌证：直肠炎、腹泻、肛周炎及持续性腹压增加疾病。

操作要点：取侧卧位或截石位，局部消毒后，铺无菌巾，局麻或骶麻后，将直肠黏膜暴露肛外，或在肛门镜下，齿线上1cm，环形选择2～3个平面，或纵行选择4～6行。每个平面或每行选择4～6点，各点距离相互交错，选用药物消痔灵，注射时取一份消痔灵加一份生理盐水或0.5%利多卡因。每点注稀释的消痔灵液1～2mL，不要过深刺入肌层，或过浅注入黏膜内，以免无效或坏死。总量一般为20～40mL。柱状注射，在暴露直肠黏膜3、6、9、12点于齿线上1cm，黏膜下层做柱状注射。长短视脱出长度而定，每柱注射药量4～6mL，注射完毕，食指进入肛内进行反复按摩，使药液均匀散开，注射局部不要产生硬结。肛内置凡士林纱条、小排气管，肛外用塔形纱布压迫固定。

术后处置：注射当天适当休息，不宜剧烈活动。予流质饮食，控制大便1～3天。术后给服抗生素或静脉滴注3天以预防感染。一般1次注射后可收到满意效果，若疗效不佳，7～10天后重复注射1次。

2. 二型直肠脱垂治疗

对二型直肠脱垂的治疗应从以下几方面考虑：一是脱垂的直肠黏膜及直肠与周围组织的固定；二是直肠及肛管的紧缩；三是盆底组织的修复与固定。现根据分度程度分述如下。

（1）Ⅰ、Ⅱ度直肠脱垂治疗

Ⅰ、Ⅱ度直肠脱垂的治疗基本相同，都要进行直肠内黏膜下层注射和直肠周围注射疗法：将中药消痔灵注射液加等量生理盐水或0.5%利多卡因稀释后注射到直肠黏膜下层和直肠周围，局部产生纤维化，使分离的直肠黏膜与肌层粘连固定，直肠外壁与周围组织产生纤维化，起到粘连固定作用，以达直肠脱垂治愈之目的。

麻醉选择：局麻，骶管麻醉，腰麻均可。

禁忌证：脱垂伴有滑动疝、子宫脱垂、膀胱膨出，脱出长度超过12cm等，直肠炎、腹泻、肛周炎及持续性腹压增加疾病。

注射用药物：消痔灵注射液。

特殊手术器械：8cm、14cm长喇叭状肛门镜各一套，5号齿科针头、腰穿针头各1个，10mL注射器等。

注射方法：

①直肠黏膜下注射

适应证、禁忌证、操作要点同一型直肠黏膜下注射。

②直肠周围注射

适应证：Ⅰ、Ⅱ、Ⅲ度直肠脱垂，在直肠内黏膜注射后同时进行直肠外周围注射，如果伴有直肠黏膜过度松弛或肛门功能不全，要同时进行黏膜紧缩术和肛门括约肌紧缩术。

禁忌证：同前。

操作要点：在腰俞麻醉或局麻后，用细长腰穿针和10mL注射器，抽入消痔灵原液10mL。先行肛门直肠左右（坐骨直肠窝）注射，在距离肛缘1.5cm，3、9点位进针，刺入皮肤、皮下，进入坐骨直肠窝，大约进入4～8cm，进入骨盆直肠间隙。此时，另用食指伸入直肠内，仔细触摸针尖部位，确定针尖在直肠壁外，为了保证针尖不刺入直肠壁内，以针尖在直肠壁外可以自由滑动为准，然后缓慢边退针边推药，注入药物6～8mL，使药液呈扇形均匀散开。用同法注射对侧，两侧共注射药量10～20mL。

肛门直肠后壁（直肠后间隙）注射，沿直肠后壁进针，刺入4～8cm，到达直肠后间隙，此时，食指伸入直肠内，仔细触摸针尖部位，确定针尖在直肠壁外，再将针深入2～3cm，为了保证针尖不刺入直肠壁内，以针尖在直肠壁外可以自由滑动为准，注药5～10mL。

直肠前壁注射，要根据脱垂程度而定，一般中年妇女，脱垂多伴有阴道后壁膨出，此时一定进行直肠前壁注射，进针点，从会阴部（直肠阴道）间进针，刺入4～8cm，另一食指进入阴道，触摸针尖在直肠阴道之间，可缓慢边退针边推药，注药量4～8mL。直肠外注射消痔灵原液总量20～40mL。注射后肛内上祛腐生肌纱条、小排气管，肛外用塔形纱布压迫固定。术后常规给预防性抗菌术口服药或静脉点滴三天。

（2）Ⅲ度直肠脱垂治疗

Ⅲ度直肠脱垂治疗比较复杂，首先要进行直肠内黏膜下注射，直肠外周注射，还要进行直肠黏膜结扎术和肛门紧缩术。

①直肠黏膜结扎术

本法只能作为消痔灵注射治疗直肠脱垂的辅助治疗。可在消痔灵注射完成后进行直肠黏膜结扎术。

适应证：脱垂时间长，肛门括约肌功能不良，或伴有混合痔，注射后可见黏膜堆积明显的直肠脱垂患者。

操作要点：在直肠3、7、11点位，用组织钳提起松弛黏膜，在基底部夹上大弯血管钳，在钳子底下用7号丝线或可吸收缝合线进行缝合结扎。结扎后用手指扩肛，直肠必须能顺利通过两横指，可以避免术后发生排便困难。结扎点位多少根据黏膜松弛情况而定，一般一次结扎不超过三处，过多容易引起直肠狭窄，出现排便困难。

术后处理：适当运用抗生素，少渣饮食，每日换药。

②肛门紧缩术

适应证：此术适用于肛门括约肌功能不全或无肛门括约功能的直肠脱垂患者，可在其直肠内外注射或直肠黏膜紧缩后，直接进行肛门紧缩术。

禁忌证：肠炎、腹泻、肛门周围急性炎症，以及合并严重的内科疾病。

操作要点：取截石位或侧卧位，反复消毒会阴部皮肤及肛管，在肛门后正中齿线处向外做菱形切口切除皮肤皮下组织，不切断括约肌，用组织钳提起齿线上方黏膜及黏膜下组织，在组织钳下方用大弯血管钳夹住，此时注意保持肛门口顺利通过 2 指（大约 3cm），再用可吸收线贯穿缝合结扎。对齿线外伤口暴露的括约肌用可吸收线进行括约肌重叠式 U 字缝合，一般缝合 3～4 针，最后用丝线缝合皮肤切口。如果在后部紧缩后，感到肛门紧缩不理想，还可以同时在肛门前方以同样方法进行前位肛门紧缩术。

术后处理：静脉点滴抗生素预防感染，少渣饮食控制大便 3 天，每日伤口换药一次。

（三）术后复发的治疗

术后个别患者出现疗效不满意，症状虽有明显好转，但仍属未治愈或复发病例。

治疗：根据分型仍然可以进行第二次直肠内外注射固脱治疗，一般三个月后治疗最佳，但注意第一次已经注射过药物且产生纤维化的地方，第二次进针推药都比较困难，此时不宜强行进针推药。第二次注射应该注射到第一次没有注射过的地方，此时进针推药应该与第一次的感觉相同。注药量应比第一次减少。

如果经过第二次治疗效果仍然不满意，则不建议进行第三次注射治疗。最好选择开腹悬吊固定手术疗法。

（四）直肠脱垂急症的处理

直肠脱出因不能及时复位，会出现充血、水肿甚至绞窄的情况，久之造成直肠脱垂急症。治疗时可用纱条包裹手指，在脱出物表面涂以四黄膏等润滑剂，压迫脱出物顶端，持续用力使脱出物复位，必要时可在局麻下操作。

复位后以塔形纱布加压包扎固定，口服或静注抗生素以防感染，并予熏洗或外敷治疗。

熏洗法：用以减轻症状，控制病情发展。常用苦参汤加明矾、五倍子、石榴皮煎水熏洗，每天2次。

外敷法：以五倍子散或马勃散外敷。

（五）护理调摄

1. 术前一日于肛门口周围15～20cm进行备皮，备皮后嘱患者用温皂水清洗备皮区域。

2. 术前晚与术晨各用温皂水1000mL灌肠一次。术晨测体温、血压。

3. 术后嘱患者卧床休息3天，并控制大便72小时。术后可选用智能肛周熏洗仪。

4. 如术后肛门部胀痛或坠胀，遵医嘱给予患者止痛药物治疗。

5. 术后2～3天有时有低热，如不超过38℃，局部无感染者为吸收热，可不予特殊处理。

6. 嘱患者禁食生冷刺激性食物，术后24小时内可进半流食或少渣饮食。

7. 第一次排大便前，可用温皂水灌肠，以软化大便，并避免排便时过分用力。

8. 预防术后并发症，遵医嘱术后常规输入抗菌药物3天，年老体弱者可使用1周。

9. 提肛运动：常做肛门内收上提运动，每次肛门放松、收缩运动20～30下，每日2次。

（六）预防治疗

直肠脱垂经直肠内外注射中药治疗后，预防复发很重要，要根据患者整体状况运用中医治未病原则，及时调理治疗中气下陷、津枯肠燥、湿热下注等证候。

一般术后3天开始辨证口服中药。

1. 中气下陷证

治法：益气养血，升提固脱。

推荐方药：补中益气汤加减。炙黄芪、党参、白术、茯苓、枳壳、柴胡、白芍、炙甘草、升麻。

2. 津枯肠燥证

治法：补中益气，润肠通便。

推荐方药：麻仁丸加减。生地黄、肉苁蓉、火麻仁、郁李仁、炒枳壳、黄芪、升麻、柴胡、麦冬、玄参、生甘草。

3. 湿热下注证

治法：清热利湿。

推荐方药：葛根、生地黄、炒牡丹皮、炒黄芩、炒白术、薏苡仁、茯苓、生甘草。

术后12天指导患者进行提肛运动锻炼，以恢复和增强肛门功能。

三、疗效评价

（一）评价标准

参照2002年中华中医药学会肛肠分会制定的《直肠脱垂诊断与治疗标准》

治愈：患者排便时无肿物脱出，无肛门坠胀，排便通畅。检查直肠恢复正常位置，排便或增加腹压时直肠无脱出肛门外，无直肠黏膜内脱垂。

有效：患者上述症状减轻，排便较通畅，检查脱垂程度减轻，无直肠全层脱垂。

无效：治疗前后无变化或病情加重。

（二）评价方法

治疗后从患者第一次排便（一般术后3天左右）开始评价记录，主要记录排便时是否有肿物脱出，排便是否通畅。指诊肛门直肠内有无堆积的直肠黏膜或脱出物，肛门闭合是否完全。术后第10天进行排粪造影检查和肛门压力测定。然后根据临床表现和检查结果判定治疗效果。

第六节　脱肛病（直肠脱垂）临床路径

路径说明：本路径适合于西医诊断为直肠脱垂的患者。

一、脱肛病（直肠脱垂）中医临床路径标准住院流程

（一）适用对象

中医诊断：第一诊断为脱肛病（TCD编码：BWG060）。

西医诊断：第一诊断为直肠脱垂（ICD－10 编码：K62. 302）。

（二）诊断依据

1. 疾病诊断

（1）中医诊断标准：参照 2002 年中华中医药学会肛肠分会制定的脱肛病诊断标准（即二型三度分类法）。

（2）西医诊断标准：参照《外科学》第七版（吴在德等主编，人民卫生出版社，2008 年）。

2. 证候诊断

参照“国家中医药管理局‘十一五’重点专科协作组脱肛病（直肠脱垂）诊疗方案”。

脱肛病（直肠脱垂）临床常见证候：

（1）气虚下陷证。

（2）肾气不固证。

（3）气血两虚证。

（4）湿热下注证。

（三）治疗方案的选择

参照“国家中医药管理局‘十一五’重点专科协作组脱肛病（直肠脱垂）诊疗方案”。

1. 诊断明确，第一诊断为脱肛病（直肠脱垂）。

2. 患者适合并接受中医治疗。

（四）标准疗程时间

标准住院日为≤13 天。

（五）进入路径标准

1. 第一诊断必须符合脱肛病（TCD 编码：BWG060）和直肠脱垂（ICD－10编码：K62. 302）的患者。

2. 有手术适应证，无手术禁忌证。

3. 当患者同时具有其他疾病，但在住院期间不需特殊处理，也不影响第一诊断的临床路径流程实施时，可以进入本路径。

4. 患者同意接受手术治疗。

（六）中医证候学观察

四诊合参，收集该病种不同证候的主症、次症、舌、脉特点。注意证候的动态变化。

（七）入院检查项目

1. 必须的检查项目

（1）血常规+血型、尿常规、便常规+潜血。

（2）肝功能、肾功能、血糖、血脂、电解质。

（3）感染性疾病筛查：乙型肝炎表面抗原、丙型肝炎抗体、血清梅毒抗体、艾滋病抗体检查。

（4）凝血功能。

（5）胸部X线片。

（6）心电图。

（7）腹部超声。

2. 可选择的检查项目

根据病情需要而定，如肛门压力测定、电子纤维结肠镜检查、排粪造影检查等。

（八）治疗方法

1. 辨证选择口服中药汤剂、中成药

气虚下陷证：补中益气，升提固脱。

肾气不固证：健脾益气，补肾固脱。

气血两虚证：益气养血。

湿热下注证：清热利湿。

2. 手术治疗

根据病情可选择直肠黏膜下注射和直肠周围注射、直肠黏膜结扎或肛门紧缩术（Ⅱ、Ⅲ度直肠脱垂伴有一定肛门松弛同时进行）。

3. 护理　辨证施护。

（九）出院标准

1. 病情稳定，主要症状（脱出）消失或有所改善，能正常排便。

2. 没有需要住院治疗的并发症。

（十）有无变异及原因分析

1. 病情加重，需要延长住院时间，增加住院费用。

2. 合并有心脑血管疾病、内分泌疾病等其他系统疾病者，住院期间病情加重，需要特殊处理，导致住院时间延长、费用增加。

3. 治疗过程中发生病情变化，出现严重并发症时，退出本路径。

4. 因患者及其家属意愿而影响本路径执行时，退出本路径。

二、脱肛病（直肠脱垂）中医临床路径住院表单

适用对象：第一诊断为脱肛病（直肠脱垂）（TCD 编码：BWG060；ICD－10 编码：K62.302）

患者姓名：______ 性别：______ 年龄：______ 门诊号：______ 住院号：______

住院日期：___年___月___日 出院日期：___年___月___日

标准住院日≤13 天 实际住院日：________天

时间	___年___月___日 术前，入院第 1～2 日	___年___月___日 手术日，入院第 3～4 日	___年___月___日 术后第 1 日， 入院第 5～6 日
主要诊疗工作	□询问病史、体格检查 □下达医嘱、开出各项检查单 □完成首次病程记录 □完成入院记录 □完成初步诊断 □上级医师查房并完成记录 □完成术前评估，确定手术方式 □向家属交代病情和手术事项 □签署“手术知情同意书” □下达手术医嘱、提交手术通知单 □麻醉医生查看患者，签署“麻醉知情同意书” □完成术前小结	□完成手术治疗 □24 小时内完成手术记录 □完成术后首次病程记录 □观察术后生命体征 □评估疼痛程度 □了解术后排尿情况，必要时留置导尿	□医师查房及病程记录 □观察术后生命体征 □评估疼痛程度

续表

时间	___年___月___日 术前，入院第1～2日	___年___月___日 手术日，入院第3～4日	___年___月___日 术后第1日， 入院第5～6日
重点医嘱	长期医嘱： □肛肠科护理常规 □分级护理 □普食 临时医嘱： □完善各项入院及术前检查 □根据已定术式开具术前医嘱 □术区备皮 □术前肠道准备 □对症处理	长期医嘱： □肛肠科术后护理常规 □分级护理 □半流食 □使用预防感染的抗生素 临时医嘱： □72小时控制排便 □指导术后饮食 □告知注意事项 □协助安全下床 □指导术后首次排尿 □必要时应用止痛药	长期医嘱： □分级护理 □半流食 □预防感染的抗生素 □辨证口服中药 临时医嘱： □对症处理
主要护理工作	□按入院流程做相关介绍 □进行入院健康教育 □介绍入院各项检查前注意事项 □按照医嘱执行诊疗护理措施 □晨晚间护理、夜间巡视	□完成各项术前准备工作 □交接患者，检查生命体征及用药情况 □按医嘱进行治疗 □随时观察患者情况 □晨晚间护理、夜间巡视	□观察患者肛门部有无脱出、渗血 □术后康复、健康教育 □术后饮食指导，食用具有润肠通便作用的食物 □协助患者生活护理 □晨晚间护理、夜间巡视
病情变异记录	□无 □有，原因： 1. 2.	□无 □有，原因： 1. 2.	□无 □有，原因： 1. 2.
责任护士签名			
医生签名			

续表

时间	___年___月___日 术后第 2 日， 入院第 7 ~ 8 日	___年___月___日 术后第 3 ~ 5 日， 入院 8 ~ 9 日	___年___月___日 术后第 6 ~ 9 日， 入院 10 ~ 13 日
主要诊疗工作	□医师查房及病程记录 □评估疼痛程度 □术后换药，每日 2 次	□上级医师查房，观察肛门部有无肿物脱出及出血情况，评估疗效 □询问排便情况 □术后换药，每日 2 次	□确定患者可以出院 □完成出院记录 □向患者交代出院注意事项 □通知出院处 □开具出院诊断书 □开具出院带药
重点医嘱	长期医嘱： □分级护理 □半流食 □继续预防感染的抗生素 □辨证口服中药 □中药换药 临时医嘱： □对症处理	长期医嘱： □分级护理 □普食 □停用预防感染的抗生素 □辨证口服中药 □中药换药 临时医嘱： □复查血、尿、便常规 □对症处理	长期医嘱： □停止所有长期医嘱 临时医嘱： □开具出院医嘱 □出院带药
主要护理工作	□术后康复、健康教育 □术后饮食指导 □协助患者生活护理 □晨晚间护理、夜间巡视	□术后康复、健康教育 □术后饮食指导 □协助患者生活护理 □晨晚间护理、夜间巡视	□指导患者 □交代出院后注意事项，进行出院健康宣教 □指导出院带药的用法 □协助办理出院手续 □送患者出院
病情变异记录	□无 □有，原因： 1. 2.	□无 □有，原因： 1. 2.	□无 □有，原因： 1. 2.
责任护士签名			
医生签名			

第七节　痔（混合痔）诊疗方案

一、诊断

（一）疾病诊断

1. 中医诊断标准

参照中华人民共和国中医药行业标准《中医病证诊断疗效标准》（ZY/T001.7—1994）。中医病名：痔。

（1）症状

①间歇性便血：特点为便时滴血、射血，量多、色鲜红，血不与粪便相混淆。亦可表现为手纸带血。

②脱垂：便后颗粒状肿物脱出肛外，初期可自行还纳，后期需用手托回或卧床休息才可复位，严重者下蹲、步行、咳嗽或喷嚏时都可能脱出。

③肛门不适感：包括肛门坠胀、异物感、瘙痒或疼痛，可伴有黏液溢出。

（2）体征

肛检见齿线上下同一方位黏膜皮肤隆起，连成整体，质柔软，多位于3、7、11点处。

具备以上第（2）项加第（1）项中的①或②，诊断即可成立。

2. 西医诊断标准

参照2006年中华医学会外科分会结直肠肛门外科学组、中华中医药学会肛肠分会和中国中西医结合学会肛肠分会，联合制定的“痔临床诊治指南”。

痔分为内痔、外痔和混合痔：内痔是肛垫（肛管血管垫）的支持结构、血管丛及动静脉吻合发生的病理性改变和移位；外痔是齿状线远侧皮下血管丛扩张、血流瘀滞、血栓形成或组织增生，根据组织的病理特点，外痔可分为结缔组织性、血栓性、静脉曲张性和炎性外痔4类；混合痔是内痔和相应部位的外痔血管丛的相互融合。

（1）临床表现

内痔：主要临床表现是出血和脱出，可并发血栓、嵌顿、绞窄及排便困难。根据内痔的症状，其严重程度分为4度。Ⅰ度：便时带血、滴血，便后出血可自行停止，无痔脱出。Ⅱ度：常有便血，排便时有痔脱出，便后可自行还纳。Ⅲ度：可有便血，排便或久站及咳嗽、劳累、负重时有痔脱出，需用手还纳。Ⅳ度：可有便血，痔持续脱出或还纳后易脱出。

外痔：主要临床表现为肛门部软组织团块，有肛门不适、潮湿瘙痒或异物感，如发生血栓及炎症可有疼痛。

混合痔：主要临床表现为内痔和外痔的症状同时存在，严重时表现为环状痔脱出。

（2）检查方法

①肛门视诊：检查有无内痔脱出，肛门周围有无静脉曲张性外痔、血栓性外痔及皮赘，必要时可行蹲位检查。观察脱出内痔的部位、大小和有无出血及痔黏膜有无充血水肿、糜烂和溃疡。

②肛管直肠指诊：是重要的检查方法。Ⅰ、Ⅱ度内痔指检时多无异常；对反复脱出的Ⅲ、Ⅳ度内痔，指检有时可触及齿状线上的纤维化痔组织。肛管直肠指诊可以排除肛门直肠肿瘤和其他疾病。

③肛门直肠镜：可以明确内痔的部位、大小、数目和内痔表面黏膜有无出血、水肿、糜烂等。

④大便隐血试验：是排除全消化道肿瘤的常用筛查手段。

⑤全结肠镜检查：以便血就诊者、有消化道肿瘤家族史或本人有息肉病史者、年龄超过50岁者、大便隐血试验阳性以及缺铁性贫血的痔患者，建议行全结肠镜检查。

（二）证候诊断

1. 风伤肠络证

大便带血，滴血或喷射状出血，血色鲜红，大便秘结或有肛门瘙痒，舌质红，苔薄黄，脉数。

2. 湿热下注证

便血色鲜，量较多，肛内肿物外脱，可自行回纳，肛门灼热，重坠不适，苔黄腻，脉弦数。

3. 气滞血瘀证

肛内肿物脱出，甚或嵌顿，肛管紧缩，坠胀疼痛，甚则内有血栓形成，肛缘水肿，触痛明显，舌质红，苔白，脉弦细涩。

4. 脾虚气陷证

肛门松弛，内痔脱出不能自行回纳，需用手法还纳。便血色鲜或淡，伴头晕、气短、面色少华、神疲自汗、纳少、便溏等，舌淡，苔薄白，脉细弱。

二、治疗方案

（一）手术治疗

主要采用混合痔外剥内扎术。

1. 适应证

非环状混合痔反复出血、脱垂、疼痛，经非手术治疗无效，影响正常工作和生活者。

2. 术前准备

（1）辅助检查：血常规、尿常规、便常规、凝血功能、肝功能、肾功能、乙肝五项、丙肝、梅毒及艾滋病检测、胸部 X 线片、肛门镜检查、心电图，必要时可行腹部超声及结肠镜检查。

（2）局麻患者可以不禁食，采用其他麻醉须术前禁食 4 小时以上。

（3）术前局部备皮，排空直肠。

（4）填写手术知情同意书。

3. 手术方法

（1）麻醉选择：一般采用局麻，必要时可采用腰俞麻醉、腰麻等麻醉方法。

（2）操作方法：麻醉满意后，适当扩肛，指诊及肛门镜全面检查肛门情况，根据痔体大小及分布合理选择手术切口，弯钳提起外痔基底部，放射状锐性分离外痔组织至齿线上 0.5cm，做梭形切口，大弯钳提起并钳夹对应部位内痔，7 号线结扎内痔组织。多个手术切口者需注意保留切口间的肛门皮桥，修剪手术切口，结扎止血，油纱条纳肛，加压包扎固定。

4. 术后常规处理

（1）依据相关麻醉情况处理。

（2）无须禁食，但忌辛辣炙煿之品。

（3）术后当日注意出血情况和小便情况，活动出血应及时处理，术后 8 小时未排小便应采取措施。

（4）酌用润肠通便药物，防止便秘和粪便嵌塞。

（5）酌用抗生素预防感染。

（6）便后坐浴，换药，可选用肛肠综合治疗仪、超声雾化熏洗仪、熏蒸床（坐式）、智能肛周熏洗仪。

（7）观察伤口情况，术后1周，应注意肛门功能情况，注意有无肛门狭窄。

（二）中药坐浴熏洗

术后首次排便之后，辨证选用以清热利湿、消肿止痛为主的中药坐浴熏洗，利于预防术后创面出血水肿、疼痛。

推荐处方：蒲公英、生侧柏叶、花椒、苦参、芒硝、苍术、生地榆、防风、黄柏、赤芍、生甘草、五倍子。

上药煎取药液，于排便后坐浴熏洗。

（三）辨证选择口服汤剂或中成药

1. 中药汤剂

（1）风热肠燥证

治法：清热祛风，凉血止血。

推荐方药：凉血地黄汤加减。鲜生地黄、炒枳壳、当归、荆芥炭、地榆炭、牡丹皮、玄参、火麻仁、郁李仁、生大黄（后下）。

（2）湿热下注证

治法：清热利湿，凉血止血。

推荐方药：龙胆泻肝汤、五神汤加减。龙胆草、柴胡、泽泻、车前子、木通、生地黄、当归、栀子、黄芩、地榆炭、槐花、甘草。

（3）气滞血瘀证

治法：活血化瘀，行气止痛。

推荐方药：血府逐瘀汤、桃红四物汤加减。生地黄、桃仁、红花、赤芍、乳香、没药、当归梢、白芷、牛膝、秦艽、苍术、甘草。

（4）脾虚气陷证

治法：补中益气，升阳举陷。

推荐方药：补中益气汤加减，潞党参、黄芪、炒白术、升麻、柴胡、怀山药、白芍、当归、熟地黄、黄精、甘草。

2. 中成药

（1）术后便血可选用六味消痔片、地榆槐角丸、云南白药胶囊等凉血止血。

（2）术后大便干燥可选用麻仁润肠丸、麻仁软胶囊等润肠通便。

（四）中药外敷或中药纱条换药

1. 术后可选用活血生肌中药纱条换药，每日一次。

2. 术后创面水肿可选用高渗盐水纱条或清热消肿、活血止痛中药外敷，以消肿止痛。

（五）中药塞药法

便后、睡前或换药时选用栓剂纳肛，如：普济痔疮栓、化痔栓、马应龙痔疮栓等。

（六）护理

辨证施护。

1. 实证护理

主要针对风伤肠络、湿热下注、气滞血淤型。

（1）病室室温宜偏凉，空气新鲜，衣被不宜过厚。

（2）有汗出者用温热毛巾擦干汗液，汗退后及时更换衣被，避免对流风。

（3）宜卧床休息，避免劳倦。

（4）对于急躁易怒者要注意调畅情志，要鼓励和安慰患者静心调养，保持情绪稳定，讲解气滞化火会导致病情加重的道理。

（5）饮食宜清淡易消化的食品，如雪梨、莲藕、荸荠、甘蔗、百合、银耳、蜂蜜等清热之品。

（6）夏季暑多夹湿，湿热中阻，因此，有恶心呕吐泄泻者宜少量多餐，避免辛辣刺激性食品，忌烟酒。

（7）口服中药宜偏凉。

2. 虚证护理

主要针对脾虚气陷型。

（1）病室宜保温，空气宜流通，注意随天气变化增减衣被。

（2）患者情绪易低落，情志不畅，护理人员应多关心爱护患者，使其保持乐观向上的情绪。

（3）饮食宜甘温补气的食品，如牛肉、鱼肉、蛋类、山药、扁豆、豆制品等。

（4）中药宜温热服，服后休息片刻。

三、疗效评价

（一）评价标准

按照国家中医药管理局《中医肛肠科诊断疗效标准》。

治愈：症状消失，痔核消失或全部萎缩，疗效指数≥95%。

显效：症状改善明显，痔核明显缩小或萎缩不全，疗效指数≥75%。

有效：症状轻度，痔核略有缩小或萎缩不全，疗效指数≥30%。

未愈：症状体征均无变化或手术创面未愈合，疗效指数＜30%。

（二）评价方法

疗效指数计算公式（尼莫地平法）：

疗效指数＝［（治疗前积分－治疗后积分）/治疗前积分］×100%

症状分级量化评分标准：

便血：

正常　0分

轻度　2分　带血

中度　4分　滴血

重度　6分　射血

坠痛：

正常　0分

轻度　2分　下坠为主

中度　4分　坠胀，有轻度疼痛

重度　6分　疼痛较重

脱垂：

正常　0分

轻度　1分　能复位

痔黏膜：

正常　0分

轻度　2分　充血

中度　4分　糜烂

重度　6分　有出血点

痔大小：

正常 0分 齿线部2～4、7～9、10～11黏膜突起为正常

轻度 1分 1个痔核超过1个钟表数

中度 2分 2个痔核超过1个钟表数或1个痔核超过2个钟表数

重度 3分 3个痔核超过1个钟表数或1个痔核超过3个钟表数

第八节 痔（混合痔）临床路径

路径说明：本路径适合于西医诊断为混合痔，有外剥内扎术手术适应证的患者。

一、痔（混合痔）中医临床路径标准住院流程

（一）适用对象

中医诊断：第一诊断为痔病（TCD编码：BWG000）。

西医诊断：第一诊断为混合痔（ICD－10编码：I84.102）。

（二）诊断依据

1. 疾病诊断

（1）中医诊断标准：参照中华人民共和国中医药行业标准《中医病证诊断疗效标准》（ZY/T001.7—1994）。

（2）西医诊断标准：参照2006年中华中医药学会肛肠病专业委员会、中华医学会外科学分会结直肠肛门外科学组、中国中西医结合学会结直肠肛门病专业委员会联合制定的“痔临床诊治指南”。

2. 证候诊断

参照“国家中医药管理局‘十一五’重点专科协作组痔（混合痔）诊疗方案”。

痔（混合痔）临床常见证候：

（1）风伤肠络证。

（2）湿热下注证。

（3）气滞血瘀证。

（4）脾虚气陷证。

（三）治疗方案的选择

参照“国家中医药管理局‘十一五’重点专科协作组痔（混合痔）诊疗

方案”。

1. 诊断明确，第一诊断为痔（混合痔）。

2. 患者适合并接受中医治疗。

（四）标准疗程时间

标准住院日为≤14 天。

（五）进入路径标准

1. 第一诊断必须符合痔病（TCD 编码：BWG000）和混合痔（ICD－10 编码：I84.102）的患者。

2. 有混合痔外剥内扎术手术适应证，无手术禁忌证。

3. 患者同时具有其他疾病，但在住院期间不需特殊处理也不影响第一诊断的临床路径流程实施时，可以进入本路径。

4. 患者同意接受手术。

5. 伴有以下情况的患者不进入本路径。

（1）肛门周围有急性脓肿。

（2）混合痔伴有痢疾或严重腹泻患者。

（3）严重心肺肝肾疾病或血液病患者。

（4）因腹腔肿瘤或门脉高压引起的混合痔。

（5）孕妇。

（6）不能配合手术的精神病患者。

（六）中医证候学观察

四诊合参，收集该病种不同证候的主症、次症、舌、脉特点。注意证候的动态变化。

（七）入院检查项目

1. 必须的检查项目

（1）血常规＋血型、尿常规、便常规＋潜血。

（2）肝功能、肾功能、血脂、血糖、电解质。

（3）乙型肝炎表面抗原、丙型肝炎抗体、血清梅毒抗体、艾滋病抗体检查。

（4）凝血功能。

（5）胸部透视或胸部 X 线片。

（6）心电图。

2. 可选择的检查项目

根据病情需要而定，如腹部超声、电子结肠镜或乙状结肠镜检查等。

（八）治疗方法

1. 手术治疗

混合痔外剥内扎术。

2. 中药坐浴熏洗

术后根据患者创面情况选用。

3. 辨证选择口服中药汤剂或中成药

具体略。

4. 中药外敷或中药塞药法

根据患者病情及创面情况选择。

5. 护理

辨证施护。

（九）出院标准

1. 手术结扎线脱落。
2. 患者无发热，创面无渗出，无水肿。
3. 肛门无狭窄、功能正常。

（十）有无变异及原因分析

1. 病情加重，需要延长住院时间，增加住院费用。
2. 合并有严重心脑血管疾病、内分泌疾病等其他系统疾病者，住院期间病情加重，需要特殊处理，导致住院时间延长、费用增加。
3. 治疗过程中发生了病情变化，出现严重并发症时，退出本路径。
4. 因患者及其家属意愿而影响本路径执行时，退出本路径。

二、痔（混合痔）中医临床路径住院表单

适用对象：第一诊断为痔（混合痔）（TCD 编码：BWG000；ICD－10 编码：I84.901）

患者姓名：______ 性别：______ 年龄：______ 门诊号：________ 住院号：______

住院日期：___年___月___日　　　　出院日期：___年___月___日

标准住院日≤14 天　　　　实际住院日：________天

续表

时间	___年___月___日 （第 1 日）	___年___月___日 （第 2 日）	___年___月___日 （第 3 日，手术日）
主要诊疗工作	□询问病史、体格检查 □下达医嘱、开出各项检查单 □完成首次病程记录 □完成入院记录 □完成初步诊断	□实施各项实验室检查和影像学检查 □完成上级医师查房记录，完成术前评估，确定手术方案 □向家属交代病情和手术事项 □签署“手术知情同意书” □下达手术医嘱、提交手术通知单 □麻醉医生查看患者，签署“麻醉知情同意书” □完成术前小结	□完成手术治疗 □24 小时内完成手术记录 □完成术后首次病程记录 □观察术后生命体征及创面渗血情况 □了解术后首次排尿情况，必要时留置导尿
重点医嘱	长期医嘱： □肛肠科护理常规 □分级护理 □普食 临时医嘱： □血常规、尿常规、便常规 □肝功能、肾功能、血脂、血糖、电解质 □乙肝五项、丙型肝炎抗体、血清梅毒抗体、艾滋病血清抗体检查 □凝血功能 □心电图 □胸部 X 线片 □对症处理	长期医嘱： □肛肠科护理常规 □分级护理 □普食 临时医嘱： □术前医嘱 □术前饮食 □术区备皮 □术前肠道准备 □对症处理	长期医嘱： □肛肠科术后护理常规 □分级护理 □流质饮食（鞍麻或腰麻禁食 6 小时后进流质饮食） □预防感染 临时医嘱： □对症处理

续表

时间	___年___月___日 （第1日）	___年___月___日 （第2日）	___年___月___日 （第3日，手术日）
主要护理工作	□入院介绍 □入院健康教育 □介绍入院各项检查前注意事项 □按照医嘱执行诊疗护理措施	□完成各项入院检查的护理操作 □根据医嘱执行各项术前准备 □完成常规生命体征的监测 □交代术前注意事项 □术前中医情志疏导、健康教育、饮食指导 □晨晚间护理、夜间巡视	□交接患者，检查生命体征及用药情况 □按医嘱进行治疗 □随时观察患者情况 □指导术后饮食 □协助安全下床 □告知注意事项 □指导术后首次排尿 □晨晚间护理、夜间巡视
病情变异记录	□无　□有，原因： 1. 2.	□无　□有，原因： 1. 2.	□无　□有，原因： 1. 2.
责任护士签名			
医师签名			

时间	___年___月___日 （第4日，术后第1日）	___年___月___日 （第5日，术后第2日）	___年___月___日 （第6～13日，术后第3～11日）	___年___月___日 （第14日，出院日）
主要诊疗工作	□上级医师查房，指导术后治疗 □观察术后局部情况	□医师查房，观察术后局部情况 □询问排便情况 □术后换药 □中药熏洗坐浴	□上级医师查房，观察局部情况 □观察手术结扎线脱落情况 □术后换药 □中医辨证施治 □中药熏洗坐浴 □理疗 □疗效评估，确定出院时间。	□向患者交代出院注意事项、复查日期 □指导患者出院后功能锻炼、预防常识 □开具出院诊断书 □完成出院记录 □通知住院

续表

时间	___年___月___日 （第 4 日，术后第 1 日）	___年___月___日 （第 5 日，术后第 2 日）	___年___月___日 （第 6 ~ 13 日，术后第 3 ~ 11 日）	___年___月___日 （第 14 日，出院日）
重点医嘱	长期医嘱： □肛肠科术后护理常规 □分级护理 □半流质饮食 □预防感染 临时医嘱： □对症处理	长期医嘱： □肛肠科术后护理常规 □分级护理 □普食 □预防感染 □相关疾病的治疗（必要时） □中药熏洗坐浴 临时医嘱： □对症处理	长期医嘱： □肛肠科术后护理常规 □分级护理 □普食 □相关疾病的治疗（必要时） □辨证使用中药汤剂或中成药 □中药熏洗坐浴 □理疗 临时医嘱： □对症处理 □复查血常规、尿常规、便常规	长期医嘱： □停止所有长期医嘱 临时医嘱： □开具出院医嘱 □出院带药
主要护理工作	□观察患者创面渗血及排便情况 □术后康复、健康教育 □术后饮食指导 □协助患者生活护理 □晨晚间护理、夜间巡视	□术后康复、健康教育 □术后饮食指导 □协助患者生活护理 □晨晚间护理、夜间巡视	□术后康复、健康教育 □术后饮食指导 □协助患者生活护理 □晨晚间护理、夜间巡视	□交代出院后注意事项，进行术后卫生宣教 □指导出院带药的用法 □协助办理出院手续 □送患者出院
病情变异记录	□无　□有，原因： 1. 2.	□无　□有，原因： 1. 2.	□无　□有，原因： 1. 2.	□无　□有，原因： 1. 2.

续表

时间	___年___月___日（第4日，术后第1日）	___年___月___日（第5日，术后第2日）	___年___月___日（第6～13日，术后第3～11日）	___年___月___日（第14日，出院日）
责任护士签名				
医师签名				

第九节　肛漏病（肛瘘）诊疗方案

一、诊断

（一）疾病诊断

1. 中医诊断标准

参照中华人民共和国中医药行业标准《中医病证诊断疗效标准》（ZY/T001.7—1994）。

（1）肛漏系肛痈成脓自溃或切开后所遗留的腔道，又称痔漏。有肛痈病史，病灶有外口、管道、内口可证。

（2）疾病分类

①低位肛瘘

单纯低位肛瘘：只有一条管道，且位于肛管直肠环以下。

复杂低位肛瘘：具两条以上管道，位于肛管直肠环以下，且有两个以上外口或内口。

②高位肛瘘

单纯高位肛瘘：只有一条管道，穿越肛管直肠环或位于其上。

复杂高位肛瘘：管道有两条以上，位于肛管直肠环以上，且有两个以上外口或内口。

2. 西医诊断标准

参照2006年中华中医药学会肛肠分会、中华医学会外科学分会结直肠肛门外科学组、中国中西医结合学会大肠肛门病专业委员会制定的“肛瘘诊断标准”。

（1）症状：反复发作的肛周肿痛、流脓，急性炎症期可发热。

（2）局部检查：视诊可见外口形态、位置和分泌物。浅部肛瘘肛门周围可触及索状物及其行径。直肠指诊可触及内口、凹陷及结节。

（3）辅助检查

探针检查：初步探查瘘道的情况。

肛镜检查：与亚甲蓝配合使用，可初步确定内口位置。

瘘道造影：可采用泛影葡胺等造影剂，尤其对于复杂性肛瘘的诊断有参考价值。

直肠腔内超声：观察肛瘘瘘管的走向、内口，以及判断瘘管与括约肌的关系。

CT或MRI：用于复杂性肛瘘的诊断，能较好地显示瘘管与括约肌的关系。

（二）证候诊断

1. 湿热下注证

肛周有溃口，经常溢脓，脓质稠厚，色白或黄，局部红、肿、热、痛明显，按之有索状物通向肛内；可伴有纳呆，大便不爽，小便短赤，形体困重，舌红、苔黄腻，脉滑数。

2. 正虚邪恋证

肛周瘘口经常流脓，脓质稀薄，肛门隐隐作痛，外口皮色暗淡，时溃时愈，按之较硬，多有索状物通向肛内；可伴有神疲乏力，面色无华，气短懒言，舌淡、苔薄，脉濡。

3. 阴液亏虚证

瘘管外口凹陷，周围皮肤颜色晦暗，脓水清稀，按之有索状物通向肛内；可伴有潮热盗汗，心烦不寐，口渴，食欲不振，舌红少津、少苔或无苔，脉细数无力。

二、治疗方案

（一）一般治疗

1. 注意休息，加强营养，饮食宜清淡，忌食辛辣刺激食物。

2. 保持大便规律、通畅，防止腹泻或便秘，以减少粪便对肛瘘内口的刺激。

3. 保持肛门清洁。

（二）辨证选择口服中药汤剂

1. 湿热下注证

治法：清热利湿。

推荐方药：萆薢渗湿汤加减。黄柏、苍术、金银花、蒲公英、紫花地丁、萆薢、茯苓、炒栀子、车前子（包煎）、白术、茵陈。

2. 正虚邪恋证

治法：扶正祛邪。

推荐方药：托里消毒饮加减。生黄芪、当归、穿山甲、皂角刺、川芎、炒白术、茯苓、白芍、熟地黄、甘草。

3. 阴液亏虚证

治法：养阴托毒。

推荐方药：青蒿鳖甲汤加减。青蒿、鳖甲、知母、生地黄、牡丹皮。

（三）外治法

1. 中药熏洗法

适用于手术前后，以缓解症状。

适应证：症见红肿疼痛，下坠，湿痒等。

治法：清热解毒，消肿止痛，胜湿止痒。

推荐方药：野菊花、蒲公英、艾叶、苦参、黄柏、花椒、大黄、冰片。

上药装入纱布袋中，将药袋置于盆中，用沸水 1500mL 冲泡，先熏后洗（坐浴），便后或睡前使用。

2. 中药外敷法

急性期局部肿痛者，可选用拔毒膏、金黄膏等治疗。

（四）外用中成药

根据病情选用具有清热祛湿、理气止痛等功效的中成药，如马应龙痔疮栓、马应龙麝香痔疮膏、普济痔疮栓、金玄熏洗剂、康复新液等。

（五）手术治疗

1. 治疗原则

清除原发病灶，引流通畅，分次紧线，避免过度损伤括约肌，保护肛门功能。

2. 手术方法

采用肛瘘切开挂线术。

合理选用切割挂线和引流挂线。一期切割挂线：适用于高位肛瘘涉及大部分肛门外括约肌浅部以上者。二期切割挂线：适用于部分高位肛瘘合并有难以处理的残腔，或需二次手术及术后引流者。

患者取截石位或侧卧位，在局麻或鞍麻下，先在探针尾端缚一消毒的橡皮筋或粗丝线，再将探针头自瘘管外口轻轻向内探入，循瘘管走向由内口穿出，然后将食指伸入肛管，摸查探针头，将探针头弯曲，将探针头从瘘管内口完全拉出，使橡皮筋经过瘘管外口进入瘘管。提起橡皮筋，切开瘘管内外口之间的皮肤层，拉紧橡皮筋，紧贴皮下组织用止血钳将其夹住；在止血钳下方用粗丝线收紧橡皮筋并做双重结扎，然后松开止血钳。切口敷以凡士林油纱条，术后每次排便后，熏洗坐浴，并更换敷料，若结扎组织较多，在一周后再次扎紧挂线，直至挂线脱落。

3. 术后处理

（1）术后根据创面情况控制排便 48 小时，在每次排便后，熏洗坐浴。

（2）创面每日换药 1 ~2 次，酌情选用九华膏等。

（3）根据病情需要，适时紧线。

（4）根据病情及临床实际，可选用肛肠综合治疗仪、智能肛周熏洗仪等。

（六）护理

1. 术后宜多食新鲜的蔬菜水果，如菜花、芹菜、白菜、青菜、香蕉、梨、猕猴桃等，加强营养。忌辣椒、生葱、生蒜、韭菜、胡椒等辛辣刺激之品及羊肉、荔枝、桂圆等大热之品。

2. 要养成定时排便的好习惯，防止大便干结，损伤肛管，造成感染。

3. 养成便后洗净局部或每日早晚清洗肛门的习惯，保持肛门清洁。

三、疗效评价

（一）评价标准

治愈：肛瘘瘘管消失，肿痛流脓症状消失，手术创口基本愈合，排便功能正常。

好转：肛瘘肿痛流脓症状减轻，手术创口基本愈合，排便功能基本正常。

无效：肛瘘肿痛流脓症状依然如故。

（二）评价方法

在治疗前与治疗后分别对患者的肛瘘瘘管存在情况、肿痛流脓症状改善情况、手术创口愈合情况、肛门括约功能进行比较。

第十节　肛漏病（肛瘘）临床路径

路径说明：本路径适合于西医诊断为肛瘘的单纯高位肛瘘患者。

一、肛漏病（肛瘘）中医临床路径标准住院流程

（一）适用对象

中医诊断：第一诊断为肛漏病（TCD 编码：BWG050）。

西医诊断：第一诊断为肛瘘（ICD－10 编码：K60.301）。

（二）诊断依据

1. 疾病诊断

中医诊断标准：参照中华人民共和国中医药行业标准《中医病证诊断疗效标准》（ZY/T001.7—1994）。

西医诊断标准：参照2006年中华中医药学会肛肠分会、中华医学会外科学分会结直肠肛门外科学组、中国中西医结合学会大肠肛门病专业委员会联合制定的“肛瘘诊治指南”。

2. 疾病分类

低位肛瘘：单纯低位肛瘘、复杂低位肛瘘。

高位肛瘘：单纯高位肛瘘、复杂高位肛瘘。

3. 证候诊断

参照“国家中医药管理局‘十一五’重点专科协作组肛漏病（肛瘘）诊疗方案”。参照2006年中华中医药学会肛肠分会、中华医学会外科学分会结直肠肛门外科学组、中国中西医结合学会大肠肛门病专业委员会联合制定的“肛瘘诊治指南”。

肛漏病（肛瘘）临床常见证候：

（1）湿热下注证。

（2）正虚邪恋证。

（3）阴液亏虚证。

（三）治疗方案的选择

参照“国家中医药管理局‘十一五’重点专科协作组肛漏病（肛瘘）诊疗方案”。

1. 诊断明确，第一诊断为肛漏病（肛瘘）。

2. 患者适合并接受中医治疗。

（四）标准疗程时间

标准住院日为≤21天。

（五）进入路径标准

1. 第一诊断必须符合肛漏病（TCD编码：BWG050）和肛瘘（ICD－10编码：K60.301）的患者。

2. 单纯高位肛瘘者。

3. 无手术禁忌证。

4. 当患者同时具有其他疾病，但在住院期间不需特殊处理也不影响第一诊断的临床路径流程实施时，可以进入本路径。

5. 患者同意接受手术。

（六）中医证候学观察

四诊合参，收集该病种不同证候的主症、次症、舌、脉特点。注意证候的动态变化。

（七）入院检查项目

1. 必须的检查项目

（1）血常规、尿常规、便常规。

（2）凝血功能。

（3）传染性疾病筛查（乙肝、丙肝、艾滋病、梅毒等）。

（4）肝功能、肾功能。

（5）血糖。

（6）心电图。

（7）胸部X线片。

2. 可选择的检查项目

根据病情需要而定，如电解质、腹部超声、腔内超声、盆腔影像学检查（CT或MRI）等。

（八）治疗方法

1. 辨证选择口服中药汤剂

（1）湿热下注证：清热利湿。

（2）正虚邪恋证：扶正祛邪。

（3）阴液亏虚证：养阴托毒。

2. 外治法

（1）中药熏洗法：适用于手术前后，缓解症状。

（2）中药外敷法：适用于肛瘘急性期局部肿痛者。

3. 外用中成药

清热祛湿、理气止痛。

4. 手术治疗

肛瘘切开挂线术。

5. 护理

辨证施护。

（九）出院标准

1. 患者一般情况良好。

2. 挂线已正常脱落，伤口生长良好，肛门肿痛、流脓症状消失。

（十）有无变异及原因分析

1. 病情加重，需要延长住院时间，增加住院费用。

2. 合并有严重心脑血管疾病、内分泌疾病等其他系统疾病者，住院期间病情加重，需要特殊处理，导致住院时间延长、费用增加。

3. 治疗过程中发生了病情变化，出现严重并发症时，退出本路径。

4. 因患者及其家属意愿而影响本路径执行时，退出本路径。

二、肛漏病（肛瘘）中医临床路径住院表单

适用对象：第一诊断为肛漏病（肛瘘）（TCD 编码：BWG050，ICD－10 编码：K60.301）

患者姓名：______ 性别：______ 年龄：______ 门诊号：______ 住院号：______

住院日期：___年___月___日 出院日期：___年___月___日

标准住院日≤21 天 实际住院日：________天

时间	年___月___日 （第 1 天）	年___月___日 （第 2 天）	年___月___日 （第 3 天，手术日）
主要诊疗工作	□询问病史、体格检查 □ 开出各项检查单 □ 采集中医四诊信息 □ 进行中医证候判断 □完成病历书写和病程记录 □ 初步拟定诊疗方案 □与家属沟通，交代病情及注意事项	□实施各项实验室检查和影像学检查 □完成上级医师查房记录，完成术前评估，确定手术方案 □向家属交代病情和手术事项 □签署“手术知情同意书” □下达手术医嘱、提交手术通知单 □麻醉医生查看患者，签署“麻醉知情同意书” □完成术前小结	□完成手术治疗 □24 小时内完成手术记录 □完成术后首次病程记录 □观察术后生命体征及创面渗血情况 □了解术后首次排尿情况，必要时留置导尿

续表

时间	年___月___日 （第1天）	年___月___日 （第2天）	年___月___日 （第3天，手术日）
重点医嘱	长期医嘱： □肛肠科护理常规 □分级护理 □普食 □对症治疗（必要时） 临时医嘱： □血常规、尿常规、便常规 □凝血功能 □乙肝五项、丙肝、艾滋病、梅毒 □肝功能、肾功能 □血糖 □电解质 □心电图 □胸部X线片 □对症处理	长期医嘱： □肛肠科护理常规 □分级护理 □普食 □对症治疗 临时医嘱： □术前医嘱 □术前饮食 □术区备皮 □术前肠道准备 □对症处理	长期医嘱： □肛肠科术后护理常规 □分级护理 □流质饮食（鞍麻或局麻禁食6小时后进流质饮食） □预防感染 临时医嘱： □对症处理
主要护理工作	□入院介绍 □入院健康教育 □介绍入院各项检查前注意事项 □按照医嘱执行诊疗护理措施	□完成各项入院检查的护理操作 □根据医嘱执行各项术前准备 □完成常规生命体征的监测 □交代术前注意事项 □术前中医情志疏导、健康教育、饮食指导 □晨晚间护理、夜间巡视	□交接患者，检查生命体征及用药情况 □按医嘱进行治疗 □随时观察患者情况 □指导术后饮食 □协助安全下床 □告知注意事项 □指导术后首次排尿 □晨晚间护理、夜间巡视

续表

时间	年___月___日 （第 1 天）	年___月___日 （第 2 天）	年___月___日 （第 3 天，手术日）
病情变异记录	□无 □有，原因： 1. 2.	□无 □有，原因： 1. 2.	□无 □有，原因： 1. 2.
责任护士签名			
医师签名			

第二十七章　2011年肛肠病中医诊疗方案与中医临床路径

第一节　便秘病（便秘－结肠慢传输型）中医诊疗方案（试行）

一、诊断

（一）疾病诊断

1. 中医诊断标准

参照中华人民共和国中医药行业标准《中医病证诊断疗效标准·便秘》（ZY/T001.1—1994）和2011年中华中医药学会脾胃病分会“慢性便秘中医诊疗共识意见”制定。

长期缺乏便意，便次减少，干燥如栗，依赖泻药且用量逐渐增大；可伴少腹胀急，神倦乏力，胃纳减退。排除肠道器质性疾病。

2. 西医诊断标准

参照《功能性胃肠疾病（FGIDs）－RomeⅢ国际标准》（2006年）及中华医学会消化病学分会胃肠动力学组和外科学分会结直肠肛门外科学组《中国慢性便秘诊治指南》（2007年）。

①包括以下2个或2个以上症状：至少25%的排便需努挣；至少25%的排便为硬粪块；至少25%的排便有不完全排空感；至少25%的排便有肛门直肠阻塞感；至少25%的排便需手助排便；每周排便少于3次。②不用泻药软粪便少见。③不符合肠易激综合征的诊断标准。④诊断前至少6个月中最近3个月有症状发作。⑤结肠传输试验：标志物口服72 h后排出少于20%，弥漫分布于全结肠或聚集在左侧结肠及乙状结肠直肠区。

轻度：指症状较轻，不影响生活，经一般处理能好转，无须用药或少用药。

中度：介于轻度和重度之间。

重度：指便秘症状持续，患者异常痛苦，严重影响生活，不能停药或常规治疗无效。

（二）证候诊断

1. 肠胃积热证

大便干结如栗，便时肛门疼痛，小便短赤，腹部胀满或痛，口干口臭，心烦不寐，舌红苔黄燥，脉滑数。

2. 肝脾不调证

大便干结，欲便不下或便而不爽，胸脘痞闷，嗳气频作，烦躁易怒或郁郁寡欢，肛门坠胀，舌淡红，苔薄腻，脉弦。

3. 肺脾气虚证

虽有便意但无力排出，大便或质软，临厕努挣则汗出气短，便后神疲，面色㿠白，舌淡苔薄，脉弱。

4. 肝肾阴虚证

大便干结如栗，咽干少津，腰膝酸软，面色潮红，舌偏红少苔，上有裂纹，脉细数。

5. 脾肾阳虚证

粪蓄肠间，便出艰难，长期依赖泻剂，面色㿠白，腹胀喜按，纳呆食少，四肢不温，小便清长，舌淡胖，苔白腻，脉沉迟。

二、治疗方案

（一）辨证选择口服中药汤剂或中成药

1. 肠胃积热证

治法：清热通腑，行气润肠。

推荐方药：润肠丸加减。枳实、当归尾、桃仁、火麻仁、杏仁、瓜蒌仁、栀子、黄连、黄芩、黄柏等。

中成药：麻仁丸、黄连上清丸等。

2. 肝脾不调证

治法：疏肝解郁，行气健脾。

推荐方药：六磨汤合四逆散加减。木香、乌药、槟榔、枳实、柴胡、香附、川楝子、白芍、生白术等。

中成药：四磨汤、逍遥丸等。

3. 肺脾气虚证

治法：补脾益肺，润肠通便。

推荐方药：黄芪汤加减。炙黄芪、生白术、陈皮、枳实、升麻、柴胡、葛根、当归尾等。

中成药：补中益气丸、芪蓉润肠口服液等。

4. 肝肾阴虚证

治法：滋水涵木，培本润肠。

推荐方药：增液汤合六味地黄汤加减。玄参、生地黄、麦冬、熟地黄、山茱萸、牡丹皮、茯苓、泽泻、山药、黄精等。

中成药：五仁润肠丸、六味地黄丸等。

5. 脾肾阳虚证

治法：补益脾肾，温阳通便。

推荐方药：济川煎加减。当归、牛膝、肉苁蓉、泽泻、升麻、枳壳、附子（先煎）、干姜、肉桂（后下）、薤白、葛根等。

中成药：苁蓉通便口服液、便秘通等。

（二）针灸治疗

1. 主穴

第1组：天枢、气海、上巨虚、足三里、百会。

第2组：中髎、下髎、大肠俞、肾俞、脾俞。

2. 辨证配穴

肠胃积热证加曲池、尺泽、内庭；肝脾不调证加支沟、合谷、太冲、肝俞、三阴交；肺脾气虚证灸神阙、气海、百会，可加公孙、胃俞、列缺；肝肾阴虚证加三阴交、照海、太溪；脾肾阳虚证灸关元、命门、腰阳关，可加太溪、照海、大钟。

3. 操作方法

两组穴位隔日交替使用。天枢、大肠俞直刺2～2.5寸，得气后平补平泻；气海、肾俞直刺1.5寸，脾俞直刺0.5～1寸，得气后施补法；上巨虚、足三里直刺1～1.5寸，得气后平补平泻。中髎、下髎3寸针入骶后孔2.5寸，使针感放射至肛门部。百会穴低频率、小幅度均匀提插捻转，操作0.5～1min。中髎、下髎、天枢、上巨虚配合电针，疏密波，电针频率2/15Hz，刺激以患者舒适为度。

4. 疗程

每日一次，留针30 min，10次为一个疗程，治疗两个疗程。

（三）其他疗法

1. 中药灌肠

主要采用行气健脾中药如厚朴、莱菔子、薤白、肉桂（后下）、茯苓等煎水，水液250～500mL，采用侧卧位或胸膝位，直肠滴入，保留灌肠，治疗后根据患者症状调整。此法适用于腹胀有硬便嵌塞肠道，数日不下者。

2. 耳穴压豆

以大肠、脾为主穴，辅以腹、三焦、胃、肝及肺等，嘱患者每日按压耳穴，每次1～2min，每日5～6次。

（四）护理与调摄

1. 生活调摄

通过健康教育手册指导患者的运动、饮食和定时排便习惯，建立和加强排便反射。

2. 泻药使用指导

告知患者今后避免长期服用含有大黄、番泻叶、芦荟、决明子等蒽醌类刺激性成分的药物。

3. 腹部按摩

右掌心以脐部为中心，按顺时针方向，由中心向外加压按摩，可在早餐或晚餐后进行，每日1～2次，每次60圈。

4. 心理护理

指导患者通过认知、呼吸、音乐、自我暗示等方法调整疾病所致的焦虑、抑郁等情绪，给予心理疏导，消除疑虑，保持乐观情绪，积极配合治疗。

5. 食疗和体疗指导

根据中医体质辨识和患者的日常饮食及营养状况，给予相应指导。

三、疗效评价

（一）评价标准

1. 临床症状疗效评价标准

参考国际慢性便秘症状评分，参与便秘病（便秘－结肠慢传输型）疗效评价的主要症状包括：排便频率、粪便性状、使用泻剂、腹胀和每次排便时间等。分别观察治疗前后主要症状记分变化（表27－1）。

表27－1 症状评价指标

指标	计分方法
排便频率（指自然排便）	1～2日一次（0分） 1周排便两次（1分） 1周排便一次（2分） 1周以上排便一次（3分） 不借助药物无法自行排便（4分）
粪便性状*（指自然排便）	成条且光软（0分） 成条有裂纹（1分） 硬块但成条（2分） 硬块呈球状散在（3分）
使用泻剂	无（0分） 偶尔（1分） 经常（2分） 长期（3分） 使用失效（4分）
腹胀	无（0分） 患者主观感觉（1分） 医生客观察觉（2分） 严重导致恶心或呕吐（3分）
每次排便时间	1～10min（0分） 11～20min（1分） 20min以上（2分）

说明：①本症状评分表计0～16分，正常为0分，1～5分为轻度，6～10分为中度，11～16分为重度，治疗前后比较积分。②粪便性状*：采用Bristol分类法，表中分值0，1，2，3分，分别对应下表性状4、性状3、性状2和性状1（表27－2）。

表 27-2 粪便性状分类

性状 1	性状 2	性状 3	性状 4	性状 5	性状 6	性状 7
硬件且散在	硬块但成条	呈条有裂纹	成条且光软	软胶状便	糊状便	稀或水样便

2. 证候疗效评价标准

参照《中药新药临床研究指导原则》的疗效评定标准。采用尼莫地平法计算。

痊愈：患者自然排便，粪便质地柔软，每周 >2 次，治疗后积分 0~1 分。

显效：患者多能自然排便，偶用泻药，排便频率、粪便质地、腹胀等症状较治疗前明显改善，治疗后积分 2~5 分。

有效：患者排便频率、粪便质地、腹胀等症状较治疗前好转，泻药使用较治疗前减少，治疗后积分 6~10 分。

无效：患者排便频率、粪便质地、腹胀等症状较治疗前无明显改善，治疗后积分。

11~16 分。

3. 影像学评价

治疗前后结肠传输试验情况。

4. 生活质量评价

比较治疗前后便秘患者生活质量自评量表问卷（PAC-QOL）情况（表 27-3）。

表 27-3 便秘患者生活质量自评量表 PAC-QOL

以下所设计的问题是要了解过去两个星期里便秘对你的日常生活中所造成的影响。每一道问题只能选择一个答案。

以下问题是有关你症状的严重性，在过去的两个星期里，你在多大程度上……	完全没有 0	有一点 1	中等程度 2	相当大 3	极大 4
1. 感到肚子胀？	□	□	□	□	□
2. 因为便秘而感到身体沉重？	□	□	□	□	□

续表

下列几个问题是有关便秘对你日常生活的影响。在过去两个星期里，你有多少时候……	没有时候 0	少部分时候 1	部分时候 2	大部分时候 3	所有时候 4
3. 感到身体不舒服？	□	□	□	□	□
4. 想要排便却排不出来？	□	□	□	□	□
5. 不好意思跟其他人在一起？	□	□	□	□	□
6. 因不能排便而越吃越少？	□	□	□	□	□
接下来几个问题是有关便秘对你日常生活的影响。在过去两个星期里，你在多大程度上……	完全没有 0	有一点 1	中等程度 2	相当大 3	极大 4
7. 不得不仔细选择你所吃的东西？	□	□	□	□	□
8. 感到胃口下降？	□	□	□	□	□
9. 因为无法选择你所吃的东西而担心（比如在朋友的家）？	□	□	□	□	□
10. 当你外出时，因为占用厕所过久而感到难为情？	□	□	□	□	□
11. 当你外出时，因为经常去厕所而感到难为情？	□	□	□	□	□
12. 因为不得不更改日常生活规律而担心（例如：旅行、出外等？）	□	□	□	□	□
下列几个问题是关于你的感受。在过去两个星期里，你有多少时候……	没有时候 0	少部分时候 1	部分时候 2	大部分时候 3	所有时候 4
13. 因为你的状况而感到易发脾气？	□	□	□	□	□
14. 因为你的状况而感到心烦意乱？	□	□	□	□	□

续表

下列几个问题是有关便秘对你日常生活的影响。在过去两个星期里，你有多少时候……	没有时候 0	少部分时候 1	部分时候 2	大部分时候 3	所有时候 4
15. 觉得被你的状况所困扰？	□	□	□	□	□
16. 因你的状况而感到压力？	□	□	□	□	□
17. 因你的状况而感到更没有自信？	□	□	□	□	□
18. 感到你的状况在控制之中？	□	□	□	□	□
接下来几个问题是关于你的感受。在过去的两个星期里，你在多大程度上……	完全没有 0	一点 1	中等程度 2	相当大 3	极大 4
19. 因不知何时能够排便而担心？	□	□	□	□	□
20. 因想要排便时却排不出而担心？	□	□	□	□	□
21. 因无法排便而感到越来越烦恼？	□	□	□	□	□
下列几个问题是有关你日常生活中的便秘问题。在过去两个星期，你有多少时候……	没有时候 0	少部分时候 1	部分时候 2	大部分时候 3	所有时候 4
22. 害怕你的状况会更糟？	□	□	□	□	□
23. 感到身体运作不正常？	□	□	□	□	□
24. 排泄粪便的次数比你所想的还少？	□	□	□	□	□
接下来几个问题是关于你的满意程度。在过去的两个星期里，你在多大程度上……	完全没有 0	一点 1	中等程度 2	相当大 3	极大 4
25. 对自己的排便间隔期感到满意？	□	□	□	□	□

续表

接下来几个问题是关于你的满意程度。在过去的两个星期里，你在多大程度上……	完全没有 0	一点 1	中等程度 2	相当大 3	极大 4
26. 对你排便的规律性感到满意？	□	□	□	□	□
27. 对你排便的功能感到满意？	□	□	□	□	□
28. 对你的治疗感到满意？	□	□	□	□	□

说明：PAC－QOL 中文版经 Mapi Research Trust 组织授权使用，具有较好的信度、效度和反应度评价，可用于中国便秘患者生活质量的测定。

（二）评价方法

1. 近期疗效评价方法

在患者进入路径不同时间对主要症状进行评价。

（1）进入临床路径治疗前、第一疗程（10 天）后和第二疗程（20 天）后按照临床症状疗效评价标准和证候疗效评价标准进行疗效评价。

（2）进入临床路径治疗前和第二疗程结束后，进行临床症状疗效评价和证候疗效评价，行 PAC－QOL 量表填写比较。

2. 远期疗效评价方法

通过长期随访观察，评价临床疗效和复发率。

第二节　便秘病（便秘－结肠慢传输型）中医临床路径（试行）

路径说明：本路径适用于西医诊断为便秘结肠慢传输型的门诊患者。

一、便秘病（便秘－结肠慢传输型）中医临床路径标准门诊流程

（一）适用对象

中医诊断：第一诊断为便秘病（TCD 编码：BNP000）。

西医诊断：第一诊断为便秘（ICD－10 编码：K59.001）。

（二）诊断依据

1. 疾病诊断

（1）中医诊断：参照中华人民共和国中医药行业标准《中医病证诊断疗效标准·便秘》和2011年中华中医药学会脾胃病分会“慢性便秘中医诊疗共识意见”制定。

（2）西医诊断：参照《功能性胃肠疾病（FGIDs）－RomeⅢ国际标准》（2006年）及中华医学会消化病学分会胃肠动力学组和外科学分会结直肠肛门外科学组《中国慢性便秘诊治指南》（2007年）。

2. 疾病分度

轻度：指症状较轻，不影响生活，经一般处理能好转，无须用药或少量用药。

中度：指介于轻度和重度两者之间。

重度：指症状持续，患者异常痛苦，严重影响生活，不能停药或常规治疗无效。

3. 证候诊断

参照国家中医药管理局重点专科协作组制定的《便秘病（便秘－结肠慢传输型）中医诊疗方案（试行）》。

便秘病（便秘－结肠慢传输型）临床常见证候：

（1）肠胃积热证。

（2）肝脾不调证。

（3）肺脾气虚证。

（4）肝肾阴虚证。

（5）脾肾阳虚证。

（三）治疗方案的选择

参照国家中医药管理局重点专科协作组制定的《便秘病（便秘－结肠慢传输型）中医诊疗方案（试行）》和2011年中华中医药学会脾胃病分会“慢性便秘中医诊疗共识意见”。

1. 诊断明确，第一诊断为便秘病（便秘－结肠慢传输型）。
2. 患者适合并接受中医药治疗。

（四）标准疗程时间

标准治疗时间为≤31天。

（五）进入路径标准

1. 第一诊断必须符合便秘病（便秘－结肠慢传输型）的患者。

2. 疾病分度属于中、重度。

3. 患者同时具有其他疾病，但在治疗期间无须特殊处理也不影响第一诊断的临床路径流程实施时，可以进入本路径。

4. 患者合并严重精神障碍或长期使用精神类药物时不进入本路径。

5. 患者合并肠梗阻、结肠扩张等需外科手术治疗时不进入本路径。

（六）中医证候学观察

四诊合参，收集该病种不同证候的主症、次症、体征、舌、脉等特点。注意证候的动态变化。

（七）门诊检查项目

1. 必须的检查项目

（1）血常规、尿常规、便常规＋潜血。

（2）肝功能、肾功能、电解质、血糖、血脂。

（3）肛门指诊。

2. 可选择的检查项目

根据病情需要而定，如结肠传输试验、钡灌肠、肛管直肠测压、排粪造影、结肠镜等。

（八）治疗方法

1. 辨证选择口服中药汤剂或中成药

（1）肠胃积热证：清热通腑，行气润肠。

（2）肝脾不调证：疏肝解郁，行气健脾。

（3）肺脾气虚证：补脾益肺，润肠通便。

（4）肝肾阴虚证：滋水涵木，培本润肠。

（5）脾肾阳虚证：补益脾肾，温阳通便。

2. 针灸治疗

辨证取穴。

3. 其他治疗

如中药灌肠、耳穴压豆等。

4. 护理调摄

（1）病情观察。

（2）辨证施护：生活调摄、泻药使用指导、腹部按摩、心理护理、指导食疗、体疗等。

（九）完成路径标准

1. 依赖泻药不能自行排便、便质干硬、便量少、腹胀等症状消失或明显好转。

2. 基本不影响患者日常生活。

3. 没有需要继续治疗的并发症。

（十）有无变异及原因分析

1. 病情无明显改善或加重，需要延长治疗时间，增加费用。

2. 合并其他系统疾病者，治疗期间病情加重，需要特殊处理，导致治疗时间延长、费用增加。

3. 治疗过程中发生了病情变化，出现严重并发症，退出本路径。

4. 因患者及其家属的意愿而影响本路径的执行时，退出本路径。

二、便秘病（便秘－结肠慢传输型）中医临床路径门诊表单

适用对象：第一诊断为便秘病（便秘－结肠慢传输型）（TCD 编码：BNP000；ICD－10 编码：K59.001）

患者姓名：______ 性别：______ 年龄：______ 门诊号：______

进入路径时间：___年___月___日　　结束路径时间：___年___月___日

标准治疗时间≤31 天　　实际治疗时间：________天

时间	___年___月___日 第 1 天	___年___月___日 第 2～10 天 （完成诊断）	___年___月___日 第 11～15 天 （治疗第 1～5 天）
主要诊疗工作	□询问病史和体格检查 □中医四诊信息采集 □进行中医证候判断 □完成首诊记录 □完成初步诊断和病情评估	□根据病情完善相关检查 □根据检查结果确定诊断和治疗方案 □向患者及家属交待病情和注意事项 □健康宣教	□根据治疗方案实施 □观察症状的改善 □注意防治并发症

续表

时间	___年___月___日 第1天	___年___月___日 第2～10天 （完成诊断）	___年___月___日 第11～15天 （治疗第1～5天）
重点医嘱	□血、尿、便常规+潜血 □肝功能、肾功能、电解质、血糖、血脂 □肛门指诊 □结肠传输试验（选做） □钡灌肠（选做） □肛管直肠测压（选做） □排粪造影（选做） □结肠镜（选做） □便秘患者生活质量问卷（选做） □焦虑抑郁自评量表（选做）	□结肠传输试验（完成） □钡灌肠（完成） □肛管直肠测压（完成） □排粪造影（完成） □结肠镜（完成） □清洁灌肠（结肠传输试验和钡灌肠检查后） 检查结束后： □中药和/或中成药口服 □代表方剂 □中成药 □针灸治疗 □中药灌肠（选用）	□中药和/或中成药口服 □代表方剂________ □中成药 □针灸治疗 □中药灌肠（选用）
主要护理工作	□健康教育 □辨证施护 □介绍各检查前注意事项	□健康教育 □心理疏导 □食疗指导	□健康教育 □心理疏导 □指导耳压、腹部按摩
病情变异记录	□无 □有，原因： 1. 2.	□无 □有，原因： 1. 2.	□无 □有，原因： 1. 2.
责任护士签名			
医生签名			

续表

时间	___年___月___日 第 16～20 天 （治疗第 6～10 天）	___年___月___日 第 21～30 天 （治疗第 11～20 天）	___年___月___日 第 31 天 （出路径日）
主要诊疗工作	□采集中医四诊信息 □中医证候判断 □完成复诊记录 □执行拟定的治疗方案 □疗效欠佳者重新评估，调整方案 □注意防治并发症	□采集中医四诊信息 □进行中医证候判断 □完成复诊记录 □执行拟定的治疗方案，病情变化可调整方案 □注意防治并发症	□填写治疗后相关量表 □健康宣教，向患者交代随诊及注意事项 □如果患者不能结束治疗，在变异记录中说明原因和继续治疗方案
重点医嘱	□中药和/或中成药口服 □代表方剂：________ □中成药 □针灸治疗 □中药灌肠（选用）	□中药和/或中成药口服 □代表方剂：________ □中成药 □针灸治疗 □中药灌肠（选用）	□随访
主要护理工作	□健康教育 □心理疏导 □指导耳压、腹部按摩	□健康教育 □心理疏导 □指导耳压、腹部按摩	□指导患者病后康复 □交待治疗后注意事项
病情变异记录	□无 □有，原因： 1. 2.	□无 □有，原因： 1. 2.	□无 □有，原因： 1. 2.
责任护士签名			
医师签名			

第三节 功能性肛门直肠痛中医诊疗方案（试行）

一、诊断

（一）疾病诊断

1. 中医诊断标准

肛门直肠坠胀或刺痛，时作时止，夜间尤甚，甚则牵及少腹、前阴及骶部，排除器质性疾病。

2. 西医诊断标准

根据《国际功能性胃肠疾病（FGIDs）－RomeⅢ标准》（2006 年），分为慢性肛门直肠痛和痉挛性肛门直肠痛。

（1）慢性肛门直肠痛诊断标准（必须包括以下所有条件）：慢性或复发性肛门直肠疼痛；发作持续至少 20 分钟；排除导致肛门直肠疼痛的其他原因，如炎症性肠病、肛隐窝炎、肛周脓肿、肛裂、痔、前列腺炎及尾骨痛等。诊断前症状出现至少 6 个月，持续 3 个月。

（2）痉挛性肛门直肠痛（必须包括以下所有条件）：反复发生的肛门或直肠下段疼痛；发作持续数秒至数分钟；发作间期无症状。

（二）证候诊断

1. 气滞血瘀证

肛门坠胀疼痛，持续不解或痛如针刺；胸胁胀闷；舌黯红或有瘀斑，苔薄白，脉涩或弦紧。

2. 肝脾不调证

肛门坠重；胸胁胀满，精神抑郁，善太息，大便失调；舌质淡，苔薄腻，脉弦。

3. 湿热下注证

肛门灼痛或有潮湿感；伴大便困难，便时肛门疼痛，或腹部胀满，口干口臭，纳食差；苔黄腻，脉滑数或濡数。

4. 中气下陷证

肛门坠胀；体倦乏力，伴有盆腔器官松弛；舌质淡，边有齿痕，苔薄白，脉细弱。

5. 阴虚火旺证

肛门灼热疼痛，甚则牵及少腹；腰膝酸软，烦躁易怒，盗汗，少寐；舌质红，苔薄白，脉弦细数。

二、治疗方案

（一）针灸治疗

1. 主穴

第1组：气海、关元、足三里、蠡沟、三阴交、百会。

第2组：中髎、下髎、大肠俞、肾俞、脾俞、腰阳关、大椎。

2. 辨证配穴

气滞血瘀加太冲、血海、次髎；肝脾不调加支沟、合谷、太冲、肝俞；湿热下注加曲池、阴陵泉；中气下陷加灸百会、气海、关元；阴虚火旺加太溪、复溜。精神心理状态异常可加风府、神道、灵台等穴；失眠可加印堂、神庭、内关、神门。

3. 操作方法

两组穴位隔日交替使用。气海、关元、肾俞直刺1.5寸，脾俞直刺0.5～1寸，得气后施补法；足三里、阴陵泉、三阴交直刺1～1.5寸，得气后平补平泻；蠡沟平刺。中髎、下髎穴3寸针入骶后孔2.5寸，使针感放射至肛门部。百会、大椎、印堂低频率、小幅度均匀提插捻转，操作0.5～1min。中髎、下髎配合电针，疏密波，电针频率2/15Hz，刺激以患者舒适为度。

4. 疗程

每日一次，留针30分钟，10次为一个疗程，治疗2个疗程。

（二）辨证选择口服中药汤剂或中成药

1. 中药汤剂

（1）气滞血瘀证

治法：行气活血，化瘀止痛。

推荐方药：失笑散合膈下逐瘀汤加减。蒲黄、五灵脂、延胡索、当归、川芎、桃仁、红花、牡丹皮、赤芍、乌药、香附、枳壳、炙甘草等。

中成药：少腹逐瘀胶囊等。

(2) 肝脾不调证

治法：疏肝解郁，行气健脾。

推荐方药：柴胡疏肝散加减。柴胡、白芍、川芎、枳壳、陈皮、香附、炙甘草。

中成药：逍遥丸、柴胡疏肝丸等。

(3) 湿热下注证

治法：清热利湿，活血止痛。

推荐方药：萆薢渗湿汤加减。萆薢、薏苡仁、茯苓、滑石、鱼腥草、牡丹皮、泽泻、防风、黄柏、当归、升麻、柴胡等。

中成药：四妙丸等。

(4) 中气下陷证

治法：益气健脾，升提固托。

推荐方药：补中益气汤加减。黄芪、白术、陈皮、升麻、柴胡、党参、当归、炙甘草等。

中成药：黄芪口服液。

(5) 阴虚火旺证

治法：滋阴清热，镇心安神。

推荐方药：滋水清肝饮加减。熟地黄、当归、山茱萸、山药、牡丹皮、泽泻、茯苓、柴胡、栀子等。

中成药：知柏地黄丸等。

(三) 盆底生物反馈疗法

1. 方法

首先通过专科诊断，结合临床评估，进行个体化治疗方案的设计。治疗前医师先向患者讲解肛门痛的生理病理知识、治疗目的和过程。治疗分四个阶段：第一阶段为盆底肌放松训练，主要目的是降低肛管静息状态肌电活动；第二阶段是内、外括约肌等盆底肌的稳定性和协调性训练；第三阶段为直肠感觉功能训练；第四阶段为肌力训练。

2. 疗程

每天 1 次，每次 30 ~ 60min，10 次为 1 个疗程。进行 1 ~ 2 个疗程后可采用家庭训练，并定期随访，症状复发可再次训练。

（四）其他疗法

1. 中药熏洗

主要采用苦参汤加减，如苦参、蛇床子、白芷、金银花、菊花、黄柏、地肤子、石菖蒲、忍冬藤等煎水，加入熏蒸治疗仪中，先熏5min后坐浴10min，水温40℃。每日1次，10次为一疗程。

2. 物理治疗

采用腔内治疗仪或红外磁疗仪，可将药物导入等局部理疗，每次15 min，10次为一疗程。

3. 穴位注射

取长强穴，用2%利多卡因注射液2mL+0.75%布比卡因注射液2mL+高乌甲素注射液1mL，共5mL，长强穴刺入，针尖向上与骶尾骨平行刺入1寸，得气后另一手指肛内指引，回抽无血，扇形注射分布于肛管后半部的盆底肌。

4. 穴位埋线

取1cm“00”羊肠线自长强穴缓慢推进2~3cm。

（五）护理与调摄

1. 健康教育

根据患者不同症状解释其可能的病因，避免久坐。

2. 心理护理

指导患者通过认知、呼吸、音乐、自我暗示等方法调整疾病所致的焦虑、抑郁等情绪，给予心理疏导，消除疑虑，保持乐观情绪，积极配合治疗。

3. 其他

指导患者采用耳压和肛周按摩的方式减轻症状。

三、疗效评价

（一）评价标准

1. 临床症状疗效评价标准

参考中华人民共和国中医药行业标准《中医病证诊断疗效标准》制定。

治愈：肛门直肠坠胀疼痛消失，肛内牵拉痛或压痛消失，VAS评分<1分，症状和体征消失≥2周，实验室检查基本正常。

好转：肛门直肠坠胀疼痛减轻，肛内牵拉痛或压痛减轻，VAS评分<4分，症状和体征消失≥1周，且<2周，实验室检查好转。

无效：肛门直肠坠胀疼痛无变化或症状减轻 <1 周，VAS 评分 >7 分，实验室检查无变化。

（二）疗效评价方法

1. 疼痛视觉模拟评分（VAS 评分）

通过治疗前后 VAS 评分（见下文）分值变化，评定疗效。

2. 治疗前后盆底表面肌电评估

采集患者治疗后盆底表面肌电参数，进行治疗前后的比较。

3. 生存质量评定

采用中文版 SF－36 健康调查表（见下文）。

附录

1. 疼痛视觉模拟评分（VAS 评分）

0（无痛） 10（剧痛）

（注：0 分 无痛；0～3 分 有轻微疼痛，可以忍受，不影响休息；4～6 分 疼痛影响休息了，应给予一定的处理；7～10 分 疼痛难以忍受，影响食欲、睡眠）

2. SF－36 健康调查表

SF－36 健康调查表

此项健康调查问卷，被广泛应用于普通人群的生存质量测定、临床试验效果评价以及卫生政策评估等领域，在你认为正确的方框内打“√”

	非常好	很好	好	一般	差
1. 总体来讲，您的健康状况是	□	□	□	□	□
	好多了	好一些	差不多	差一些	差多了
2. 跟患病前相比，您觉得您现在的健康状况是	□	□	□	□	□

3. 以下是你每天所要做的活动，你的身体状况限制这些活动么？限制程度多大？

	很多限制	一点限制	根本没限制
◆重体力活动（跑步、举重物、激烈运动等）	□	□	□
◆适度活动（如移桌子、扫地、做操等）	□	□	□
◆手提日杂用品（如买菜、购物等）	□	□	□
◆上几层楼梯	□	□	□
◆上一层楼梯	□	□	□

续表

	很多限制	一点限制	根本没限制
◆弯腰、屈膝、跪地	□	□	□
◆步行超过 1000 米的路程	□	□	□
◆步行通过几条街	□	□	□
◆自己洗澡、穿衣	□	□	□

4. 过去的 4 周内，在工作或日常生活中遇到过以下关于生理健康的问题么？

	有	没有
◆减少了工作或其他活动的时间	□	□
◆本来想要做的事情只能完成一部分	□	□
◆想要做的工作或活动的种类受到限制	□	□
◆完成工作或其他活动有困难（要额外努力）	□	□

5. 过去 4 周内，在工作或日常生活中遇到过以下情感问题么？（如：失望或焦虑）

	有	没有
◆减少了工作或其他活动的时间	□	□
◆本来想要做的事情只能完成一部分	□	□
◆做工作或其他活动不如平时仔细	□	□

6. 在过去的 4 个星期里，您的身体健康或情绪不好在多大程度上影响了您与家人、朋友、邻居或集体的正常社交活动？	无	很少	中度	较大	极大
	□	□	□	□	□

7. 在过去 4 个星期里，您有身体上的疼痛吗？	无	很轻微	轻微	中度	严重	很严重
	□	□	□	□	□	□

8. 在过去四个星期里，身体上的疼痛影响您的正常工作吗（包括上班工作和家务活动）？	无	一点	中度	较大	极大
	□	□	□	□	□

9. 下面的问题是关于过去 4 周内你所遇到的事情和你的感受，请给出你正确的答案。

	所有时间	大部分	许多	一部分	少量	无
◆您觉得生活充实吗？	□	□	□	□	□	□
◆您是一个精神紧张的人吗？	□	□	□	□	□	□

续表

	所有时间	大部分	许多	一部分	少量	无
◆您感到垂头丧气，什么事都不能使您振作起来吗？	□	□	□	□	□	□
◆您觉得平静吗？	□	□	□	□	□	□
◆您精力充沛吗？	□	□	□	□	□	□
◆您的情绪低落吗？	□	□	□	□	□	□
◆您觉得筋疲力尽吗？	□	□	□	□	□	□
◆您是个快乐的人吗？	□	□	□	□	□	□
◆您感觉疲劳吗？	□	□	□	□	□	□
	所有时间	大部分	许多	一部分	少量	无
10. 您的健康限制了您的社交活动（如走亲访友）吗？	□	□	□	□	□	□
11. 对于你来说下面的描述正确与否？						
		绝对正确	大部分正确	不能肯定	大部分错误	绝对错误
我好像比别人容易生病		□	□	□	□	□
我跟我认识的人一样健康		□	□	□	□	□
我认为我的健康状况在变坏		□	□	□	□	□
我的健康状况非常好		□	□	□	□	□

第四节　功能性肛门直肠痛中医临床路径（试行）

路径说明：本路径适用于西医诊断为功能性肛门直肠痛的门诊患者。

一、功能性肛门直肠痛中医临床路径标准门诊流程

（一）适用对象

诊断为功能性肛门直肠痛，属骶尾部疼痛（ICD－10 编码：M53.385）、会阴痛（ICD－10 编码：R10.252）范畴。

（二）诊断依据

1. 疾病诊断

（1）中医诊断标准：参照国家中医药管理局重点专科协作组制定的《功

能性肛门直肠痛中医诊疗方案（试行)》。

（2）西医诊断标准：参照《国际功能性胃肠疾病（FGIDs） – Rome Ⅲ标准》(2006 年)。

2. 证候诊断

参照国家中医药管理局重点专科协作组制定的《功能性肛门直肠痛中医诊疗方案（试行)》。

功能性肛门直肠痛临床常见证候：

（1）气滞血瘀证。

（2）肝脾不调证。

（3）湿热下注证。

（4）中气下陷证。

（5）阴虚火旺证。

（三）治疗方案的选择

参照国家中医药管理局重点专科协作组制定的《功能性肛门直肠痛中医诊疗方案（试行)》。

1. 诊断明确，第一诊断为功能性肛门直肠痛。

2. 患者适合并接受中医药治疗。

（四）标准疗程时间

标准治疗时间为≤24 天。

（五）进入路径标准

1. 第一诊断必须符合功能性肛门直肠痛范畴。

2. 患者同时具有其他疾病，但在治疗期间无须特殊处理也不影响第一诊断的临床路径流程实施时，可以进入本路径。

3. 患者合并严重精神障碍或长期使用精神类药物不进入本路径。

4. 患者合并肛门直肠周围感染、直肠炎症或狭窄等不进入本路径。

（六）中医证候学观察

四诊合参，收集该病种不同证候的主症、次症、舌、脉特点。注意证候的动态变化。

（七）门诊检查项目

1. 必须的检查项目

（1）血常规、尿常规、便常规+潜血。

（2）肝功能、肾功能、电解质、血糖、血脂。

（3）肛门指检。

2. 可选择的检查项目

根据病情需要而定，如肛管直肠测压、盆底表面肌电评估、直肠腔内超声、腰骶部MRI和精神科C类量表等。

（八）治疗方法

1. 针灸治疗 辨证取穴。

2. 辨证选择口服中药汤剂或中成药

（1）气滞血瘀证：理气活血，化瘀止痛。

（2）肝脾不调证：疏肝解郁，行气健脾。

（3）湿热下注证：清热利湿，调气行血。

（4）中气下陷证：益气健脾，升提固托。

（5）阴虚火旺证：滋阴清热，镇心安神。

3. 盆底生物反馈治疗

具体略。

4. 其他治疗

如中药熏洗、塞药、直肠腔内理疗和红外磁疗等。

5. 护理调摄

（1）病情观察。

（2）辨证施护：心理护理、配合指导中药熏洗，肛周按摩等。

（九）完成路径标准

1. 肛门直肠痛症状消失或明显好转。

2. 基本不影响患者日常生活。

（十）有无变异及原因分析

1. 病情无明显改善或加重，需要延长治疗时间，增加费用。

2. 合并其他系统疾病者，治疗期间病情加重，需要特殊处理，导致治疗时间延长、费用增加。

3. 治疗过程中发生病情变化，出现严重并发症，退出本路径。

4. 因患者及家属意愿而影响本路径的执行，退出本路径。

二、功能性肛门直肠痛中医临床路径门诊表单

适用对象：第一诊断为功能性肛门直肠痛（ICD-10 编码：M53.385 和 R10.252）。

患者姓名：______ 性别：______ 年龄：______ 门诊号：______

进入路径时间：___年___月___日　　结束路径时间：___年___月___日

标准治疗时间≤24 天　　实际治疗时间：________天

时间	___年___月___日 第 1 天	___年___月___日 第 2～3 天 （完成诊断）	___年___月___日 第 4～8 天 （治疗第 1～5 天）
主要诊疗工作	□询问病史、体格检查 □中医四诊信息采集 □进行中医证候判断 □开出各项检查单 □完成首诊门诊病志 □完成初步诊断和病情评估 □向患者及家属交待病情	□根据病情完善相关检查 □根据检查结果确定诊断和治疗方案 □向患者及家属交待病情和注意事项 □健康宣教	□根据治疗方案实施 □观察症状的改善 □注意防治并发症
重点医嘱	□血、尿、便常规＋潜血 □肝功能、肾功能、电解质、血糖、血脂 □肛门指诊 □肛管直肠测压（选做） □盆底表面肌电评估（选做） □直肠腔内超声（选做） □腰骶部 MRI（选做） □精神科 C 类量表（选做）	□各种相关检查完成 □肛管直肠测压（完成） □盆底表面肌电评估（完成） □直肠腔内超声（完成） □腰骶部 MRI（完成） □精神科 C 类量表（完成） 检查结束后： □针灸治疗 □中药和/或中成药口服 □代表方剂 □中成药 □盆底生物反馈治疗 □中药熏洗、塞药（选用） □直肠腔内治疗（选用）	□针灸治疗 □中药和/或中成药口服 □代表方剂 □中成药 □盆底生物反馈治疗 □中药熏洗、塞药（选用） □直肠腔内治疗（选用）

续表

时间	___年___月___日 第 1 天	___年___月___日 第 2 ~ 3 天 （完成诊断）	___年___月___日 第 4 ~ 8 天 （治疗第 1 ~ 5 天）
主要护理工作	□辨证施护 □健康教育 □介绍各项检查前注意事项	□健康教育 □心理疏导 □指导配合熏洗、按摩等	□健康教育 □心理疏导 □指导配合熏洗、按摩等
病情变异记录	□无 □有，具体原因： 1. 2.	□无 □有，具体原因： 1. 2.	□无 □有，具体原因： 1. 2.
责任护士签名			
医生签名			

时间	___年___月___日 第 9 ~ 13 天 （治疗第 6 ~ 10 天）	___年___月___日 第 14 ~ 23 天 （治疗第 11 ~ 20 天）	___年___月___日 第 24 天 （出路径日）
主要诊疗工作	□采集中医四诊信息 □中医证候判断 □完成复诊记录和疼痛日记 □执行拟定的治疗方案 □疗效欠佳者重新评估，调整方案 □注意防治并发症	□采集中医四诊信息 □进行中医证候判断 □完成复诊记录和疼痛日记 □执行拟定的治疗方案，病情变化可调整方案 □注意防治并发症	□填写治疗后相关量表 □健康宣教，向患者交代随诊及注意事项 □如果患者不能结束治疗，在变异记录中说明原因和继续治疗方案

续表

时间	___年___月___日 第 9 ~ 13 天 （治疗第 6 ~ 10 天）	___年___月___日 第 14 ~ 23 天 （治疗第 11 ~ 20 天）	___年___月___日 第 24 天 （出路径日）
重点医嘱	□针灸治疗 □中药和/或中成药口服 □代表方剂 □中成药 □盆底生物反馈治疗 □中药熏洗、塞药（选用） □直肠腔内治疗（选用）	□针灸治疗 □中药和/或中成药口服 □代表方剂 □中成药 □盆底生物反馈治疗 □中药熏洗、塞药（选用） □直肠腔内治疗（选用）	□随访
主要护理工作	□饮食指导 □心理疏导、健康教育	□饮食指导 □心理疏导、健康教育	□指导患者病后康复 □交待治疗后注意事项
病情变异记录	□无 □有，具体原因： 1. 2.	□无 □有，具体原因： 1. 2.	□无 □有，具体原因： 1. 2.
责任护士签名			
医生签名			

第五节　肛门湿疡病（肛门湿疹）中医诊疗方案（试行）

一、诊断

（一）疾病诊断

1. 中医诊断标准

参照中华人民共和国中医药行业标准《中医病证诊断疗效标准·肛门湿疡病》。

(1) 急性湿疡：发病较快，病程较长，初起时皮肤损害有红斑、丘疹、渗出、糜烂、结痂、脱屑等。轻者微痒，重者瘙痒剧烈，难以忍受，呈间歇性或阵发性发作，夜间加重。

(2) 亚急性湿疡：多由急性湿疡迁延不愈，病情较缓慢。水疱不多，渗液少，尚可见红斑、丘疹、鳞屑、痂皮、糜烂等。

(3) 慢性湿疡：常因急性湿疡日久不愈，转为慢性湿疡，或一开始表现为慢性者，肛缘皮肤增厚粗糙，呈苔藓样变，弹性减弱或消失。伴有皲裂、颜色棕红或灰白色，皮损界线不清楚，瘙痒剧烈。病程较长，常延久不愈，反复发作。

2. 西医诊断标准

参照《临床诊疗指南——皮肤病与性病分册》（中华医学会编著，人民卫生出版社，2006 年）。

(1) 皮损形态有多形性，有渗出倾向。

(2) 常对称分布。

(3) 反复发作，有慢性倾向。

(4) 瘙痒剧烈。

（二）证候诊断

1. 湿热浸淫证

皮肤潮红、丘疹、丘疱疹、水疱、糜烂、渗液；自觉灼热、瘙痒，可伴有心烦，口渴。舌红，苔黄，脉滑数。

2. 脾虚湿蕴证

皮损色淡或褐，红斑、丘疹、丘疱疹、少量渗液或皮肤肥厚、粗糙；自觉瘙痒，可伴有食少，腹胀便溏，舌淡胖，苔腻，脉濡或滑。

3. 血虚风燥证

皮损肥厚粗糙，鳞屑，苔藓样变，色素沉着；自觉阵发性瘙痒，夜间加重，可伴心烦失眠，舌淡红，脉弦细。

二、治疗方案

（一）辨证选择口服中药汤剂或中成药

1. 湿热浸淫证

治法：清热利湿。

推荐方药：龙胆泻肝汤加减。龙胆草、栀子、黄芩、柴胡、生地黄、泽泻、当归、车前子、甘草等。

加减：出现脓疱，加金银花、连翘；出现发热，加大青叶；出现大便干结，加大黄；若瘙痒甚加苦参、地肤子。

中成药：龙胆泻肝丸等。

2. 脾虚湿蕴证

治法：健脾利湿。

推荐方药：除湿胃苓汤加减。苍术、厚朴、陈皮、猪苓、泽泻、赤茯苓、白术、滑石、防风、栀子、甘草等。

加减：滋水过多者，加苦参；胃呆纳差，加藿香、佩兰；腹胀，加大腹皮；湿蕴化热者，加黄芩、连翘。

中成药：参苓白术丸、湿毒清胶囊等。

3. 血虚风燥证

治法：养血祛风。

推荐方药：四物消风饮加减。生地黄、当归、荆芥、防风、赤芍、川芎、白鲜皮、蝉蜕、薄荷、独活、柴胡等。

加减：瘙痒剧烈，不能入眠者，加珍珠母、生牡蛎；皮肤粗糙肥厚严重者，加丹参、何首乌。

中成药：当归片等。

（二）外治法

1. 中药熏洗

此法用于急性、亚急性及慢性肛门湿疡病。根据患者病情选用苦参汤、三黄洗剂等，可选用智能型中药熏蒸自控治疗仪、超声雾化熏洗仪、熏蒸床（坐式）等设备。每日 2 次，每次 20 分钟。

2. 中药散剂

此法多用于急性、亚急性肛门湿疡病渗液较多者，可选用青黛散等，每日 2 次。急性期无糜烂渗液者可外涂炉甘石洗剂，每日 2 次。

3. 中药软膏

此法多用于慢性肛门湿疡病无明显渗出者。可选用除湿止痒软膏、冰黄肤乐软膏等，每日 2 次。

（三）针灸疗法

根据病情及临床实际，选用普通针刺、火针、灸疗、穴位注射、穴位贴敷、穴位埋线等疗法。局部取穴如长强、会阴，配穴如足三里、血海、三阴交等。

（四）其他疗法

1. 局部封闭

此法适用于慢性湿疹伴瘙痒者。麻醉成功后用1%利多卡因注射液20mL加亚甲蓝液2mL，在距肛缘2cm外行点状皮下均匀注射。

2. 局部照射　采用肛肠综合治疗仪、超短波治疗仪等治疗。

（五）护理

1. 宜清淡饮食，忌食辛辣腥发动风之物。
2. 注意皮肤清洁、干燥，勿过度搔抓。
3. 消除患者焦虑和抑郁心理，避免精神紧张，增强治疗信心。

三、疗效评价

（一）评价标准

痊愈：症状消失，皮损完全消退，积分值减少≥95%。

显效：症状明显减轻，皮损大部分消退，95%>积分值减少≥70%。

有效：症状有所改善，皮损部分消退，70%>积分值减少≥30%。

无效：症状未减轻或加重，皮损消退不明显，积分值减少不足30%。

计算公式：（尼莫地平法）疗效指数=［（治疗前积分－治疗后积分）/治疗前积分］×100%。

（二）评价方法

参考国家中医药管理局医政司《22个专业95个病种皮肤科中医诊疗方案》（2010年）制定。

1. 临床症状计分方法

临床表现分为四项：红斑、硬肿/丘疹、表皮剥脱、苔藓化。每一临床表现的严重程度以0～3分计分，0=无，1=轻，2=中，3=重，各种症状分值之间可记半级分，即0.5。

2. 皮疹面积计分

皮损面积测量：对于不规则形状的创面，采用网格法测量创面面积。

0 分：无皮疹。

1 分：皮疹面积小于肛周面积的 10%；

2 分：皮疹面积占肛周面积的 10% ~19%。

3 分：皮疹面积占肛周面积的 20% ~49%。

4 分：皮疹面积占肛周面积的 50% ~69%。

5 分：皮疹面积占肛周面积的 70% ~89%。

6 分：皮疹面积占肛周面积的 90% ~100%。

3. 综合评分

临床症状计分的 50% 与皮疹面积计分的 50% 相加为综合分值，以此进行疗效评价。

第六节 肛门湿疡病（肛门湿疹）中医临床路径（试行）

路径说明：本路径适用于西医诊断为肛门湿疹的门诊患者。

一、肛门湿疡病（肛门湿疹）中医临床路径标准门诊流程

（一）适用对象

中医诊断：第一诊断为肛门湿疡病（TCD 编码：BWP070）。

西医诊断：第一诊断为肛门湿疹（ICD－10 编码：L30.902）。

（二）诊断依据

1. 疾病诊断

（1）中医诊断：参照中华人民共和国中医药行业标准《中医病证诊断疗效标准》（ZY/T001.1—1994）。

（2）西医诊断：参照《临床诊疗指南·皮肤病与性病分册》（中华医学会编著，人民卫生出版社，2006 年）。

2. 证候诊断

参照国家中医药管理局重点专科协作组制定的《肛门湿疡病（肛门湿疹）

中医诊疗方案（试行）》。

肛门湿疡病（肛门湿疹）临床常见证候：

（1）湿热浸淫证。

（2）脾虚湿蕴证。

（3）血虚风燥证。

（三）治疗方案的选择

参照国家中医药管理局重点专科协作组制定的《肛门湿疡病（肛门湿疹）中医诊疗方案（试行）》。

1. 诊断明确，第一诊断为肛门湿疡病（肛门湿疹）。

2. 患者适合并接受中医治疗。

（四）标准疗程时间

标准治疗时间为≤14 天。

（五）进入路径标准

1. 第一诊断必须符合肛门湿疡病（肛门湿疹）的患者。

2. 患者同时具有其他疾病，但在路径治疗期间既不需特殊处理，也不影响第一诊断的临床路径流程实施时，可以进入本路径。

3. 合并其他系统疾病者，治疗期间病情加重，需要特殊处理，导致治疗时间延长、费用增加。

（六）中医证候学观察

四诊合参，收集该病种不同证候的主症、次症、舌、脉特点。注意证候的动态变化。

（七）门诊检查项目

根据病情需要可选择以下检查项目：血常规、尿常规、肝功能、肾功能、血糖、过敏原检测、IgE 水平检测、细菌培养及药敏试验、真菌检查等。

（八）治疗方案

1. 辨证选择口服中药汤剂及中成药

（1）湿热浸淫证：清热利湿。

（2）脾虚湿蕴证：健脾利湿。

（3）血虚风燥证：养血祛风。

2. 外治法

具体略。

3. 针灸疗法

辨证取穴。

4. 其他疗法

具体略。

（九）完成路径标准

肛周瘙痒症状消失，肛周皮损好转。

（十）有无变异及原因分析

1. 皮损搔抓后出现脓性分泌物或形成溃疡伴脓性分泌物，并伴有发热等全身症状，需增加抗感染治疗，延长治疗时间，增加治疗费用。

2. 合并有其他系统疾病者，门诊治疗期间病情加重，需要特殊处理，退出本路径。

3. 因患者及其家属意愿而影响本路径的执行，退出本路径。

二、肛门湿疡病（肛门湿疹）中医临床路径门诊表单

适用对象：第一诊断为肛门湿疡病（肛门湿疹）（TCD 编码：BWP070、ICD－10 编码：L30.902）

患者姓名：______ 性别：______ 年龄：______ 门诊号：______

进入路径时间：___年___月___日 结束路径时间：___年___月___日

标准治疗时间≤14 天 实际治疗时间：______天

时间	___年___月___日 （第 1～6 天）	___年___月___日 （第 7～13 天）	___年___月___日 （第 14 天）
主要诊疗工作	□询问病史和体格检查 □中医四诊信息采集 □必要时进行相关辅助检查 □完成初步诊断，完成皮损和瘙痒评价 □确定治疗方法 □辨证口服汤药、中成药 □外治法 □针灸疗法 □其他疗法	□中医四诊信息采集 □完成皮损和瘙痒评价 □注意证候变化 □根据病情可查相关指标 □根据病情变化调整治疗方案 □完成复诊记录	□病情评估 □判断治疗效果 □制定随访计划

续表

时间	___年___月___日 （第1～6天）	___年___月___日 （第7～13天）	___年___月___日 （第14天）
病情变异记录	□无 □有，原因： 1. 2.	□无 □有，原因： 1. 2.	□无 □有，原因： 1. 2.
医师签名			

第七节 痔病（内痔）中医诊疗方案（试行）

一、诊断

（一）疾病诊断

1. 中医诊断标准

参照中华人民共和国中医药行业标准《中医病证诊断疗效标准》（ZY/T001.1－94）。

诊断依据：

（1）便血，色鲜红或无症状。肛门镜检查：齿线上方黏膜隆起，表面色淡红。多见于一期内痔。

（2）便血，色鲜红，伴有肿物脱出肛外，便后可自行复位。肛门镜检查：齿线上方黏膜隆起，表面色暗红。多见于二期内痔。

（3）排便或增加腹压时，肛内肿物脱出，不能自行复位，需休息后或手法复位，甚者可发生嵌顿，伴有剧烈疼痛，便血少见或无。肛门镜检查：齿线上方有黏膜隆起，表面多有纤维化。多见于三期内痔。

2. 西医诊断标准

参照2006年中华医学会外科分会结直肠肛门外科学组、中华中医药学会肛肠分会和中国中西医结合学会肛肠分会联合制定的《痔临床诊治指南》。

（1）临床表现：主要临床表现是出血和脱出，可并发血栓、嵌顿、绞窄及排便困难。根据内痔的症状，其严重程度分为4度。

Ⅰ度：便时带血、滴血，便后出血可自行停止；无内痔脱出。

Ⅱ度：常有便血；排便时有内痔脱出，便后可自行还纳。

Ⅲ度：可有便血；排便或久站及咳嗽、劳累、负重时有内痔脱出，需用手还纳。

Ⅳ度：可有便血，内痔持续脱出并发血栓或嵌顿。

（2）检查方法

①肛门视诊：检查有无内痔脱出，必要时可行蹲位检查。观察脱出内痔的部位、大小和有无出血及痔黏膜充血水肿、糜烂和溃疡。

②肛管直肠指诊：Ⅰ、Ⅱ度内痔指检时多无异常；对反复脱出的Ⅲ、Ⅳ度内痔，指检有时可触及齿线上纤维化痔组织。排除肛门直肠肿瘤等。

③肛门直肠镜：可明确内痔的部位、大小、数目和内痔表面黏膜有无出血、水肿、糜烂等。

④便潜血试验：筛查排除消化道肿瘤。

⑤全结肠镜检查：以便血就诊者、有消化道肿瘤家族史或本人有息肉病史者、年龄超过50岁者、便潜血试验阳性以及缺铁性贫血的痔患者，建议行全结肠镜检查。

（3）鉴别诊断：即使有痔存在，也应该注意与结直肠癌、肛管癌、直肠息肉、直肠黏膜脱垂、肛周脓肿、肛瘘、肛裂、肛乳头肥大、肛门直肠的性传播疾病以及炎性肠病等疾病进行鉴别。

（二）证候诊断

1. 风伤肠络证

大便带血，滴血或喷射状出血，血色鲜红，大便秘结或有肛门瘙痒，舌质红，苔薄黄，脉数。

2. 湿热下注证

便血色鲜，量较多，肛内肿物外脱，可自行回纳，肛门灼热，重坠不适，舌质红，苔黄腻，脉弦数。

3. 气滞血瘀证

肛内肿物脱出，甚或嵌顿，肛管紧缩，坠胀疼痛，甚则内有血栓形成，肛缘水肿，触痛明显，舌质红，苔白，脉弦细涩。

4. 脾虚气陷证

肛门松弛，内痔脱出不能自行回纳，需用手法还纳。便血色鲜或淡，伴头晕、气短、面色少华、神疲自汗、纳少、便溏等，舌淡，苔薄白，脉细弱。

二、治疗方案

（一）胶圈套扎疗法

1. 治疗原则

无症状的痔无须治疗，痔的治疗目的重在消除、减轻其症状。

2. 手术适应证

适用于二、三期内痔。

3. 禁忌证

痔区有感染者；内痔伴腹泻患者，因腹腔肿瘤引起的内痔；内痔伴有严重肺结核、高血压、肝脏肾脏疾患或血液疾病的患者；妊娠期妇女治疗时应慎重；炎性肠病，久服抗凝血药物者。

4. 围手术期准备

（1）辅助检查：血常规、尿常规、便常规及隐血试验、凝血功能、肝肾功能、血糖、传染病检测、全胸片、心电图。

（2）无须禁食。

（3）术前局部备皮，清洁灌肠。

（4）填写手术同意书。

5. 麻醉选择

一般无须麻醉，必要时可采用局部麻醉等。

6. 手术体位

侧卧位或截石位。

7. 操作方法

（1）吸引式内痔胶圈套扎法：患者取侧卧位或截石位，消毒手术野，显露内痔核后，利用扩胶圈圆锥体将胶圈置放于套扎器圆筒上，将此套扎圆筒对准并顶压在痔核上，借助套扎器的负压作用，将内痔核吸入套扎筒内，同时扣动扳手将胶圈推出并套扎在内痔核的基底部。

（2）牵拉式内痔胶圈套扎法：患者取侧卧位或截石位。麻醉生效后，消毒手术野，插入肛门镜，检查痔核位置及数目，选定套扎部位。术者左手持套扎器套住痔核，右手持组织钳，经套扎圈钳夹痔核根部，将痔核牵拉入套扎器内，按压套扎器柄，使套圈的外套向痔核根部移动。将胶圈推出扎到痔核根部，然后松开组织钳，与套扎器一并取出，最后退出肛门镜。

（3）吸注套扎法：患者取侧卧位，暴露并消毒肛门，铺无菌巾单，取治疗肛镜蘸润滑剂，缺口对准需治疗痔核的部位插入肛内，拔出镜芯，缓慢后退。待痔核全部突入其缺口后，用碘伏棉球消毒痔核及其周围肠黏膜组织。术者左手固定肛门镜，右手持医用多能吸注套扎器，将吸盘下缘紧贴于齿线上0.8～1.0cm处痔组织黏膜表面，快速抠动扳机行程约2/3，将痔核吸入吸盘内，同时抽吸无回血后，缓慢注入注射器内药物的2/3（约2mL）。右手食指继续加压扳机直至将乳胶圈推下（此时可以听到胶圈被推下时所产生的振弦声），套扎在痔组织病变处。然后边松扳机边注入余下的1/3药物。注药完毕，松开扳机，痔核自动退出吸盘，取下器械，对被套扎痔核再行消毒，退出肛门镜，塞入药栓1～2枚，治疗结束。如有多个痔核需要同时治疗时，可重复上述过程治疗其他痔核，但一次治疗最多不宜超过3个痔核。

8. 术中注意事项

（1）有多个内痔时，对较大的内痔可多次套扎，急性出血的内痔应先套扎，环状痔可以分期套扎，每次最多不应超过3个痔核。

（2）当钳夹痔块患者诉痛时，说明钳夹处靠近肛管皮肤，此时要重新向上钳夹。在齿线上1.5cm～2cm处套扎，可减轻疼痛，甚至不痛。

（3）胶圈不宜高压消毒，以免增加脆性，丧失弹力。

（4）松套扎器不可用力过猛，以免将痔组织撕破出血。

9. 术后常规处理及注意事项

（1）无须禁食，但忌辛辣炙煿之品。

（2）酌用润肠通便药物，防止便秘和粪便嵌塞。

（3）便后药栓纳肛，药膏外涂。

（4）术后1周左右，应注意胶圈脱落，减少活动，避免创面出血。

（二）内治法

1. 辨证选择中药汤剂或中成药

（1）风伤肠络证

治法：清热祛风，凉血止血。

推荐方药：凉血地黄汤或槐花散加减。鲜生地黄、炒枳壳、当归、荆芥炭、地榆炭、牡丹皮、玄参、火麻仁、郁李仁、生大黄（后下）等。

中成药：地榆槐角丸、痔宁片等。

（2）湿热下注证

治法：清热利湿，凉血止血。

推荐方药：龙胆泻肝汤、五神汤或脏连丸加减。龙胆草、柴胡、泽泻、车前子、木通、生地黄、当归、栀子、黄芩、地榆炭、槐花、甘草等。

中成药：痔康片、麻仁润肠丸等。

（3）气滞血瘀证

治法：活血化瘀，行气止痛。

推荐方药：血府逐瘀汤、桃红四物汤或活血散瘀汤加减。生地黄、桃仁、红花、赤芍、乳香、没药、当归梢、白芷、牛膝、秦艽、苍术、甘草等。

中成药：云南白药胶囊等。

（4）脾虚气陷证

治法：补中益气，升阳举陷。

推荐方药：补中益气汤加减。潞党参、黄芪、炒白术、升麻、柴胡、怀山药、白芍、当归、熟地黄、黄精、甘草等。

中成药：补中益气丸、芪蓉润肠口服液等。

（三）外治法

1. 塞药法

选用栓剂便后或睡前纳肛，可选用马应龙麝香痔疮栓、肛泰栓、普济痔疮栓、牛黄痔清栓等。

2. 药膏外涂

可选用金黄膏、马应龙麝香痔疮膏，肛泰软膏、龙珠软膏、三黄膏、生肌玉红膏、九华膏等外涂。

三、疗效评价

（一）疗效评价标准

参照国家中医药管理局《中医肛肠科诊断疗效标准》

治愈：症状消失，痔核消失或全部萎缩，创面完全愈合。

显效：症状改善明显，痔核明显缩小或萎缩不全，创面基本愈合。

有效：症状轻度，痔核略有缩小或萎缩不全，创面部分愈合。

未愈：症状体征均无变化或创面未愈合。

（二）评价方法

1. 痊愈

症状、体征消失或基本消失，疗效指数≥95%。

2. 显效

症状、体征明显改善，疗效指数≥75%。

3. 有效

症状、体征均有好转，疗效指数≥30%。

4. 未愈

症状、体征无明显改善，疗效指数<30%。

疗效指数计算公式（尼莫地平法）：

疗效指数=［（治疗前积分－治疗后积分）/治疗前积分］×100%

症状分级量化评分标准：

便血：

正常　0分

轻度　2分　带血

中度　4分　滴血

重度　6分　射血

坠痛：

正常　0分

轻度　2分　下坠为主

中度　4分　坠胀，有轻度疼痛

重度　6分　疼痛较重

脱垂：

正常　0分

轻度　1分　能复位

重度　2分　不能复位

痔黏膜：

正常　0分

轻度　2分　充血

中度　4分　糜烂

重度　6分　有出血点

痔大小：

正常　0分　齿线部2～4、7～9、10～11黏膜突起为正常

轻度　1分　一个痔核超过1个钟表数

中度　2分　二个痔核超过1个钟表数或一个痔核超过2个钟表数

重度　3分　三个痔核超过1个钟表数或一个痔核超过3个钟表数

第八节　痔病（内痔）中医临床路径（试行）

路径说明：本路径适用于西医诊断为内痔（二期、三期）适合胶圈套扎疗法的门诊患者。

一、痔病（内痔）胶圈套扎法中医临床路径标准门诊流程

（一）适用对象

中医诊断：第一诊断为痔病（TCD编码：BWG000）。

西医诊断：第一诊断为内痔（ICD－10编码：I84.202）。

（二）诊断依据

1. 疾病诊断

（1）中医诊断标准：参照中华人民共和国中医药行业标准《中医病证诊断疗效标准》（ZY/T0011－94）。

（2）西医诊断标准：参照2006年中华医学会外科分会结直肠肛门外科学组、中华中医药学会肛肠分会和中国中西医结合学会肛肠分会联合制定的《痔临床诊治指南》。

2. 证候诊断

参照国家中医药管理局重点专科肛肠协作组制定的《痔病（内痔）中医

诊疗方案（试行）》。

痔病（内痔）临床常见证候：

（1）风伤肠络证。

（2）湿热下注证。

（3）气滞血瘀证。

（4）脾虚气陷证。

（三）治疗方案的选择

参照国家中医药管理局重点专科肛肠病协作组制定的《痔病（内痔）中医诊疗方案（试行）》。

1. 诊断明确，第一诊断为痔病（内痔）。

2. 患者适合并接受中医治疗。

（四）标准疗程时间

标准治疗时间≤10天。

（五）进入路径标准

1. 第一诊断必须符合痔病（内痔二期、三期）的患者。

2. 有内痔胶圈套扎法适应证、禁忌证。

3. 患者同时具有其他疾病，但不需特殊处理也不影响第一诊断的临床路径流程实施时，可以进入路径。

4. 患者同意接受门诊胶圈套扎疗法。

5. 伴有以下情况患者不进入本路径。

（1）痔区有感染者。

（2）内痔伴有严重腹泻患者。

（3）严重全身性疾病患者。

（4）妊娠。

（5）不能配合本治疗的患者。

（六）中医证候学观察

四诊合参，收集该病种不同证候的主症、次症、舌、脉特点。注意证候的动态变化。

（七）门诊检查项目

1. 必须的检查项目

（1）血常规、尿常规、便常规+潜血。

（2）凝血功能检查。

（3）乙肝五项、丙型肝炎抗体、血清梅毒抗体、艾滋病抗体检查。

（4）胸部X线片或胸透。

（5）心电图。

2. 可选择的检查项目

根据病情需要而定，如肝功能、肾功能、血脂、血糖、血型、肝胆胰脾B超、电子结肠镜或乙状结肠镜检查等。

（八）治疗方法

1. 内痔胶圈套扎法。

2. 辨证选择中药汤剂或中成药。

3. 术后中药栓剂纳肛、膏剂外涂。

（九）完成路径标准

1. 痔核脱落。

2. 创面及黏膜无出血、无水肿。

3. 肛管直肠无狭窄、能正常排便。

（十）有无变异及原因分析

1. 病情加重，需要延长治疗时间，增加治疗费用。

2. 合并有严重心脑血管疾病、内分泌疾病等其他系统疾病者，治疗期间病情加重，需要特殊处理，导致治疗时间延长、费用增加。

3. 治疗过程中发生了病情变化，出现严重并发症，退出本路径。

4. 因患者及其家属意愿而影响本路径的执行，退出本路径。

二、痔病（内痔）中医临床路径门诊表单

适用对象：第一诊断为痔病（内痔）（TCD 编码：BWG000，ICD－10 编码：I84.202）

患者姓名：______ 性别：______ 年龄：______岁 门诊号：______

进入路径时间：___年___月___日 结束路径时间：___年___月___日

标准治疗时间≤10 天 实际治疗时间：______天

时间	___年___月___日 （第1天）	___年___月___日 （第2~7天）	___年___月___日 （第8~10天）
主要诊疗工作	□询问病史、体格检查 □中医四诊信息采集 □进行必要的辅助检查 □肛门镜、直肠镜或乙状结肠镜检查 □血常规、尿常规、便常规+潜血 □乙肝五项、丙型肝炎抗体、血清梅毒抗体、艾滋病血清抗体检查 □凝血功能 □心电图 □胸部X线片或胸透 □完成初步诊断 □中医辨证 □确定治疗方案 □向家属交代病情和手术事项 □签署“知情同意书” □术前备皮、肠道准备 □中药栓剂纳肛 □观察生命体征及套扎处是否有出血 □告知患者术后注意事项 □完成首诊门诊病历	□中医四诊信息采集 □证候变化评估 □病情评估 □胶圈套扎治疗 □肛门镜下观察胶圈、痔核脱落情况 □辨证选择中药汤剂及中成药 □便后温水清洗肛门，药栓纳肛，药膏外涂 □完成复诊记录	□中医四诊信息采集 □证候变化评估 □肛门镜下观察胶圈、痔核脱落后创面愈合情况 □病情评估 □判定治疗效果 □制定随访计划
病情变异记录	□无　□有，原因： 1. 2.	□无 □有，原因： 1. 2.	□无　□有，原因： 1. 2.
医师签名			

附：最新临床常用实验检查正常值

一、血液学检查

组　分	标本类型	参考区间
红细胞（RBC）：男	全血	4.0～5.5×10^{12}/L
女	全血	3.5～5.5×10^{12}/L
血红蛋白（Hb）		
初生儿	全血	180～190g/L
成人：男	全血	120～160g/L
女	全血	110～150g/L
红细胞平均体积（MCV）	全血	80～94fl
平均细胞血红蛋白含量（MCH）		26～32pg
平均血红蛋白浓度（MCHC）		316～354g/L
红细胞压积（Hct）：男	全血	0.4～0.5
女	全血	0.37～0.43
血沉（ESR）		
魏氏法：男	全血	0～15mm/h
女	全血	0～20mm/h
网织红细胞计数百分比（RET%）		
初生儿	全血	3%～6%
儿童及成人	全血	0.5%～1.5%
白细胞计数（WBC）		
初生儿	全血	20×10^9/L
2岁时	全血	11×10^9/L

续表

组　　分	标本类型	参考区间
成人	全血	$4\times10^9\sim10\times10^9$/L
白细胞分类计数		
中性粒细胞计数（NEUT）	全血	50%～70%
嗜酸粒细胞计数（EOS）	全血	0.5%～5.0%
嗜碱性粒细胞计数（BASO）	全血	0～1%
淋巴细胞计数（LYMPH）	全血	20%～40%
单核细胞计数（MONO）	全血	3%～10%
血小板计数（PLT）	全血	（100～300）$\times10^9$/L

二、电解质

组　　分	标本类型	参考区间
钾（K）		
成人	血清	3.5～5.3mmol/L
钠（Na）		
成人	血清	136～145mmol/L
氯（Cl）	血清	96～108mmol/L
钙（Ca）		
成人	血清	2.25～2.75mmol/L
磷（P）		
成人	血清	0.96～1.62mmol/L

三、血脂血糖

组　　分	标本类型	参考区间
总胆固醇（CHO）		
成人	血清	<5.17mmol/L
低密度脂蛋白胆固醇（LDL－CHO）		

续表

组　　分	标本类型	参考区间
成人	血清	<3.3mmol/L
甘油三酯（TG）	血清	<2.3mmol/L
高密度脂蛋白胆固醇（HDL－C）		
男	血清	1.16～1.42mmol/L
女	血清	1.29～1.55mmol/L
血清磷脂	血清	41.98～71.04mmol/L
脂蛋白电泳		
β－脂蛋白	血清	<7g/L
α－脂蛋白	血清	0.30～0.40 mmol/L
β－脂蛋白（含前β）	血清	0.60～0.70 mmol/L
总脂	血清	4～7g/L
葡萄糖（GLU）（空腹）	血清	3.89～6.11 mmol/L
餐后两小时血糖	血清	<7.8 mmol/L

四、肝功能检查

组　　分	标本类型	参考区间
总脂酸	血清	1.9～4.2g/L
胆碱酯酶测定（CHE）	血清	5000～12000U/L
铜蓝蛋白（CP）（成人）	血清	180～440mg/L
丙酮酸（成人）	血清	0.06～0.1mmol/L
酸性磷酸酶（ACP）	血清	2.4～5.0U/L
γ－谷氨酰转肽酶（γ－GT）	血清	4～50U/L
蛋白质类		
蛋白组分		
白蛋白（ALB）	血清	35～55g/L
球蛋白（GLB）	血清	20～30g/L
A/G 比值	血清	（1.5～2.5）：1

续表

组　分	标本类型	参考区间
蛋白总量（TP）		
早产儿	血清	36.0～60.0g/L
新生儿	血清	46.0～70.0g/L
≥3岁	血清	60.0～80.0g/L
成人：活动	血清	64.0～83.0g/L
卧床	血清	60.0～78.0g/L
蛋白电泳（含量）		
丽春红S染色		
α_1 球蛋白	血清	1.0～4.0g/L
α_2 球蛋白	血清	4.0～8.0g/L
β球蛋白	血清	5.0～10.0g/L
γ球蛋白	血清	6.0～13.0g/L
蛋白纸上电泳（%）		
白蛋白	血清	0.54～0.61
α_1 球蛋白（α_1－MG）	血清	0.04～0.06
α_2 球蛋白（α_2－MG）	血清	0.07～0.09
β球蛋白（β－MG）	全血	0.10～0.13
γ球蛋白（γ－MG）	血清	0.17～0.22
乳酸脱氢酶同工酶		
琼脂糖电泳法		
LDH_1	血清	0.284～0.053
LDH_2	血清	0.41±0.05
LDH_3	血清	0.19±0.04
LDH_4	血清	0.066±0.035
LDH_5	血清	0.046±0.03
肌酸激酶（CK）		
男	血清	38～174 U/L
女	血清	26～140 U/L

续表

组　分	标本类型	参考区间
肌酸激酶同工酶		
CK－BB	血清	0
CK－MB	血清	0～3%
CK－MM	血清	97%～100%
CK－Mt	血清	0
CK－MM_1	血清	(57.7±4.7)%
CK－MM_2	血清	(26.5±5.3)%
CK－MM_3	血清	(15.8±2.5)%

五、血清学检查

组　分	标本类型	参考区间
甲胎球蛋白（AFP）	血清	<20 ng/mL
妊娠 0～2 月	血清	25～1000ng/mL
妊娠 2～6 月	血清	25～100ng/mL
妊娠 3 个月	血清	18～113ng/mL
妊娠 4～6 个月	血清	160～550ng/mL
妊娠 7～9 个月	血清	100～400ng/mL
包囊虫病补体结合试验	血清	阴性
嗜异性凝集反应	血清	0～1∶7
布鲁斯凝集试验	血清	0～1∶40
冷凝集素试验	血清	0～1∶10
梅毒补体结合反应	血清	阴性
补体		
总补体溶血活性试验（CH50）	血浆	75～160 kU/L 或血浆 CH50 部分>0.033
总补体衰变率（功能性）	血浆	部分衰变率 0.10～0.20 缺少>0.50

续表

组　　分	标本类型	参考区间
经典途径成分		
C1q	血清	65±7 mg/L
C1r	血清	25~38 mg/L
C1s（C1 酯酶）	血清	25~38 mg/L
C2	血清	28±6 mg/L
C3（β1C－球蛋白）	血清	800~1550 mg/L
C4（β1E－球蛋白）	血清	130~370 mg/L
C5（β1F－球蛋白）	血清	64±13 mg/L
C6	血清	58±8 mg/L
C7	血清	49~70 mg/L
C8	血清	43~63 mg/L
C9	血清	47~69 mg/L
旁路途径成分		
C4 结合蛋白	血清	180~320 mg/L
因子 B（C3 前活化剂）	血清	200~450 mg/L
裂解素（ST2）	血清	28±4 mg/L
调节蛋白类		
$β_1$H－球蛋白（C3b 灭活剂加速剂）	血清	561±78 mg/L
C1 抑制剂（酯酶抑制剂）	血浆	174~240 mg/L
C1 抑制剂，测补体衰变率法（功能法）	血浆	部分衰变率 0. 10~0. 02 缺少：＞0. 50
C3b 灭活剂（KAF）	血清	40±7 mg/L
免疫球蛋白（Ig）IgA		
脐带	血清	0~50 mg/L
新生儿	血清	0~22 mg/L
0. 5~6 个月	血清	30~820 mg/L
6 个月~2 岁	血清	140~1080 mg/L

组　分	标本类型	参考区间
2~6 岁	血清	230~1900 mg/L
6~12 岁	血清	290~2700 mg/L
12~16 岁	血清	810~2320 mg/L
成人	血清	760~3900 mg/L
IgD		
新生儿	血清	阴性
成人	血清	1~4 mg/L
IgE	血清	0.1~0.9 mg/L
IgG		
脐带	血清	7.6~17g/L
新生儿	血清	7~14.8g/L
0.5~6 个月	血清	3~10g/L
6 个月~2 岁	血清	5~12 g/L
2~6 岁	血清	5~13g/L
6~12 岁	血清	7~16.5g/L
12~16 岁	血清	7~15.5g/L
成人	血清	6~16g/L
IgG/白蛋白比值	血清	0.3~0.7
IgG/合成率	血清	-9.9~+3.3 mg/24h
IgM		
脐带	血清	40~240 mg/L
新生儿	血清	50~300 mg/L
0.5~6 个月	血清	150~1090 mg/L
6 个月~2 岁	血清	430~2390 mg/L
2~6 岁	血清	500~1990 mg/L
6~12 岁	血清	500~2600 mg/L

续表

组　分	标本类型	参考区间
12～16岁	血清	450～2400 mg/L
成人	血清	400～3450 mg/L 因标准品制备而变化
E－玫瑰环形成率	淋巴细胞	0.40～0.70
EAC－玫瑰花环形生成率	淋巴细胞	0.15～0.03
红斑狼疮细胞（LEC）	全血	阴性
类风湿因子（RF）	血清	＜20μ/mL
类风湿因子胶乳凝集试验	血清	阴性
外－斐氏反应		
OX_{19}	血清	0～1∶40
肥达氏反应		
O	血清	0～1∶80
H	血清	0～1∶160
A	血清	0～1∶80
B	血清	0～1∶80
C	血清	0～1∶80
结核抗体（TB－G）	血清	阴性
抗Sm和RNP抗体	血清	阴性
抗SS－A（RO）和SS－B（La）抗体	血清	阴性
甲状腺胶体和微粒体抗原自身抗体	血清	阴性
骨骼肌自身抗体（ASA）	血清	阴性
乙型肝炎表面抗体（HbsAg）	血清	阴性
乙型肝炎表面抗原（HbsAb）	血清	阴性
乙型肝炎核心抗体（HbcAg）	血清	阴性

续表

组　　分	标本类型	参考区间
乙型肝炎 e 抗原（HbeAg）	血清	阴性
乙型肝炎 e 抗体免疫（HbeAb）	血清	阴性
免疫扩散法	血清	阴性
植物血凝素皮内试验（PHA）		阴性
平滑肌自身抗体（SMA）	血清	阴性
结核菌素皮内试验（PPD）		95%的成人阳性

六、骨髓细胞的正常值

组　　分	标本类型	参考区间
增生度	骨髓	有核细胞占成熟红细胞的 1% ~20%
粒细胞系统		
原血细胞	骨髓	0 ~0.7%
原粒细胞	骨髓	0.03% ~1.6%
早幼粒细胞	骨髓	0.18% ~3.22%
中性粒细胞		
中幼	骨髓	2.59% ~13.95%
晚幼	骨髓	5.93% ~19.59%
杆状核	骨髓	10.04% ~18.32%
分叶核	骨髓	5.69% ~28.56%
嗜酸粒细胞		
中幼	骨髓	0 ~1.4%
晚幼	骨髓	0 ~1.8%
杆状核	骨髓	0.2% ~3.9%
分叶核	骨髓	0 ~4.2%
嗜碱粒细胞		
中幼	骨髓	0 ~0.2%
晚幼	骨髓	0 ~0.3%

续表

组　　分	标本类型	参考区间
杆状核	骨髓	0～0.4%
分叶核	骨髓	0～0.2%
红细胞系统		
原红	骨髓	0～1.2%
早幼红	骨髓	0～4.1%
中幼红	骨髓	3.81%～18.77%
晚幼红	骨髓	3.0%～19.0%
淋巴细胞系统		
原淋巴细胞	骨髓	0～0.4%
幼淋巴细胞	骨髓	0～2.1%
成熟淋巴细胞	骨髓	10.7%～43.1%
单核细胞系统		
原单核细胞	骨髓	0～0.1%
幼单核细胞	骨髓	0～0.4%
成熟单核细胞	骨髓	0～2.1%
巨核细胞	骨髓	7～35个/1.5×3cm
其他细胞		
网状细胞	骨髓	0～1.0%
内皮细胞	骨髓	0～1.4%
吞噬细胞	骨髓	0～0.4%
组织嗜碱	骨髓	0～0.5%
组织嗜酸	骨髓	0～0.2%
脂肪细胞	骨髓	0～0.1%
分类不明细胞	骨髓	0～0.1%
浆细胞系统		
原浆细胞	骨髓	0～0.1%
幼浆细胞	骨髓	0～0.7%
浆细胞	骨髓	0～2.1%

续表

组　　分	标本类型	参考区间（%）
粒细胞:有核红细胞	骨髓	(2～4):1

七、血小板功能检查

组　　分	标本类型	参考区间
血小板聚集实验（PAgT）		
连续稀释法	血浆	第五管及以上凝聚
简易法	血浆	10～15s 内出现大聚集颗粒
血小板黏附实验（PAdT）		
转动法	全血	58%～75%
玻璃珠法	全血	53.9%～71.1%
血小板因子 3	血浆	33～57s

八、凝血机制检查

组　　分	标本类型	参考区间
凝血活酶生成试验	全血	9～14s
简易凝血活酶生成试验（STGT）	全血	10～14s
凝血酶时间延长的纠正试验	血浆	加甲苯胺蓝后，延长的凝血时间恢复正常或缩短 5s 以上
凝血酶原时间 Quick 一步法	全血	一般：11～15s 新生儿延长 3s
凝血酶原时间（PT）Ware 和Seegers 修改的二步法	全血	18～22s
凝血酶原消耗时间（PCT）		
儿童	全血	>35s
成人	全血	>20s
出血时间（BT）		

续表

组　　分	标本类型	参考区间
Duke	刺皮血	1～3min
lvy	刺皮血	2～7min
TBt		2.3～9.5min
凝血时间（CT）		
毛细管法（室温）	全血	3～7min
玻璃试管法（室温）	全血	4～12 min
玻璃试管法（37℃）	全血	5～8 min
硅试管法（37℃）	全血	约延长 30min
纤维蛋白原（FIB）	血浆	2～4g/L
纤维蛋白原降解产物（PDP）		
乳胶凝聚法	血浆	<5mg/L
活化部分凝血活酶时间（APTT）	血浆	35～45s

九、弥漫性血管内凝血（DIC）检查

组　　分	标本类型	参考区间
血浆鱼精蛋白副凝试验（PPP）	血浆	阴性
乙醇凝胶试验（EGT）	血浆	阴性
优球蛋白溶解时间（ELT）	全血	>90min
纤维蛋白原（FIB）	血浆	2～4g/L
纤维蛋白降解物（FDP）	血浆	<0.25mg/L
凝血酶时间	血浆	8～14s

十、溶血性贫血的检查

组　　分	标本类型	参考区间
酸溶血试验	全血	阴性
蔗糖水试验	全血	阴性
抗人球蛋白试验	血清	阴性

续表

组　　分	标本类型	参考区间
直接法	血清	阴性
间接法		
游离血红蛋白	血清	<40mg/L
红细胞脆性试验		
开始溶血	全血	0.0042～0.0046
完全溶血	全血	0.0032～0.0034
热变性试验（HIT）	Hb液	<0.005
异丙醇沉淀试验	全血	30min内不沉淀
自身溶血试验	全血	阴性
高铁血红蛋白（MetHb）	全血	0.3～1.3g/L
血红蛋白溶解度试验	全血	0.88～1.02

十一、其他检查

组　　分	标本类型	参考区间
溶菌酶	血清	5～15mg/L
铁（Fe）		
成人：男	血清	11～31.3μmol/L
女	血清	9～30.4 μmol/L
铁蛋白（FER）		
成人：男	血清	15～200μg/L
女	血清	12～150μg/L
淀粉酶（AMY）		
（碘－淀粉酶比色法）	血清	80～180U
	尿	100～1200U
尿卟啉	24h尿	0～36nmol/24h
维生素 B_{12}（VB_{12}）	血清	103～517pmol/L
叶酸（FOL）	血清	>7.5nmol/L

十二、尿液检查

组　分	标本类型	参考区间
比重（SG）	尿	1.002～1.030
蛋白定性		
磺基水杨酸	尿	阴性
加热乙酸法	尿	阴性
尿蛋白定量（PRO）		
儿童	24h 尿	<40mg/24h
成人	24h 尿	0～120 mg/24h
尿沉渣检查		
白细胞（LEU）	尿	<5 个/HP
红细胞（RBC）	尿	0－偶见/HP
上皮细胞（EC）	尿	0－少量/HP
管型（CAST）	尿	0－偶见透明管型/HP
尿沉渣 3 小时计数		
白细胞（WBC）：男	3h 尿	<7 万/h
女	3h 尿	<14 万/h
红细胞（RBC）：男	3h 尿	<3 万/h
女	3h 尿	<4 万/h
管型	3h 尿	0/h
尿沉渣 12 小时计数		
白细胞及上皮细胞	12h 尿	<100 万个/12h
红细胞（RBC）	12h 尿	<50 万个/12h
管型（CAST）	12h 尿	<5000 个/12h
酸度（pH）	12h 尿	4.5～8.0
中段尿细菌培养计数	尿	$<1\times10^{6}$ 个菌落/L
尿胆红素定性	尿	阴性
尿胆素定性	尿	阴性

续表

组　分	标本类型	参考区间
尿胆原定性（UBG）	尿	阴性或弱阳性
尿胆原定量	24h 尿	0 ~ 5.9μmol/L
肌酐（CREA）		
儿童	24h 尿	44 ~ 352μmol · kg^{-1}/24h
成人：男	24h 尿	7 ~ 18mmol/24h
女	24h 尿	5.3 ~ 16mmol/24h
肌酸		
儿童	24h 尿	0 ~ 456μmol · kg^{-1}/24h
成人：男	24h 尿	0 ~ 304μmol · kg^{-1}/24h
女	24h 尿	0 ~ 456μmol · kg^{-1}/24h
尿素氮（BUN）	24h 尿	357 ~ 535mmol/24h
尿酸（UA）	24h 尿	2.4 ~ 5.9 mmol/24h
氯化物		
儿童	24h 尿	< 4mmol · kg^{-1}/24h
成人：以 Cl^- 计	24h 尿	170 ~ 255 mmol/24h
以 NaCl 计	24h 尿	170 ~ 255 mmol/24h
钾（K）：儿童	24h 尿	1.03 ± 0.7mmol · kg^{-1}/24h
成人	24h 尿	51 ~ 102 mmol/24h
钠（Na）：儿童	24h 尿	< 5mmol · kg^{-1}/24h
成人	24h 尿	130 ~ 261 mmol/24h
钙（Ca）：儿童	24h 尿	< 0.2mmol · kg^{-1}/24h
成人	24h 尿	2.5 ~ 7.5 mmol/24h
磷（P）：儿童	24h 尿	16 ~ 48 mmol/24h
成人	24h 尿	22 ~ 48mmol · kg^{-1}/24h
氨氮	24h 尿	20 ~ 70mmol/24h
氨基酸氮	24h 尿	3.6 ~ 14.2mmol/24h
淀粉酶（AMY）	尿	0 ~ 640U/L

十三、肾功能检查

组　分	标本类型	参考区间
尿素（UREA）	血清	1.7～8.3mol/L
尿酸（UA）	血清	
儿童		119～327μmol/L
成人（男）		208～428 μmol/L
（女）		115～357 μmol/L
肌酐（CREA）	血清	
成人（男）		59～104 μmol/L
（女）		45～84 μmol/L
浓缩试验		
成人	尿	禁止饮水12h内每次尿量20～25mL，尿比重迅速增至1.026～1.030～1.035
儿童	尿	至少有1次比重在1.018或以上
稀释试验	尿	4h排出饮水量的0.8～1.0，而尿的比重降至1.003或以下
尿比重3小时试验	尿	最高尿比重应达1.025或以上，最低比重达1.003，白天尿量占24小时总尿量的2/3～3/4
昼夜尿比重试验	尿	最高比重>1.018，最高与最低比重差≥0.009，夜尿量<750mL，日尿量与夜尿量之比为（3～4）:1
酚磺肽（酚红）	尿	15min排出量>0.25
试验（FH试验）		120min排出量>0.55
静脉注射法	尿	15min排出量>0.25

续表

组　　分	标本类型	参考区间
肌肉注射法	尿	120min 排出量 >0.05
内生肌酐清除率（Ccr）	24h 尿	成人：80～120mL/min
		新生儿：40～65mL/min

十四、妇产科妊娠检查

组　　分	标本类型	参考区间
绒毛膜促性腺激素（HCG）	尿或血清	阴性
男（成人）	血清，血浆	无发现
女：妊娠 7～10 天	血清，血浆	<5.0IU/L
妊娠 30 天	血清，血浆	>100IU/L
妊娠 40 天	血清，血浆	>2000IU/L
妊娠 10 周	血清，血浆	50～100kIU/L
妊娠 14 周	血清，血浆	10～20kIU/L
滋养细胞层病	血清，血浆	>100kIU/L

十五、粪便检查

组　　分	标本类型	参考区间
胆红素（IBL）	粪便	阴性
胆汁酸总量（BA）	粪便	294～511μmol/24h
氮总量	粪便	<1.7g/24h
蛋白质定量（PRO）	粪便	极少
粪胆素	粪便	阳性
粪胆原定量	粪便	68～473μmol/24h
粪卟啉	粪便	600～1800nmol/24h
粪重量	粪便	100～300g/24h
干量	粪便	23～32g/24h

续表

组　　分	标本类型	参考区间
水含量	粪便	0.65
脂肪总量	粪便	0.175
结合脂酸	粪便	0.046
游离脂酸	粪便	0.056
中性脂酸	粪便	0.073
钙（Ca）	粪便	平均 16mmol/24h
尿卟啉	粪便	12～48nmol/24h
食物残渣	粪便	少量植物纤维、淀粉颗粒、肌纤维等
细胞	粪便	上皮细胞或白细胞 0－偶见/HP
原卟啉	粪便	<2.67μmol/24h 或 ≤107μmol/kg
胰蛋白酶活性	粪便	阳性（＋＋～＋＋＋＋）
潜血	粪便	阴性

十六、胃液分析

组　　分	标本类型	参考区间
胃液总量（空腹）	胃液	0.01～0.1L
胃液酸度（pH）	胃液	0.9～1.8
胃液游离酸		
空腹时	胃液	0～30U
餐后	胃液	25～50U
注组胺后	胃液	30～120U
无管胃液分析		
亚甲蓝树脂法	胃液	2h 排出 100～850μg
天青蓝甲树脂法	胃液	2h 排出 >0.6mg
五肽胃泌素胃液分析		

续表

组　分	标本类型	参考区间
空腹胃液总量	胃液	0.01～0.1L
空腹排酸量	胃液	0～5mmol/h
最大排酸量		
男	胃液	<45 mol/h
女	胃液	<30 mol/h
细胞	胃液	白细胞和上皮细胞少量
细菌	胃液	阴性
性状	胃液	清晰无色，有轻度酸味含少量黏液
潜血	胃液	阴性
乳酸（LACT）	胃液	阴性
维生素 B_{12}内因子	胃液	57Co－B_{12}增加 0.5～4.0
胃液总酸度		
空腹时	胃液	10～50U
餐后	胃液	50～75U
注组胺后	胃液	40～140U

十七、胰腺外分泌功能

尿 N－苯甲酰－L 酪氨酸对氨基苯甲酸试验（PABA）：

正常值：60%以上

胰液总量 2～4mg/kg。

十八、小肠吸收功能

组　分	标本类型	参考区间
木糖吸收试验		
儿童	5h 尿	摄取量的 0.16～0.33
成人：摄取 5g	5h 尿	>8.0mmol/5h
摄取 25g	5h 尿	>26.8 mmol/5h
脂肪化测定	粪	<6g/24h

十九、脑脊液检查

组　　分	标本类型	参考区间
压力	脑脊液	0.69～1.76kPa
外观	脑脊液	无色透明
细胞数	脑脊液	0～8×10^6/L
葡萄糖（GLU）	脑脊液	2.5～4.5mmol/L
蛋白定性（PRO）	脑脊液	阴性
蛋白定量	脑脊液	0.15～0.25g/L
氯化物	脑脊液	119～129mmol/L
细菌	脑脊液	阴性

二十、神经生化检查

组　　分	标本类型	参考区间
丙酮定量	24h 尿	0.34～0.85mmol/24h
胶体金	脑脊液	0001111000

二十一、内分泌腺体功能检查

组　　分	标本类型	参考区间
促甲状腺激素（TSH）	血清	0.4～7.0mU/L
促甲状腺激素释放激素（TRH）	血清	30～300ng/L
TRH 兴奋试验（成人 500UTRHi 后 30 分钟内促甲状腺激素升值）		
<40 岁男	血清	升值 6mU/L
>40 岁男	血清	升值 2 mU/L
促卵泡成熟激素（FSH）		
男	血清	5～25IU/24h
女：卵泡期	24h 尿	5～20 IU/24h
排卵期	24h 尿	15～16 IU/24h

续表

组　　分	标本类型	参考区间
黄体期	24h 尿	5 ~ 15 IU/24h
月经期	24h 尿	50 ~ 100 IU/24h
女：卵泡期	血清	0. 66 ~ 2. 20μg/mL
排卵期	血清	1. 38 ~ 3. 8μg/mL
黄体期	血清	0. 41 ~ 2. 10μg/mL
月经期	血清	0. 50 ~ 2. 50μg/mL
促甲状腺激素对 TRH 的应答		
（刺激 30 分钟后）		
儿童	血清	11 ~ 35mU/L
成人：男	血清	15 ~ 30mU/L
女	血清	20 ~ 40mU/L
促肾上腺皮质激素（ACTH）		
上午 8：00	血浆	2. 19 ~ 17. 52pmol/L
下午 16：00	血浆	1. 1 ~ 8. 76 pmol/L
午夜 24：00	血浆	0 ~ 2. 19pmol/L
促肾上腺皮质激素试验静脉滴注法	24h 尿	17 – 羟类固醇较对照日增多 8 ~ 16mg
	24h 尿	17 – 酮类固醇较对照日增多 4 ~ 8mg
	全血	嗜酸粒细胞减少 0. 80 ~ 0. 90
肌肉注射法	全血	4 小时后嗜酸性粒细胞减少 0. 50 以上
催乳激素（PRL）		
男	血清	54 ~ 340ng/mL
女：卵泡期	血清	66 ~ 490 ng/mL
黄体期	血清	66 ~ 490 ng/mL

续表

组　　分	标本类型	参考区间
催乳素－胰岛素兴奋试验	血清	1.4～19* 基值
催产素	血清	<3.2mU/L
黄体生成素（LH）		
男	血清	1.1～1.2IU/L
女：卵泡期	血清	1.2～12.52 IU/L
排卵期	血清	12～82 IU/L
黄体期	血清	0.4～19 IU/L
绝经期	血清	14～48 IU/L
禁饮结合抗利尿激素试验（测清晨6：00血清和每小时尿的渗透量，禁饮后尿呈平高峰时再测血清渗透量，给ADH）	血清/尿液	给药前尿最高渗量>血清渗透量，试验结束时尿渗透量>500mmol/L，血清渗透量<300mmol/L，给药1小时后，尿渗透量比给药前上浮度不超过0.05
抗利尿激素（ADH）（放免）	血浆	1.0～1.5ng/L
生长激素（GH）（放免）		
男	血清	0.34±0.30μg/L
女	血清	0.83±0.98μg/L
生长激素－L－多巴胺兴奋试验	空腹血清	峰值>7μg/L，或较兴奋前上升5μg/L以上
生长激素－高血糖素兴奋试验	空腹血清	兴奋后上升7μg/L以上，或较兴奋前上升5μg/L以上
生长激素介质C		
青春前期	血浆	0.08～2.80kU/L
青春期	血浆	0.9～5.9 kU/L
成人：		
男	血浆	0.34～1.90 kU/L
女	血浆	0.45～2.20 kU/L

续表

组　分	标本类型	参考区间
生长激素－精氨酸兴奋试验	血清	空腹值 5μg/L，试验 30～60min，上升 7μg/L 以上（峰值 8～35μg/L）
长效促甲状腺激素	血清	无发现
蛋白结合碘	血清	0.32～0.63μmol/L
^{125}碘－T_3 血浆结合比值（与正常值比）	血浆	0.99±0.10
^{125}碘－T_3 红细胞摄取率	血清	0.1305±0.0459
丁醇提取碘	血清	0.28～0.51μmol/L
反三碘甲状腺原氨酸（rT_3）	血清	2.77～10.25pmol/L
基础代谢率		－0.01～＋0.10
甲状旁腺激素（PTH）	血浆	氨基酸＜25ng/L
甲状腺^{99m}锝吸收率 24 小时后		0.004～0.030
甲状腺 I^{131} 吸收率		
2h　I^{131} 吸收率		10%～30%
4h　I^{131} 吸收率		15%～40%
24h　I^{131} 吸收率		25%～60%
甲状腺球蛋白 Tg	血清	＜50μg/L
甲状腺结合球蛋白（TBG）	血清	0～40IU/L
甲状腺素总量		
新生儿	血清	130～273nmol/L
婴儿	血清	91～195 nmol/L
1～5 岁	血清	95～195 nmol/L
5～10 岁	血清	83～173 nmol/L
10 岁以后	血清	65～165 nmol/L
妊娠 5 个月	血清	79～229 nmol/L

续表

组　　分	标本类型	参考区间
>60 岁　男	血清	65～130 nmol/L
女	血清	72～136 nmol/L
降钙素（CT）　成人	血清	5～30pmol/L
髓样癌	血清	>100ng/L
降钙素－钙－缓慢兴奋试验		
男	血清	<265 ng/mL
女	血清	<120 ng/mL
三碘甲状腺原氨酸（T_3）	血清	0.23～0.35nmol/L
总三碘甲状腺原氨酸（TT_3）	血清	1.2～3.2 nmol/L
总甲状腺素（TT_4）	血清	78.4～157.4nmol/l
游离甲状腺素（FT_4）	血清	8.9～17.2pg/mL
游离甲状腺指数（T_3U）核素法		
树脂摄取法	血清	23%～34%
化学发光免疫法	血清	30%～45%
游离三碘甲状腺原氨酸（FT_3）	血清	2.77～10.25pmol/L
游离三碘甲状腺原氨酸指数	血清	130～165
油酸^{131}碘摄取试验（服含 50μCi 油酸^{131}碘的乳汁）		
4～6 岁	血清	>服药量的 0.017
2 小时	72h 粪	<0.05 的服药量
有效甲状腺素比值		0.93～1.12
地塞米松抑制试验		
小剂量法（每 6 小时 服 0.5mg，共 4 次）	24h 尿	甲亢患者服药后，尿17－羟皮质类固醇降低不如正常人显著 肾上腺素皮质功能亢进者，不论是增生性或肿瘤，其抑制一般 >EA 对照 50%

续表

组　　分	标本类型	参考区间
大剂量法（每6小时 服2mg，共4次）	24h尿	肾上腺增生所致的库欣患者，服药后尿17－羟皮质类固醇比用药前下降50%，肾上腺肿瘤者无明显变化
儿茶酚胺及其他代谢（儿茶酚胺苯二酚胺）组分多巴胺		
去甲肾上腺素（NE）	24尿	10～70μg/24h
肾上腺素（AD）	24尿	0～82nmol/24h
儿茶酚胺总量		
高效液相色谱法	24尿	<650nmol/L
荧光光分析法	24尿	<1655nmol/L
高香草酸		
儿童	24尿	1.9～9.9nmol/mol肌酐
成人	24尿	<82μmol/24h
游离儿茶酚胺		
多巴胺	血浆	<888pmol/L
去甲肾上腺素（NE）	血浆	125～310ng/L
肾上腺素（AD）	血浆	<480pmol/L
甲吡酮兴奋试验分次法（每4h 500～750mg，共6次）	24h尿	1～2天后17－羟类固醇为对照日的3～5倍，17－酮类固醇为2倍
午夜一次法	血清	次晨8：00测脱氧皮质醇>200nmol/L
立卧式水式法	尿	
磷清除率	血清、尿	0.11～0.26mL/s
皮质醇总量		
上午8：00～9：00	血浆	442±276nmol/L
下午3：00～4：00	血浆	221～166nmol/L

续表

组　　分	标本类型	参考区间
可的松水试验	尿	>0.17mL/s
皮质酮（COR）		
早上8：00	血清	25.5±8.4nmol/L
下午16：00	血清	17±4.6nmol/L
17－羟类固醇（17－OHCS）		
成人：男	24h尿	8.2～17.8μg/24h
女	24h尿	6.0～15μg/24h
成人：男	血浆	193～524nmol/L
女	血浆	248～580nmol/L
5－羟吲哚乙酸（5－HT）：定性	新鲜尿	阴性
定量	24h尿	10.5～42μmol/24h
醛固酮（ALD）（每日饮食10mEq钠，60～100mEq钾）	24h尿	普食1.5～10.5μg/24h 低钠8～31μg/24h
立位	血浆	151.3±88.3μg/L
卧位	血浆	86±27.5μg/L
肾小管磷重吸收率	血清、尿	0.84～0.96
肾素活性	血浆	0.82～2.0nmol·L^{-1}/h
17生酮类固醇		
成人：男	24h尿	17～80μmol/24h
女	24h尿	10～52μmol/24h
四氢皮质醇（THF）	24h尿	1.4～4.1μmol/24h
四氢脱氧皮质醇	24h尿	2.9μmol/24h
17－类固醇分数		
Beta/Alpha	24h尿	<0.2
Alpha/Beta	24h尿	>5
17－酮固醇总量（17－KS）		
成人　男	24h尿	8.2～17.8mg/24h
女	24h尿	6.0～15mg/24h

续表

组　　分	标本类型	参考区间
11－脱氧皮质醇		
不用甲吡丙酮	血浆	<29nmol/L
用甲吡丙酮后	血浆	>200 nmol/L
11－去氧皮质酮（饮食不限，晨8时）	血清/血浆	0.13～0.37 nmol/L
血管紧张素Ⅱ（立位）（Ang－Ⅱ）	血浆	50～120pg/mL
血管紧张素Ⅱ（Ang－Ⅱ）（卧位）	血浆	25～60pg/mL
血清素（5－羟色胺）（5－HT）	血清	0.22～2.06μmol/L
游离皮质醇	尿	28～276 nmol/24h
皮质醇结合球蛋白（CBC，CBG）		
男	血浆	15～20mg/L
女：卵泡期	血浆	17～20mg/L
黄体期	血浆	16～21mg/L
妊娠期（21～28周）	血浆	47～54mg/L
（33～40周）	血浆	55～70mg/L
绝经期	血浆	17～25mg/L
（肠）促胰液素	血清、血浆	37±8mg/L
高血糖素	血浆	99.2±42.3pmol/mL
甲苯磺丁脲试验（D860）		
静脉法		
空腹	血清	3.9～5.9nmol/L
20min	血清	2.4～3.4nmol/L
90～120min	血清	3.9～5.9nmol/L
口服法		
空腹	血清	3.9～5.9nmol/L
30min	血清	2.4～3.4nmol/L

续表

组　　分	标本类型	参考区间
100～130min	血清	3.9～5.9nmol/L
葡萄糖耐量试验（OGTT）		
静脉法		
空腹	血清	<5.9mmol/L
30min	血清	<14mmol/L
90min	血清	<5.9mmol/L
口服法		
空腹	血清	4.09～5.90mmol/L
60min	血清	8.8～10.2mmol/L
120min	血清	≤7.8mmol/L
180min	血清	4.3～6.0mmol/L
C肽（C－P）		
空腹	血清	0.32±0.14nmol/L
餐后1h（达峰值）	血清	2.37±0.88nmol/L
餐后2h（渐降）	血清	1.95±0.65nmol/L
餐后3h（渐降，但仍高于基础值）	血清	1.06±0.41 nmol/L
0～3h总和	血清	5.70±1.58 nmol/L
胃泌素	血浆空腹	15～105ng/mL
胃泌素（肠）促胰液素兴奋试验	血清	无反应或少抑制
胃泌素钙缓慢兴奋试验	血清	胃泌素稍增多或不增多
肠血管活性多肽	血浆	20～53ng/L
胰岛素加口服葡萄糖耐量试验		
正常人		
空腹	血清	5～10 μU/L
口服葡萄糖30～60min	血清	50～100μU/L

续表

组　　分	标本类型	参考区间
1 型糖尿患者		
空腹	血清	0～4μU/L
口服葡萄糖高峰不明显	血清	10～30μU/L
2 型肥胖型糖尿病		
空腹	血清	30～40μU/L
口服葡萄糖 120min	血清	220μU/L
2 型非肥胖型糖尿病		
空腹	血清	5～20μU/L
口服葡萄糖 120min	血清	50μU/L

二十二、前列腺液及前列腺素

组　　分	标本类型	参考区间
淀粉样体	前列腺液	可见，老人易见到
卵磷脂小体量	前列腺液	量多，或可布满视野
		数滴～1mL
前列腺素（PG）		
放射免疫法		
PGA 男		13.3±2.8 nmol/L
女		11.5±2.1 nmol/L
PGE 男		4.0±0.77 nmol/L
女		3.3±0.38 nmol/L
PGF 男		0.8±0.16 nmol/L
女		1.6±0.36 nmol/L
外观		淡乳白色的清稀液体
细胞		
白细胞（WBC）		<10 个/HP
红细胞（RBC）		<5 个/HP
上皮细胞		少量

二十三、精液

组　　分	标本类型	参考区间
白细胞	精液	<5/HP
活动精子百分率	精液	射精后 30～60min >70%
精子数	精液	$>20\times10^{9}$/L
精子形态	精液	畸形者不超过 20%
量	精液	2.5～5.0mL
黏稠度	精液	离体 1 个小时完全液化
颜色	精液	灰白色，久未排者可呈淡黄色
酸度（pH）	精液	7.2～8.2